本草纲目

线装典藏

册一

明·李时珍 著

黄山书社

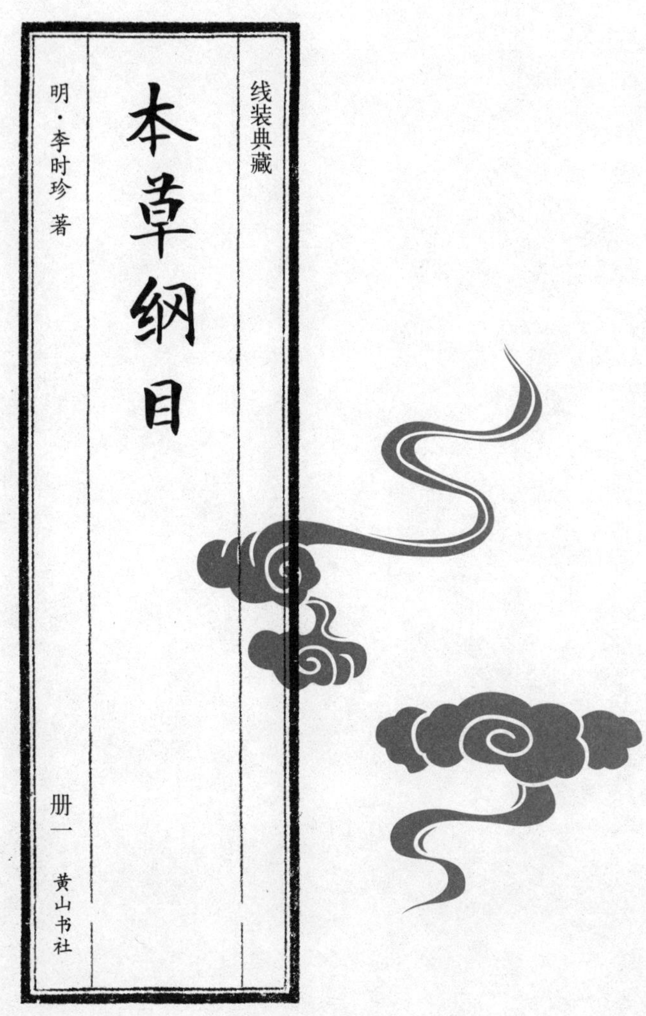

线装典藏

本草纲目

明·李时珍 著

册一

黄山书社

总序

中华文明的历程，源远流长，据地下出土的实物考证，迄殷商之际，就已经出现文明起源的标志——文字。此种文字，或刻于甲骨，或铭于青铜，概因材料限制，所记史事无不约略而简明。春秋时期，简牍出现，而后缣帛流传于世。但仍未步入寻常百姓家。直到纸张的出现，典籍才真正扩大了传播的范围。

璀璨的中华民族文化典籍，先后在这些载体中延续，为后世留下了一笔宝贵的精神财富。延至唐代，雕版印刷术的发明，加快了典籍的传播进程。有宋以来，活字印刷术的出现，使大批量典籍的印制成为可能。刻书不再为官府独有，开始扩大到民间。两宋三百余年间，刻书事业极为兴盛，据不完全统计，官私刻书竟达一万多种，而印刷数量更是以千万来计，各种名目的图书进入了百姓之家。即便元代，虽不足百年，然刻书数目也达到三千多种，蔚为可观。

然而，随着朝代更迭，『兵燹』与『祸乱』并行，各种典籍散佚极其严重，加之历代执政者焚书，传世典籍已经日趋珍稀。至明清，唐五代时期所刻典籍，如片鳞只甲，大多湮没于世；而宋元时期所刻典籍，亦所剩无多。宋版书千金难求，一旦偶获，即被奉为瑰宝。无怪乎清代版本学家、校勘学家顾广圻发出这样的概叹：『宋元本距今远者八百余年，近者不足五百年，而天壤间乃已万不一存。』

时至今日，文物古籍已成稀世之宝，多被束之高阁，藏于各大图书馆、博物馆之中。随着科技的进步，通过高超的影印技术可以把古籍准确地还原出来，让人思接千载，神游万仞。但令广大读者遗憾的是，面对这些艰涩的辞句，真能入乎其中、探骊得珠者，为数甚少。而境外诸邦，咸称中国传统文化，尊奉其为修身真理，治世良策。有鉴于此，新排古籍应运而生。这种融古今于一体的出版方式，真正适应了大众读者的需求。它采用了线装的形式，加入现代人的阐释和解读，使这些曾闪现在历史长河中鲜为人知的思想火花，呈现出绚丽的光芒，有力地推动了中华文化在海内外的传播和发展。

前言

中医中药在华夏古老的大地上已经传承了几千年，早已享誉全球，中医经典和中医名家亦随之蜚声中外。『药圣』李时珍所著的被誉为『东方药物巨典』的《本草纲目》更以其精博为世人叹赏，早在十七世纪末便被译为多国文字而传扬世界。

《本草纲目》是李时珍以毕生精力，参考历代医书八百余种，亲历实践，广收博采，实地考察，经二十七年终著成的中药学巨著。全书记载药物一千八百九十二种，附药物图一千一百零九幅，方剂一万一千零九十六个，是中国本草史上最伟大的集成之作。《本草纲目》还是一部具有世界性影响的博物学著作。书中内容广涉训诂、语言文字、历史、生物、化学、天文、地理、地质、冶金等领域，有『医学之渊海』、『格物之通典』等多种美誉，达尔文更是在其著作中把《本草纲目》名之为『中国古代百科全书』。据查，达尔文的生物进化论的形成，与《本草纲目》中动物类药物从简单到复杂、从低等到高等的排列顺序亦有关联。

当今社会，健康养生的呼声已然高炽，越来越多的人把适当地进行自我调养提上了生活日程。而在选择药品、滋养品上，相比较副作用多的西药来说，大家更为青睐中医药。因此，对于读者大众来说，普及中医药学知识显得至关重要。《本草纲目》在本草学和生物学上占据着绝对地位，它既是历代医者和读书人孜孜以求的必修书，也应当是现代人跨入中医药学大门的奠基石。例如脾胃、脚气、痔漏、咽喉等常见病症给大众带来太多困扰，《本草纲目》可以为您提供治疗调养的对应药名，可以让您结合医生的指引更好地进行自我调养。《本草纲目》所辑单药中讲述的药效、诸多药方，对于治病养生具有极高的借鉴价值。例如：『四君子汤：治脾胃气虚，不思饮食，诸病气虚者，以此为主。人参一钱，白术二钱，白茯苓一钱，炙甘草五分，姜三片，枣一枚。水二钟，煎一钟，食前温服。』据此养生，相信健康的身体并不是梦想。有鉴于此，我们适时地推出此精华本，希望它能成为读者最实用的中药学指南。

本书本着对读者负责的态度，在版本上正本溯源，采用最权威的版本加以校对，以避免讹误。而且，为了贴近大众生活实际，减少读者的阅读压力，我们对原书进行了大量的精简工作。原书『上至坟典，下至传奇，凡有相关，靡不收集』，多少包含一些具有迷信色彩的内容，这些方面本书基本予以取缔。我们摈弃了一些晦涩繁杂的旁征博引，使各条目言简意赅，让读者既能把握重点内容，又不至于因满目的文字而费神。

为使读者对本书所记药物有更为直观的认识，本书还选配了准确逼真的手绘画，方便读者按图索骥。书中还配有少量明代《御制本草品会精要》的插图和实物图片，亦可增强读者的辨识能力。

为了再现中医学精髓，普及中医药知识，古为今用，我们本着诚挚之心，把这本精华本送达读者大众面前。我们衷心期望，此书能够成为您生活中必备的家庭中医诊疗实用手册，完善您的养生之学。愿健康永驻，中医学常春。

目录

册一

第一卷 序例

第二卷 主治

第三卷 水火土部

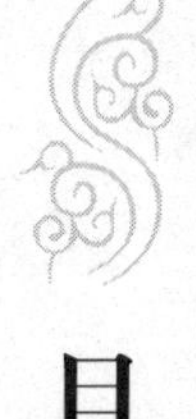

目录

目录

册二

目录

目录

目录

目录

目录

第七卷 菜部

目录

目录

目录

目录

目录

第一卷　序例

四时用药例

李时珍曰：《经》云：必先岁气，毋伐天和。又曰：升降浮沉则顺之，寒热温凉则逆之。故春月宜加辛温之药，薄荷、荆芥之类，以顺春升之气；夏月宜加辛热之药，香薷、生姜之类，以顺夏浮之气；长夏宜加甘苦辛温之药，人参、白术、苍术、黄檗之类，以顺化成之气；秋月宜加酸温之药，芍药、乌梅之类，以顺秋降之气；冬月宜加苦寒之药，黄芩、知母之类，以顺冬沉之气，所谓顺时气而养天和也。《经》又云：春省酸、增甘以养脾气，夏省苦、增辛以养肺气，长夏省甘、增咸以养肾气，秋省辛、增酸以养肝气，冬省咸、增苦以养心气。此则既不伐天和，而又防其太过，所以体天地之大德也。味者，舍本从标，春用辛凉以伐木，夏用咸寒以抑火，秋用苦温以泄金，冬用辛热以涸水，谓之时药。殊背《素问》逆顺之理，以夏月伏阴，冬月伏阳，推之可知矣。虽然月有四时，日有四时，或春得秋病，夏得冬病，神而明之，机而行之，变通权宜，又不可泥一也。

王好古曰：四时总以芍药为脾剂，苍术为胃剂，柴胡为时剂，十一脏皆取决于少阳，为发生之始故也。凡用纯寒、纯热之药，及寒热相杂，并宜用甘草以调和之，惟中满者禁用甘尔。

服药食忌

甘草（忌猪肉、菘菜、海菜。）

黄连、胡黄连（忌猪肉、冷水。）

苍耳（忌猪肉、马肉、米泔。）

桔梗、乌梅（忌猪肉。）

仙茅（忌牛肉、牛乳。）

半夏、菖蒲（忌羊肉、羊血、饴糖。）

牛膝（忌牛肉。）

阳起石、云母、钟乳、硇砂、礜石（并忌羊血。）

商陆（忌犬肉。）

丹砂、空青、轻粉（并忌一切血。）

吴茱萸（忌猪心、猪肉。）

地黄、何首乌（忌一切血、葱、蒜、萝卜。）

补骨脂（忌猪血、芸苔。）

细辛、藜芦（忌狸肉、生菜。）

荆芥（忌驴肉。反河豚、一切无鳞鱼、蟹。）

紫苏、天门冬、丹砂、龙骨（忌鲤鱼。）

巴豆（忌野猪肉、菰笋、芦笋、酱、豉、冷水。）

苍术、白术（忌雀肉、青鱼、菘菜、桃、李。）

第一卷　序例

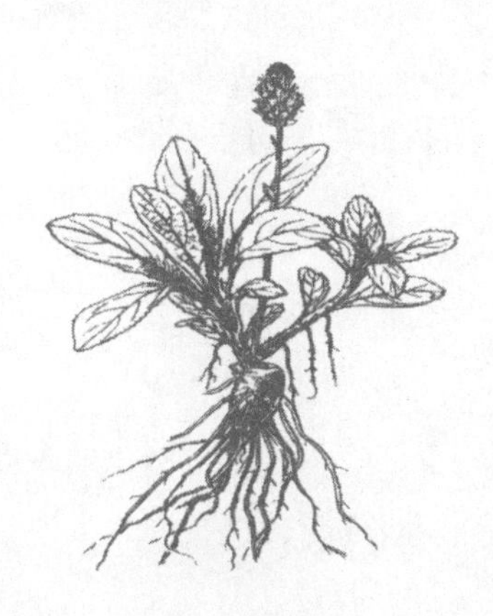
胡黄连

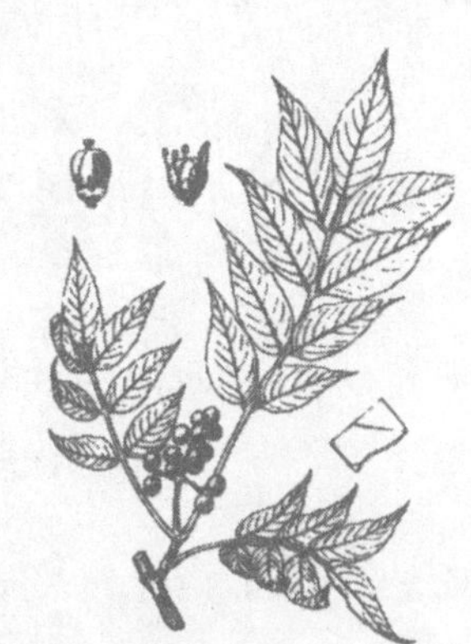
黄檗

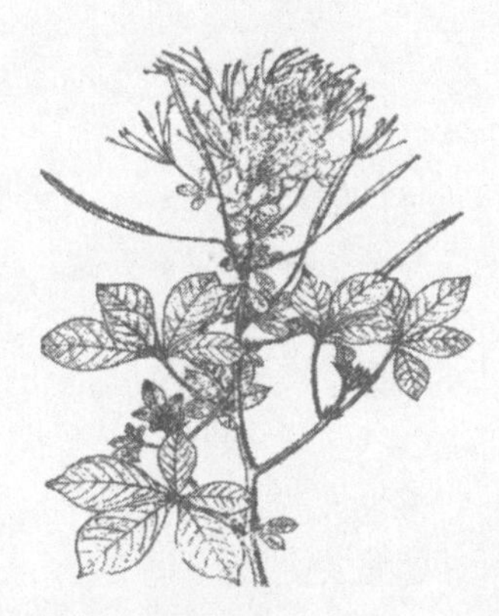
白花菜

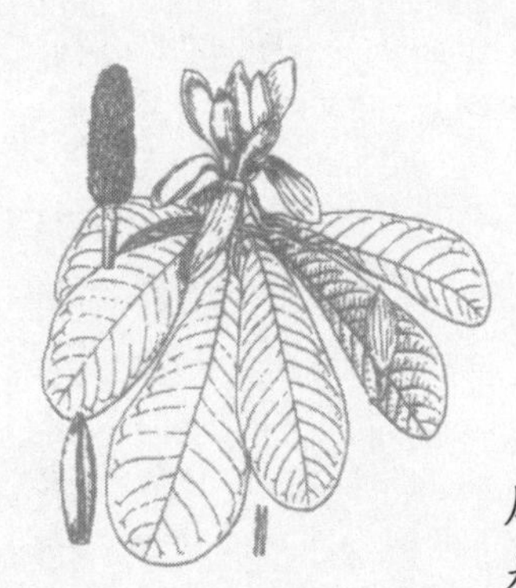
厚朴

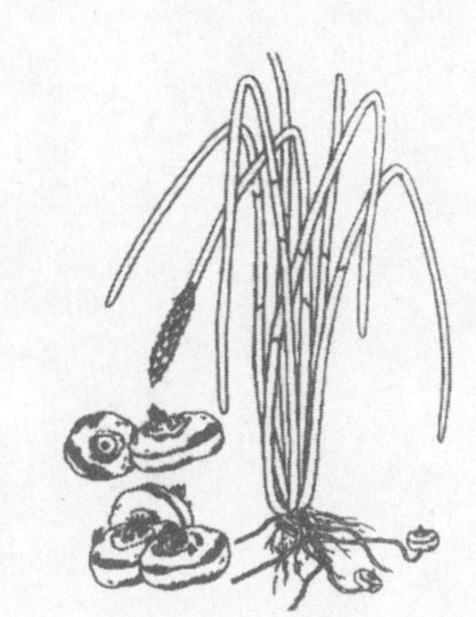
荸荠

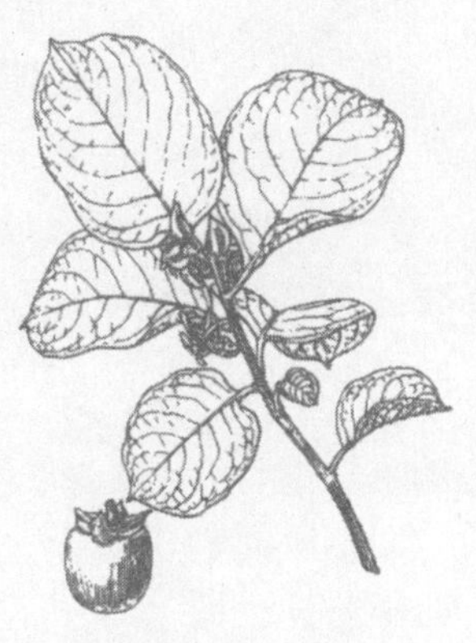
柿

薄荷（忌鳖肉。）

麦门冬（忌鲫鱼。）

常山（忌生葱、生菜。）

附子、乌头、天雄（忌豉汁、稷米。）

牡丹（忌蒜、胡荽。）

厚朴、蓖麻（忌炒豆。）

鳖甲（忌苋菜。）

威灵仙、土茯苓（忌面汤、茶。）

当归（忌湿面。）

丹参、茯苓、茯神（忌醋及一切酸。）

凡服药，不可杂食肥猪、犬肉、油腻羹鲙、腥臊陈臭诸物。

凡服药，不可多食生蒜、胡荽、生葱、诸果、诸滑滞之物。

凡服药，不可见死尸、产妇、淹秽等事。

饮食禁忌

猪肉忌（生姜、荞麦、葵菜、胡荽、梅子、炒豆、牛肉、马肉、羊肝、麋鹿、龟鳖、鹌鹑、驴肉。）

猪肝忌（鱼鲙、鹌鹑、鲤鱼肠子。）

猪心肺忌（饴、白花菜、吴茱萸。）

羊肉忌（梅子、小豆、豆酱、荞麦、鱼鲙、猪肉、醋、酪、鲊。）

羊心肝忌（梅、小豆、生椒、苦笋。）

白狗血忌（羊、鸡。）

犬肉忌（菱角、蒜、牛肠、鲤鱼、鳝鱼。）

驴肉忌（凫茈、荆芥、茶、猪肉。）

牛肉忌（黍米、韭薤、生姜、猪肉、犬肉、栗子。）

牛肝忌（鲇鱼。）

牛乳忌（生鱼、酸物。）

马肉忌（仓米、生姜、苍耳、粳米、猪肉、鹿肉。）

兔肉忌（生姜、橘皮、芥末、鸡肉、鹿肉、獭肉。）

獐肉忌（梅、李、生菜、鹄、虾。）

麋鹿忌（生菜、菰蒲、鸡、鮠鱼、雉、虾。）

鸡肉忌（胡蒜、芥末、生葱、糯米、李子、鱼汁、犬肉、鲤鱼、兔肉、獭肉、鳖肉、野鸡。）

鸡子忌（同鸡。）

雉肉忌（荞麦、木耳、蘑菇、胡桃、鲫鱼、猪肝、鲇鱼、鹿肉。）

野鸭忌（胡桃、木耳。）

鸭子忌（李子、鳖肉。）

鹌鹑忌（菌子、木耳。）

雀肉忌（李子、酱、诸肝。）

鲤鱼忌（猪肝、葵菜、犬肉、鸡肉。）

鲫鱼忌（芥菜、蒜、糖、猪肝、鸡雉、鹿肉、猴肉。）

青鱼忌（豆藿。）

鱼鲊忌（豆藿、麦酱、蒜、葵、绿豆。）

黄鱼忌（荞麦。）

鲈鱼忌（乳酪。）

鲟鱼忌（干笋。）

鮰鱼忌（野猪、野鸡。）

鲐鱼忌（牛肝、鹿肉、野猪。）

鳅鳝忌（犬肉、桑柴煮。）

鳖肉忌（苋菜、薄荷、芥菜、桃子、鸡子、鸭肉、猪肉、兔肉。）

螃蟹忌（荆芥、柿子、橘子、软枣。）

虾子忌（猪肉、鸡肉。）

李子忌（蜜、浆水、鸭、雀肉、鸡、獐。）

橙橘忌（槟榔、獭肉。）

桃子忌（鳖肉。）

枣子忌（葱、鱼。）

枇杷忌（热面。）

杨梅忌（生葱。）

银杏忌（鳗鲡。）

慈菇忌（茱萸。）

诸瓜忌（油饼。）

沙糖忌（鲫鱼、笋、葵菜。）

荞麦忌（猪肉、羊肉、雉肉、黄鱼。）

黍米忌（葵菜、蜜、牛肉。）

绿豆忌（榧子杀人、鲤鱼鲊。）

炒豆忌（猪肉。）

生葱忌（蜜、鸡、枣、犬肉、杨梅。）

韭薤忌（蜜、牛肉。）

胡荽忌（猪肉。）

胡蒜忌（鱼鲙、鱼鲊、鲫鱼、犬肉、鸡。）

苋菜忌（蕨、鳖。）

白花菜忌（猪心、肺。）

梅子忌（猪肉、羊肉、獐肉。）

凫茈忌（驴肉。）

生姜忌（猪肉、牛肉、马肉、兔肉。）

芥末忌（鲫鱼、兔肉、鸡肉、鳖。）

干笋忌（沙糖、鲟鱼、羊心肝。）

木耳忌（雉肉、野鸭、鹌鹑。）

胡桃忌（野鸭、酒、雉。）

栗子忌（牛肉。）

第二卷 主治

诸风

（有中脏、中腑、中经、中气、痰厥、痛风、破伤风、麻痹）

【吹鼻】**皂荚末、细辛末、半夏末、梁上尘、葱茎插鼻耳**

【熏鼻】**巴豆烟、蓖麻烟、黄芪汤**

【擦牙】**白梅肉、南星末、蜈蚣末、苏合丸、白矾、盐、龙脑**（南星。）

【吐痰】**藜芦**（或煎，或散。）**皂荚末**（酒服。）**食盐**（煎汤。）**人参芦**（或煎，或散。）**瓜蒂、赤小豆**（齑汁调服。）**莱菔子**（擂汁。）**桐油**（扫入。）**桔梗芦**（为末，汤服二钱。）**牙皂、莱菔子**（为末，煎服。）**附子尖**（研末，茶服。）**牛蒡子末**（羌活，酒服。）**常山末**（水煎。）**醋、蜜**（和服。）**胆矾末**（醋调灌。）**牙皂、晋矾末**（水服。）**大虾**（煮熟，食虾饮汁，探吐。）**苦茗茶**（探吐。）**石绿**（醋糊为丸，每化一丸。）**砒霜**（研末，汤服少许。）**地松**（捣汁。）**豨莶**（捣汁。）**离鬲草**（汁。）**芭蕉油**（汁。）**石胡荽**（汁。）**三白草**（汁。）**苏方木**（煎酒调乳香末二钱服。治男女中风口噤，立吐恶物出。）**橘红**（一斤，熬逆流水一碗服，乃吐痰圣药也。）

【贴㖞】**南星末**（姜汁调贴。）**蓖麻仁**（捣贴。）**炒石灰**（醋调贴。）**乌头末**（龟血调贴。）**鸡冠血、蜗牛**（捣贴。）**生鹿肉**（切贴。）**鲇鱼尾**（切贴。）**皂荚末**（醋调贴。）**伏龙肝**（鳖血调贴。）**鳝鱼血、蚯蚓**（捣贴。）**寒食面**（醋贴。）**桂末**（水调贴。）**马膏、桂酒、大麦面**（栝蒌汁调。）**蟹膏**（贴。）**衣鱼**（摩之。）**蜘蛛**（向火摩之。）**牛角鳃**（炙熨。）**水牛鼻**（火炙熨之。）**大蒜膏**（贴合谷穴。）**巴**

豆（贴手掌心。）

【各经主治】**藁本**（手太阳。）**羌活**（足太阳。）**白芷**（手阳明。）**葛根**（足阳明。）**黄芪**（手少阳。）**柴胡**（足少阳。）**防风**（手太阴。）**升麻**（足太阴。）**细辛**（手少阴。）**独活**（足少阴。）**芎藭**（手足厥阴。）

【发散】**麻黄**（发散贼风、风寒、风热、风湿，身热麻痹不仁。熬膏服之，治风病取汗。）**荆芥**（散风热，祛表邪，清头目，行瘀血，主贼风、顽痹、㖞斜。同薄荷熬膏服，治偏风。研末，童尿、酒服，治产后中风，神效。）**薄荷**（治贼风，散风热风寒，利关节，发毒汗，为小儿风涎要药。）**葛根**（发散肌表风寒风热，止渴。）**白芷**（解利阳明及肺经风寒风热，皮肤风痹瘙痒，利九窍。表汗不可缺之。）**升麻**（发散阳明风邪。）**葱白**（散风寒风热风湿，身痛。）**生姜**（散风寒风湿。）**桂枝**（治一切风冷风湿，骨节挛痛，解肌开腠理，抑肝气，扶脾土，熨阴痹。）**黄荆根**（治肢体诸风、心风、头风，解肌发汗。）**铁线草**（治男女诸风、产后风，发出粘汗。）**水萍**（治热毒风湿麻痹，左瘫右痪，三十六风，蜜丸酒服取汗；治风热瘙痒，煎水浴取汗。）

【风寒风湿】〔草部〕**羌活**（一切风寒风湿，不问久新，透关利节，为太阳厥阴少阴要药。）**防风**（三十六般风，去上焦风邪，头目滞气，经络留湿，一身骨节痛。除风去湿仙药。）**藁本**（一百六十恶风，头面身体风湿，手足亸曳。）**石菖蒲**（浸酒服，治三十六风，一十二痹，主骨痿；丸服，治中风湿痹，不能屈伸。）**豨莶**（治肝肾风气，麻痹瘫缓诸病。九蒸九晒丸服。）**枲耳**（大风湿痹，毒在骨髓。为末水服，或丸服。百日病出，如瘑如疥如驳起皮。亦可酿酒。）**牛蒡根**（风毒缓弱，浸酒服。老人中风，口目瞤动，风湿久痹，筋挛骨痛，一二十年风疾病。）**茵陈蒿**（风湿挛缩，酿酒服；浴风痹。）**白术**（逐风湿，舌本强，消痰益胃。）**苍术**（大风瘴痹，筋骨软弱，散风除湿解郁。汁酿酒，治一切风湿筋骨痛。）**车前子**、**水蓼**、**陆英**、**飞廉**、**忍冬**、**坐拿草**、**蒴藋**、**伏牛花**、**石南藤**、**百灵藤**（酒。）**青藤**（酒。）**钩吻**（并主风邪湿痹，骨痛拘挛。）**防己**（中风湿，不语拘挛，口目㖞斜，泻血中湿热。）**茵芋**（年久风湿痹痛，拘急软弱。）**艾叶**（灸诸风口噤。浴风湿麻痹。）**白附子**（诸风冷气失音，头面游风，足弱无力。风㖞，同僵蚕、全蝎研末，酒服。）**附子**、**乌头**、**天雄**（并主风湿痰气麻痹，拘挛不遂。通经络，开气道，燥湿痰。）**草乌头**（恶风冷痰瘫缓，年久麻痹。）**芫花**（毒风冷痰，四肢拘挛。）**羊踯躅**（贼风走皮中淫淫痛。风湿痹痛，不遂言蹇，酒蒸为末，牛乳酒服，亦效。）**蓖麻子油**（酒煮日服，治偏风不遂；作膏，通关，拔风邪出外。）〔谷菜〕**大豆**（炒焦，投酒中饮，主风痹瘫缓，口噤口㖞，破伤中风，产后风痉头风。煮食，治湿痹膝痛。醋蒸卧，治四肢挛缩。）**豆豉**（浸酒，治膝挛不遂，骨痛。）**大豆黄卷**、**巨胜**（酿酒，治风痹痛。）**麻仁**（骨髓风毒，痛不能动，炒香浸酒饮。）**麻勃**（一百二十种恶风，黑色遍身苦痹挛。）**麦麸**（醋蒸，熨风湿痹痛。）**薏苡**（久风湿痹，筋急拘挛，亦煮酒服。）**茄子**（腰脚风血积冷，筋挛痛，煎汁熬膏，入粟粉、麝香、朱砂，丸服。）〔果木〕**秦椒**（治风湿痹。）**蜀椒**（大风肉枯，生虫游走，痹痛死肌，寒热，腰脚不遂。散寒除湿。为丸。）**吴茱萸**（煎酒，治顽风痹痒。同姜、豉煎酒，冷服取汗，治贼风口㖞不语。）**柏叶**（酿酒。）**松节**（酒。）**秦皮**（风寒湿痹。）**五加皮**（名追风使。治一切风湿，痿痹挛急。宜酿酒。）**皂荚**（通关节，搜肝风，泻肝气。）**蔓荆实**（除贼风，搜肝气，筋骨间寒湿痹，头旋脑鸣。）**栾荆子**（大风诸风不遂。）〔虫部〕**蚕砂**（风缓顽痹不随，炒浸酒服，亦蒸熨。）**蝎**（半身不遂，抽掣，口目㖞斜，研入麝香，酒服。）**竹虱**（半身不遂，同麝香浸酒服，出汗。）〔鳞介〕**守宫**（中风瘫缓，同诸药煎服。）**鲮鲤甲**（中风瘫缓，寒热风痹，及风湿强直，痛不可忍。）**乌蛇**（酒。）**白花蛇**（酒。）**蚺蛇**（酒。并主贼风，顽痹痛痒，大风，疮癣有虫。）**鳝鱼**（逐十二风邪湿气。作臛取汗。）**水龟**（酿酒，主大风缓急拘挛。煮食，除风痹痛。）〔禽部〕**鸡屎白**（炒研，豆淋酒服。主风寒湿痹，口噤不省人事。）**五灵脂**（散血活血引经有功。瘫缓，热酒服二钱。风冷痹痛，同乳、没、川乌，丸服。）**雁肪**、**鹈鹕油**（主风痹，透经络，引药气入内。）〔兽部〕**羊脂**（贼风瘘痛肿痛，御毒气，引药入内。）**熊脂**（风痹。）**青羖羊角**（炒研酒服，治风痰恍惚，闷绝复苏。）**驴毛**（骨中一切风，炒黄浸酒服，取汗。）**狸骨**（一切游风。）**羊胫骨**（酒。）**虎胫骨**（酒。并主诸风注痛。）〔金石〕**雄黄**（除百节中大风，搜肝气。）**金牙石**（一切腰脚不遂，火煅酒淬饮。）**河砂**（风湿顽痹，冷风瘫缓。晒热坐之，冷即易，取汗。）**鼠壤土**（蒸熨中风冷痹，偏枯死肌。）

【风热湿热】〔草部〕**甘草**（泻火，利九窍百脉。）**黄芩**、**黄连**、**菊花**、**秦艽**（并治风热，湿热。）**玄参**、**大青**、**苦参**、**白藓皮**、**白头翁**、**白英**、**青葙子**、**败酱**、**桔梗**（并治风热。）**大黄**（荡涤湿热，下一切风热。）**柴胡**（治湿痹拘挛，平肝胆三焦包络相火，少阳寒热必用之药。）**升麻**（去皮肤肌肉风热。）**白薇**（暴中风，身热腹满，忽忽不知人。）**龙葵**（治风消热，令人少睡。）**麦门冬**（清肺火，止烦热。）**天门冬**（风湿偏痹及热中风。）**牡丹皮**（寒热，中风瘛疭，惊痫烦热，手足少阴厥阴四经伏火。）**钩藤**（肝风心热，大人头眩，小儿十二惊痫。）**紫葳及茎叶**（热风游风风刺。）**蒺藜**（诸风瘙痒，大便结。）〔谷果〕**胡麻**（久食不生风热，风病人宜食之。）**绿豆**（浮风风疹。）**白扁豆**（行风气，除湿热。）**茶茗**（中风昏愦多睡。）**梨汁**（除风热不语。叶亦作煎。）〔木部〕**槐实**（气热烦闷。）**枝**（酿酒，治大

第二卷　主治

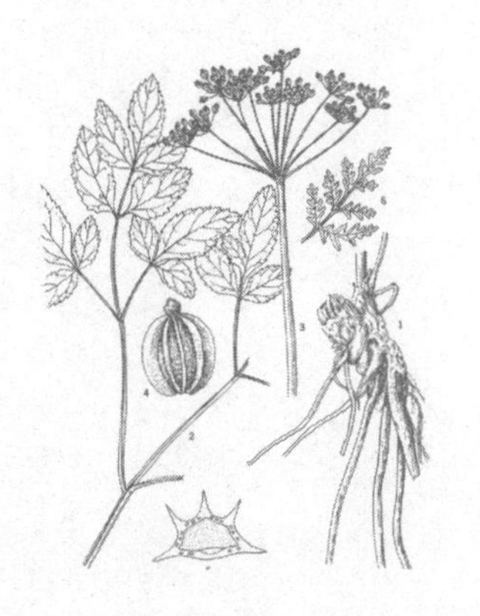
宽叶羌活

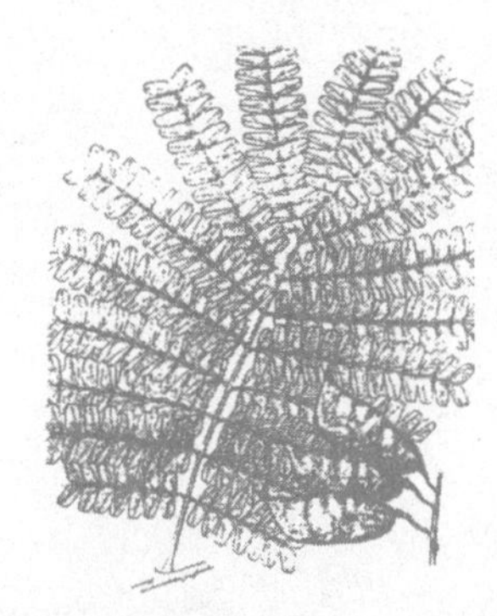
苏方木

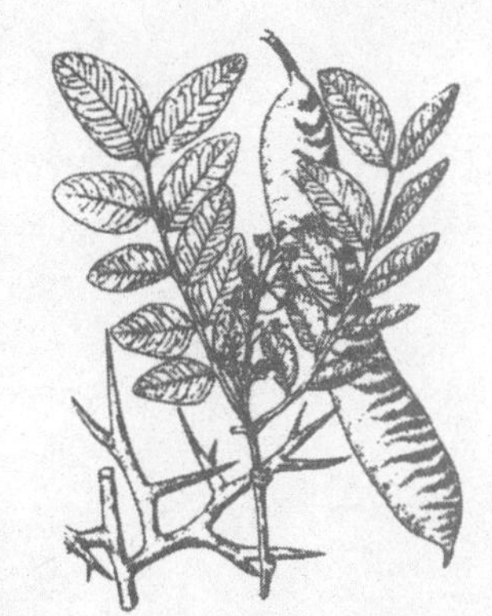
皂荚

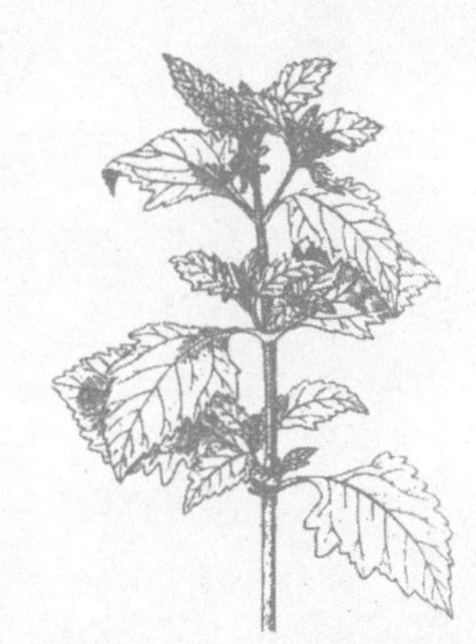
豨莶

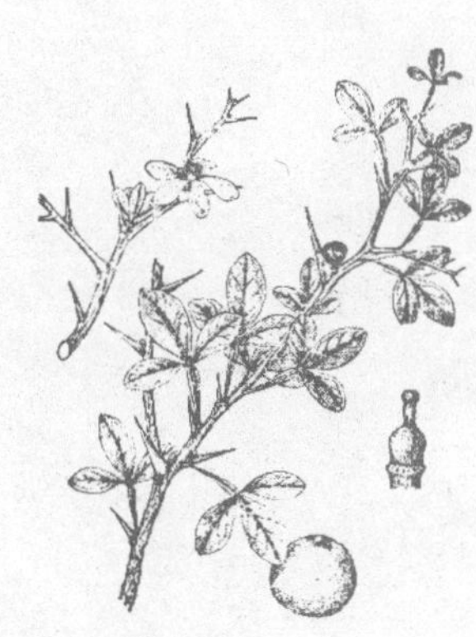
枳

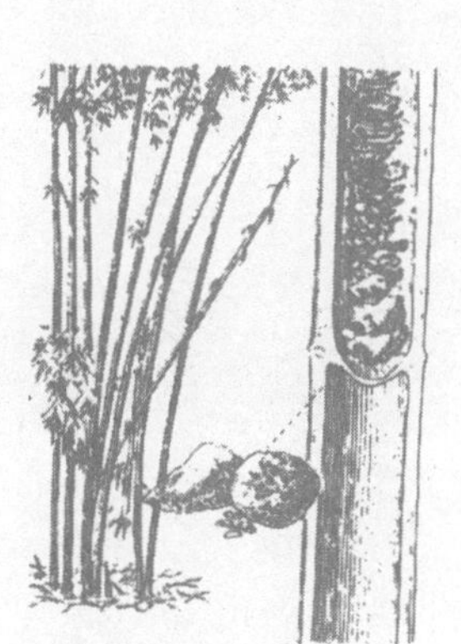
青皮竹及竹黄

风痿痹。）**白皮**（治中风，皮肤不仁，身直不得屈伸。煎酒及水服。）**胶**（一切风热，口噤筋挛，四肢不收，顽痹周身如虫行。）**侧柏叶**（凡中风不省口噤，手足亸曳。便取一握同葱白捣酒煎服，能退风和气，不成废人。）**花桑枝**（炒香煎饮，治风气拘挛，身体风疹；久服终身不患偏风。）**叶**（煎酒，治一切风。蒸罨风痛，出汗。）**白杨皮**（毒风缓弱，毒气在皮肤中，浸酒服。）**皂荚子**（疏导五脏风热。丸服，治腰脚风痛不能行。）**栀子**（去热毒风，除烦闷。）**黄檗皮**（肾经风热。）**地骨皮**（肾家风湿痹。）**柽叶**（远近一切风，煎汁和竹沥服。）**荆沥**（除风热，开经络，导痰涎，日饮之。）**竹沥**（暴中风痹，大热烦闷，失音不语，子冒风痉，破伤风噤。养血清痰。并宜同姜汁饮之。）**竹叶**（痰热，中风不语，烦热。）**天竹黄**（诸风热痰涎，失音不语。）〔虫兽〕**蝉花**（一切风热瘙痒。）**犀角**（大热风毒，毾毲烦闷，中风失音。）**羚羊角**（一切热，温风注毒，伏在骨间，及毒风卒死，子痫痉疾。）〔金石〕**石膏**（风热烦躁。）**铁华粉**（平肝，除风热。）**铁落**、**劳铁**、**赤铜**（并除贼风反折。烧赤浸酒饮。）

【痰气】〔草部〕**天南星**（中风中气痰厥，不省人事，同木香煎服；诸风口噤，同苏叶、生姜煎服。）**半夏**（消痰除湿。痰厥中风，同甘草、防风煎服。）**前胡**（化痰热，下气散风。）**旋覆花**（风气湿痹，胸上痰结留饮。中风壅滞，蜜丸服。）**香附子**（心肺虚气客热，行肝气，升降诸气。煎汤浴风疹。）**木香**（中气不省人事，研末服之，行肝气，调诸气。）**藿香**（升降诸气。）**苏叶**（散风寒，行气利肺。）**苏子**（治腰脚中湿风结气，治风顺气化痰，利膈宽肠。煮粥食，治风寒湿痹，四肢挛急，不能践地。）**延胡索**（除风治气，活血通经络。）**兰叶**（浴风痛，俗名风药。）**大戟**、**甘遂**（并治经络痰饮留滞，麻痹隐痛，牵引走注。）**威灵仙**（治诸风，宣通五脏，去冷滞痰水，利腰膝。）**牵牛子**（除风毒，下一切壅滞。）〔果木〕**杏仁**（头面风气，往来烦热，散风降气化痰。逐日生吞，治偏风不遂，失音不语，肺中风热。）**陈橘皮**（理气除湿痰。）**枳实**、**枳壳**（大风在皮肤中如麻豆，苦痒麻木，破气胜湿化痰。）**枳茹**（渍酒服，治中风身直，及口僻目斜。）**槟榔**（除一切风、一切气，宣利脏腑。）**乌药**（治中风中气，气顺则风散，气降则痰下。）**龙脑香**（入骨治骨痛，散经络壅滞。）**苏合香**、**安息香**（通诸窍脏腑，辟一切不正之气。）〔虫兽〕**麝香**（入骨，治风在骨髓。中风不省，香油灌二钱。）**白僵蚕**（散风痰。酒服七枚，治口噤发汗，并一切风疾、风疹。）〔金石〕**铅霜**（坠中风痰湿。）**矾石**（除风消痰。）

【血滞】〔草部〕**当归**、**芎䓖**（并主一切风，一切气，一切虚。破恶血，养新血。蜜丸服，治风痰，行气解郁。）**丹参**（除风邪留热，骨节痛，四肢不遂。破宿血，生新血。渍酒饮，治风毒足软，名奔马草。）**芍药**（治风，除血痹，泻肝，安脾肺。风毒在骨髓痛，同虎骨浸酒饮。）**地黄**（逐血痹，填骨髓。）**茺蔚子**（治风解热。茎叶，治血风痛。）**地榆**（汁酿酒，治风痹补脑。）**虎杖**（煮酒，治风在骨节间。）**姜黄**（止暴风痛，除风热，理血中之气。）**红蓝花**（治六十二种风，及血气痛。子煎服，治女子中风烦渴。）〔谷菜〕**麻仁**（中风汗出，下气，逐一切风，利血脉。）**韭汁**（肥白人中风失音。）〔果木〕**桃仁**（血滞风痹，大便结。酒浸作丸，治偏风。）**苏方木**（男女中风口噤，同乳香服。）**乳香**（中风口噤。烧烟熏口目㖞斜。活血止痛。）〔虫兽〕**蜜蜡**（暴风身冷如瘫，化贴并裹手足。）**阿胶**（男女一切风病，骨节痛不随。）**醍醐**（酒服，治中风烦热。）**野驼脂**（一切风疾，皮肤急痹，酒服并摩之。）

【风虚】〔草部〕**天麻**（主肝气不足，风虚内作，头晕目旋，麻痹不仁，语言不遂，为定风神药。）**黄芪**（风虚自汗。逐五脏恶血，泻阴火，去虚热。无汗则发，有汗则止。）**人参**（补元气，定魂魄，止烦躁，生津液，消痰。）**沙参**（去皮肌浮风，宣五脏风气，养肝气。）**长松**（煮酒，治一切风虚。）**黄精**（补中，除风湿。）**葳蕤**（治中风暴热，不能动摇，虚风湿毒，风温自汗灼热，一切虚乏。）**牛膝**（寒湿痿痹，拘挛膝痛，强筋，补肝脏风虚。）**石龙芮**、**骨碎补**、**巴戟天**、**狗脊**、**萆薢**、**菝葜**、**土茯苓**、**何首乌**（并主风虚风湿，痹痛软弱，补肝肾，利关节。）**列当**（煮酒，去风血，补腰肾。）**白芨**（胃中邪气，风痱不收，补肺气。）**仙茅**（一切风气，腰脚风冷，挛痹不能行，九蒸九晒，浸酒服。）**淫羊藿**（一切冷风，挛急不仁，老人昏耄。浸酒服，治偏风。）**蛇床子**（男女风虚，湿痹毒风，腰胯酸痛。浴大风身痒。）**补骨脂**（风虚冷痹，骨髓伤败，一切风气痛，作丸服。）**菟丝子**（补肝风虚，利腰脚。）**覆盆子**（劳损风虚，补肝明目。）**石斛**（脚膝软弱，久冷风痹。酥浸蒸，服至一镒，永不骨痛。）**络石**、**木莲叶**、**扶芳藤**（并主风血，暖腰脚，一切冷气，浸酒饮。）〔菜果〕**薯蓣**（去冷风，头面游风，强筋骨，壮脾胃。）**栗**（肾虚腰脚无力，日食十颗。栗楔，治筋骨风痛。）**松子**（诸风，骨节风。）〔木部〕**松叶**（风痛脚痹，浸酒服，出汗。）**松节**（风虚久痹，骨节痛，能燥血中之湿。）**杜仲**、**海桐皮**、**山茱萸**、**枸杞子**（并主风虚，腰脚痛。）**冬青子**（浸酒，去风虚。）**神木**（治周痹偏风，毒风不语。）**石南**（逐诸风，脚弱。）**南烛**（熬膏，治一切风，强筋益气。）**不雕木**（浸酒，去风气补虚。）**放杖木**（为风痹肾弱要药。）**木天蓼**（酿酒，治风劳虚冷有奇效。）〔石部〕**磁石**（周痹风湿，肢节中痛，男女风虚，同白石英浸水，煮粥食。）**白石英**（风虚冷痹，诸阳不足，烧淬酒饮。）**孔公蘖**（风冷膝痹，同石斛浸酒饮。）**石脑**、**石钟乳**、**阳起石**、**代赭石**、**禹余粮**、**石硫黄**（并主风冷湿痹。）**云母粉**（中风寒热，如在舟车。）**海蚕**（诸风冷气虚劳。）〔禽兽〕**乌鸡**（中风舌强，烦热麻痹，酒煮食。）**练鹊**（浸

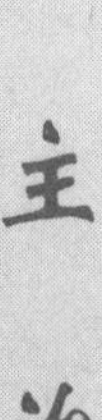

酒饮，治风。）**麋角**（风虚冷痹，暖腰膝，壮阳。）

伤寒热病

（寒乃标，热乃本。春为温，夏为热，秋为瘅，冬为寒，四时天行为疫疠）

【发表】〔草部〕**麻黄**、**羌活**（太阳、少阴。）**葛根**、**升麻**、**白芷**（阳明，太阴。）**细辛**（少阴。）**苍术**（太阴。）**荆芥**、**薄荷**、**紫苏**（并发四时伤寒不正之汗。）**香薷**（四时伤寒不正之气，为末，热酒服，取汗。）**香附**（散时气寒疫。）**艾叶**（时气温疫，煎服取汗。）**苍耳叶**（发风寒头痛汗。）**浮萍**（夹惊伤寒，同犀角、钩藤末服取汗。）**天仙藤**（治伤寒，同麻黄发汗。）**牛蒡根**（捣汁服，发天行时疾汗。）〔谷菜〕**豆豉**（治数种伤寒，同葱白，发汗通关节。汗后不解，同盐吐之。）**胡麻**（煎酒，发汗。）**生姜**、**小蒜**、**葱白**〔果木〕**茗茶**（并发汗。）**杏仁**（同酢煎，发时行温病汗。）**桃叶**（蒸卧，发伤寒汗。）**胡桃**（同葱、姜、擂茶服，发汗。）**桂枝**（太阳解肌。）**皂荚**（伤寒初起，烧赤水服取汗；研汁和姜蜜服，取汗。）〔水石〕**百沸汤**（多饮取汗。）**丹砂**（伤寒时气，始得一二日，煮服取汗。涂身向火亦出汗。）**石膏**（阳明发热，解肌出汗。）**代赭石**（伤寒无汗，同干姜末热醋调，涂掌心合定，暖卧取汗。）

【攻里】〔草部〕**大黄**（阳明、太阴、少阴、厥阴，燥热满痢诸证。）**栝蒌实**（利热实结胸。）**甘遂**（寒实结胸。）**葶苈**（结胸狂躁。）**大戟**、**芫花**（胁下水饮。）**荛花**（行水。）**蜀漆**（行水。）**千里及**（主天下疫气，煮汁吐利。）〔果木〕**桃仁**（下瘀血。）**巴豆**（寒热结胸。）〔虫石〕**水蛭**、**虻虫**（下瘀血。）**芒硝**（下痞满燥结。）

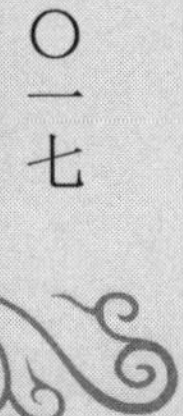

第二卷　主治

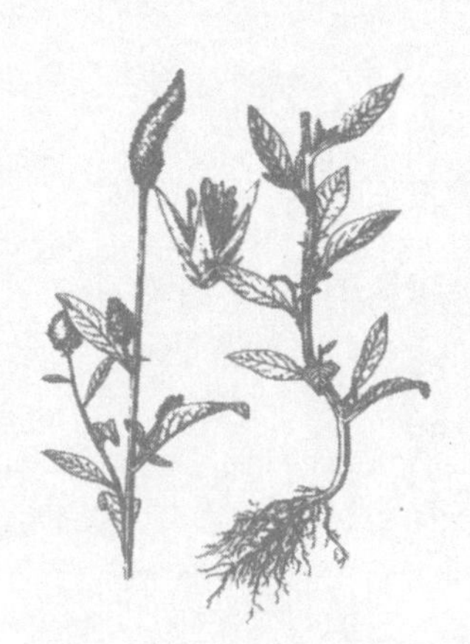
青葙

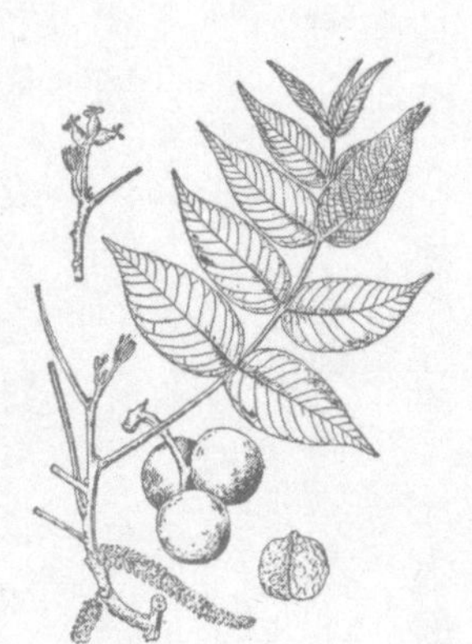
胡桃

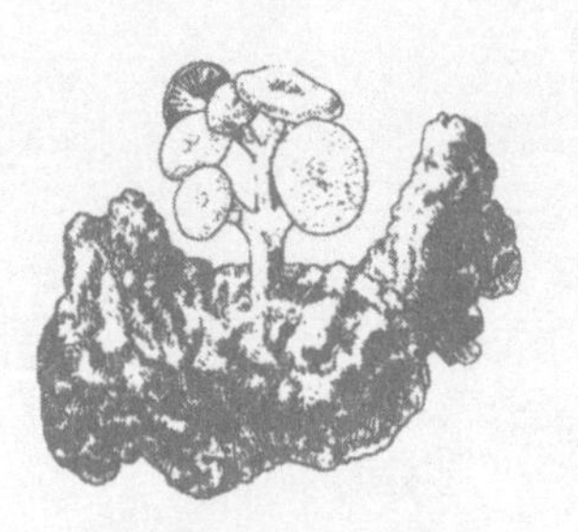
猪苓

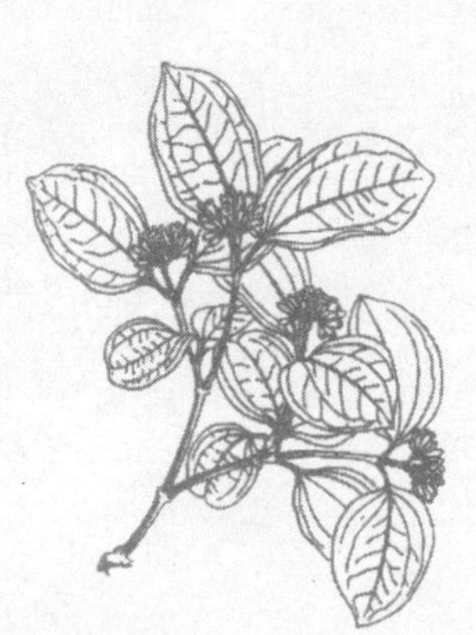
马钱

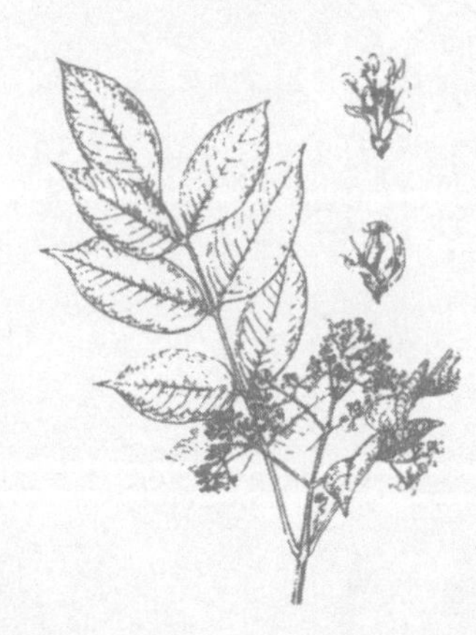
吴茱萸

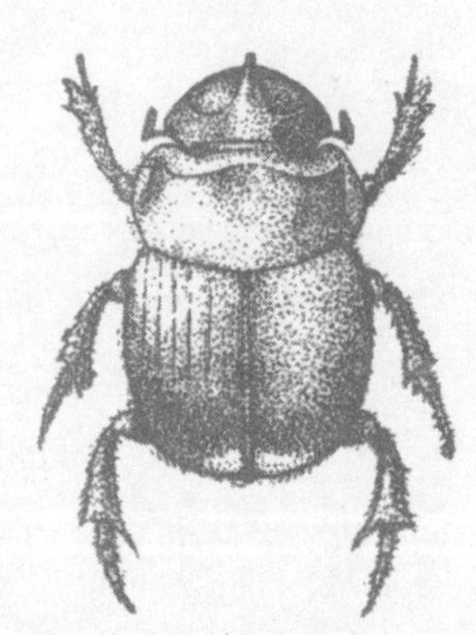
蜣螂

【和解】〔草部〕**柴胡**（少阳寒热诸证。伤寒余热，同甘草，煎服。）**半夏**、**黄芩**、**芍药**、**牡丹**、**贝母**、**甘草**（并主寒热。）**白术**、**葳蕤**、**白薇**、**白藓皮**、**防风**、**防己**（并主风温、风湿。）**泽泻**、**秦艽**、**海金沙**、**木通**、**海藻**（并主湿热。）**黄连**、**大青**、**黄药**、**白药**、**荠苨**、**船底苔**、**陟厘**（并主天行热毒狂烦。）**知母**、**玄参**、**连轺**、**天门冬**、**麦门冬**、**栝蒌根**（并主热病烦渴。）**前胡**、**恶实**、**射干**、**桔梗**（并主痰热咽痛。）**蕙草**、**白头翁**（热痢。）**五味子**（咳嗽。）**苦参**（热病狂邪，不避水火，蜜丸服。）**龙胆草**（伤寒发狂，末服二钱。）**青黛**（阳毒发斑，及天行头痛寒热，水研服。）**地黄**（温毒发斑，熬黑膏服。同薄荷汁服，主热瘴昏迷。）**青葙苗**（捣汁服，大治温疠。）**蘘荷**（温病初得，头痛壮热，捣汁服。）**芦根**（伤寒内热，时疾烦闷，煮汁服。）**葎草**（汗后虚热，杵汁服。）**蛇莓**（伤寒大热，杵汁服。）**番木鳖**（热病，磨汁服。）**虎杖**（时疫流毒攻手足，肿痛欲断，煮汁渍之。）**含水藤**（天行时气烦渴。）〔谷部〕**黑大豆**（疫疠发肿，炒熟，同甘草煎服。）**豆豉**（伤寒头痛，寒热瘴气，及汗后不解，身热懊憹，同栀子煎服。余毒攻手足，煎酒服。暴痢，同薤白煎服。）**赤小豆**（除湿热。）**薏苡仁**（风湿痛。）**粳米**（烦热。）**饧**（建中。）**麻子**（脾约秘结。）〔菜部〕**百合**（百合病。）**葱白**（少阴下利。）**干姜**（痞湿及下利。）**茄子**（温疾。）**甜菜汁**（解时行壮热。）**生瓜菜汁**（解阳毒壮热头痛。）〔果部〕**大枣**（和营卫。）**杏仁**（利肺气。）**桃仁**（行血。）**乌梅**（烦渴及蛔厥。）**橘皮**（呕哕痰气。）**槟榔**（伤寒痞满结胸，末服。）**马槟榔**（伤寒热病，每嚼数枚水吞。）**梨汁**（热毒烦渴。木皮，伤寒温病，同甘草、秫米、锅煤服。）**芰实**（伤寒积热。）**吴茱萸**（厥阴头痛，多涎。）**蜀椒**（阴毒时气及蛔厥。）**盐麸子**（天行寒热。）〔木部〕**栀子**（烦热懊侬。）**黄檗**（热毒下利及吐血。）**厚朴**（满痞头痛。）**枳壳**（痞满。）**枳实**（满实。）**竹叶**（烦热。）**竹茹**（温气寒热。）**秦皮**（热痢。）**梓白皮**（时行温病，壮热发黄，煎服。）**桐木皮**（伤寒发狂，煎服，取吐下。）**榉木皮**（时行头痛，热结在肠胃。）**柳叶**（天行热病。）**楝实**（温疾伤寒，大热烦狂。）**李根白皮**（奔豚。）**茯苓**（行湿利小便。）**猪苓**（热渴水逆，小便不利。）**蚯蚓粪**（谵语狂乱，凉水服。）**蜣螂转丸**（时气烦热，绞汁服。）**梁上尘**、**釜底墨**（并主阳毒发狂、斑。）〔金石〕**黑铅**（伤寒毒气。）**铅丹**（火劫惊邪。）**古文钱**（时气欲死，煮汁入麝香服，取吐或下。）**铁粉**（阳毒发狂，同龙胆草，磨刀水服。）**铁铧**（小儿百日伤寒壮热，烧赤淬水服。）**石膏**（伤寒头痛如裂，壮热如火，解肌发汗，阳明潮热大渴。同黄连煎服，治伤寒发狂。）**滑石**（解利四时一切伤寒，同甘草末服。）**凝水石**（时气热盛。）**雄黄**（伤寒咳逆，煎酒服；烧烟熏狐惑。）**食盐**（伤寒寒热。）**赤石脂**、**禹余粮**（少阴下利。）**石蟹**（天时热疾。）〔鳞介〕**龙骨**（火劫惊邪。下利不止。）**鳖甲**（阴毒。）**玳瑁**（热结狂言，磨水服。）**牡蛎**（伤寒寒热，及自汗水结。）**海蛤**（伤寒血结，同芒硝、滑石、甘草服。）**文蛤**（伤寒大汗，烦热口渴，末服。）**贝子**（伤寒狂热。）〔禽部〕**鸡子**（伤寒发斑下痢。生吞一枚，治伤寒发狂烦躁。打破煮浑入浆啜之，治天行不解。井中浸冷，吞七枚，治妊娠时疾，安胎。）**鸡屎白**（伤寒寒热。）〔兽部〕**猪胆**（少阳证热渴，又导大便不通。）**猪膏**（伤寒时气，温水服一弹丸，日三。）**猪肤**（少阴咽痛。）**犀角**（伤寒热毒，发狂发斑，吐血下血。）**牛黄**（天行热病。）**羚羊角**（伤寒热在肌肤。）**牛角**（时气寒热头痛。）**马屎**、**羊屎**、**羊尿**（伤寒手足疼欲脱，并洗之。）**阿胶**（热毒下痢。）〔人部〕**人尿**（少阴下痢，入白通汤。）**人屎**（大热狂走，水渍服。）**人中黄**（研水。）**胞衣水**（并主热病发狂，饮之。）

【温经】〔草部〕**人参**（伤寒厥逆发躁，脉沉，以半两煎汤，调牛胆南星末服。坏证不省人事，一两煎服，脉复即苏；夹阴伤寒，小腹痛，呕吐厥逆，脉伏，同姜、附煎服，即回阳。）**附子**（治三阴经证，及阴毒伤寒，阴阳易病。）**蓼子**（女劳复，卵缩入腹绞痛，煮汁服。）**草乌头**（阴毒，插入谷道中。）〔谷菜〕**黑大豆**（阴毒，炒焦投酒热服，取汗。）**干姜**（阴毒，同附子用，补中有发。）**韭根**（阴阳易病。）**葱白**（阴毒，炒热熨脐。）**芥子**（阴毒，贴脐，发汗。）〔果部〕**蜀椒**（阴毒，入汤液用。）**胡椒**（阴毒，同葱白、麝香和蜡作挺，插入茎内，出汗愈。）**吴茱萸**（阴毒，酒拌蒸熨足心。）〔木部〕**松节**（炒焦投酒服，治阴毒。）**乌药子**（阴毒，炒黑水煎服，取汗。）**青竹皮**（女劳复，外肾肿，腹中绞痛，水煎服。）**皂荚仁**（阴毒。）〔石禽〕**雄黄**（阴毒，入汤药。）**硝石**、**石硫黄**（阴毒，二味为末，服三钱，取汗。硫黄同巴豆丸服，治阴阳二毒。）**太阴玄精石**（阴毒，正阳丹用之。）**鸡屎白**（阴毒，同黑豆、乱发、地肤子炒焦入酒服，取汗。）**鸽屎**（阴毒，炒焦酒服，取汗。）〔兽部〕**鼠屎**（阴易腹痛，同韭根煮汁服，取汗。）**豚卵**（阴阳易病，小腹急痛，热酒吞二枚。）**麝香**（阴毒。）

【食复劳复】〔草部〕**麦门冬**（伤寒后小劳，复作发热。同甘草、竹叶、粳米煎服。）**胡黄连**（劳复，同栀子丸服。）**芦根**（劳复食复，煮汁服。）〔谷果〕**饭**（伤寒多食，复作发热，烧末饮服。）**曲**（食复，煮服。）**橘皮**（食复，水煎服。）〔木石〕**枳壳**（劳复发热，同栀子、豉，浆水煎服。）**栀子**（食复发热，上方加大黄；劳复发热，同枳壳、豭鼠屎、葱白煎服。）**胡粉**（食复劳复，水服少许。）**凝水石**（解伤寒劳复。）〔介禽〕**鳖甲**（食复劳复，烧研水服。）**抱出鸡子壳**（劳复，炒研，汤服一合，取汗。）

诸气

（怒则气逆，喜则气散，悲则气消，恐则气下，惊则气乱，劳则气耗，思则气结，炅则气泄，寒则气收）

【郁气】〔草部〕**香附**（心腹膀胱连胁下气妨，常日忧愁。总解一切气郁，行十二经气分，有补有泻，有升有降。）**苍术**（消气块，解气郁。）**抚芎**（与香附、苍术，总解诸郁。）**木香**（心腹一切滞气。和胃气，泄肺气，行肝气。凡气郁而不舒者，宜用之。冲脉为病，逆气里急。同补药则补，同泻药则泻。中气，竹沥、姜汁调灌。气胀，同诃子丸服。一切走注，酒磨服。）**藿香**（快气。）**鸡苏**、**紫苏**（顺气。）**薄荷**（去愤气。）〔谷菜〕**赤小豆**（缩气，散气。）**莱菔子**（练五脏恶气，化积滞。）**葱白**（除肝中邪气，通上下阳气。）**胡荽**（热气结滞，经年数发，煎饮。）**莴苣**、**白苣**（开胸膈拥气。）**马齿苋**（诸气不调，煮粥食。）**黄瓜菜**（通结气。）〔果木〕**杏仁**（下结气，同桂枝、橘皮、诃黎勒丸服。）**青橘皮**（疏肝散滞，同茴香、甘草末服。）**槟榔**（宣利五脏六腑壅滞，破胸中一切气，性如铁石。）**大腹皮**（下一切气。）**栀子**（五脏结气，炒黑煎服。）**梨木灰**（气积郁冒。）**橄榄**、**毗黎勒**（开胃下气。）**榆荚仁**（消心腹恶气，令人能食）〔石兽〕**铁落**（胸膈热气，食不下。）**长石**（胁肋肺间邪气。）**麝香**、**灵猫阴**

【痰气】〔草部〕**半夏**（消心腹、胸胁痰热结气。）**贝母**（散心胸郁结之气，消痰。）**桔梗**、**前胡**、**白前**、**苏子**（并主消痰，一切逆气。）**射干**（散胸中痰结热气。）**芫花**（诸般气痛，醋炒，同延胡索服。）**威灵仙**（宣通五脏，去心腹冷滞，推陈致新。男妇气痛，同韭根、乌药、鸡子煮酒服。）**牵牛**（利一切气壅滞。三焦壅滞，涕唾痰涎，昏眩不爽，皂角汁丸服。气筑奔冲，同槟榔末服。）〔谷菜〕荞麦（消气宽肠。）黑大豆（调中下气。）生姜（心胸冷热气。暴逆气上，嚼数片即止。）莱菔子、白芥子（消痰下气。）〔果部〕山楂（行结气。）橘皮（痰隔气胀，水煎服。下焦冷气，蜜丸服。）橙皮（消痰下气，同生姜、檀香、甘草作饼服。）柚皮（消痰下气，及愤懑之痰，酒煮蜜拌服。）枸橼皮（除痰，止心下气痛。）金橘（下气快肠。）枇杷叶（下气止呕。）杨梅（除愤愦恶气。）〔木部〕枳实、枳壳、茯苓（破结气，逐痰水。）桑白皮（下气消痰。）皂荚（一切痰气，烧研，同萝卜子、姜汁，蜜丸服。）〔介部〕龟甲（抑结气不散，酒炙，同柏叶、香附丸服。）牡蛎（惊恚怒气，结气老血。）担罗（同昆布作羹，消结气。）

【血气】〔草部〕当归（气中之血。）芎䓖（血中之气。）蓬莪术（气中之血。）姜黄（血中之气。）三棱（血中之气。）郁金（血气。）延胡索〔木部〕乳香、没药、骐驎竭、安息香（并活血散气。）

【冷气】〔草部〕艾叶（心腹一切冷气恶气，捣汁服。）附子（升降诸气，煎汁入沉香服。）乌头（一切冷气，童尿浸，作丸服。）肉豆蔻、草豆蔻、红豆蔻、高良姜、益智子、荜茇、毕勃没、缩砂、补骨脂、胡芦巴、蒟酱（并破冷气。）五味子（奔豚冷气，心腹气胀。）〔菜部〕蒜葫、芸苔、蔓荆、芥、干姜、蔊菜、秦荻藜、马芹（并破冷气。）茴香（肾邪冷气，同附子，制为末服。）白芥子（腹中冷气，微炒，为丸服。）〔果木〕蜀椒（解郁结。其性下行，通三焦。凡人食饱气上，生吞一、二十枚即散。）秦椒、胡椒、毕澄茄、吴茱萸、食茱萸、桂、沉香、丁香、丁皮、檀香、乌药、樟脑、苏合香、阿魏、龙脑树子（并破冷气，下恶气。）厚朴（男女气胀，饮食不下，冷热相攻，姜汁炙研末，饮服。）诃黎勒（一切气疾，宿食不消，每夜嚼咽。）〔金石〕金屑（破冷气。）黑铅（肾脏气

第二卷　主治

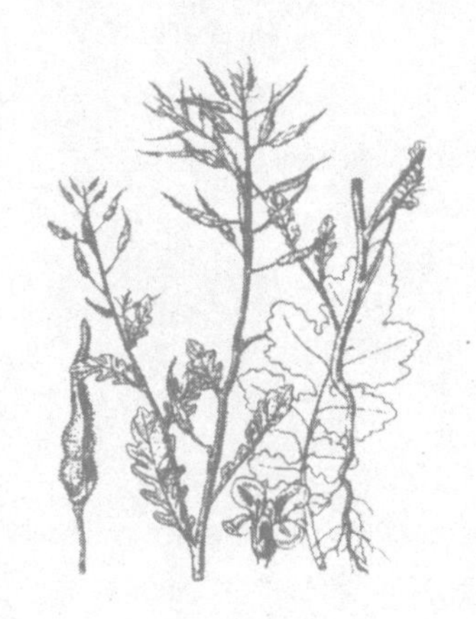

白芥

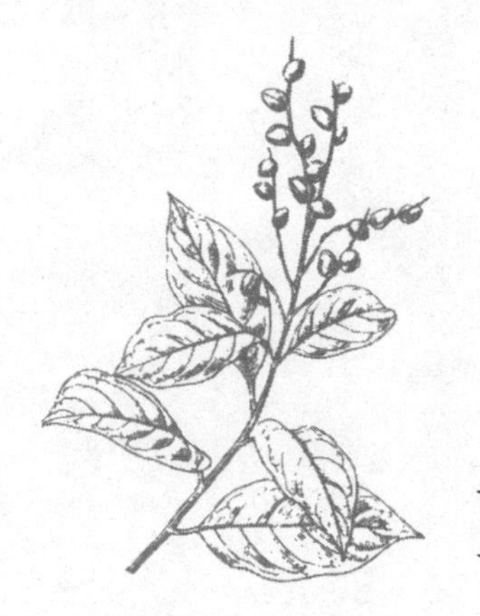

诃子

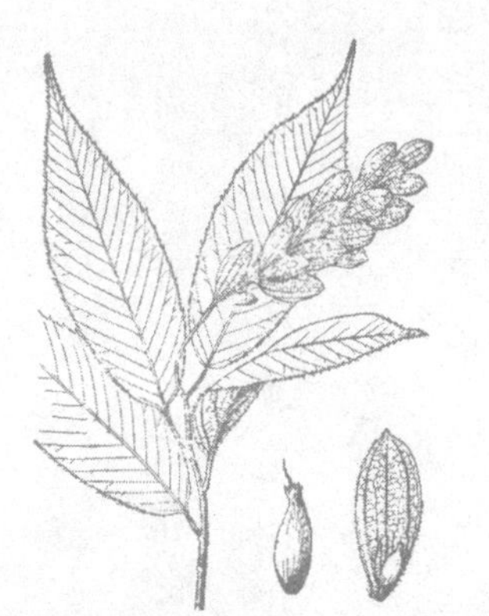

桄榔子

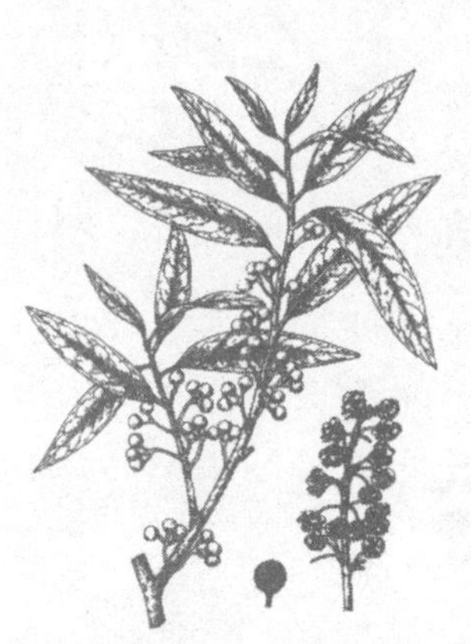

毕澄茄

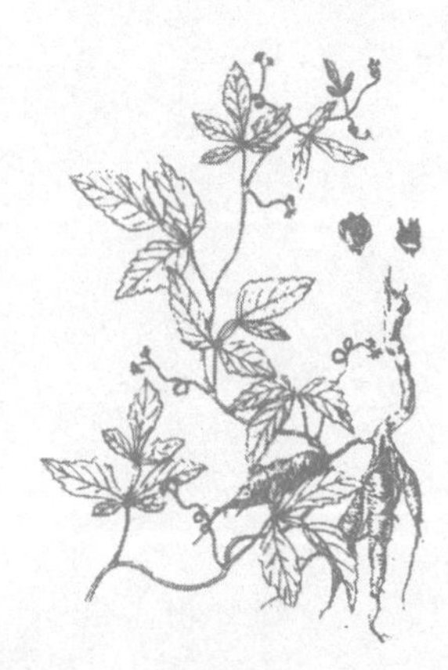

白蔹

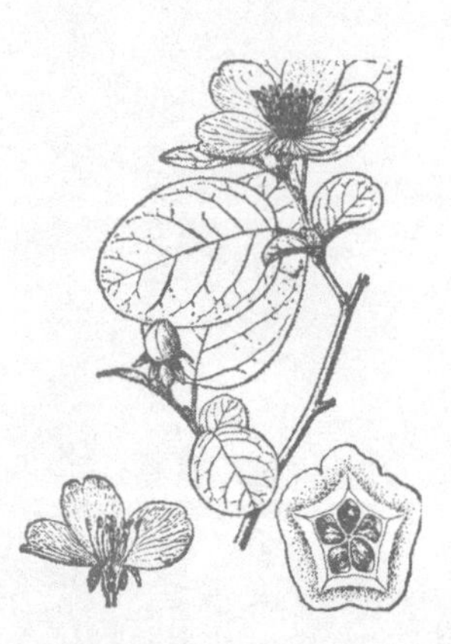

榅桲

发，同石亭脂、木香、麝香，丸服。）**铜器**（炙熨冷气痛。）**车辖**（冷气走痛，烧淬水服。）**白石英**（心胃中冷气。）**紫石英**（寒热邪气。补心气，养肺气。）**灵砂**（治冷气。升降阴阳，既济水火。）**玄精石**、**砒石**、**硇砂**（元脏虚冷气痛，同桃仁丸服。又同川乌头丸服。）**硫黄**（一切冷气积痛，同青盐丸服。同硝石、青皮、陈皮，丸服。）〔鱼禽〕**鳢鱼**（下一切气，同胡椒、大蒜、小豆、葱，水煮食。）**黄雌鸡**、**乌雌鸡**（并治冷气着床。）

脾胃

（有劳倦内伤，有饮食内伤，有湿热，有虚寒）

【劳倦】〔草部〕**甘草**（补脾胃，除邪热，益三焦元气，养阴血。）**人参**（劳倦内伤，补中气，泻邪火。煎膏合姜、蜜服。）**黄芪**（益脾胃，实皮毛，去肌热，止自汗。）**黄精**、**葳蕤**（补中益气。）**白术**（熬膏服良。）**苍术**（安脾除湿，熬膏作丸散，有四制、八制、坎离、交感诸丸。）**柴胡**（平肝，引清气自左而上。）**升麻**（入胃，引清气自右而上。）**芍药**（泻肝，安脾肺，收胃气。）**石斛**（厚脾胃，长肌肉。）**使君子**（健脾胃，除虚热。）**连翘**（脾胃湿热。）**木香**、**甘松香**、**藿香**、**缩砂密**、**白豆蔻**、**紫苏**〔菜谷〕**罗勒**、**莳萝**、**马芹**（并理元气。）**茠香**（同生姜炒黄丸服，开胃进食。）**茼蒿**、**荠菜**、**苜蓿**、**菾菜**、**仙人杖草**、**草豉**、**胡萝卜**、**芋**、**山药**、**石耳**、**蘑菰**、**鸡㙡**、**五芝**、**胡麻**、**小麦**、**大麦**、**雀麦**、**糯**、**粳**、**籼**、**稷**、**黍**、**蜀秫**、**粱**、**粟**、**秫穇子**、**稗子**、**稂**、**东墙**、**雕胡**、**蓬子**、**水粟**、**茵草米**、**蒒草米**、**薏苡**、**罂子粟**、**黑大豆**、**赤小豆**、**绿豆**、**白豆**、**豌豆**、**蚕豆**、**豇豆**、扁豆、刀豆、豆豉、豆腐、豆黄（壮气润肌。以猪脂和丸，每服百丸，即易肥健，甚验。脾弱不食，同麻子熬香研，日服。）陈廪米、青精饭、诸米粥、饴糖、酒、糟〔果木〕大枣（同姜末，点服。）仲思枣、木瓜、柰、白柿、橘皮、钩栗、橡子、榛子、龙眼、橄榄、榧子、槟榔、大腹皮、桄榔面、莎木面、波罗蜜、无花果、摩厨子、芡实、莲实、藕、甘蔗、沙糖、凫茈、清明柳枝（脾弱，食不化，似翻胃，煎汤煮小米，滚面晒收，每用烹食。）沉香、檀香、诃黎勒、厚朴、茯苓〔水石〕潦水、甘澜水、立春清明水、太一余粮、白石脂、石面、代赭石〔虫部〕蜂蜜、蚕蛹、乳虫〔鳞介〕龙齿、鳟、鲻、鲩、鳡、鲐、鲫、鲂、鲤、鲈、鳜、鲳、鲨、白鲞、鲙残鱼、比目鱼、虾、鳖、淡菜、海蛇〔禽兽〕鸡、雉、鹳雉、英鸡、凫、鹧鸪、鹭、鹬、雀、突厥雀、鸠、青鹌、桑鳸莺、鹘嘲、猪脾舌、狗肉、羊肉、牛肉、牛脘、虎肉、兔肉

【虚寒】〔草部〕附子、草豆蔻、高良姜、山姜、廉姜、益智子、荜茇、蒟酱、肉豆蔻〔菜谷〕干姜、生姜、蒜、韭、薤、芥、芜菁、糯米、秫、烧酒〔果木〕胡椒、毕澄茄、秦椒、蜀椒、吴茱萸、食茱萸、丁香、桂

【食滞】〔草部〕大黄（荡涤宿食，推陈致新。）地黄（去胃中宿食。）香附、三棱、莪茂、木香、柴胡（消谷。）荆芥、薄荷、苏荏、水苏（并消鱼鲙。）青黛、越王余筭、海藻、肉豆蔻、草果、缩砂、蒟酱、红豆蔻、仙茅〔谷菜〕大麦、荞麦、豆黄、蒸饼、女曲、黄蒸、曲、神曲（同苍术丸服。）红曲、蘖米、麦蘖、饴糖、酱、醋、酒、糟、蒜、葱、胡葱、胡荽、白菘、莱菔、芜菁、姜〔果木〕杏仁（停食，用巴豆炒过，末服。）橘皮（为末，煎饮，代茶。）青皮（盐、醋、酒、

汤四制，为末，煎服。）柑皮、橙皮、柚皮、木瓜、榅桲、山楂（消肉。）柰子、杨梅、银杏（生食。）槟榔、大腹子、榧子、无漏子、茶、凫茈、蜀椒、胡椒、毕澄茄、茱萸、巴豆（一切生冷硬物。）阿魏（消肉。）皂荚、楸白皮、厚朴、乌药、樟材、檀香、桂（食果腹胀，饭丸吞七枚。）诃黎勒、枳实、郁李仁〔水土〕齑水（吐。）浆水（消。）生熟汤（消。）百草霜、梁上尘〔金石〕朴硝（食饮热结。）青礞石（食积宿滞，同巴豆等，丸服。）水中白石（食鲙成瘕，烧，淬水服七次，利下。）食盐（酒肉过多胀闷，擦牙漱下，如汤沃雪。）硇砂（消肉。）蓬砂、孔公蘖〔介禽〕鳖甲、淡菜、海月、白鲞（并消宿食。）鲭头（烧服，去痞症，食不消。）凫、鸡屎白、鹰屎白、雀屎白、鸽屎、五灵脂

【酒毒】〔草部〕葛花、葛根汁、白茅根汁、水萍、菰笋、秦艽、苦参、地榆、菊花（酒醉不语，为末酒服。）悬钩子、木鳖子（醋磨。）天南星（同朱砂丸服，解酒毒积毒。）五味子、山姜花、高良姜、红豆蔻、缩砂、白豆蔻、蒟酱、肉豆蔻、蠡实、蕉子〔谷菜〕麦苗汁、丹黍米（饮酒不醉。）黑大豆、赤小豆、腐婢、绿豆、蚕豆苗（煮食。）扁豆、豆腐（烧酒醉死，切片贴身。）豉（同葱白煎。）曲、萝卜、蔓荆（大醉不堪，煮粥饮汁。根蒸三次，研末，酒后水服二钱，不作酒气。）白菘（解酒醉不醒，研子一合，井水服。）水芹、苦苣、白苣、苦竹笋、酸笋、越瓜、甜瓜〔果木〕橘皮、柑皮、橙皮、柚皮、金橘、杨梅（干屑服之，止呕吐酒。）乌梅、榔梅、梨、楂子、榅桲、柿、椑柿、银杏、橄榄、槟榔、波罗蜜、都桷子、枳椇子、盐麸子、醋林子、甘蔗、沙糖、石蜜、藕、芰、西瓜、丁香、长寿仙人柳（酒病，为末酒服。）河边木（端午投酒

中饮之，令人不醉。）**桑椹汁**、**苦竹叶**〔水石〕**新汲水**（烧酒醉死，浸发及手足，仍少灌之。）**食盐**（擦牙漱咽，解酒毒。先食一匙，饮酒不醉。）**蓬砂**（服之，饮酒不醉。）**雄黄**（饮酒成癖，遇酒即吐，同巴豆、蝎梢，白面丸服。）**石灰**（酒毒下痢，泥煅，醋糊丸服。）**铅霜**〔虫鱼〕**五倍子**、**鳅鱼**、**黄颡鱼**〔介部〕**蚌**、**蛎黄**、**蛤蜊**、**车螯**、**田螺**、**蜗螺**、**海月**〔禽兽〕**鸡内金**（消酒积，同豆粉丸服。）**五灵脂**（酒积黄肿，入麝丸服。）**猳猪项肉**（酒积黄胀，同甘遂服，取下酒布袋。）**猪肾**（酒积，掺葛粉炙食。）**牛膍**、**狐胆**、**麝香**（并解酒毒。）**鹿茸**（饮酒成泄，冲任虚寒，同狗脊、白蔹丸服。）**驴蹄底**（饮酒过度，欲至穿肠，水煮浓汁冷饮。）

诸肿

（有风肿，热肿，水肿，湿肿，气肿，虚肿，积肿，血肿）

【开鬼门】〔草部〕**麻黄**（主风肿、水肿，一身面目浮肿，脉浮，小便不利，同甘草，煮汤服，取汗。水肿脉沉，浮者为风，虚肿者为气，皆非水也，麻黄、甘草、附子煮汤服。）**羌活**（疗风用独活，疗水用羌活。风水浮肿，及妊娠浮肿，以萝卜子炒过研末，酒服二钱，日二。）**防风**（治风行周身，及经络中留湿，治风去湿之仙药也。）**柴胡**（主大肠停积水胀。）**浮萍**（去风湿，下水气，治肿，利小便，为末，酒服方寸匕。）**鼠粘子**（除肤风，利小便。风水身肿欲裂，炒末，每服二钱，日三。风热浮肿，半炒研末酒服。水蛊腹大，面糊丸服。根、茎亦主风肿，逐水，效。）**天仙藤**（妊娠浮肿，谓之子气，乃素有风气，勿作水治，同香附、陈皮、甘草、乌药、紫苏煎服。）**忍冬**（去寒热身肿，风湿气。）**蒺藜**（洗浮肿。）**陆英**（洗水气虚肿。）**狗脊**〔谷菜〕**黍穰**、**葱白根**〔果木〕**杏叶**（并洗足肿。）**楠材**（肿自足起，同桐木煎洗，并少饮之。）**桐叶**（手足浮肿，同小豆煮汁渍洗，并少饮之。）**柳枝及根皮**（洗风肿。）

【洁净府】**泽泻**（逐三焦停水，去旧水，养新水，消肿胀，渗湿热。水湿肿胀，同白术末服。）**鸭跖草**（和小豆煮食，下水。）**苍耳子**（大腹水肿，烧灰，同葶苈末服。）**苏子**（消渴变水，同莱菔子服，水从小便出。）**木通**（利大小便，水肿，除诸经湿热。）**通脱木**（利小便，除水肿。）**香薷**（散水肿，利小便。大叶者，浓煎熬，丸服，治水甚捷，肺金清而热自降也。暴水、风水、气水，加白术末丸，至小便利为效。）**灯心草**（除水肿癃闭。）**冬葵子**（利小便，消水气。妊娠水肿，同茯苓末服，小便利则愈。）**蜀葵子**（利小便，消水肿。）**葶苈**（利水道，下膀胱水，皮间邪水上出，面目浮肿，大降气，与辛酸同用，以导肿气。通身肿满，为末，枣肉丸服，神验。或用雄鸡头捣丸。阳水暴肿，喘渴尿涩，同防己末，以绿头鸭血，和丸服之，效。）**马鞭草**（大腹水肿，同鼠尾草煮汁，熬稠丸服，神效。）**马兰**（水肿尿涩，同黑豆、小麦，酒、水煎服。）**益母草**（服汁，主浮肿，下水。）**旋覆花**（除水肿大腹，下气。）**萱草根**、**叶**（通身水肿，晒研，二钱，入席下尘，米饮服。）**蓼子**（下水气，面浮肿。）**海金沙**（脾胃肿满，腹胀如鼓，喘不得卧，同白术、甘草、牵牛为末服。）**汉防己**（利大小便，主水肿，通行十二经，去下焦湿肿，泄膀胱火，必用之药。皮水，胕肿在皮肤中，不恶风，按之不没指，同黄芪、桂枝、茯苓、甘草煎服。）**水蘋**（主暴热，下气，利小便。）**海藻**（下十二水肿，利小便。）**海带**、**昆布**（利水道，去面肿。）**越王余筭**（去水肿浮气。）**天蓼**（主水气。）**茅根**（虚病后，饮水

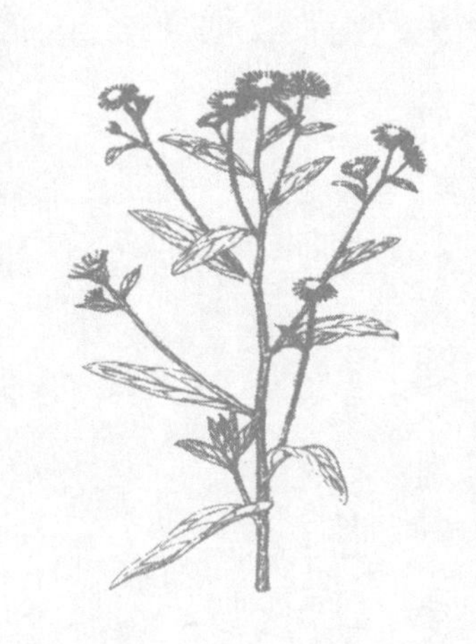

旋覆

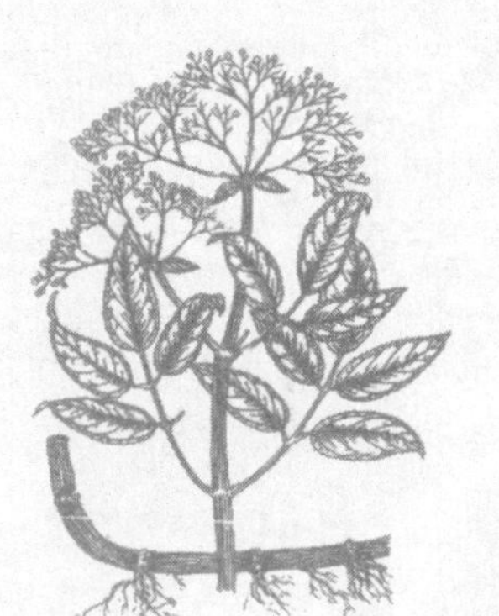

陆英

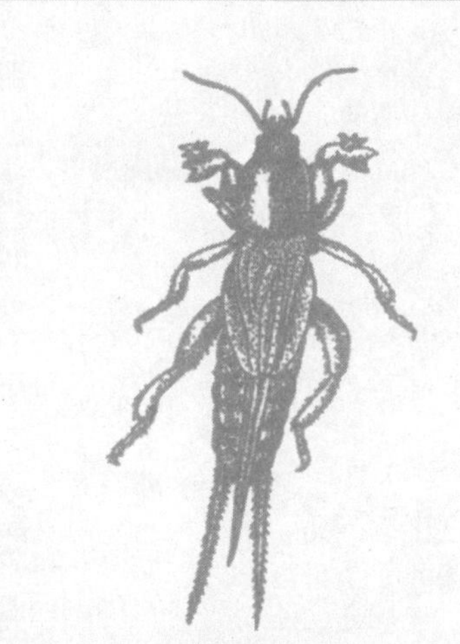

蝼蛄

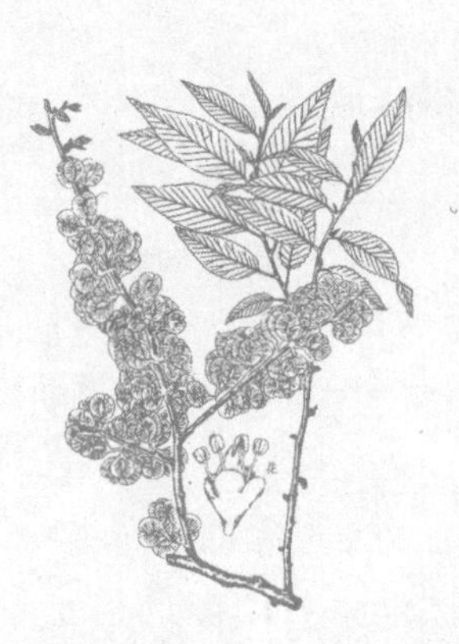

白榆

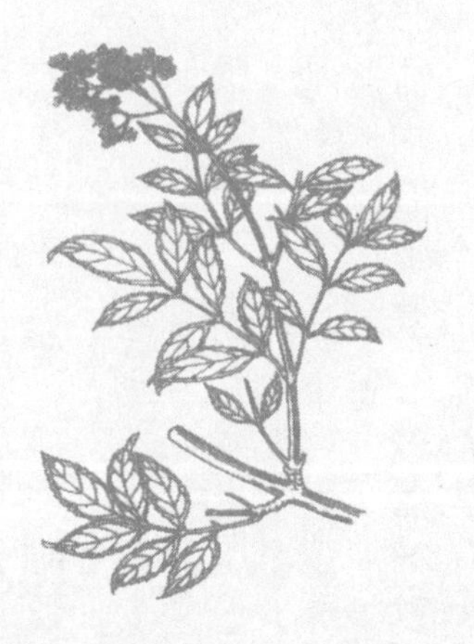

接骨木

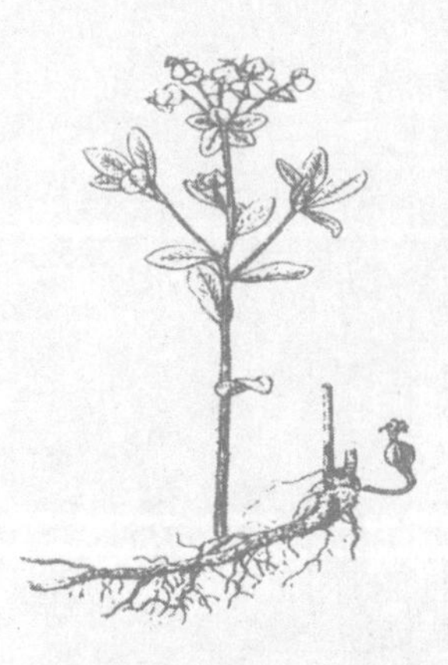

大戟

多，小便不利作肿，同赤小豆煮食，水随小便下。）**蒲公英**（煮服，消水肿。）**薇**（利大小便，下浮肿。）〔谷部〕**薏苡仁**（水肿喘急，以郁李仁绞汁煮粥食。）**黑大豆**（逐水去肿。桑柴灰煮食，下水鼓。《范汪方》：煮汁入酒，再煮服，水从小便出。《肘后方》：煮干为末服。）**赤小豆**（下水肿，利小便。桑灰汁煮食代饭，冬灰亦可。同姜、蒜煮食。水蛊，腹大有声，皮黑者，同白茅根煮食。足肿，煮汁渍洗。）**腐婢**（下水气。）**绿豆**（煮食，消肿下气。十种水气，同附子逐日煮食。）〔菜部〕**葫蒜**（同蛤粉丸服，消水肿。同田螺、车前，贴脐，通小便。）**胡葱**（浮肿，同小豆、硝石煮食。）**罗勒**（消水气。）**百合**（除浮肿胪胀。）**冬瓜**（小腹水胀，利小便。酿赤小豆煨熟，丸服。瓜瓤淡煮汁饮，止水肿烦渴。）**胡瓜**（水病，肚胀肢浮，以醋煮食，须臾水下。）〔果部〕**李核仁**（下水气，除浮肿。）**杏核仁**（浮肿喘急，小便少，炒研入粥食。头面风肿，同鸡子黄，涂帛上贴之，七八次愈。）**乌梅**（水气满急，同大枣煮汁，入蜜咽之。）**桃白皮**（水肿，同秫米酿酒服。）**椒目**（治十二种水气胀满，行水渗湿。炒研，酒服方寸匕。）**败荷叶**（阳水浮肿，烧研水服。足肿，同藁本煎洗。）〔木部〕**木兰皮**（主水肿。）**柳叶**（下水气。）**榉皮**（通身水肿，煮汁日饮。）**榆皮**、**叶**（消水肿，利小便。皮末，同米煮粥，食之。）**柯树皮**（大腹水病，煮汁熬丸服，病从小便出也。）**桑白皮**（去肺中水气，水肿腹满胪胀，利水道也。）**桑椹**（利水气，消肿。水肿胀满，以桑白皮煎水煮椹，同糯米酿酒饮。）**桑叶**（煎饮代茶，除水肿，利大小肠。）**桑枝**（同上。）**桑柴灰**（淋汁煮小豆食，下水胀。）**楮实**（水气蛊胀，用洁净釜熬膏，和茯苓、白丁香丸服，效。）**楮叶**（通身水肿，煎汁如饴，日服。虚肥积年气上，面肿如水病，煎汁煮粥食。）**楮白皮**（逐水肿气满，利小便。煮汁酿酒，治水肿入腹，短气咳嗽，及妇人新产，风入脏内，肿胀短气。风水肿浮，同木通、猪苓、桑白皮、陈皮煎服。膀胱石水，肢削，小腹胀，取根皮同桑白皮、白术，黑大豆煎汁，入酒服之效。）**楮汁**（天行病后，脐下如水肿，日服一杯，小便利即消。）**栀子**（热水肿疾，炒研饮服。妇人胎肿，属湿，丸服有验。）**茯苓及皮**（主水肿，利水道。皮，同椒目煎水，日饮。）**猪苓**（利水发汗，主肿胀满急，消胎肿。）**皂荚**（身面卒肿，炙渍酒饮。或加黑锡。）**五加皮**（风湿肿。）**枳茹**（水胀暴风。）〔石部〕**滑石**（利水，燥湿，除热。）**白石英**（石水，腹坚胀满，煮酒服。）**凝水石**（除胃中热，水肿，小腹痹，泻肾。）**矾石**（却水。水肿，同青矾、白面丸服。）**青矾**（水肿黄病，作丸服。）〔虫部〕**蝼蛄**（利大小便，治肿甚效。十种水病，腹满喘促，五枚焙研，汤服。《肘后方》：每日炙食十枚。《普济方》：左右用，同大戟、芫花、甘遂服。同轻粉嗃鼻，消水病。）**青蛙**（消水肿，同胡黄连末，入猪肚内，煮食。水蛊，腹大有声，皮黑，酥炙，同蝼蛄、苦瓠，末服。）〔介鳞〕**海蛤**（治十二种水气浮肿，利大小肠。水痫肿病，同杏仁、防己、葶苈，枣肉丸服。水肿发热，同木通、猪苓、泽泻、滑石、葵子、桑皮煎服。石水肢瘦，腹独大者，同防己、葶苈、茯苓、桑皮、橘皮、郁李丸服。气肿，同昆布、凫茈、海螵蛸、荔枝壳，煎饮服。）**蛤粉**（清热利湿，消浮肿，利小便。气虚浮肿，同大蒜丸服。）**贝子**（下水气浮肿。）**田螺**（利大小便，消手足浮肿，下水气。同大蒜、车前贴脐，水从小便出。）**鲤鱼**（煮食，下水气，利小便。用醋煮食。赤小豆煮食。酿白矾，泥包煨，为粥食，随上下用。）**白鱼**（开胃下气，去水气。）**鲫鱼**（合小豆、商陆煮食，消水肿。）**鲈鱼**（治水气。）**鳢鱼**（合小豆煮食，下大水、面目浮肿及妊娠水气。入冬瓜、葱白，主十种水垂死。）**鲩鱼**（疗水肿，利小便。）**黄颡鱼**（合大蒜、商陆煮食，消水，利小便。绿豆同煮亦可。）〔禽兽〕**青头鸭**（大腹水肿垂死，煮汁服取汗，亦作粥食。）**雄鸭头**（治水肿，利小便。捣，和甜葶苈膏汉防已末，丸服。）**凫肉**（治热毒水肿。）**鸬鹚**（利水道。）**鸡子**（身面肿满，涂之频易。）**猪脂**（主水肿。）**猪肾**（包甘遂煨食，下水。）**羊肺**（水肿，尿短喘嗽，同莨菪子、醋，蜜丸服。）**豪猪肚及屎**（水病，热风鼓胀，烧研酒服。）**牛溺**（水肿腹胀，利小便，空腹饮之。喘促者，入诃子皮，末熬丸服，当下水。）**水牛角䚡**〔人部〕**人中白**（水气肿满，煎令可丸，每服一豆。）**秋石**（拌食代盐。）

【逐陈莝】〔草部〕**三白草**（水肿，服汁取吐。）**蒴藋根**（浑身水肿，酒和汁服，取吐利。）**蓖麻子仁**（水症肿满，研水服，取吐利。）**商陆**（主水肿胀满，疏五脏水气，泻十种水病，利大小肠。切根，同赤小豆、粳米煮饭，日食，甚效。或同粟米煮粥食。或取汁，和酒饮，利水为妙。或同羊肉煮食。）**大戟**（主十二水，腹满痛，发汗，利大小便。水肿喘急及水蛊，同干姜末服。或同当归、橘皮煎服。或同木香末，酒服。或同木香、牵牛末，猪肾煨食。或煮枣食。并取利水，为神效。）**泽漆**（去大腹水气，四肢面目浮肿。十肿水气，取汁熬膏，酒服。）**甘遂**（主面目浮肿，下五水，泄十二水疾，泻肾经及隧道水湿、痰饮，直达水气所结之处，乃泄水之圣药。水肿腹满，同牵牛煎呷。膜外水气，同荞麦面作饼食，取利。身面浮肿，以末二钱，入猪肾煨食，取利。正水胀急，大小便不利欲死，半生半炒为末，和面作棋子，煮食，取利。小儿疳水，同青橘皮末服。水蛊喘胀，同大戟煎呷，不过十服。妊娠肿满，白蜜丸服。）**续随子**（治肺中水气，日服十粒，下水最速，不可多服。一两去油，分作七服，治七人，用酒下。阳水肿胀，同大黄丸服。）**芫花**（主五水，在五脏皮肤及饮澼。水蛊胀满，同枳壳醋煮丸服。）**芫花**（主十二水，肠中留澼。）**莨菪子、狼毒**（破水癖。）**防葵**（肿满洪大，为末酒服。）**牵牛**（利大小便，除虚肿水病，气分湿热。阴水阳水，俱同大黄末，锅焦饭丸服。诸水饮病，同茴香末服。水肿气促，坐卧不得，用二两炒，取末，乌牛尿浸一夜，入葱白一握，平旦煎，分二服，水从小便出。小儿肿病，二便不利，白、黑牵牛等分，水丸服。水蛊胀满，同大麦面作饼烧食，降气。）**马兜铃**（去肺中湿气，水肿腹大喘急，煎汤服。）**羊桃根**（去五脏五水，大腹，利小便，可作浴汤。水气鼓，大小便涩，同桑白皮、木通、大戟煎汁熬稠服，取利。）**紫藤**（煎汁熬服，下水瘸病。）

大豆黄卷（除胃中热，消水病胀满。同大黄醋炒，为末服。）**荞麦**（水肿喘急，同大戟末作饼食，取利。）

米醋（散水气。）**葱白**（水瘸病，煮汁服，当下水。病已困者，烂捣坐之，取气，水自下。）**老丝瓜**（巴豆炒过，入陈仓米同炒，取米去豆，丸服。）**巴豆**（十种水病。水蛊大腹有声，同杏仁丸服。煮汁，拭身肿。）**郁李仁**（大腹水肿，面目皆浮，酒服七七粒，能泻结气，利小便。肿满气急，和面作饼食，大便通即愈。）**乌桕木**（暴水症。）结，利大小便。水气虚肿，小便少，同木通、槟榔末服。）**鼠李**（下水肿腹胀。）**接骨木根**（下水肿。）**楤木**（煮服，下水。）**针砂**（消积平肝。水肿尿短，同猪苓、地龙、葱涎贴脐。）**轻粉、粉霜**（消积，下水。）**银朱**（主水病，大便利者，同硫黄丸服。）

【调脾胃】〔草部〕**白术**（逐皮间风水结肿，脾胃湿热。四肢肿满，每用半两，同枣煎服。）**苍术**（除湿发汗，消痰饮，治水肿胀满。）**黄连**（湿热水病，蜜丸，每服四、五丸，日三服。）**黄芪**（风肿自汗。）

香附子（利三焦，解六郁，消胕肿。酒肿虚肿，醋煮丸服。气虚浮肿，童尿浸焙丸服。）**藿香**（风水毒肿。）**砂仁**（遍身肿满，阴肿，同土狗一个，等分研，和老酒服。）**葳蕤**（小儿痫后，气血尚虚，热在皮肤，身面俱肿，同葵子、龙胆、茯苓、前胡煎服。）**使君子**（小儿虚肿，上下皆浮，蜜炙末服。）**附子**（脾虚湿肿，同小豆煮焙丸服。男女肿因积得，积去肿再作，喘满，小便不利，医者到此多束手，盖中下二焦气不升降，用生附子一个，入生姜十片，煎水，入沉香汁冷服，须数十枚乃效。）**乌头**（阴水肿满，同桑白皮煮汁，熬膏服。）〔菜果〕**姜皮**（消浮肿腹胀。）**萝卜**（酒肿及脾虚足肿，同皂荚煮熟，去皂荚，入蒸饼，捣丸服。）**柑皮**（产后虚浮，四肢肿，为末酒服。）**槟榔**（逐水消胀。）**椰子浆**（消水。）**沙棠果**（食之却水病。）**吴茱萸**（燥脾行水。）**苏合香**（下水肿，同水银、白粉服。）〔禽兽〕**白雄鸡**、**黄雌鸡**（并同小豆煮食，消肿。）**猪肝**（肝虚浮肿，同葱、豉、蒜、醋炙食。脊肉亦可。）**狗肉**（气水鼓胀，尿少，蒸食。）**羊肉**（身面浮肿，同商陆煮臛食。）**水牛肉**（消水除湿，头尾皆宜。）**牛膍**（热气水气。）**貒肉**（水胀垂死，作羹下水大效。）獭肉（水胀热毒，煮汁服。）**鼠肉**（水鼓石水，身肿腹胀，煮粥食。）

【血肿】〔草部〕**红蓝花**（捣汁服，不过三服。）**刘寄奴**（下气，治水胀。）**泽兰**（产后血虚浮肿，同防己末，醋汤服。）**紫草**（胀满，通水道。）

脚气

（有风湿，寒湿，湿热，食积）

【风寒湿气】〔草部〕**牛蒡**（脚气风毒，浸酒饮。）**忍冬**（脚气筋骨引痛，热酒服末。）**木鳖子**（麸炒去油，同桂末，热酒服，取汗。）**高良姜**（脚气人晚食不消，欲作吐者，煎服即消。）**苏子**（风湿脚气，同高良姜、橘皮丸服。）**丹参**（风痹足软，渍酒饮。）**胡卢巴**（寒湿脚气，酒浸，同破故纸末，入木瓜蒸熟，丸服。）**麻黄**、**羌活**、**细辛**、**苍术**、**白术**、**天麻**、**牡蒙**、**夏枯草**、**附子**、**侧子**、**艾叶**、**秦艽**、**白蒿**、**庵䕡**、**薇衔**、**马先蒿**、**水苏**、**紫苏**、**漏卢**、**飞廉**、**青葙**、**苍耳**、**茵芋**、**马蔺子**、**茜根**、**菊花**、**旋覆**、**菖蒲**、**水萍**、**萆薢**、**青藤**（酒。）**石南藤**（酒。）**菝葜**（酒浸服。）**土茯苓**〔谷菜〕**芸薹**（并主风寒湿痹脚气。）**豉**（患脚人，常渍酒饮，以滓敷之。）**薏苡仁**（干湿脚气，煮粥食，大验。）**䓍香**（干湿脚气，为末酒服。）**葱白**〔果木〕**杏仁**、**秦椒**、**蜀椒**、**蔓椒**、**大腹皮**（并主风寒湿脚气。）**槟榔**（风湿脚气冲心，不识人，为末，童尿服。沙牛尿亦可。老人弱人脚气胀满，以豉汁服。）**吴茱萸**（寒湿脚气，利大肠壅气。冲心，同生姜，擂汁服。）**乌药**（脚气掣痛，浸酒服。）**五加皮**（风湿脚痛五缓，煮酒饮，或酒制作丸服。）**枎移**、**白杨皮**（毒风脚气缓弱，浸酒饮。）**松节**（风虚脚痹痛，酿酒饮。）**松叶**（十二风痹脚气，酿酒尽一剂，便能行远。）**棉芽**（作蔬，去风毒脚气。）**乳香**（同血竭、木瓜丸服，主久新脚气。）**苏合香**、**厚朴**、**皂荚子**、**官桂**、**栾荆**、**干漆**、**石南叶**、**海桐皮**、〔金石〕**石亭脂**（同川乌、无名异、葱汁丸服。）**礜石**（浸酒。）**硫黄**（牛乳煎。）**磁石**、**玄精石**、**白石英**〔虫鳞〕**晚蚕砂**（浸酒。）**青鱼**、**鳢鱼**、**鳗鲡**、**秦龟甲**〔禽兽〕**乌雄鸡**、**牛酥**、**羊脂**、**麋脂**、**熊肉**（并主风湿脚气。）**猪肚**（烧研酒服。）**羊乳**、**牛乳**（调硫黄末服，取汗。）**牛皮胶**（炒研酒服，寒湿脚气痛立止。）

【湿热流注】〔草部〕**木通**、**防己**、**泽泻**、**香薷**、**荆芥**、**豨莶**、**龙常草**、**车前子**、**海金沙**、**海藻**、**大黄**、**商陆**（合小豆、绿豆煮饭食。）**甘遂**（泻肾脏风湿下注，脚气肿痛生疮，同木鳖子，入猪肾煨食，取利。）**牵牛**（风毒脚气肠秘，蜜丸日服，亦生吞之。）**威灵仙**（脚气入腹，胀闷喘急，为末，酒服二钱，或为丸服，痛减药亦减。）**莸草**（湿痹脚气尿少，同小豆煮食。）**三白草**（脚气风毒，擂酒服。）**巴戟天**（饮酒人脚气，炒过同大黄炒研，蜜丸服。）**香附子**〔谷菜〕**胡麻**（腰脚痛痹，炒末，日服至一年，永瘥。）**大麻仁**（脚气腹痹，浸酒服。肿渴，研汁，煮小豆食。）**赤小豆**（同鲤鱼煮食，除湿热脚气。）**黑大豆**（煮汁饮，主风毒脚气冲心，烦闷不识人。）**马齿苋**（脚气浮肿尿涩，煮食。）**百合**、**竹笋**（风热脚气。）**紫菜**〔果木〕**木瓜**（湿痹，脚气冲心，煎服。枝、叶皆良。）**橘皮**（脚气冲心，同杏仁丸服。）**桃仁**（脚气腰痛，为末酒服，一夜即消。）**枇杷叶**（脚气恶心。）**杨梅核仁**（湿热脚气。）**枳壳**（同甘草末服，疏导脚气。）**桑叶及枝**（脚气水气，浓煎汁服，利大小肠。）**郁李仁**（脚气肿喘，大小便不利，同薏苡煮粥食。）**紫荆皮**（煎酒服。）**茯神木**（脚气痹痛，为末酒服。）**赤茯苓**、**猪苓**〔石部〕**滑石**〔介部〕**淡菜**、**蚬肉**〔兽部〕**猪肝**、**肾**、**肚**（作生食，治老人脚气。）**乌特牛尿**（热饮，利小便，主风毒脚气肿满，甚妙。）

【洗渫】**水蓼**、**水荭**、**毛蓼**、**甘松**、**水英**、**陆英**、**曼陀罗花**、**螺厣草**、**大戟**、**猫儿眼睛草**、**苦参**、**落雁木**、**黍黐**（同椒目。）**生葱**、**莱菔根**、**荷心**（同藁本。）**苏木**（同忍冬。）**杉材**、**楠材**、**樟材**、**钓樟**、**枎栘**（并煎水熏洗。）**白矾汤**、**鳖肉**（同苍术、苍耳、寻风藤，煮汁洗。）

【敷贴】**附子**（姜汁调。）**天雄**、**草乌头**（姜汁调，或加大黄、木鳖子末。）**白芥子**（同白芷末。）**皂荚**（同小豆末。）**蓖麻仁**（同苏合香丸，贴足心，痛即止。）**乌桕皮**（脚气生疮有虫，末敷追涎。）**人中白**（脚气成漏孔，煅水滴之。）**羊角**（烧研，酒调傅之，取汗，永不发。）**田螺**（脚气攻注，同盐杵敷股上，即定。）**木瓜**（袋盛踏之。）**蜀椒**（袋盛踏之。）**樟脑**、**柳华**、**治鸟巢**、**萝卜花**（并藉鞋靴。）**木狗皮**、**豺皮**、**麂皮**（并裹足。）

【熨熏】**麦麸**（醋蒸热熨。）**蚕沙**（蒸热熨。）**蒴藋根**（酒、醋蒸，热熨。）**蓖麻叶**（蒸裹，频易。）**荆叶**（蒸热卧之，取汗。烧烟熏涌泉穴。）**针砂**（同川乌末，炒包熨。）**食盐**（蒸热踏之，或擦腿膝，后洗之，并良。）**火针**

咳嗽

（有风寒，痰湿，火热，燥郁）

【风寒】〔草部〕**麻黄**（发散风寒，解肺经火郁。）**细辛**（去风湿，泄肺破痰。）**白前**（风寒上气，能保定肺气，多以温药佐使。久咳唾血，同桔梗、桑白皮、甘草煎服。）**百部**（止暴嗽，浸酒服。三十年嗽，煎膏服。小儿寒嗽，同麻黄、杏仁丸服。）**款冬花**（为温肺治嗽要药。）**牛蒡根**（风寒伤肺壅咳。）**飞廉**（风邪咳嗽。）**佛耳草**（除寒嗽。同款冬花、地黄，烧烟吸，治久近咳嗽。）**缩砂**、**紫苏**、**芥子**（并主寒嗽。）**生姜**（寒湿嗽，烧含之。久嗽，以白饧或蜜煮食。小儿寒嗽，煎汤浴之。）**干姜**〔果木〕**蜀椒**、**桂心**（并主寒嗽。）〔土石〕**釜月下土**（卒咳嗽，同豉丸服。）**车缸**（妊娠咳嗽，烧投酒中，冷饮。）**石灰**（老小暴嗽，同蛤粉丸服。）**钟乳石**（肺虚寒嗽。）〔虫鱼〕**蜂房**（小儿咳嗽，烧灰服。）**鲫鱼**（烧服，止咳嗽。）〔禽兽〕**白鸡**（卒嗽，煮苦酒服。）**鸡子白皮**（久咳，同麻黄末服。）**羊胰**（远年咳嗽，同大枣浸酒服。）

第二卷　主治

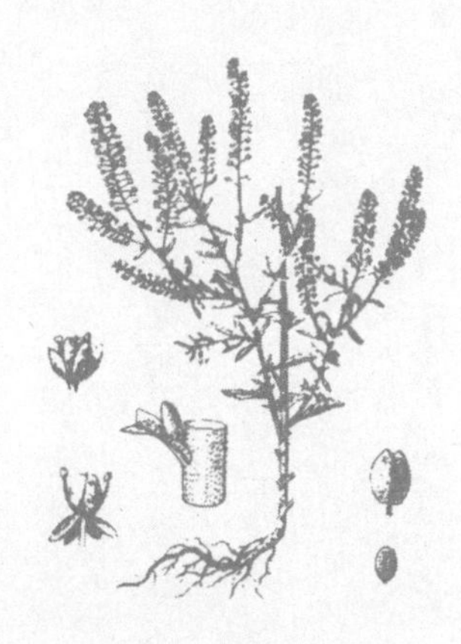

葶苈

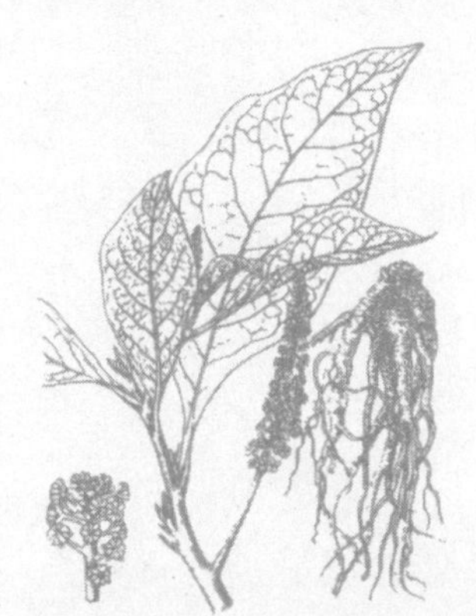

商陆

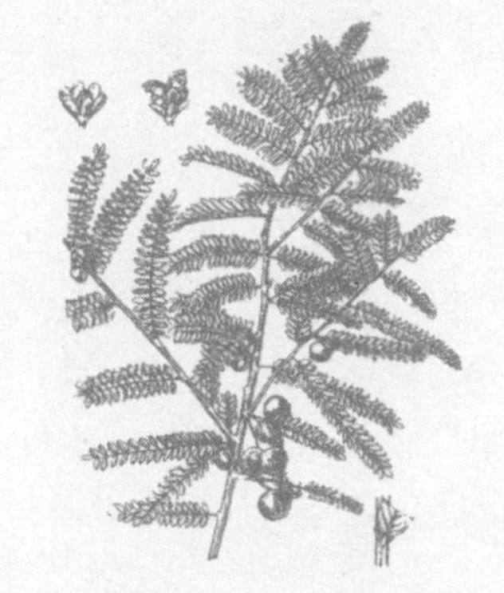

余甘子

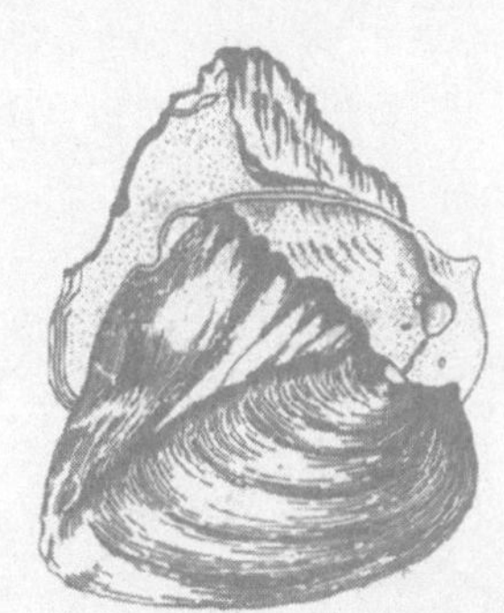

蚌

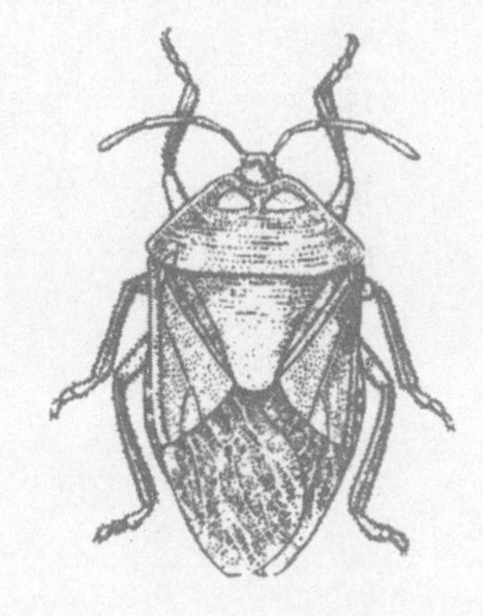

九香虫

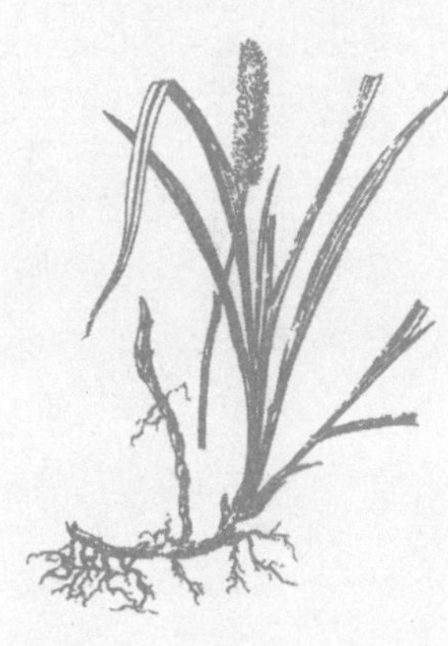

白茅

【痰湿】〔草部〕**半夏**（湿痰咳嗽，同南星、白术丸服。气痰咳嗽，同南星、官桂丸服。热痰咳嗽，同南星、黄芩丸服。肺热痰嗽，同栝蒌仁丸服。）**天南星**（气痰咳嗽，同半夏、橘皮丸服。风痰咳嗽，炮研煎服。）**莨菪子**（久嗽不止，煮炒研末，同酥，煮枣食。三十年呷嗽，同木香，熏黄烧烟吸。）**葶苈**（肺壅痰嗽，同知母、贝母、枣肉丸服。）**芫花**（卒得痰嗽，煎水煮枣食。有痰，入白糖，少少服。）**玄胡索**（老小痰嗽，同枯矾和饧食。）**旋覆花**、**白药子**、**千金藤**、**黄环**、**荛花**、**大戟**、**甘遂**、**草犀**、**苏子**、**荏子**〔菜谷〕**白芥子**、**蔓荆子**（并主，痰气咳嗽。）**莱菔子**（痰气咳嗽，炒研和糖含。上气痰嗽，唾脓血，煎汤服。）**莱菔**（痨瘦咳嗽，煮食之。）**丝瓜**（化痰止嗽，烧研，枣肉丸服。）**烧酒**（寒痰咳嗽，同猪脂、茶末、香油、蜜浸服。）〔果木〕**白果**、**榧子**、**海枣**、**棎子**、**都念子**、**盐麸子**（并主痰嗽。）**香橼**（煮酒，止痰嗽。）**橘皮**（痰嗽，同甘草丸服。经年气嗽，同神曲、生姜，蒸饼丸服。）**枳壳**（咳嗽痰滞。）**皂荚**（咳嗽囊结。卒寒嗽，烧研，豉汤服。咳嗽上气，蜜炙丸服。又同桂心、干姜丸服。）**淮木**（久嗽上气。）**楮白皮**（水气咳嗽。）**桑白皮**（去肺中水气。咳血，同糯米末服。）**厚朴**〔金石〕**矾石**（化痰止嗽，醋糊丸服，或加人参，或加建茶。或同炒栀子丸服。）**浮石**（清金，化老痰。咳嗽不止，末服或丸。）**雌黄**（久嗽，煅过丸服。）**雄黄**（冷痰劳嗽。）**密陀僧**、**礞石**、**硇砂**〔介虫〕**马刀**、**蛤蜊粉**（并主痰嗽。）**鲎鱼壳**（积年咳嗽，同贝母、桔梗、牙皂丸服。）**蚌粉**（痰嗽面浮，炒红，齑水入油服。）**鬼眼睛**、**白蚬壳**（卒嗽不止，为末酒服。）**海蛤**、**白僵蚕**（酒后痰嗽，焙研茶服。）

【痰火】〔草部〕**黄芩**、**桔梗**、**荠苨**、**前胡**、**百合**、**天门冬**、**山豆根**、**白藓皮**、**马兜铃**（并清肺热，除痰咳。）**甘草**（除火伤肺咳。小儿热嗽，猪胆汁浸炙，蜜丸服。）**沙参**（益肺气，清肺火，水煎服。）

麦门冬（心肺虚热，火嗽，嚼食甚妙。寒多人禁服。）**百部**（热咳上气，火炙，酒浸服。暴咳嗽，同姜汁煎服。三十年嗽，汁，和蜜炼服。小儿寒嗽，同麻黄、杏仁丸服。）**天花粉**（虚热咳嗽，同人参末服。）**栝蒌**（润肺，降火，涤痰，为咳嗽要药。干咳，汁和蜜炼含。痰嗽，和明矾丸服。痰咳不止，同五倍子丸噙。热咳不止，同姜、蜜蒸含。肺热痰嗽，同半夏，丸服。酒痰咳嗽，同青黛丸服。妇人夜咳，同香附、青黛末服。）**灯笼草**（肺热咳嗽喉痛，为末汤服，仍敷喉外。）**贝母**（清肺消痰止咳，沙糖丸食。又治孕嗽。小儿晬嗽，同甘草丸服。）**知母**（消痰润肺，滋阴降火。久近痰嗽，同贝母末，姜片蘸食。）**石苇**（气热嗽，同槟榔、姜汤服。）**射干**（老血在心脾间，咳唾气臭。散胸中热气。）**马勃**（肺热久嗽，蜜丸服。）**桑花**〔谷菜〕**丹黍米**（并止热咳。）**百合**（肺热咳嗽，蜜蒸含之。）**土芋**〔果木〕**枇杷叶**（并止热咳。）**杏仁**（除肺中寒热咳嗽，童尿浸，研汁熬丸、酒服。）**巴旦杏**、**梨汁**（消痰降火，食之良。卒咳，以一碗入椒四十粒，煎沸入黑饧一块，细服。又以一枚刺孔，纳椒煨食。又切片酥煎冷食。又汁和酥、蜜、地黄汁熬稠含。）**干柿**（润心肺，止热咳。嗽血，蒸熟，掺青黛食。）柿霜、余甘子（丹石伤肺咳嗽。）**甘蔗汁**（虚热咳嗽涕唾，入青粱米煮粥食。）**大枣**、**石蜜**、**刺蜜**、**桑叶**（并主热咳。）〔金石〕**金屑**（风热咳嗽。）**石膏**（热盛喘咳，同甘草末服。热嗽痰涌如泉，煅过，醋糊丸服。）**浮石**（热咳，丸服。）**不灰木**（肺热，同玄精石诸药末服。）**玄精石**、**硼砂**（消痰止咳。）**五倍子**（敛肺降火，止嗽。）**百药煎**（清肺化痰，敛肺劫嗽，同诃子、荆芥丸含。化痰，同黄芩、橘皮、甘草丸咽。）

【虚劳】〔草部〕**黄芪**（补肺泻火，止痰嗽、自汗及咳脓血。）**人参**（补肺气。肺虚久嗽，同鹿角胶末煎服。化痰止嗽，同明矾丸服。喘嗽有血，鸡子清，五更调服。小儿喘嗽，发热自汗，有血，同天花粉服。）**五味子**（收肺气，止咳嗽，乃火热必用之药。久咳肺胀，同粟壳丸服。久嗽不止，同甘草、五倍子、风化消末噙。又同甘草、细茶末噙。）**紫菀**（止咳脓血，消痰益肺。肺伤咳嗽，水煎服。吐血咳嗽，同五味子丸服。久嗽，同款冬花、百部末服。小儿咳嗽，同杏仁丸服。）**款冬花**（肺热劳咳，连连不绝，涕唾稠粘，为温肺治嗽之最。痰嗽带血，同百合丸服。以三两烧烟，筒吸之。）**仙灵脾**（劳气，三焦咳嗽，腹满不食，同五味子、覆盆子丸服。）**地黄**（咳嗽吐血，为末酒服。）**柴胡**（除劳热胸胁痛，消痰止嗽。）**牛蒡子**（咳嗽伤肺。）**鬼臼**（咳劳。）〔谷果〕**罂粟壳**（久咳多汗，醋炒，同乌梅末服。）**阿芙蓉**（久劳咳，同牛黄、乌梅诸药丸服。同粟壳末服。）**寒具**（消痰润脾止咳。）**桃仁**（急劳咳嗽，同猪肝、童尿煮，丸服。）**胡桃**（润燥化痰。久咳不止，同人参、杏仁丸服。）**金果**（补虚，除痰嗽。）**仲思枣**、**乌梅**〔木石〕**干漆**（并主劳嗽。）**诃黎勒**（敛肺降火，下气消痰。久咳，含之咽汁。）**钟乳粉**（虚劳咳嗽。）**赤石脂**（咳则遗屎，同禹余粮煎服。）〔诸虫鳞介〕**蜜蜡**（虚咳，发热声嘶，浆水煮，丸服。）**蛇含蛙**（久劳咳嗽，吐臭痰，连蛇煅末，酒服。）**鲫鱼头**（烧研服。）**鳖**（骨蒸咳嗽，同柴胡诸药煮食。）**生龟**（一二十年咳嗽，煮汁酿酒服。）**龟甲**、**蛤蚧**〔禽兽〕**鸜鹆**、**鹦鹉**（并主劳咳。）**慈乌**（骨蒸劳咳，酒煮食。）**乌鸦**（骨蒸劳咳嗽，煅末酒服。心炙食。）**五灵脂**（咳嗽肺胀，同胡桃仁丸服，名敛肺丸。）**猪肾**（同椒煮食。卒嗽，同干姜煮食，取汗。）**猪胰**（二十年嗽，浸酒饮。同腻粉煅研服。）**猪肺**（肺虚咳嗽，麻油炒食。）**猪胆**（瘦病咳嗽，同人尿、姜汁、橘皮、诃子，煮汁服。）**羊胰**（久嗽，温肺润燥，同大枣浸酒服。）**羊肺**、**羊肉**、**貒骨**、**獭肝**、**阿胶**（并主劳咳。）**黄明胶**（久嗽，同人参末、豉汤日服。）**人尿**（虚劳咳嗽。）

【外治】**木鳖子**（肺虚久咳，同款冬花烧烟，筒吸之。）**榆皮**（久嗽欲死，以尺许出入喉中，吐脓血，愈。）**熏黄**（三十年呷嗽，同木通、莨菪子烧烟，筒熏之。）**钟乳粉**（一切劳嗽，同雄黄、款冬花、佛耳草烧烟，吸之。）**故茅屋上尘**（老嗽不止，同石黄诸药，烧烟吸。）

虚损

（有气虚，血虚，精虚，五脏虚，虚热，虚寒）

【气虚】〔草部〕**甘草**（五劳七伤，一切虚损，补益五脏。大人羸瘦，童尿煮服。小儿羸瘦，炙焦蜜丸服。）**人参**（五劳七伤，虚而多梦者加之，补中养营。虚劳发热，同柴胡煎服。房劳吐血，独参汤煎服。）**黄芪**（五劳羸瘦，寒热自汗，补气实表。）**黄精**（五劳七伤，益脾胃，润心肺，九蒸九晒，食。）**青蒿**（劳热在骨节间作寒热，童尿熬膏，或为末服，或入人参、麦门冬丸服。）**石斛**（五脏虚劳羸瘦，长肌肉，壮筋骨，锁涎，涩丈夫元气。酒浸酥蒸服满镒，永不骨痛。）**骨碎补**（五劳六极，手足不收，上热下寒，肾虚。）**五味子**（壮水锁阳，收耗散之气。）**忍冬藤**（久服轻身长年益寿，煮汁酿酒饮。）**补骨脂**（五劳七伤，通命门，暖丹田，脂麻炒过，丸服。同茯苓、没药丸服，补肾养心养血。）**附子**（补下焦阳虚。）**天雄**（补上焦阳虚。）**蛇床子**（暖男子阳气、女子阴气。）**仙茅**（丸服。）**淫羊藿**、**狗脊**（并主冷风虚劳。）**柴胡**、**秦艽**、**薄荷**（并解五劳七伤虚热。）**羌活**（五劳七伤酸痛。）**苏子**（补虚劳，肥健人。）**青木香**（气劣不足。同补药则补，同泻药则泻。）**天门冬**、**沙参**、葳蕤、白茅根、白英、地肤子、黄连、术、熏草、石蕊、玉柏、千岁蘽〔菜谷〕五芝、石耳、韭白、薤白、山药、甘薯（并补中益气。）大麻子（虚劳内热，大小便不利，水煎服。）胡麻〔果木〕柿霜、藕（并补中，益元气，厚肠。）莲实（补虚损，交心肾，固精气，利耳目，厚肠胃，酒浸入猪肚，煮丸服。或蒸熟蜜丸服，仙方也。）柏子仁（恍惚虚损吸吸。）枸杞叶（五劳七伤，煮粥食。）地骨皮（去下焦肝肾虚热。虚劳客热，末服。热劳如燎，同柴胡煎服。虚劳寒热苦渴，同麦门冬煎服。）五加皮（五劳七伤，采茎叶末服。）冬青（风热，浸酒服。）女贞实（虚损百病，同旱莲、桑椹，丸服。）柘白皮（酿酒，补虚损。）厚朴（虚而尿白者加之。）沉香（补脾胃命门。）桂（补命门营卫。）松根白皮、茯苓、白棘、桑白皮〔石虫〕云母粉（并主五劳七伤虚损。）五色石脂（补五脏。）白石英、紫石英（补心气下焦。）枸杞虫（起阳益精，同地黄丸服。）蚕蛹（炒食，治劳瘦，杀虫。）海蚕（虚劳冷气，久服延年。）〔鳞介禽兽〕鲫鱼、鲥鱼、嘉鱼、石首鱼、鳜鱼、鳖肉、淡菜、海蛇、鸡肉、白鹭（炙食。）桑扈、鸠、雀（并补虚羸。）犬肉、牛肉、牛肚、狐肉（作脍生食。）貉肉、貒肉（并主虚劳。）狗肾（产后肾劳，如疟体冷。）猪肝（同人参、粳米、姜、椒煮食，补虚。）猴肉（风劳，酿酒。）山獭、紫河车（一切男女虚劳。）

【血虚】〔草木〕地黄（男子五劳七伤，女子伤中失血。同人参、茯苓熬，琼玉膏。酿酒、煮粥皆良。面炒研末酒服，治男女诸虚积冷。同菟丝子丸服。）麦门冬（五劳七伤客热。男女血虚，同地黄熬膏服。）泽兰（妇人频产劳瘦，丈夫面黄，丸服。）黄檗（下焦阴虚，同知母丸服，或同糯米丸服。）当归、芎䓖、白芍药、丹参、玄参、续断、牛膝、杜仲、牡丹皮〔介兽〕龟板、绿毛龟、鳖甲、阿胶、醍醐、酥酪、驼脂、牛骨髓、牛乳、羊乳（并补一切虚，一切血。）羊肉（益产妇。）羊脂（产后虚羸，地黄汁、姜汁、白蜜煎服。）羊肝（同枸杞根汁作羹食。）羊胃（久病虚羸，同白术煮饮。）

【精虚】〔草木〕肉苁蓉（五劳七伤，茎中寒热痛，强阴益精髓。同羊肉煮食。）列当、锁阳（同上。）菟丝子（五劳七伤，益精补阳，同杜仲丸服。）覆盆子（益精强阴，补肝明目。每旦水服三钱，益男子精，女人有子。）何首乌（益精血气，久服有子，服食有方。）萝藦子（益精气，同枸杞、五味、地黄诸药末服，极益房室。）巴戟天、车前子、远志、蓬蘽、百脉根、决明子、蒺藜子、五味子、旋花根、萆薢、菝葜、土茯苓、杜仲皮〔石虫〕石钟乳、阳起石、石脑、石髓（并补益精气，五劳七伤。）慈石（养胃益精，补五脏，同白石英浸水煮粥，日食。）石硫黄、桑螵蛸、青蚨、九香虫、牡蛎、羊脊髓、猪脊髓（并补虚劳，益精气。）羊肾（虚劳精竭，作羹食。五劳七伤，同肉苁蓉煮羹食。虚损劳伤，同白术煮饮。）鹿茸（虚劳，洒洒如疟，四肢酸痛，腰脊痛，小便数，同当归丸服。同牛膝丸服。）白胶（同茯苓丸服。）麋茸（研末，同酒熬膏服。）麋角、鹿髓、鹿血、肾、獐肉、骨（酿酒。）腽肭脐（并补精血。）

痔漏

（初起为痔，久则成漏。痔，属酒、色、郁、气、血、热，或有虫；漏，属虚与湿热）

【内治】〔草部〕黄连（煮酒丸服。大便结者，加枳壳。）黄芩、秦艽、白芷、牡丹、当归、木香、苦参、益母草（饮汁。）茜根、海苔、木贼（下血，同枳壳、干姜、大黄，炒焦服之。）蘘荷根（下

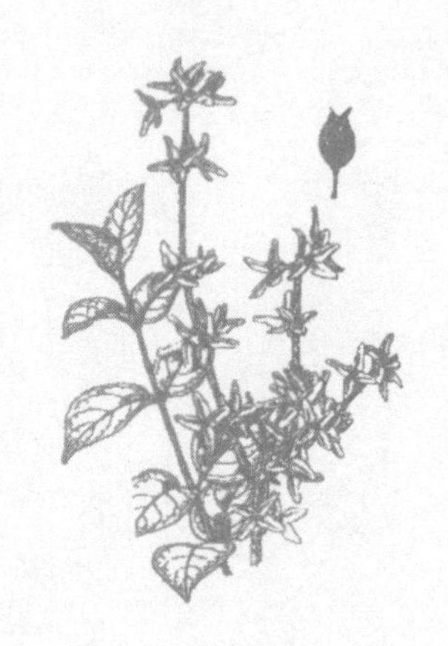
连翘

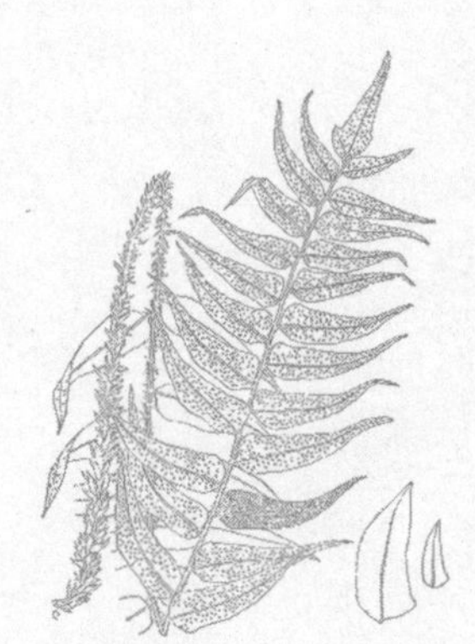
贯众

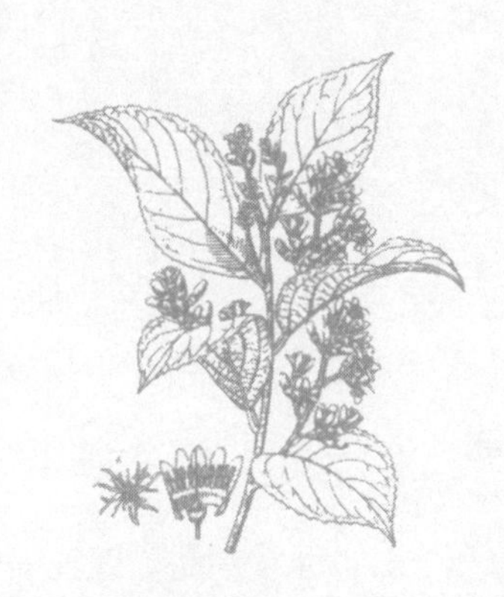
白花树

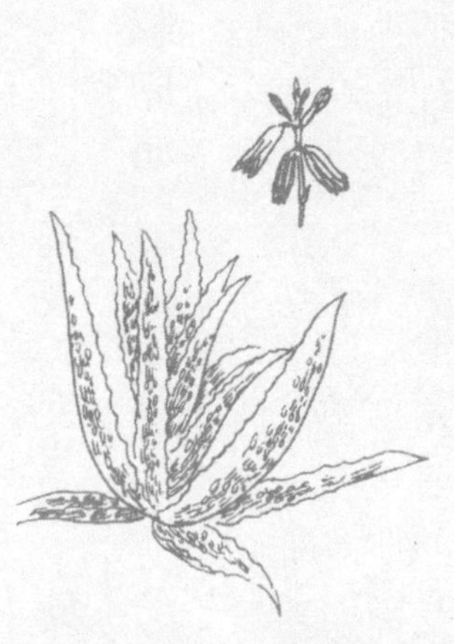
芦荟叶

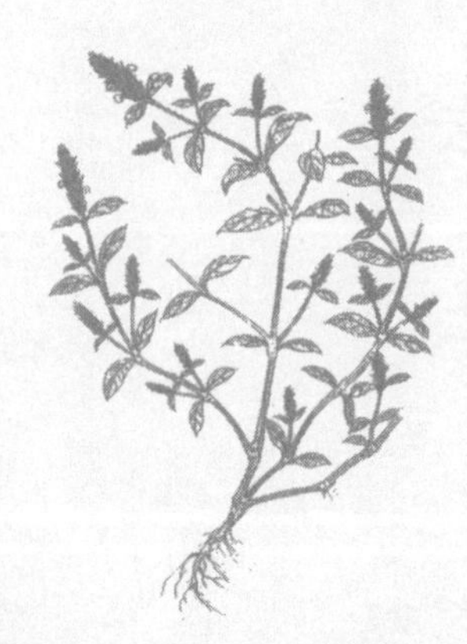
爵床

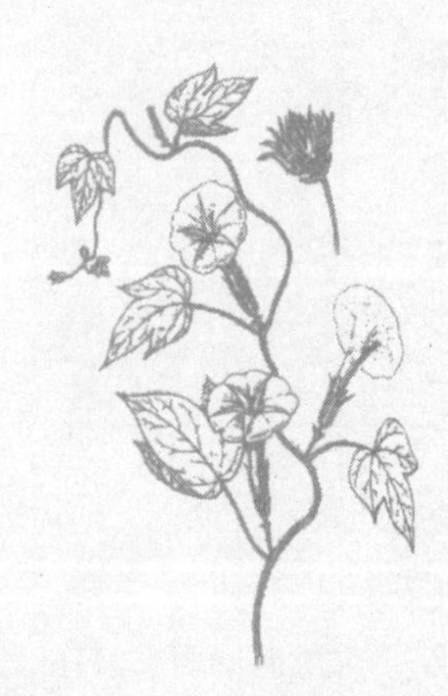
牵牛

血，捣汁服。）**苍耳茎、叶**（下血，为末服。）**萹蓄**（汁服。）**苦杖**（焙研，蜜丸服。）**酢浆草**（煮服。）**连翘、旱莲**（捣酒服。）**蒲黄**（酒服。）**羊蹄**（煮炙。）**忍冬**（酒煮丸服。）**萆薢**（同贯众末，酒服。）**何首乌、榼藤子**（烧研饮服。）**牵牛**（痔漏有虫，为末，猪肉蘸食。）〔谷菜〕**神曲**（主食痔。）**赤小豆**（肠痔有血，苦酒煮晒为末服。）**腐婢**（积热痔漏下血。）**粟糠、粟浆**（五痔饮之。）**糯米**（以骆驼作饼食。）**胡麻**（同茯苓入蜜作炒，日食。）**胡荽子**（炒研酒服。）**芸苔子**（主血痔。）**莙荙子**（治漏，同诸药、鲫鱼烧研服。）**萵苣子**（痔瘘下血。）**桑耳**（作羹食。）**鸡㙡、槐耳**（烧服。）〔果木〕**胡桃**（主五痔。）**橡子**（痔血，同糯米粉炒黄和蒸，频食。）**杏仁汁**（煮粥，治五痔下血。）**莲花蕊**（同牵牛、当归末，治远年痔漏。）**黄檗**（肠痔脏毒，下血不止，四制作丸服。）**棉芽**（肠痔下血，作蔬及煎汁服。）**梧桐白皮**（主肠痔。）**苦楝子**（主虫痔。）**槐实**（五痔疮瘘，同苦参丸服，或煎膏纳窍中。）**槐花**（外痔长寸许，日服，并洗之。）**槐叶**（肠风痔疾，蒸晒，代茗饮。）**枳实**（蜜丸服，治五痔。）**冬青子**（主痔，九蒸九晒吞之。）**紫荆皮**（煎服，主痔肿。）**伏牛花**（五痔下血。）**赤、白茯苓**（同没药、破故纸酒浸，蒸饼研丸服，治痔漏效。）**槲若**（血痔，同槐花末服。）**椒目**（痔漏肿痛，水服。）**都桷子、枳椇木皮、醋林子**（痔漏下血。）**蔓椒根**（主痔，烧末服，并煮汁浸之。）**槟榔**（虫痔，研末服。）〔服石〕**针钱袋**（烧灰水服。）**新绵灰**（酒服二钱。）**石灰**（虫痔，同川乌头丸服。）**赤石脂、白石脂、白矾**（痔漏，同生盐末，白汤服五钱。）**石燕**（治肠风痔瘘年久者。）**禹余粮**（主痔漏。）〔虫鳞〕**蚕纸灰**（酒服止血。）**蟾蜍**（烧研，煮猪脏蘸食。）**蝛𧍧**（食之。）**蚌**（食之，主痔。）**鲎鱼**（杀虫痔。）**鲔鱼**（主五痔下血，瘀血在腹。）**鮧鱼**（五痔下血肛痛，同葱煮食。）**鲫**

鱼（酿白矾烧研服，主血痔。）鼍皮骨（烧服，杀痔虫。）鲮鲤甲（烧服，杀痔虫。）〔禽兽〕鹰嘴爪（烧服，主五痔虫。）鹰头（痔瘘，烧灰入麝香，酒服。）鹳鸽（五痔止血，炙或为末服。）竹鸡（炙食，杀虫痔。）鸳鸯（炙食，主血痔。）猬皮（痔漏多年，炙研饮服，并烧灰涂之。）鼹鼠（食之，主痔瘘。）獭肝（烧研水服，杀虫痔。）土拨鼠（痔瘘，煮食。）狐四足（痔瘘下血，同诸药服。）野狸（肠风痔瘘，作羹臛食。）野猪肉（久痔下血，炙食。）猳猪头（煮食，主五痔。）犬肉（煮食，引痔虫。）牛脾（痔瘘，腊月淡煮，日食一度。）牛角䚡（烧灰酒服。）虎胫骨（痔瘘脱肛，蜜炙丸服。）

【洗渍】苦参、飞廉、苦芙、白鸡冠、白芷、连翘、酢浆草、木鳖子（洗并涂。）稻藁灰（汁。）胡麻、丁香、槐枝、柳枝（洗痔如瓜，后以艾灸。）芫荑、棘根、木槿根（煎洗。花，末敷之。）仙人杖、桃根、猕猴桃、无花果、冬瓜、苦瓠、苦荬菜、鱼腥草（煎洗，并入枯矾、片脑敷。）马齿苋（洗，并食之。）葱白、韭菜、五倍子、童尿

【涂点】胡黄连（鹅胆调。）草乌头（反内痔。）白头翁（捣烂。）白芨、白蔹、黄连（汁。）旱莲（汁。）山豆根（汁。）土瓜根、通草花粉、繁缕（傅积年痔。）荞麦秸灰（点痔。）卢会、耳环草、龙脑（葱汁化搽。）木瓜（鳝涎调，贴反花痔。）桃叶（杵，坐。）血竭（血痔。）没药、楮叶（杵。）孩儿茶（同麝香，唾调贴。）无名异（火煅醋淬研，塞漏孔。）密陀僧（同铜青涂。）黄丹（同滑石涂。）石灰（点。）硇砂（点。）石胆（煅，点。）孔公蘗、殷蘗、硫黄、黄矾、绿矾、水银（枣研塞漏孔。）铁华粉〔虫鱼〕白蜜（同葱捣涂。肛门生疮，同猪胆熬膏导之。）乌烂死蚕、露蜂房、蛞蝓（研，入龙脑敷之。）蜈蚣（痔漏作痛，焙研，入片脑敷之。或香油煎过，入五倍

子末收搽之。）**蜣螂**（焙末，搽之。为末，入冰片，纸捻蘸入孔内，渐渐生肉退出。）**蛴螬**（研末敷。）**田螺**（入片脑取水搽，白矾亦可。）**甲香**（五痔。）**鱼鲊**、**鱼鲙**、**海豚鱼**、**鳝鱼**、**鳢鱼**（炙贴，引虫。）**鲤鱼肠**、**鲤鱼鳞**（绵裹坐，引虫。）**蝮蛇屎**（杀痔瘘虫。）**蚺蛇胆**、**蛇蜕**、**啄木**（痔瘘，烧研纳之。）**胡燕屎**（杀痔虫。）**鸡胆**（搽。）**鸭胆**、**鹅胆**、**牛胆**、**鼠膏**、**猬胆**、**熊胆**（入片脑搽。）**麝香**（同盐涂。）**猯肉及皮**、**男子爪甲灰**（涂之。）

【熏炙】**马兜铃**、**粟糠烟**、**酒**（痔䘌蚀，掘土坑烧赤沃之，撒茱萸入内，坐之。）**艾叶**（灸肿核上。）**枳壳**（灸熨痔痛，煎水熏洗。）**干橙烟**、**茱萸**（蒸肠痔，杀虫。）**灯火**（淬痔肿甚妙。）**毡袜**（烘熨之。）**鳗鲡**（烧熏痔瘘，杀虫。）**羊粪**（烧熏痔瘘。）**猪悬蹄**（烧烟。）

腰痛

（有肾虚，湿热，痰气，瘀血，闪肭，风寒）

【虚损】〔草部〕**补骨脂**（骨髓伤败，腰膝冷。肾虚腰痛，为末，酒服，或同杜仲、胡桃，丸服；妊娠腰痛，为末，胡桃、酒下。）**菊花**（腰痛去来陶陶。）**艾叶**（带脉为病，腰溶溶如坐水中。）**附子**（补下焦之阳虚。）**蒺藜**（补肾，治腰痛及奔豚肾气，蜜丸服。）**萆薢**（腰脊痛强，男子臂腰痛，久冷痹软，同杜仲末，酒服。）**狗脊**、**菝葜**、**牛膝**、**肉苁蓉**、**天麻**、**蛇床子**、**石斛**〔谷菜〕**山药**（并主男子腰膝强痛，补肾益精。）**韭子**（同安息香丸服。）**茴香**（肾虚腰痛，猪肾煨食；腰痛如刺，角茴末，盐汤服，或加杜仲、木香，外以糯米炒熨。）**干姜**、**菥蓂子**、**胡麻**〔果木〕**胡桃**（肾虚腰痛，同补骨脂丸服。）**栗子**（肾虚腰脚不遂。风干日食。）**山楂**（老人腰痛，同鹿茸丸服。）**阿月浑子**、**莲实**、**芡实**、**沉香**、**乳香**（并补腰膝命门。）**杜仲**（肾虚冷臀痛，煎汁，煮羊肾作羹食。浸酒服。为末酒服。青娥丸。）**枸杞根**（同杜仲、萆薢，浸酒服。）**五加皮**（贼风伤人，软脚臀腰，去多年瘀血。）**柏实**（腰中重痛，肾中寒，膀胱冷脓宿水。）**山茱萸**、**桂**〔介兽〕**龟甲**（并主腰肾冷痛。）**鳖甲**（卒腰痛，不可俯仰，炙研，酒服。）**猪肾**（腰虚痛，包杜仲末煨食。）**羊肾**（为末酒服。老人肾硬，同杜仲炙食。）**羊头**、**蹄**、**脊骨**（和蒜、薤煮食。同肉苁蓉、草果煮食。）**鹿茸**（同菟丝子、茴香丸服。同山药煮酒服。）**鹿角**（炒研酒服，或浸酒。）**麋角及茸**（酒服。）**虎胫骨**（酥炙，浸酒饮。）

【湿热】〔草部〕**知母**（腰痛，泻肾火。）**葳蕤**（湿毒腰痛。）**威灵仙**（宿脓恶水，腰膝冷疼，酒服一钱取利。或丸服。）**青木香**（气滞腰痛，同乳香酒服。）**地肤子**（积年腰痛时发，为末，酒服，日五、六次。）**蛤蟆草**（湿气腰痛，同葱、枣煮酒常服。）**牵牛子**（除湿热气滞，腰痛下冷脓，半生半炒，同硫黄末、白面作丸，煮食。）**木鳖子**、**蕙草**〔果木〕**桃花**（湿气腰痛，酒服一钱，一宿即消。或酿酒服。）**槟榔**（腰重作痛，为末酒服。）**甜瓜子**（腰腿痛，酒浸末服。）**皂荚子**（腰脚风痛，酥炒，丸服。）**郁李仁**（宣腰胯冷脓。）**茯苓**（利腰脐间血。）**海桐皮**（风毒腰膝痛。）**桑寄生**〔介兽〕**淡菜**（腰痛胁急。）**海蛤**、**牛黄**（妊娠腰痛，烧末酒服。）

【风寒】**羌活**、**麻黄**（太阳病腰脊痛。）**藁本**（一百六十种恶风鬼注，流入腰痛。）

【血滞】〔草谷〕**玄胡索**（止暴腰痛，活血利气，同当归、桂心末，酒服。）**蘘荷根**（妇人腰痛，捣汁服。）**甘草**、**细辛**、**当归**、**白芷**、**芍药**、**牡丹**、**泽兰**、**鹿藿**（并主女人血沥腰痛。）**术**（利腰脐间血，补腰膝。）**庵䕡子**（闪挫痛，擂酒服。）**甘遂**（闪挫痛，入猪肾煨食。）**续断**（折跌，恶血腰痛。）**神曲**（闪挫，煅红淬酒服。）**莳萝**（闪挫，酒服二钱。）**莴苣子**（闪气，同粟米、乌梅、乳、没丸服。）**丝瓜根**（闪挫，烧研酒服。子亦良。渣敷之。）**冬瓜皮**（折伤，烧研，酒服。）〔果木〕**西瓜皮**（闪挫，干研酒服。）**橙核**（闪挫，炒末，酒服。）**橘核**（肾疰。）**青橘皮**（气滞。）**桃枭**、**干漆**〔虫介〕**红娘子**（并行血。）**鳖肉**（妇人血瘕腰痛。）**鼍甲**（腰中重痛。）

【外治】**桂**（反腰血痛，醋调涂。）**白檀香**（肾气腰痛，磨水涂。）**芥子**（痰注及扑损痛，同酒涂。）**猫屎**（烧末，和唾涂。）**天麻**（半夏、细辛同煮，熨之。）**大豆**、**糯米**（并炒，熨寒湿痛。）**蒴藋**（寒湿痛，炒热眠之。）**黄狗皮**（裹腰痛。）**爵床**、**葡萄根**（并浴腰脊痛。）

痛风

（属风、寒、湿、热、挟痰及血虚、污血）

【风寒风湿】〔草木〕**麻黄**（风寒、风湿、风热痹痛，发汗。）**羌活**（风湿相搏，一身尽痛，非此不除。同松节，煮酒，日饮。）**防风**（主周身骨节尽痛，乃治风去湿仙药。）**苍术**（散风，除湿，燥痰，解郁，发汗，通治上、中、下湿气。湿气身痛，熬汁作膏，点服。）**桔梗**（寒热风痹，滞气作痛，在上者，宜加之。）**茜根**（治骨节痛，燥湿行血。）**紫葳**（除风热、血滞作痛。）**苍耳子**（风湿周痹，四肢拘痛，为末煎服。）**牵牛子**（除气分湿热，气壅腰脚痛。）**羊踯躅**（风湿痹痛走注，同糯米、黑豆，酒、水煎服，取吐利。风痰注痛，同生南星捣饼，蒸四五次收之，临时焙丸，温酒下三丸，静卧避风。）**芫花**（风湿痰注作痛。）**草乌头**（风湿痰涎，历节走痛不止，入豆腐中煮过，晒研，每服五分，仍外敷痛处。）**乌头**、**附子**（并燥湿痰，为引经药。）**百灵藤**（酒。）**石南藤**（酒。）**青藤**（酒。并主风湿骨痛顽痹。）**薏苡仁**（久风湿痹，筋急不可屈伸。风湿身痛，日晡甚者，同麻黄、杏仁、甘草煎服。）**豆豉**、**松节**（去筋骨痛，能燥血中之湿。历节风痛，四肢如脱，浸酒日服。）**桂枝**（引诸药横行手臂。同椒、姜浸酒，絮熨阴痹。）**海桐皮**（腰膝注痛，血脉顽痹，同诸药浸酒服。）**五加皮**（风湿骨节挛痛，浸酒服。）**枸杞根及苗**（去皮肤骨节间风。子，补肾。）〔虫兽〕**蚕砂**（浸酒。）**蝎梢**（肝风。）**蚯蚓**（脚风宜用。）**穿山甲**（风痹疼痛，引经通窍。）**守宫**（通经络，入血分。历节风痛，同地龙、草乌头诸药，丸服。）**白花蛇**（骨节风痛。）**乌蛇**（同上。）**水龟**（风湿拘挛，筋骨疼痛，同天花粉、枸杞子、雄黄、麝香、槐花煎服。版，亦入阴虚骨痛方。）**五灵脂**（散血活血，止诸痛，引经有效。）**虎骨**（筋骨毒风，走注疼痛，胫骨尤良。白虎风痛膝肿，同通草煮服，取汗。同没药末服。风湿痛，同附子末服。头骨，浸酒饮。）

【风痰湿热】〔草部〕**半夏**、**天南星**（并治风痰、湿痰、热痰凝滞，历节走注。右臂湿痰作痛，南星、苍术煎服。）**大戟**、**甘遂**（并治湿气化为痰饮，流注胸膈经络，发为上下走注，疼痛麻痹。能泄脏腑、经隧之湿。）**大黄**（泄脾胃血分之湿热。酥炒煎服，治腰脚风痛，取下冷脓恶物，即止。）**威灵仙**（治风湿痰饮，为痛风要药，上下皆宜。腰膝积年冷病诸痛，为末酒下，或丸服，以微利为效。）**黄芩**（三焦湿热风热，历节肿痛。）**秦艽**（除阳明风湿、湿热，养血荣筋。）**龙胆草**、**木通**（煎服。）**防己**、**木鳖子**（并主湿热肿痛，在下加之。）**姜黄**（治风痹臂痛，能入手臂，破血中之滞气。）**红蓝花**（活血滞，止痛，瘦人宜之。）〔菜果〕**白芥子**（暴风毒肿，痰饮流入四肢、经络，作痛。）**桃仁**（血滞风痹挛痛。）**橘皮**（下滞气，化湿痰。风痰麻木，或手木，或十指麻木，皆是湿痰死血。以一斤去白，逆流水五碗，煮烂去滓至一碗，顿服取吐，乃吐痰之圣药也。）**槟榔**（一切风气，能下行。）〔木石〕**枳壳**（风痒麻痹，散痰疏滞。）**黄檗**（除下焦湿热痛肿，下身甚者加之。）**茯苓**（渗湿热。）**竹沥**（化热痰。）**苏枋木**（活血止痛。）**滑石**（渗湿热。）〔禽兽〕**羚羊角**（入肝平风，舒筋，止热毒风，历节掣痛效。）**羊胫骨**（除湿热，止腰脚筋骨痛，浸酒服。）

【补虚】〔草部〕**当归**、**芎䓖**、**芍药**、**地黄**、**丹参**（并养新血，破宿血，止痛。）**牛膝**（补肝肾，逐恶血，治风寒湿痹，膝痛，不可屈伸，能引诸药下行，痛在下者加之。）**石斛**（脚膝冷痛痹弱，酒浸酥蒸，服满一镒，永不骨痛。）**天麻**（诸风湿痹不仁，补肝虚，利腰膝。腰脚痛，同半夏、细辛袋盛，蒸热互熨，汗出则愈。）**萆薢**、**狗脊**（寒湿膝痛腰背强，补肝肾。）**土茯苓**（治疮毒筋骨痛，去风湿，利关节。）**锁阳**（润燥养筋。）〔谷木〕**罂粟壳**（收敛固气，能入肾，治骨痛尤宜。）**松脂**（历节风酸痛，炼净，和酥煎服。）**乳香**（补肾活血，定诸经之痛。）**没药**（逐经络滞血，定痛。历节诸风痛不止，同虎胫骨末，酒服。）

【外治】**白花菜**（敷风湿痛。）**芥子**（走注风毒痛，同醋涂。）**蓖麻油**（入膏，拔风邪出外。）**鹈鹕油**（入膏，引药气入内。）**羊脂**（入膏，引药气入内，拔邪出外。）**野驼脂**（摩风痛。）**牛皮胶**（同姜汁化，贴骨节痛。）**驴骨**（浴历节风。）**蚕砂**（蒸熨。）

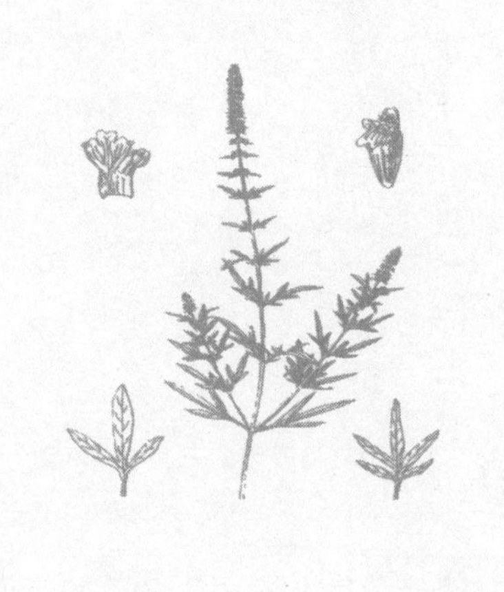

裂叶荆芥

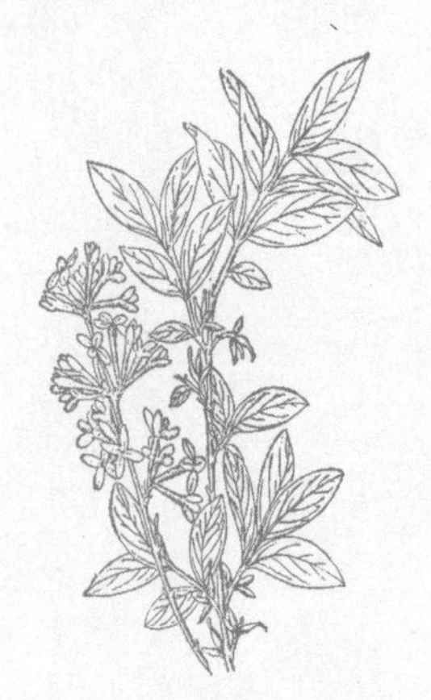

芫花

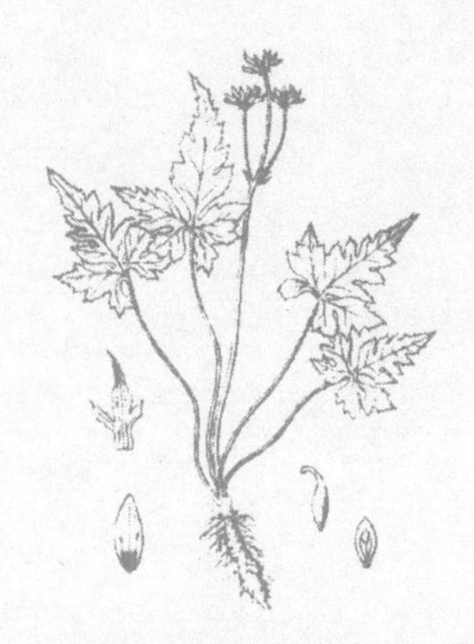

云南黄连

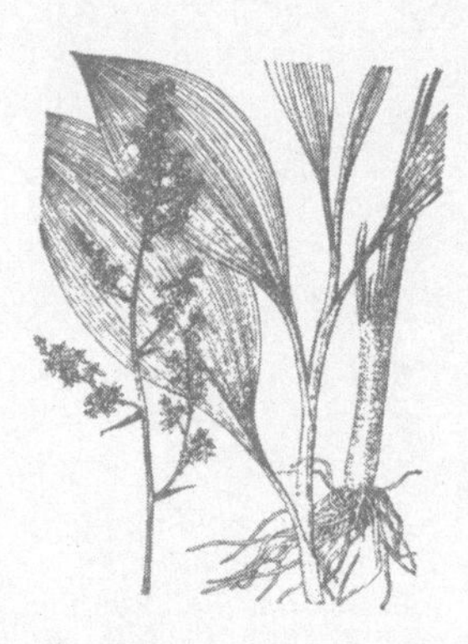

天目藜芦

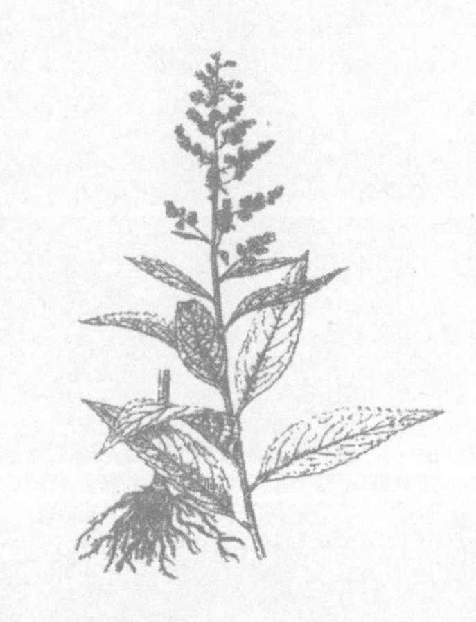

奇蒿

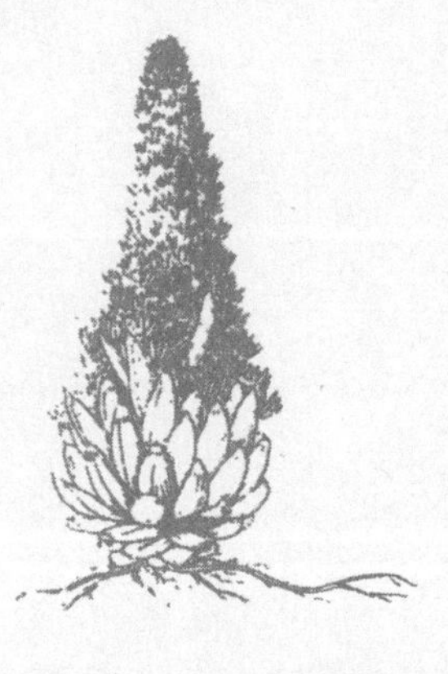

瓦松

咽喉

（咽痛是君火，有寒包热；喉痹是相火，有嗌疸，俗名走马喉痹，杀人最急，惟火及针淬效速，次则拔发、咬指、吐痰、嗃鼻）

【降火】〔草部〕**甘草**（缓火，去咽痛，蜜炙煎服；肺热，同桔梗煎。）**桔梗**（去肺热。利咽嗌，喉痹毒气，煎服。）**知母**、**黄芩**（并泻肺火。）**薄荷**、**荆芥**、**防风**（并散风热。）**玄参**（去无根之火。急喉痹，同鼠粘子末服；发斑咽痛，同升麻、甘草煎服。）**蠡实**（同升麻煎服。根、叶同。）**恶实**（除风热，利咽膈。喉肿，同马蔺子末服。悬痈肿痛，同甘草煎咽，名开关散。）**牛蒡根**（捣汁服，亦煎。）**射干**（喉痹咽痛，不得消息，利肺热，捣汁服，取利。）**灯笼草**（热咳咽痛，末服，仍醋调，外涂。）**白头翁**（下痢咽痛，同黄连、木香煎服。）**麦门冬**（虚热上攻，咽痛，同黄连丸服。）**缩砂**（热咳咽痛，为末水服。）**悬钩子茎**（喉塞，烧研，水服。）**蔷薇根**（尸咽，乃尸虫上蚀，痛痒，语声不出，同甘草、射干煎服。）**栝蒌皮**（咽喉肿痛，语声不出，同僵蚕、甘草，末服。）**乌敛莓**（同车前、马兰，杵汁咽。）**络石**（喉痹欲死，煎水呷之。）**马勃**（蜜水揉，呷；马喉痹，同火硝吹之。）**龙胆**、**大青**、**红花**、**鸭跖草**、**紫葳**（并捣汁服。）**榼藤子**（烧。）**鹅抱**、**忍冬**（并煎酒服。）**通草**（含咽，散诸结喉痹。）**灯心草**（烧灰，同盐吹喉痹，甚捷。同蓬砂，同箬叶灰，皆可。同红花灰，酒服一钱，即消。）**葛蔓**（卒喉痹，烧服。）**木通**（咽痛喉痹，煎水呷。）**商陆**（熨、炙，及煎酒涂顶。）**白芷**（同雄黄水和，涂顶。）**都管草**、**百两金**、**钗子股**、**辟虺雷**、**蒺藜**、**谷精草**、**蛇含**、**番木鳖**、**九仙子**、**山豆根**、**朱砂根**、**黄药子**、**白药子**、**苦药子**（并可咽，及煎服，末服，涂喉外。）〔谷菜〕**豆豉**（咽生息肉，刺破出血，同盐涂之，神效。）**白面**（醋和涂喉外。）**水苦荬**（磨服。）**糟酱茄**、**丝瓜汁**〔果木〕**西瓜汁**、**橄榄**、**无花果**、**苦茗**（并噙咽。）**吴茱萸**（醋调涂足心。）**李根皮**（磨水涂顶，先以皂末吹鼻。）**黄檗**（酒煮含。喉肿，醋敷之。）**龙脑香**（同黄檗、灯芯、白矾〈烧〉，吹。）**梧桐泪**（磨汁扫。）**槐花**、**槐白皮**、**诃黎勒**、**盐麸子**、**皋芦**、**朴消**（并含咽，煎服，末服。）**不灰木**（同玄精石、真珠丸服。）**石蟹**（磨汁，及涂喉外。）**黑石脂**（口疮咽痛。）**食盐**（点喉风、喉痹、咽痛甚效。）**戎盐**、**盐蟹汁**〔兽部〕**牛涎**（并含咽。）**牛靥**（喉痹。）**猪肤**（咽痛。）**沙牛角**（喉痹欲死，烧研酒服。）**牛鼻拳**（烧灰，缠喉风。）**猪胆**（腊月，盛黄连、朴硝，风干，吹之。）**腊猪尾**（烧灰，水服。）**败笔头**（饮服二钱。）**鼫鼠肚**、**人尿**（并含咽，或入盐。）

【风痰】〔草部〕**羌活**（喉闭口噤，同牛蒡子煎灌。）**升麻**（风热咽痛，煎服或取吐。）**半夏**（咽痛，煎醋呷；喉痹不通，吹鼻；同巴豆、醋同熬膏，化服，取吐。）**天南星**（同白僵蚕，末服。）**菖蒲汁**（烧铁锤淬酒服。）**贝母**、**细辛**、**远志**（并吹之。）**蛇床子**（冬月喉痹，烧烟熏之，其痰自出。）**蓖麻油**（烧燃熏淬，其毒自破。仁，同朴硝，研水服，取吐。）**麻黄**（尸咽痛痒，烧熏。）**苍耳根**（缠喉风，同老姜研酒服。）**木贼**（烧服一钱，血出即安。）**高良姜**（同皂荚，吹鼻。）**马蔺根**、**艾叶**、**地松**、**马蹄香**、**箭头草**、**益母草**、**蛤蟆衣**（同霜梅。）**萱草根**、**瑞香花根**、**紫菀根**、**牛膝**（并杵汁，入酢灌之，取吐，甚则灌鼻。）**藜芦**、**恒山**、**钩吻**、**荠草**、**芫花**（并末，吐痰。）**白附子**（同矾涂舌。）**草乌头**（同石胆吹。）**天雄**、**附子**（蜜炙含。）**茼茹**、**云实根汁**〔谷菜〕**饴糖**、**大豆汁**（并含咽。）**粳谷奴**（走马喉痹，研服立效。）**稻穰**（烧煤和醋，灌鼻，追痰。）**麻子**（尸咽，烧服。）**青蘘**

（飞丝入咽，嚼咽。）**韭根**、**薤根**、**芥子**（并敷喉外。）**葱白**、**独蒜**（并塞鼻。）**百合**、**桑耳**（并浸蜜含。）**生姜汁**（和蜜服，治食诸禽中毒，咽肿痹。）**萝卜子**〔果木〕**秦椒**、**瓜蒂**（并吐风痰。）**桃皮**、**荔枝根**（并煮含。）**榧子**（尸咽，杀虫。）**杏仁**（炒，和桂末服。）**白梅**（同生矾含。）**山柑皮**、**桂皮**、**荆沥**（并含咽。）**干漆**（喉痹欲死，烧烟吸之。）**巴豆**（烧烟，熏淬；纸卷塞鼻。）**皂荚**（急喉痹，生研点之，即破，外以醋调，涂之。挼水灌。）**乌药**（煎醋。）**桐油**、**无患子**（研灌，并吐风痰。）**楮实**（水服一个。）**枣针**（烧服。）**枸橘叶**（咽喉成漏，煎服。）**胡颓根**（喉痹，煎服。）**紫荆皮**、**篁竹叶**、**百草霜**（并煎服。）〔土器〕**梁上尘**（同枯矾、盐、皂，吹。）**土蜂窠**（擦舌根。）**漆箸**（烧烟，熏淬。）**故甑蔽**（烧服。）**履鼻绳**（尸咽，烧服。）**牛鼻拳灰**〔金石〕**绿矾**（并吹喉。）**白矾**（生含，治急喉闭；同盐，点一切喉病；巴豆同枯过，治喉痹甚捷；猪胆盛过，吹；新砖浸取霜，吹。）**蓬砂**（含咽，或同白梅丸，或同牙硝含。）**硇砂**（悬痈卒肿，绵裹含之；喉痹口噤，同马牙硝点之。）**代赭石**、**马衔**（并煎汁服。）**车辖**（烧，淬酒饮。）**铁秤锤**（烧淬，菖蒲汁饮。）**铅白霜**（同甘草含，或同青黛，丸噙。）**银朱**（同海螵蛸吹。）**雄黄**（磨水服；同巴豆研服，取吐下；或入瓶烧烟，熏鼻追涎。）**石胆**（吹喉痹神方。或入牙皂末。）**马牙消**（同僵蚕末、蓬砂，吹。）**消石**〔虫部〕**天浆子**（并含咽。）**白僵蚕**（喉痹欲死，姜汁调灌。或加南星，加石胆，加白矾，加甘草，加蜂房。同乳香烧烟熏。）**蚕退纸灰**（蜜丸含。）**桑螵蛸**（烧，同马勃，丸服。）**壁钱**（同白矾，烧吹。）**蜘蛛**（焙研吹。）**五倍子**（同僵蚕、甘草、白梅丸含，自破。）**土蜂子**（嗌痛。）**蜂房灰**〔鳞介〕**海螵蛸**（并吹。）**黄颡鱼颊骨**（烧灰，茶服三钱。）**鲤鱼胆**（同灶底灰，涂喉外。）**鳢鱼胆**（水化灌之。）**青鱼胆**（含咽；或灌鼻，取吐；

或盛石胆，阴干，吹。）**鲛鱼胆**（和白矾扫喉，取吐。）**鼋胆**（薄荷汁灌，取吐。）**蛇蜕**（烧烟，吸之。裹白梅含。同当归末，酒服，取吐。）**牡蛎**〔禽兽〕**鸡内金**（烧吹。）**鸡屎白**（含咽。）**雄雀屎**（水服。沙糖丸含。）**猪脑**（喉痹已破，蒸熟，入姜食之。）

妇人经水

（经闭：有血滞，血枯。不调：有血虚者过期；血热者先期；血气滞者作痛）

【活血流气】**香附**（血中之气药。生用，上行；熟用，下行；炒黑，则止血。童尿制，入血分补虚；盐水制，入血分润燥。酒炒行经络；醋炒，消积聚；姜炒化痰饮。得参、术，补气；得归、苄，补血；得苍术、芎䓖，解郁；得栀子、黄连，降火；得厚朴、半夏，消胀；得神曲、枳实，化食；得紫苏、葱白，解表邪；得三棱、莪术，消积磨块；得茴香、破故纸，引气归元；得艾叶，治血气，暖子宫。乃气病之总司，为女科之仙药。）**当归**（一切气，一切劳。破恶血，养新血，补诸不足。头止血；身养血；尾破血。妇女百病，同地黄，丸服；月经逆行，同红花，煎服；血气胀痛，同干漆，丸服；室女经闭，同没药末，红花酒调服。）**丹参**（破宿血，生新血，安生胎，落死胎，止血崩带下，调经脉，或前或后，或多或少，兼治冷热劳，腰脊痛，骨节烦疼，晒研，每服二钱，温酒调下。）**芎䓖**（一切气，一切血，破宿血，养新血，搜肝气，补肝血，润肝燥，女人血闭无子，血中气药也。）**芍药**（女子寒血闭胀，小腹痛，诸老血留结，月候不调。）**生地黄**（凉血生血，补真阴，通月水。）**兰草**（生血和气，养营调经。）**泽兰**（养营气，破宿血，主妇人劳瘦，女科要药也。）**茺蔚子**（调经，令人有子，活血行气，有补阴之功。）**庵蕳子**（同桃仁浸酒，通月经。）**玄胡索**（月经不调，结块淋露，利气止痛，破血，同当归、橘红丸服。）**柴胡**（妇人热入血室，寒热，经水不调。）**黄芩**（下女子血闭淋漏。）**茅根**（月水不匀，淋沥，除恶血。）**莙荙根**（通经脉，宜妇人。）**醍醐菜**（擂酒，通经。）**茶汤**（入沙糖少许，露一夜，服即通，不可轻视。）**铅霜**（室女经闭，烦热，生地黄汁服。）**木香**、**乳香**、**乌药**、**白芷**、**桑耳**（并主血气。）**荔枝核**（血气痛，同香附末服。）**荜茇**（血气痛，经不调，同蒲黄丸服。）**附子**（通经，同当归，煎服。）**芥子**（酒服末，通月经。）**韭汁**（治经脉逆行，入童尿饮。）**丝瓜**（为末，酒服，通月经。）**土瓜根**（经水不利，同芍药、桂枝、䗪虫为末，酒服。）**薏苡根**（煎服，通经。）**牛膝**（血结，经病不调，同干漆、地黄汁丸服。）**牛蒡根**（月水不通，积块欲死，蒸三次，浸酒日饮。）**马鞭草**（通月经瘕块，熬膏服。）**虎杖**（通经，同没药、凌霄花，末服。）**蒺藜**（通经，同当归末，酒服。）**木麻**（月闭症瘕，久服令人有子。）**硇砂**（月水不通，积聚刺痛，破结血，暖子宫，同皂荚、陈橘皮，丸服。）**白垩土**（女子寒热症瘕，月闭无子，子宫冷。）**铜镜鼻**（血闭症瘕，伏肠绝孕。）**乌金石**（通月水，煎汤，服巴豆三丸。）**蚕沙**（月经久闭，炒，煮酒饮一盏即通。）**葛上亭长**（血闭症块，米炒，研服。）**乌鸦**（经闭，炙研，同水蛭等药服。）**獭胆**（通经，同硇砂等药，丸服。爪同。）**白狗屎**（月水乍多乍少，烧末酒服。）**鼠屎**（通经，酒服一钱。）**童男童女发**（通经，同斑蝥、麝香，末服。）**人乳**（日饮三合，通经。）**水蛭**、**地胆**、**樗鸡**、**五灵脂**、**鳖甲**、**纳鳖**、**穿山甲**、**龙胎**、**蛤粉**、**菩萨石**、**铜弩牙**、**朴消**、**紫荆皮**、**木占斯**、**桂心**、**干漆**、**厚朴**（煎酒。）**栝楼根**、**质汗**、**甜瓜蔓**、**蓬莪茂**、**三棱**、**枣木**、**紫葳**、**庵罗果**、**桃仁**、**牡丹皮**、**刘寄奴**、**紫参**、

姜黄、**郁金**、**红蓝花**、**瞿麦**、**番红花**、**续随子**、**蛇莓**、**瓦松**、**石帆**、**赤孙施**、**蒲黄**（并破血通经。）

大枣（妇人脏燥，悲哭如祟，同小麦、甘草，水煎服。）**葶苈**（纳阴中，通月水。）

【益气养血】**人参**（血虚者益气，阳生则阴长也。）**术**（利腰脐间血，开胃消食。）**熟地黄**（伤中胞胎，经候不调，冲任伏热，久而无子，同当归、黄连，丸服。）**石菖蒲**（女人血海冷败。）**补骨脂**、**泽泻**、**阳起石**、**玄石**、**白玉**、**青玉**、**紫石英**（并主子宫虚冷，月水不调，绝孕。）**阿胶**（女人血枯，经水不调，无子，炒研，酒服。）**雀卵**、**乌贼鱼骨**、**鲍鱼汁**（并主女子血枯病，伤肝，唾血下血，通经闭。）**驴包衣**（天癸不通，煅研，入麝，新汲水下，不过三服。）

小儿初生诸病

（沐浴、解毒、便闭、无皮、不啼、不乳、吐乳、目闭、血眼、肾缩、解颅、囟陷、囟肿、项软、龟背、语迟、行迟、流涎、夜啼、脐肿、脐风）

【沐浴】**猪胆**、**黄连**、**梅叶**（同桃、李叶。）**益母草**、**虎骨**（并煎汤，浴儿，不生疮、疥诸病。）**轻粉**（浴讫，以少许摩身，不畏风，又解诸毒。）

【解毒】**甘草**（汁。）**韭汁**（并灌少许，吐出恶水、恶血，永无诸疾。）**豆豉**（浓煎，喂三、五口，胎毒自散。）**胡麻**（生嚼，绢包与咂，其毒自下。）**粟米粥**（日嚼少许，助谷神。）**朱砂**（蜜和豆许。）**牛黄**（蜜和豆许。）**黄连**（灌一匙。并解胎毒及痘毒。）**脐带**（初生下三日，以本带烧灰，乳服，可免痘患。）

【便闭】**胡麻油**（初生大小便不通，入芒硝少许，煎沸，徐灌即通。）**甘草**（同枳壳，煎水灌。）**葱白**（尿不通，煎乳灌之。）**轻粉**（先咂胸、背、手、足心并脐七处，以蜜化三分，与服即通。）

【无皮】**白米粉**、**车辇土**、**密陀僧**（初生无皮，并扑之，三日即生。）

【不啼】**冷水**（灌少许，外以葱鞭之。）

【不乳】**水银**（吞米粒大，下咽即乳，咽中有物如麻子也。）**凌霄花**（百日儿忽不乳，同蓝汁、硝、黄，丸服。）

【吐乳】**蓬莪术**（同绿豆煎乳，调牛黄服。）**籧篨**（同牛黄、食盐少许，煎人乳服。）

【目闭】**甘草**（月内目闭不开，或肿涩，或出血，名慢肝风，猪胆汁炙，研末灌之。）**苍术**（上症，用二钱，入猪胆汁中，煮热熏之；嚼汁，哺之。）**芎䓖**（小儿好闭目，或赤肿，脑热也，同朴硝、薄荷末，吹鼻中。）**熊胆**（蒸水频点之。内服，四物加天花粉、甘草。）

【血眼】**杏仁**（嚼，乳汁点之。）

【肾缩】**吴茱萸**（同大蒜、硫黄涂其腹，仍用蛇床子烧烟，熏之。）

【解颅】**防风**（同白芨、柏子仁末，乳和。）**天南星**（醋和。）**漆花**、**榔榆皮**、**蟹螯灰**（同白芨末。）**鼠脑**、**猪颊车髓**、**黄狗头**（炙研，鸡子白和。）**驴头骨及悬蹄灰**（油和，并日涂。）**丹雄鸡冠血**（滴上，以赤芍末粉之。）

【囟陷】**乌鸡骨**（同地黄末服。）**乌头**（同附子、雄黄末贴。）**半夏**（涂足心。）

【囟肿】**黄蘖**（水和，贴足心。）

【项软】**附子**（同南星贴。）**蓖麻子**（病后天柱骨倒，同木鳖子仁贴之。）

【龟背】**红内消**（龟尿调涂，久久自愈。）

【语迟】**百舌鸟**（炙食。）**伯劳踏枝**（鞭之。）

【行迟】**五加皮**（同木瓜末服。）**木占斯**

【流涎】**半夏**（同皂荚子仁，姜汁丸服。）**牛噍草**（服。）**鹿角**（末，米饮服。）**白羊屎**（频纳口中。）**东行牛涎**（涂。）**桑白皮汁**（涂。）**天南星**（水调贴足。）

【夜啼】〔内治〕**当归**（胎寒好啼，日夜不止，焙研，乳和灌。）**前胡**（蜜丸服。）**刘寄奴**（同地龙为末服。）**伏龙肝**（丹砂、麝香丸服。）**灯花**（抹乳头，吮。）**胡粉**（水服三豆。）**硫黄**（同黄丹煅，埋过，丸服。）**白花蛇睛**（研，竹沥灌。）**虎睛**（研，竹沥灌。）**牛黄**（乳汁化豆许灌。）**狼屎中骨**（烧灰，水服。或加豺皮灰。）**缚猪绳灰**（水服。）**巴豆**（时珍曰：小儿夜啼，多是停乳腹痛，余每以蜡匮巴豆药一二丸，服之，屡效。）〔外治〕**牵牛子**、**五倍子**、**牛蹄甲**、**马蹄**、**马骨**（并贴脐。）**狗毛**（绛袋盛，系儿臂。）**鸡屎**（浴儿，并服少许。）**猪窠草**、**鸡窠草**、**井口边草**、**白雄鸡翎**、**牛屎**（并密安席下。）**土拨鼠头骨**、**烧尸场上**（并安枕旁。）**仙人杖**（安身畔。）**树孔中草**（著户中。）**古榇板**（点灯照之。）

【脐肿】**荆芥**（煎汤洗后，煨葱贴之，即消。）**桂心**（炙熨。）**东壁土**、**伏龙肝**、**白石脂**、**枯矾**、**车脂**、**龙骨**、**海螵蛸**、**猪颊车髓**（同杏仁捣。）**脐带灰**（同当归、麝。）**当归**、**甑带灰**、**绯帛灰**、**锦灰**、**绵灰**（并敷脐湿或肿。）**狗毛**（绛袋盛，系儿臂。）**鸡屎**（浴儿，并服少许。）**猪窠草**、**鸡窠**

草、井口边草、白雄鸡翎、牛屎（并密安席下。）土拨鼠头骨、烧尸场上（并安枕旁。）仙人杖（安身畔。）树孔中草（著户中。）古榇板（点灯照之。）

【脐风】独蒜（安脐上，灸至口出蒜气，仍以汁嗃鼻。）盐豉（贴脐灸之。）枣猫（同诸药贴，灸。）鲫鱼（先以艾灸人中、承浆，烧研酒服。）全蝎（酒炙研，入麝服。）白僵蚕（二枚，炒研，蜜服。）守宫（以丹砂养赤，为末，薄荷汤服。）猴屎（烧研，蜜服。）牛黄（竹沥化服。）白牛屎（涂口中。）鸡屎白（口噤，面赤属心，白属肺，酒研，或水煮汁服。）猪脂（百日内噤风，口中有物如蜗牛、白虫者，擦之令消。）驴毛（入麝炒焦，乳汁和服。）乌驴乳、猪乳、牛涎、牛齝、草汁、大豆黄卷汁（并，灌之。）〔草部〕钩藤（同甘草煎服。）夜合花枝（煮汁，拭小儿撮口。）葛蔓（烧灰，点咽。）天浆子（同僵蚕、轻粉灌之；同蜈蚣烧，服。）甘草（浓煎。）蛇莓汁（并灌之，吐痰涎。）

第三卷 水火土部

冬霜（《拾遗》）

释名 时珍曰：阴盛则露凝为霜，霜能杀物而露能滋物，性随时异也。乾象占云：天气下降而为露，清风薄之而成霜。霜所以杀万物，消祲沴。当降而不降，当杀物而不杀物，皆政弛而慢也。不当降而降，不当杀物而杀物，皆政急而残也。许慎《说文》云：早霜，曰霚；白霜，曰皑。又有玄霜。

承曰：凡取霜，以鸡羽扫之，瓶中密封阴处，久亦不坏。

气味 **甘，寒，无毒。**

主治 **食之解酒热，伤寒鼻塞，酒后诸热面赤者。**（藏器）

和蚌粉，敷暑月痱疮，及腋下赤肿，立瘥。（陈承）

附方 **寒热疟疾：**秋后霜一钱半，热酒服之。（《集玄方》）

腊雪（宋《嘉祐》）

释名

时珍曰：按刘熙《释名》云：雪，洗也。洗除瘴疠虫蝗也。凡花五出，雪花六出，阴之成数也。冬至后第三戊为腊。腊前三雪，大宜菜麦，又杀虫蝗。腊雪密封阴处，数十年亦不坏；用水浸五谷种，则耐旱不生虫；洒几席间，则蝇自去；淹藏一切果食，不蛀蠹，岂非除虫蝗之验乎。

藏器曰：春雪有虫，水亦易败，所以不收。

气味

甘，冷，无毒。

主治

解一切毒，治天行时气温疫，小儿热痫狂啼，大人丹石发动，酒后暴热，黄疸，仍小温服之（藏器）。

洗目，退赤。（张从正）

煎茶煮粥，解热止渴。（吴瑞）

宜煎伤寒火暍之药，抹痱亦良。（时珍）

发明

宗奭曰：腊雪水，大寒之水也，故治已上诸病。

井泉水（宋《嘉祐》）

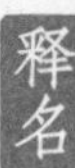

时珍曰：井字象井形，泉字象水流穴中之形。

集解 颖曰：井水新汲，疗病利人。平旦第一汲，为井华水，其功极广，又与诸水不同。凡井水有远从地脉来者，为上；有从近处江湖渗来者，次之；其城市近沟渠污水杂入者，成硷，用须煎滚，停一时，候硷澄乃用之，否则气味俱恶，不堪入药、食、茶、酒也。雨后水浑，须擂入桃、杏仁澄之。

时珍曰：子因悟曰：天下之水，用之灭火则同，濡槁则同，至于性从地变，质与物迁，未尝同也。南阳之潭渐于菊，其人多寿；辽东之涧通于参，其人多发。晋之山产矾石，泉可愈疽；戎之麓伏硫黄，汤可浴疠。扬子宜荈，淮莱宜醪；沧卤能盐，阿井能胶。澡垢以污，茂田以苦。瘿消于藻带之波，痰破于半夏之洳。冰水咽而霍乱息，流水饮而癃闷通。雪水洗目而赤退，咸水濯肌而疮干。菜之为齑，铁之为浆，曲之为酒，蘖之为醋，千派万种，言不可尽。

井华水

气味 **甘，平，无毒。**

酒后热痢，洗目中肤翳，治人大惊九窍四肢指歧皆出血，以水噀面。和朱砂服，令人好颜色，镇心安神。治口臭，堪炼诸药石。投酒醋，令不腐。（《嘉祐》）

宜煎补阴之药。（虞抟）

宜煎一切痰火气血药。（时珍）

新汲水

主治

消渴反胃，热痢热淋，小便赤涩，却邪调中，下热气，并宜饮之。射痈肿令散，洗漆疮。

治坠损肠出，冷喷其身面，则肠自入也。又解闭口椒毒，下鱼骨哽。（《嘉祐》）

解马刀毒。（之才）

解砒石、乌喙、烧酒、煤炭毒。治热闷昏瞀烦渴。（时珍）

温汤（《拾遗》）

释名

温泉（《纲目》）、沸泉。

气味

辛，热，微毒。

主治 诸风筋骨挛缩，及肌皮顽痹，手足不遂，无眉发，疥癣诸疾，在皮肤骨节者，入浴。浴讫，当大虚惫，可随病与药，及饮食补养。非有病人，不宜轻入。（藏器）

盐胆水（《拾遗》）

释名 卤水。

藏器曰：此乃盐初熟，槽中沥下黑汁也。

时珍曰：盐下沥水，则味苦不堪食。今人用此水，收豆腐。独孤滔云：盐胆煮四黄，焊物。

气味 咸，苦，有大毒。

主治 䘌蚀疥癣，瘘疾虫咬，及马牛为虫蚀，毒虫入肉生子。六畜饮一合，当时死，人亦然。凡疮有血者，不可涂之。（藏器）

痰厥不省，灌之取吐，良。（时珍）

第三卷　水火土部

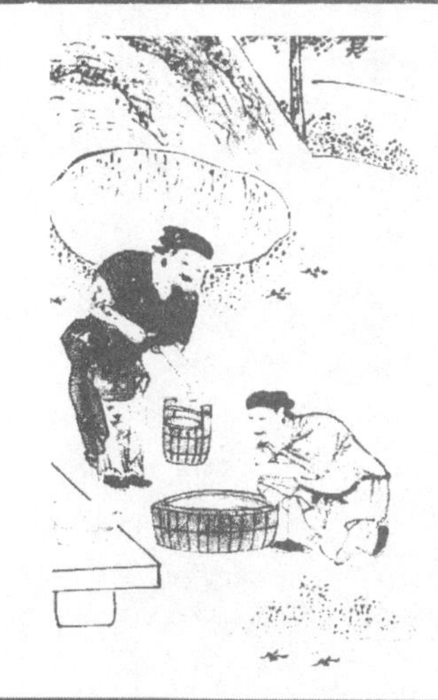
井泉水

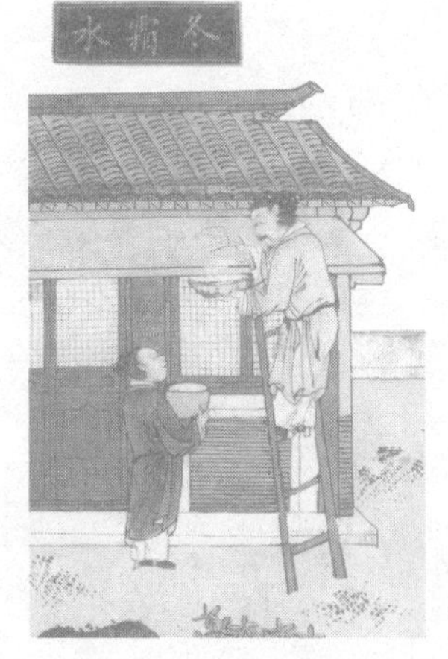

冬霜水

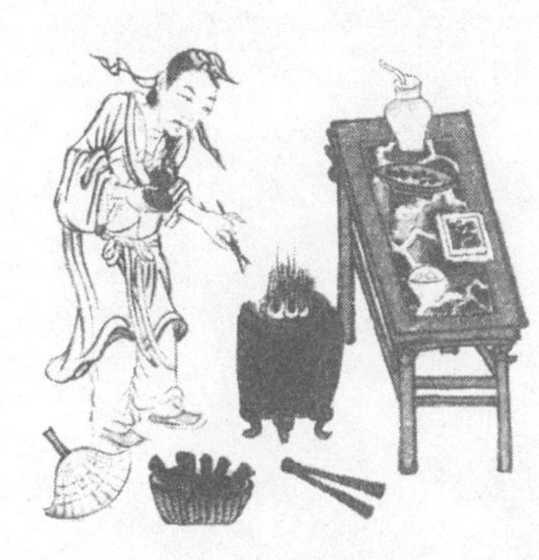
炭火

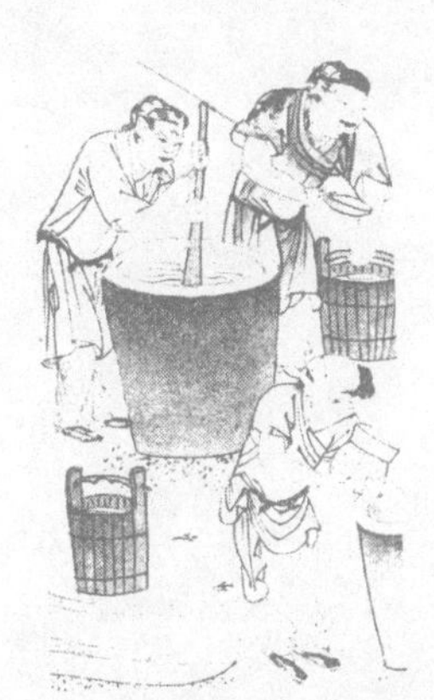
浆水

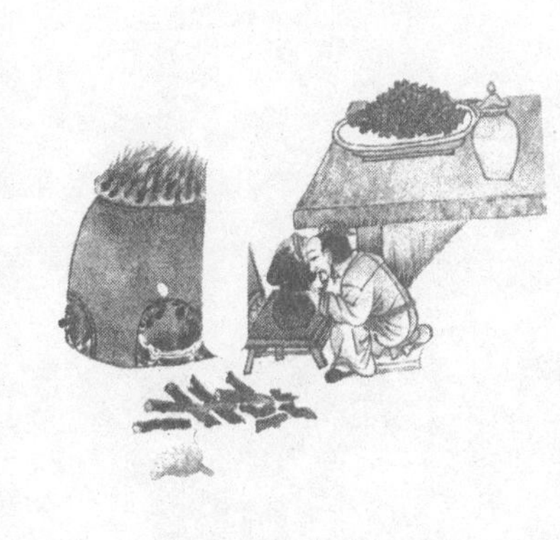
桑柴火

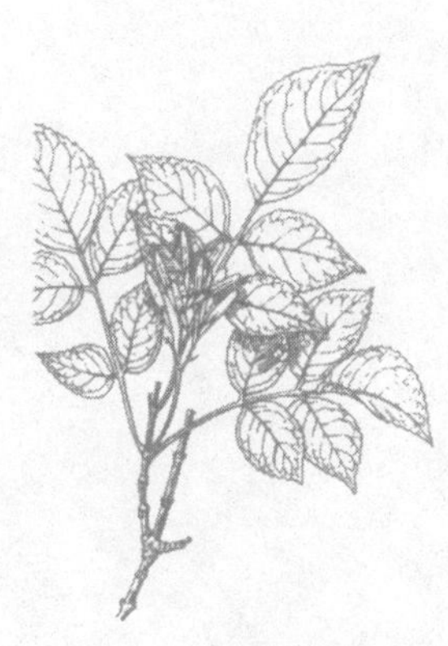
大叶梣

生熟汤（《拾遗》）

释名 阴阳水。

时珍曰：以新汲水百沸汤合一盏和匀，故曰生熟，今人谓之阴阳水。

气味 甘，咸，无毒。

主治 调中消食。凡痰疟，及宿食毒恶之物，胪胀欲作霍乱者，即以盐投中，进一、二升，令吐尽痰食，便愈。（藏器）

凡霍乱及呕吐，不能纳食及药，危甚者，先饮数口即定。（时珍）

浆水（宋《嘉祐》）

释名 酸浆。

嘉谟曰：浆，酢也。炊粟米热，投冷水中，浸五六日，味酢，生白花，色类浆，故名。若浸至败者，害人。

气味 甘、酸，微温，无毒。

主治 调中引气，宜和强力，通关开胃止渴，霍乱泄利，消宿食。宜作粥薄暮啜之，解烦去睡，调理腑脏。煎令酸，止呕哕，白人肤，体如缯帛。（《嘉祐》）

利小便。（时珍）

附方 滑胎易产：酸浆水和水少许，顿服。（《产宝》）

手指肿痛：浆水入少盐，热渍之，冷即易之。（孙真人方）

面上黑子：每夜以暖浆水洗面，以布揩赤，用白檀香磨汁涂之。（《外台秘要》）

桑柴火（《纲目》）

主治 痈疽发背不起，瘀肉不腐，及阴疮瘰疬流注，臁疮顽疮，然火吹灭，日炙二次，未溃拔毒止痛，已溃补接阳气，去腐生肌。凡一切补药诸膏，宜此火煎之。但不可点艾，伤肌。（时珍）

炭火（《纲目》）

主治 栎炭火，宜锻炼一切金石药。桴炭火，宜烹煎焙炙百药丸散。（时珍）

艾火（《纲目》）

主治　灸百病。若灸诸风冷疾，入硫黄末少许，尤良（时珍）。

火针（《纲目》）

释名　燔针（《素问》）、焠针（《素问》）、烧针（《伤寒论》）、煨针。

时珍曰：火针者，《素问》所谓燔针、焠针也，张仲景谓之烧针，川蜀人谓之煨针。其法：麻油满盏，以灯草二七茎点灯，将针频涂麻油，灯上烧令通赤用之。不赤或冷，则反损人，且不能去病也。其针须用火箸铁造之为佳。点穴墨记要明白，差则无功。

主治　风寒筋急挛引痹痛，或瘫痪不仁者，针下疾出，急按孔穴则疼止，不按则疼甚。症块结积冷病者，针下慢出，仍转动，以发出污浊。痈疽发背有脓无头者，针令脓溃，勿按孔穴。凡用火针，太深则伤经络，太浅则不能去病，要在消息得中。针后发热恶寒，此为中病。凡面上及夏月湿热在两脚时，皆不可用此。（时珍）

赤土（《纲目》）

气味　**甘，温，无毒。**

主治　**主汤火伤，研末涂之。**（时珍）

附方　**牙宣疳䘌：**赤土、荆芥叶同研，揩之，日三次。（《普济方》）

风疹瘙痒：甚不能忍者。赤土研末，空心温酒服一钱。（《御药院方》）

身面印文：刺破，以醋调赤土傅之，干又易，以黑灭为度。（《千金方》）

黄土（《拾遗》）

释名　**藏器曰：**张司空言：三尺以上，曰粪；三尺以下，曰土。凡用，当去上恶物，勿令入客水。

气味　**甘，平，无毒。**

藏器曰：土气久触，令人面黄。掘土犯地脉，令人上气身肿。掘土犯神杀，令人生肿毒。

主治 泄痢冷热赤白，腹内热毒绞结痛，下血。取干土，水煮三、五沸，绞去滓，暖服一、二升。又解诸药毒，中肉毒，合口椒毒，野菌毒。（藏器）

乌爹泥（《纲目》）

释名 **乌叠泥**（《纲目》）、**孩儿茶**。

时珍曰：乌爹，或作乌丁，皆番语，无正字。

集解 时珍曰：乌爹泥，出南番爪哇、暹罗、老挝诸国，今云南等地造之。云是细茶末入竹筒中，坚塞两头，埋污泥沟中，日久取出，捣汁熬制而成。其块小而润泽者，为上；块大而焦枯者，次之。

气味 苦、涩，平，无毒。

主治 **清上膈热，化痰生津。涂金疮、一切诸疮，生肌定痛，止血收湿。**（时珍）

墨（宋《开宝》）

释名 **乌金**（《纲目》）、**陈玄**（《纲目》）、**玄香**（《纲目》）、**乌玉玦**。

集解 时珍曰：上墨，以松烟用梣皮汁解胶和造，或加香药等物。今人多以窑突中墨烟，再三以麻油入内，用火烧过造墨，谓之墨烟；墨光虽黑，而非松烟矣，用者详之。乌贼鱼腹中有墨，马之宝墨，各见本条。

气味 **辛，温，无毒。**

主治 **止血，生肌肤，合金疮，治产后血运，崩中猝下血，醋磨服之。又止血痢，及小儿客忤，捣筛温水服之。又眯目物芒入目，点摩瞳子上。**（《开宝》）

利小便，通月经，治痈肿。（时珍）

第四卷 金石部

珊瑚（《唐本草》）

释名

钵摆娑福罗。（《梵书》）

气味

甘，平，无毒。

主治

去目中翳，消宿血。为末吹鼻，止鼻衄。（《唐本》）

明目镇心，止惊痫。（大明）

点眼，去飞丝。（时珍）

紫石英（《本经》上品）

气味

甘，温，无毒。

时珍曰：服食紫石英，乍寒乍热者，饮酒良。

主治

心腹咳逆邪气，补不足，女子风寒在子宫，绝孕十年无子。久服温中，轻身延年。（《本经》）

疗上气心腹痛，寒热邪气结气，补心气不足，定惊悸，安魂魄。填下焦，止消渴，除胃中久寒。散痈肿，令人悦泽。（《别录》）

养肺气，治惊痫，蚀脓。（甄权）

丹砂（《本经》上品）

【释名】**朱砂。**

【气味】**甘，微寒，无毒。**

时珍曰：丹砂，《别录》云无毒，岐伯、甄权言有毒，似相矛盾。按《何孟春余冬录》云：丹砂性寒而无毒，入火则热而有毒，能杀人，物性逐火而变。此说是也。丹砂之畏磁石、碱水者，水克火也。

【主治】**身体五脏百病，养精神，安魂魄，益气明目，杀精魅邪恶鬼。久服通神明不老。能化为汞。**（《本经》）

通血脉，止烦满消渴，益精神，悦泽人面，除中恶腹痛，毒气疥瘘诸疮。轻身神仙。（《别录》）

镇心，主尸疰抽风。（甄权）

第四卷　金石部

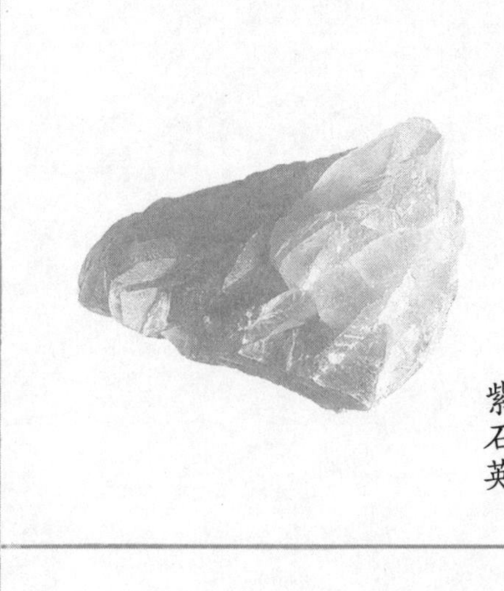
紫石英

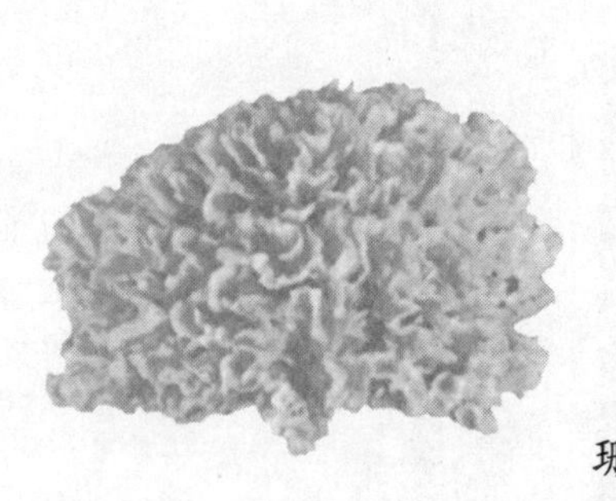
珊瑚

雄黄

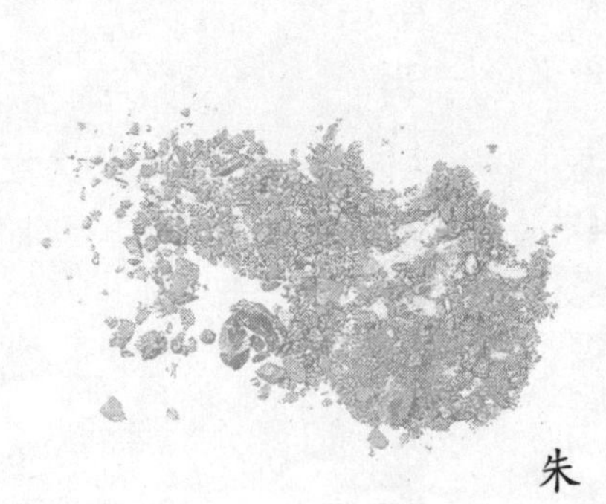
朱砂

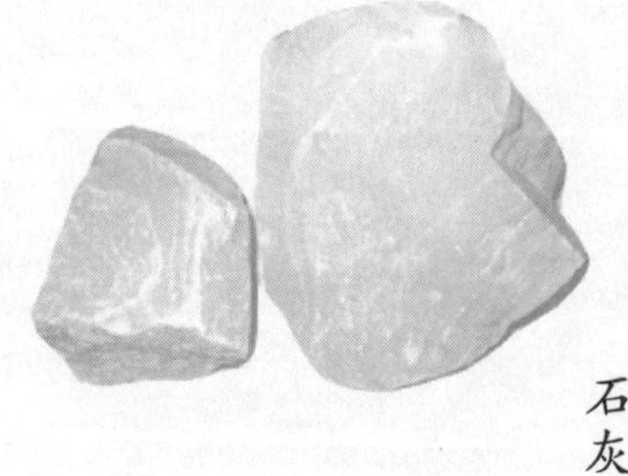
石灰石

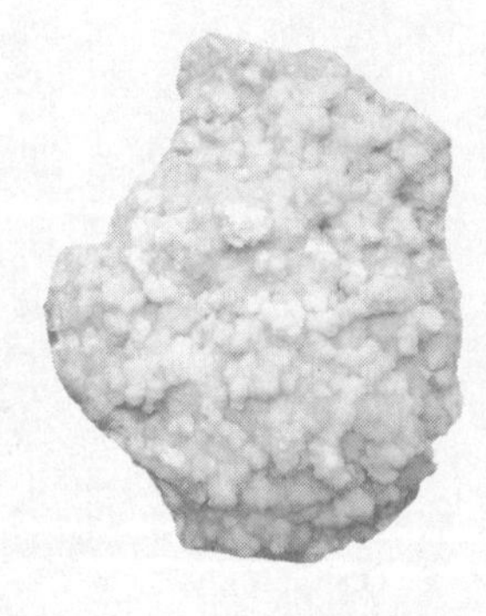
石膏

润心肺，治疮痂息肉，并涂之。（大明）

治惊痫，解胎毒痘毒，驱邪疟，能发汗。（时珍）

附方

乌髭变白：小雌鸡二只，只与乌油麻一件同水饲之。放卵时，收取。先放者打窍，以朱砂末填入糊定，同众卵抱出鸡取出，其药自然结实，研粉，蒸饼和丸绿豆大。每酒下五、七丸。不惟变白，亦且愈疾。（张潞方）

小儿惊热：夜卧多啼。朱砂半两，牛黄一分。为末。每服一字，犀角磨水调下。（《普济方》）

急惊搐搦：丹砂半两，天南星一个，一两重者。炮裂酒浸，大蝎三个。为末。每服一字，薄荷汤下。（《圣济录》）

伤寒发汗：《外台秘要》：治伤寒时气温疫，头痛壮热脉盛，始得一二日者。取真丹一两，水一斗，煮一升，顿服，覆被取汗。忌生血物。《肘后》：用真丹末，酒调，遍身涂之，向火坐，得汗愈。

诸般吐血：朱砂、蛤粉等分，为末。酒服二钱。又方：丹砂半两，金箔四片，蚯蚓三条。同研，丸小豆大。每冷酒下二丸。（《圣济录》）

目生障翳：生辰砂一块，日日擦之，自退。王居云病此，用之如故。（《普济方》）

雄黄（《本经》中品）

释名

黄金石（《本经》）、**石黄**（《唐本》）、**熏黄**。

气味

苦，平、寒，有毒。

《别录》曰：甘，大温。

权曰：辛，有大毒。

大明曰：微毒。

主治

寒热，鼠瘘恶疮，疽痔死肌，杀精物恶鬼邪气百虫毒，胜五兵。炼食之，轻身神仙。（《本经》）

疗疥虫䘌疮，目痛，鼻中息肉，及绝筋破骨，百节中大风，积聚癖气，中恶腹痛鬼疰，杀诸蛇虺毒，解藜芦毒，悦泽人面。饵服之者，皆飞入脑中，胜鬼神，延年益寿，保中不饥。得铜可作金。（《别录》）

主疥癣风邪，癫痫岚瘴，一切虫兽伤。（大明）

搜肝气，泻肝风，消涎积。（好古）

治疟疾寒热，伏暑泄痢，酒饮成癖，惊痫，头风眩晕，化腹中瘀血，杀劳虫疳虫。（时珍）

石膏（《本经》中品）

释名 细理石（《别录》）、寒水石（《纲目》）。

气味 辛，微寒，无毒。

《别录》曰：甘，大寒。

好古曰：入足阳明、手太阴、少阳经气分。

主治 中风寒热，心下逆气惊喘，口干舌焦，不能息，腹中坚痛，除邪鬼，产乳金疮。（《本经》）

除时气头痛身热，三焦大热，皮肤热，肠胃中结气，解肌发汗，止消渴烦逆，腹胀暴气，喘息咽热，亦可作浴汤。（《别录》）

治伤寒头痛如裂，壮热皮如火燥。和葱煎茶，去头痛。（甄权）

治天行热狂，头风旋，下乳，揩齿益齿。（大明）

除胃热肺热，散阴邪，缓脾益气。（李杲）

止阳明经头痛，发热恶寒，日晡潮热，大渴引饮，中暑潮热，牙痛。（元素）

附方 伤寒发狂：逾垣上屋。寒水石二钱，黄连一钱。为末。煎甘草冷服，名鹊石散。（《本事方》）

风热心躁：口干狂言，浑身壮热：寒水石半斤，烧半日。净地坑内盆合，四面湿土拥起，经宿取出。入甘草末、天竺黄各二两，龙脑二分，糯米糕丸弹子大。蜜水磨下。（《集验方》）

小儿身热：石膏一两，青黛一钱。为末，糕糊丸龙眼大。每服一丸，灯心汤化下。（《普济方》）

骨蒸劳病：外寒内热，附骨而蒸也。其根在五脏六腑之中，必因患后得之。骨肉日消，饮食无味，或皮燥而无光。蒸盛之时，四肢渐细，足趺肿起。石膏十两，研如乳粉法，水和服方寸匕，日再，以身凉为度。（《外台秘要》）

痰热喘嗽：痰涌如泉。石膏、寒水石各五钱。为末。每入参汤服三钱。（《保命集》）

食积痰火：泻肺火、胃火。白石膏（火煅，出火毒）半斤。为末，醋糊丸梧子大。每服四五十丸，白汤下。（丹溪方）

胃火牙疼：好软石膏一两火煅，淡酒淬过，为末，入防风、荆芥、细辛、白芷五分。为末。日用揩牙，甚效。（《保寿堂方》）

五色石脂（《本经》上品）

释名

时珍曰：膏之凝者，曰脂。此物性粘，固济炉鼎甚良，盖兼体用而言也。

气味

五种石脂，并甘、平。

大明曰：并温，无毒。畏黄芩、大黄、官桂。

主治 黄疸，泄痢肠澼脓血，阴蚀下血赤白，邪气痈肿，疽痔恶疮，头疡疥瘙。久服补髓益气，肥健不饥，轻身延年。五石脂各随五色，补五脏。（《本经》）治泄痢，血崩带下，吐血衄血，涩精淋沥，除烦，疗惊悸，壮筋骨，补虚损。久服悦色。治疮疖痔漏，排脓。（大明）

青石脂

气味 酸，平，无毒。

主治 养肝胆气，明目，疗黄疸泄痢肠澼，女子带下百病，及疸痔恶疮。久服补髓益气，不饥延年。（《别录》）

黄石脂

气味 苦，平，无毒。

主治 养脾气，安五脏，调中，大人小儿泄痢肠澼下脓血，去白虫，除黄疸痈疽虫。久服轻身延年(《别录》)。

黑石脂

《别录》曰:一名石墨,一名石涅。

时珍曰:此乃石脂之黑者,亦可为墨,其性粘舌,与石炭不同,南人谓之画眉石。许氏《说文》云:黛,画眉石也。

气味 咸,平,无毒。

主治 养肾气,强阴,主阴蚀疮,止肠澼泄痢,疗口疮咽痛。久服益气不饥延年。(《别录》)

白石脂

气味 甘、酸,平,无毒。

主治 养肺气,厚肠,补骨髓,疗五脏惊悸不足,心下烦,止腹痛下水,小肠澼热溏,便脓血,女子崩中漏下赤白沃,排痈疽疮痔。久服安心不饥,轻身延年。(《别录》)

涩大肠。(甄权)

赤石脂

气味 **甘、酸、辛，大温，无毒。**

主治 **养心气，明目益精，疗腹痛肠澼，下痢赤白，小便利，及痈疽疮痔，女子崩中漏下，产难胞衣不出。久服补髓好颜色，益智不饥，轻身延年。**（《别录》）

补五脏虚乏。（甄权）

补心血，生肌肉，厚肠胃，除水湿，收脱肛。（时珍）

附方

小儿疳泻：赤石脂末，米饮调服半钱，立瘥。加京芎等分，更妙。（《斗门方》）

大肠寒滑，小便精出：赤石脂、干姜各一两，胡椒半两。为末，醋糊丸梧子大。每空心米饮下五、七十丸。有人病此，热药服至一斗二升，不效；或教服此，终四剂而愈。（寇氏《衍义》）

赤白下痢：赤石脂末，饮服一钱。（《普济方》）

冷痢腹痛：下白冻如鱼脑。桃花丸：赤石脂（煅）、干姜（炮）等分为末，蒸饼和丸。量大小服，日三服。（《和剂局方》）

老人气痢：虚冷。赤石脂五两（水飞），白面六两。水煮熟，入葱酱作臛，空心食三四次，即愈。（《养老方》）

心痛彻背：赤石脂、干姜、蜀椒各四分，附子（炮）二分，乌头（炮）一分。为末，蜜丸梧子大。先食服一丸。不知，稍增之。（张仲景《金匮方》）

经水过多：赤石脂、破故纸一两，为末。每服二钱，米饮下。（《普济方》）

石钟乳（《本经》上品）

【释名】

公乳（《别录》）、**虚中**（《吴普》）、**芦石**（《别录》）、**鹅管石**（《纲目》）、**夏石**（《别录》）、**黄石砂**（《药性》）。

【气味】

甘，温，无毒。

时珍曰：《相感志》云：服乳石，忌参、术，犯者多死。

【主治】

咳逆上气，明目益精，安五脏，通百节，利九窍，下乳汁。（《本经》）

益气，补虚损，疗脚弱疼冷，下焦伤竭，强阴。久服延年益寿，好颜色，不老，令人有子。不炼服之，令人淋。（《别录》）

主泄精寒嗽，壮元气，益阳事，通声。（甄权）

补五劳七伤。（大明）

补髓，治消渴引饮。（青霞子）

附方 **钟乳酒：**安五脏，通百节，利九窍，主风虚，补下焦，益精明目。钟乳炼成粉五两，以夹练袋盛之，清酒六升，瓶封，汤内煮减三之二，取出添满，封七日，日饮三合。忌房事、葱、豉、生食、硬食。（《外台秘要》）

石炭（《纲目》）

释名 **煤炭、石墨、铁炭、乌金石**（《纲目》）、**焦石。**

时珍曰：石炭即乌金石，上古以书字，谓之石墨，今俗呼为煤炭，煤、墨音相近也。《拾遗记》言焦石如炭，《岭表录》言康州有焦石穴，即此也。

气味 **甘、辛，温，有毒。**

时珍曰：人有中煤气毒者，昏瞀至死，惟饮冷水即解。

主治 **妇人血气痛，及诸疮毒，金疮出血，小儿痰痫。**（时珍）

石灰（《本经》下品）

释名 石垩（弘景）、垩灰（《本经》）、希灰（《别录》）、锻石（《日华》）、白虎（《纲目》）、矿灰（《纲目》）。

气味 辛，温，有毒。

大明曰：甘，无毒。

独狐滔曰：伏雄黄、硫黄、硇砂，去锡晕。

主治 疽疡疥瘙，热气，恶疮癞疾，死肌堕眉，杀痔虫，去黑子息肉。（《本经》）

疗髓骨疽。（《别录》）

治瘑疥，蚀恶肉。止金疮血，甚良。（甄权）

生肌长肉，止血，白癜疬疡，瘢疵痔瘘，瘿赘疣子。妇人粉刺，产后阴不能合。解酒酸，治酒毒，暖水脏，治气。（大明）

堕胎。（保升）

散血定痛，止水泻血痢，白带白淫，收脱肛阴挺，消积聚结核，贴口㖞，黑须发。（时珍）

附方

痰厥气绝： 心头尚温者。千年石灰一合。水一盏，煎滚去清水，再用一盏煎极滚，澄清灌之。少顷痰下自愈。（《集玄方》）

中风口㖞： 新石灰醋炒，调如泥，涂之。左涂右，右涂左，立便牵正。（寇氏《衍义》）

风牙肿痛： 二年石灰、细辛等分。研。搽即止。（《普济方》）

虫牙作痛： 矿灰，沙糖和，塞孔中。（《普济方》）

风虫牙痛： 百年陈石灰（为末）四两，蜂蜜三两。拌匀，盐泥固济，火煅一日，研末。擦牙神效。名神仙失笑散。（张三丰方）

白带白淫： 风化石灰一两，白茯苓三两。为末。糊丸梧子大。每服二三十丸，空心米饮下，绝妙。（《集玄方》）

水泻不止： 方同上。

酒积下痢： 石灰五两，水和作团，黄泥包，煅一日夜，去泥为末，醋糊丸梧子大。每服三十丸，姜汤空心下。

虚冷脱肛： 石灰烧热，故帛裹坐，冷即易之。（《圣惠方》）

痁疾寒热： 一日一发或二、三发，或三日一发。古城石灰二钱，头垢、五灵脂各一钱。研末，饭丸皂子大。每服一丸，五更无根水下，即止。（《集玄方》）

染发乌须： 矿灰一两，水化开，七日，用铅粉一两研匀，好醋调搽，油纸包一夜。先以皂角水

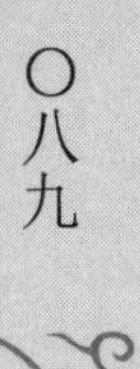

洗净乃用。(《集玄方》)

面黡疣痣：水调矿灰一盏，好糯米全者，半插灰中，半在灰外，经宿米色变如水精。先以针微拨动，点少许于上，经半日汁出，剔去药，不得着水，二日而愈也。(《集玄方》)

夏月痱疱：石灰(煅)一两，蛤粉二两，甘草一两。研，扑之。(《集玄方》)

石胆(《本经》上品)

释名

胆矾(《纲目》)、**黑石**(《吴普》)、**毕石**(《本经》)、**君石**(当之)、**铜勒**(《吴普》)、**立制石**。

气味

酸、辛，寒，有毒。

主治

明目目痛，金疮诸痫痉，女子阴蚀痛，石淋寒热，崩中下血，诸邪毒气，令人有子。炼饵服之，不老。久服，增寿神仙。(《本经》)

散症积，咳逆上气，及鼠瘘恶疮。(《别录》)

治虫牙，鼻内息肉。(大明)

带下赤白，面黄，女子脏急。(苏恭)

入吐风痰药最快。(苏颂)

砒石（宋《开宝》）

释名 信石、人言（《纲目》），生者名砒黄，炼者名砒霜。时珍曰：砒，性猛如貔，故名。惟出信州，故人呼为信石，而又隐信字为人言。

气味 苦、酸，暖，有毒。

时珍曰：辛、酸，大热，有大毒。

大明曰：畏绿豆、冷水、醋。入药，醋煮杀毒用。

土宿真君曰：砒石用草制，炼出金花，成汁化铜干汞。青盐、鹤顶草、硝石、蒜、水蓼、常山、益母、独帚、木律、菖蒲、三角酸、鹅不食草、菠菱、莴苣，皆能伏砒。

主治 砒黄：治疟疾肾气，带之辟蚤虱。（大明）

冷水磨服，解热毒，治痰壅。（陈承）

磨服，治癖积气。（宗奭）

除齁喘积痢，烂肉，蚀瘀腐瘰疬。（时珍）

砒霜：疗诸疟，风痰在胸膈，可作吐药。不可久服，伤人。（《开宝》）

治妇人血气冲心痛，落胎。（大明）

蚀痈疽败肉，枯痔杀虫，杀人及禽兽。（时珍）

附方

中风痰壅：四肢不收，昏愦若醉。砒霜如绿豆大，研。新汲水调下少许，以热水投之，大吐即愈。未吐再服。（《圣惠方》）

寒热痁疾：孙真宗《秘宝方》：用信砒二两（研粉），寒水石三两（别捣末）。用生铁铫一个，铺石末，后铺砒在上，又以石末盖之。厚盏覆定，醋糊纸条密封十余重，炭火一斤煅之。待纸条黑时取出，候冷，刮盏上砒末乳细，粟米饭丸绿豆大，辰砂为衣。每用三、四丸，小儿一、二丸，发日早以腊茶清下，一日不得食热物。男人患，女人着药入口中；女人患，男人着药入口中。《本事方》：用人言一钱，绿豆末一两，为末，无根井水丸绿豆大，黄丹为衣，阴干。发日五更冷水下五、七丸。《卫生宝鉴》一剪金：用人言（醋煮）、硫黄、绿豆等分。为末。每一豆许，用红绢包之，采丝扎定。每剪下一粒，新汲水空心吞下，治疟圣药也。《医垒元戎》九转灵砂丹：用砒霜、黄丹、紫河车各一钱。为末，雄黑豆一百粒，水浸一夜，研泥，和丸梧子、绿豆、黍米三样大，量虚实老幼大小服之。每服一、二丸或三丸，不发日五更向东无根水下。紫河车、绿豆、黑豆，皆解砒毒也。《本草权度》不二散：用砒一钱，面二两，和匀，香油一斤煎黄色，以草纸压去油，入茶三两，为末。每服一钱，发日早冷茶下。

食盐（《别录》中品）

释名

鹾。

大盐

气味

甘、咸，寒，无毒。

《别录》曰：食盐：咸，温，无毒。多食伤肺，喜咳。

权曰：有小毒。

时珍曰：咸、微辛，寒，无毒。

保升曰：多食令人失色肤黑，损筋力。

之才曰：漏芦为之使。

主治

肠胃结热喘逆，胸中病，令人吐。（《本经》）

伤寒寒热，吐胸中痰癖，止心腹猝痛，杀鬼蛊邪疰毒气，下部䘌疮，坚肌骨。（《别录》）

除风邪，吐下恶物，杀虫，去皮肤风毒，调和脏腑，消宿物，令人壮健。（藏器）

助水脏，及霍乱心痛，金疮，明目，止风泪邪气，一切虫伤疮肿火灼疮，长肉补皮肤，通大小便，疗疝气，滋五味。（大明）

空心揩齿，吐水洗目，夜见小字。（甄权）

解毒，凉血润燥，定痛止痒，吐一切时气风热、痰饮关格诸病。（时珍）

卤碱（《本经》下品）

释名 卤盐、寒石（《吴普》）、石碱（《补遗》）。

气味 苦，寒，无毒。

《别录》：苦、咸，寒。

独狐滔曰：卤盐制四黄，作焊药。同硇砂罨铁，一时即软。

主治 大热消渴狂烦，除邪，及下蛊毒，柔肌肤。（《本经》）

去五脏肠胃留热结气，心下坚，食已呕逆喘满，明目目痛。（《别录》）

消石（《本经》上品）

释名 芒消（《别录》）、苦消（甄权）、焰消（《土宿》）、火消（《纲目》）、地霜（《蜀本》）、生消（宋本）、北帝玄珠。

消石

气味 苦，寒，无毒。

主治 五脏积热，胃胀闭，涤去蓄结饮食，推陈致新，除邪气。炼之如膏，久服轻身。（《本经》）

疗五脏十二经脉中百二十疾，暴伤寒，腹中大热，止烦满消渴，利小便，及瘘蚀疮。天地至神之物，能化七十二种石。（《别录》）

破积散坚，治腹胀，破血，下瘰疬，泻得根出。（甄权）

含咽，治喉闭。（大明）

治伏暑伤冷，霍乱吐利，五种淋疾，女劳黑疸，心肠㽲痛，赤眼，头痛，牙痛。（时珍）

生消

气味 苦，大寒，无毒。

主治 风热癫痫，小儿惊邪瘛疭，风眩头痛，肺壅耳聋，口疮喉痹咽塞，牙颔肿痛，目赤热痛，多眵泪。（《开宝》）

硼砂（《日华》）

释名 鹏砂（《日华》）、盆砂。

气味 苦、辛，暖，无毒。

主治 消痰止嗽，破症结喉痹。（大明）

上焦痰热，生津液，去口气，消障翳，除噎膈反胃，积块结瘀肉，阴溃骨哽，恶疮及口齿诸病。（时珍）

石硫黄（《本经》中品）

释名 石留黄（《吴普》）、黄硇砂（《海药》）、黄牙、阳侯（《纲目》）、将军。

气味 酸，温，有毒。

主治 妇人阴蚀疽痔恶血，坚筋骨，除头秃。能化金银铜铁奇物。（《本经》）

第四卷　金石部

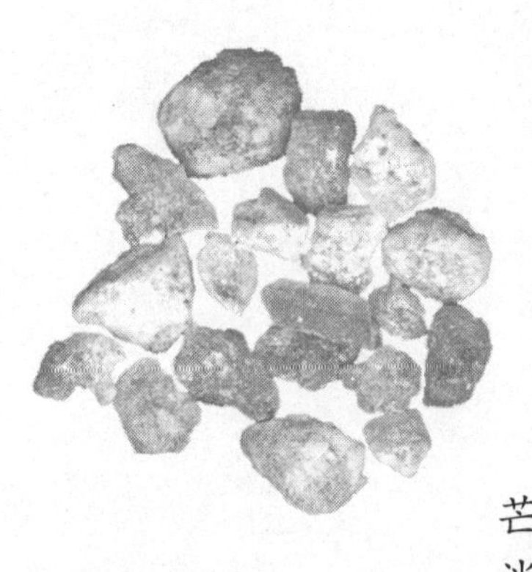

芒消

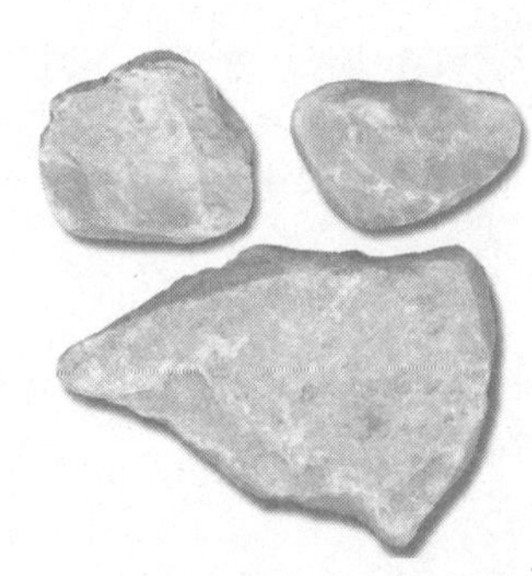

砒石

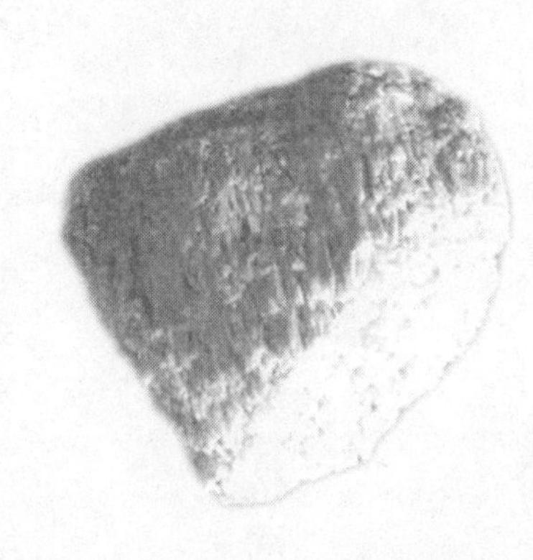

石硫黄

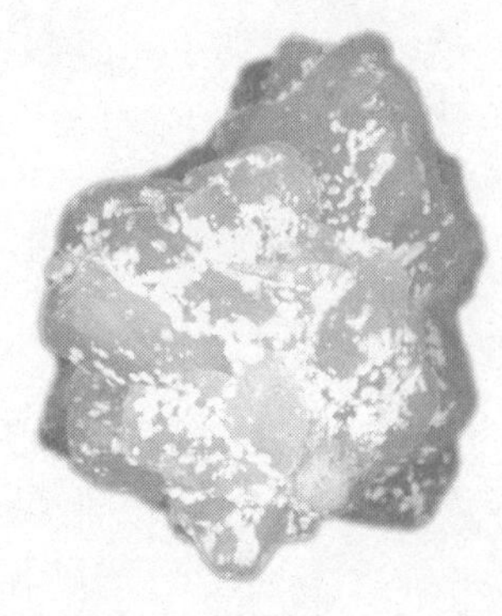

硼砂

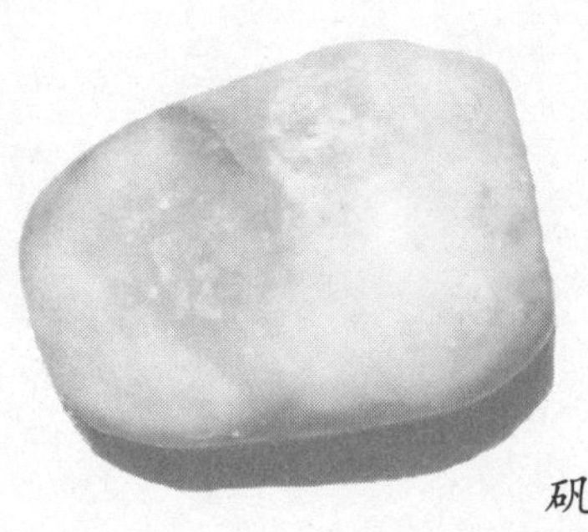

矾石

疗心腹积聚，邪气冷癖在胁，咳逆上气，脚冷疼弱无力，及鼻衄恶疮，下部䘌疮，止血，杀疥虫。（《别录》）

治妇人血结。（吴普）

下气，治腰肾久冷，除冷风顽痹，寒热。生用治疥癣，炼服主虚损泄精。（甄权）

壮阳道，补筋骨劳损，风劳气，止嗽，杀脏虫邪魅。（大明）

长肌肤，益气力，老人风秘，并宜炼服。（李珣）

主虚寒久痢，滑泄霍乱，补命门不足，阳气暴绝，阴毒伤寒，小儿慢惊。（时珍）

矾石（《本经》上品）

释名 涅石（《纲目》）、羽涅（《本经》）、羽泽（《别录》），煅枯者名巴石，轻白者名柳絮矾。

气味 酸，寒，无毒。

主治 寒热，泄痢白沃，阴蚀恶疮，目痛，坚骨齿。炼饵服之，轻身不老增年。（《本经》）

除固热在骨髓，去鼻中息肉。（《别录》）

除风去热，消痰止渴，暖水脏，治中风失音。和桃仁、葱汤浴，可出汗。（大明）

生含咽津，治急喉痹。疗鼻衄齆鼻，鼠漏瘰疬疥癣。（甄权）

枯矾贴嵌甲，牙缝中血出如衄。（宗奭）

吐下痰涎饮澼，燥湿解毒追涎，止血定痛，食恶肉，生好肉，治痈疽疔肿恶疮，癫痫疸疾，通大小便，口齿眼目诸病，虎犬蛇蝎百虫伤。（时珍）

第五卷　草部

甘　草（《本经》上品）

释名　**蜜甘**（《别录》）、**蜜草**（《别录》）、**美草**（《别录》）、**蕗草**（《别录》）、**灵通**（《记事珠》）、**国老**（《别录》）。

弘景曰：此草最为众药之主，经方少有不用者，犹如香中有沉香也。国老即帝师之称，虽非君而为君所宗，是以能安和草石而解诸毒也。

甄权曰：诸药中甘草为君，治七十二种乳石毒，解一千二百般草木毒，调和众药有功故有国老之号。

根

气味　**甘，平，无毒。**

权曰：忌猪肉。

时珍曰：甘草与藻、戟、遂、芫四物相反，而胡洽居士治痰澼，以十枣汤加甘草、大黄，乃是痰在膈上，欲令通泄，以拔去病根也。东垣李杲治项下结核，消肿溃坚汤加海藻。丹溪朱震亨治劳瘵，莲心饮用芫花。二方俱有甘草，皆本胡居士之意也。故陶弘景言古方亦有相恶相反者，乃不为害。非妙达精微者，不知此理。

【主治】五脏六腑寒热邪气，坚筋骨，长肌肉，倍气力，金疮尰，解毒。久服轻身延年。（《本经》）

温中下气，烦满短气，伤脏咳嗽，止渴，通经脉，利血气，解百药毒，为九土之精，安和七十二种石，一千二百种草。（《别录》）

主腹中冷痛，治惊痫，除腹胀满，补益五脏，养肾气内伤，令人阴不痿，主妇人血沥腰痛，凡虚而多热者，加用之。（甄权）

安魂定魄，补五劳七伤，一切虚损，惊悸烦闷健忘，通九窍，利百脉，益精养气，壮筋骨。（大明）

生用泻火热；熟用散表寒，去咽痛，除邪热，缓正气，养阴血，补脾胃，润肺。（李杲）

吐肺痿之脓血，消五发之疮疽。（好古）

解小儿胎毒惊痫，降火止痛。（时珍）

稍

【主治】生用治胸中积热，去茎中痛，加酒煮玄胡索、苦楝子尤妙。（元素）

头

【主治】生用能行足厥阴、阳明二经污浊之血，消肿导毒。（震亨）

主痈肿，宜入吐药。（时珍）

附方

伤寒心悸：脉结代者。甘草二两。水三升，煮一半，服七合。日一服。《伤寒类要》

伤寒咽痛：少阴证，甘草汤主之。用甘草二两（蜜水炙），水二升，煮一升半，服五合，日二服。（张仲景《伤寒论》）

肺热喉痛：有痰热者。甘草（炒）二两，桔梗（米泔浸一夜）一两。每服五钱，水一钟半，入阿胶半片，煎服。（钱乙《直诀》）

小儿热嗽：甘草二两，猪胆汁浸五宿，炙，研末，蜜丸绿豆大。食后薄荷汤下十丸。名凉膈丸。《圣惠方》

初生解毒：小儿初生，未可便与朱砂、蜜。只以甘草一指节长，炙碎，以水二合，煮取一合，以绵染点儿口中，可为一蚬壳，当吐出胸中恶汁。此后待儿饥渴，更与之。令儿智慧，无病，出痘稀少。（王璆《选方》）

大人羸瘦：甘草三两（炙）。每旦以小便煮三、四沸，顿服之，良。《外台秘要》

一切痈疽诸发：预期服之，能消肿逐毒，使毒不内攻，功效不可具述。用大横纹粉草二斤捶碎，河水浸一宿，揉取浓汁，再以密绢过，银石器内慢火熬成膏，以瓷罐收之。每服一、二匙，无灰酒或白汤下。曾服丹药者，亦解之，或微利无妨，名国老膏。《外科精要方》

冻疮发裂：甘草，煎汤洗之。次以黄连、黄柏、黄芩末，入轻粉、麻油调敷。《谈野翁方》

黄耆（《本经》上品）

释名 **黄芪**（《纲目》）、**戴糁**（《本经》）、**戴椹**（《别录》，又名独椹）、**芰草**（《别录》，又名蜀脂）、**百本**（《别录》）、**王孙**（《药性论》）。

时珍曰：耆，长也。黄耆色黄，为补药之长，故名。今俗通作黄芪。或作蓍者，非矣。蓍，乃蓍龟之蓍，音尸。王孙与牡蒙同名异物。

根

气味 **甘，微温，无毒**（《本经》）。**白水者冷，补**（《别录》）。

元素曰：味甘，气温、平。气薄味厚，可升可降，阴中阳也。入手足太阴气分，又入手少阳、足少阴命门。

之才曰：茯苓为之使，恶龟甲、白藓皮。

主治 **痈疽久败疮，排脓止痛，大风癞疾，五痔鼠瘘，补虚，小儿百病。**（《本经》）

妇人子脏风邪气，逐五脏间恶血，补丈夫虚损，五劳羸瘦，止渴，腹痛泄痢，益气，利阴气。（《别录》）

主虚喘，肾衰耳聋，疗寒热，治发背，内补。（甄权）

助气壮筋骨，长肉补血，破症癖，瘰疬瘿赘，肠风血崩，带下赤白痢，产前后一切病，月候不匀，痰嗽，头风热毒赤目。（《日华》）

治虚劳自汗，补肺气，泻肺火、心火，实皮毛，益胃气，去肌热及诸经之痛。（元素）

主太阴疟疾，阳维为病，苦寒热；督脉为病，逆气里急。（好古）

附方

小便不通：绵黄芪二钱，水二盏，煎一盏，温服。小儿减半。（《总微论》）

酒疸黄疾：心下懊痛，足胫满，小便黄，饮酒发赤黑黄斑，由大醉当风，入水所致。黄芪二两，木兰一两，为末。酒服方寸匕，日三服。（《肘后方》）

气虚白浊：黄芪（盐炒）半两，茯苓一两。为末。每服一钱，白汤下。（《经验良方》）

治渴补虚：男子妇人诸虚不足，烦悸焦渴，面色萎黄，不能饮食，或先渴而后发疮疖，或先痈疽而后发渴，并宜常服此药，平补气血，安和脏腑，终身可免痈疽之疾。用绵黄芪（箭杆者，去芦）六两（一半生焙，一半以盐水润湿，饭上蒸三次，焙，剉），粉甘草一两（一半生用，一半炙黄为末）。每服二钱，白汤点服，早晨、日午各一服，亦可煎服，名黄芪六一汤。（《外科精要》）

老人秘塞：绵黄芪、陈皮（去白）各半两。为末。每服三钱，用大麻子一合，研烂，以水滤浆，煎至乳起，入白蜜一匙，再煎沸，调药空心服，甚者不过二服。此药不冷不热，常服无秘塞之患，其效如神。（《和剂局方》）

肠风泻血：黄芪、黄连等分，为末。面糊丸绿豆大。每服三十丸，米饮下。（孙用和《秘宝方》）

吐血不止：黄芪二钱半，紫背浮萍五钱。为末。每服一钱，姜、蜜水下。（《圣济总录》）

人参（《本经》上品）

释名 **人蓡**（或省作蓡）、**黄参**（《吴普》）、**血参**（《别录》）、**人衔**（《本经》）、**鬼盖**（《本经》）、**神草**（《别录》）、**土精**（《别录》）、**地精**（《广雅》）、**海腴**、**皱面还丹**（《广雅》）。

时珍曰：人蓡年深，浸渐长成者，根如人形，有神，故谓之人蓡、神草。蓡字，从蓡，亦浸渐之义。其成有阶级，故曰人衔。其草背阳向阴，故曰鬼盖。其在五参，色黄属土，而补脾胃，生阴血，故有黄参、血参之名。得地之精灵，故有土精、地精之名。

根

气味 **甘，微寒，无毒。**

主治 **补五脏，安精神，定魂魄，止惊悸，除邪气，明目开心益智。久服轻身延年。**（《本经》）**疗肠胃中冷，心腹鼓痛，胸胁逆满，霍乱吐逆，调中，止消渴，通血脉，破坚积，令人不忘。**（《别录》）

主五劳七伤，虚损痰弱，止呕哕，补五脏六腑，保中守神。消胸中痰，治肺痿及痫疾，冷气逆上，伤寒不下食，凡虚而多梦纷纭者加之。（甄权）

止烦躁，变酸水。（李珣）

消食开胃，调中治气，杀金石药毒。（大明）

治肺胃阳气不足，肺气虚促，短气少气，补中缓中，泻心、肺、脾、胃中火邪，止渴生津液。（元素）

治男妇一切虚证，发热自汗，眩晕头痛，反胃吐食，痎疟，滑泻久痢，小便频数淋沥，劳倦内伤，中风中暑，痿痹，吐血、嗽血、下血，血淋、血崩，胎前、产后诸病。（时珍）

附方

人参膏：用人参十两细切，以活水二十盏浸透，入银石器内，桑柴火缓缓煎取十盏，滤汁，再以水十盏，煎取五盏，与前汁合煎成膏，瓶收，随病作汤使。丹溪云：多欲之人，肾气衰惫，咳嗽不止，用生姜、橘皮煎汤，化膏服之。浦江郑兄，五月患痢，又犯房室，忽发昏晕，不知人事，手撒目暗，自汗如雨，喉中痰鸣如曳锯声，小便遗失，脉大无伦，此阴亏阳绝之证也。予令急煎大料人参膏，仍与灸气海十八壮，右手能动，再三壮，唇口微动，遂与膏服一盏，半夜后服三盏，眼能动，尽三斤，方能言而索粥，尽五斤而痢止，至十斤而全安，若作风治则误矣。一人背疽，服内托十宣药已多，脓出作呕，发热，六脉沉数有力，此溃疡所忌也。遂与大料人参膏，入竹沥饮之，参尽一十六斤，竹伐百余竿，而安。后经旬余，值大风拔木，疮起有脓，中有红线一道，过肩胛，抵右肋。予曰：

急作参膏，以芎、归、橘皮作汤，入竹沥、姜汁饮之。尽三斤而疮溃，调理乃安。若痈疽溃后，气血俱虚，呕逆不食，变证不一者，以参、芪、归、术等分，煎膏服之，最妙。

治中汤：颂曰：张仲景治胸痹，心中痞坚，留气结胸，胸满，胁下逆气抢心，治中汤主之。即理中汤，人参、术、干姜、甘草各三两。四味以水八升，煮三升，每服一升，日三服，随证加减。此方自晋宋以后至唐名医，治心腹病者，无不用之，或作汤，或蜜丸，或为散，皆有奇效。胡洽居士治霍乱，谓之温中汤。陶隐居《百一方》云：霍乱余药乃或难求，而治中方、四顺汤、厚朴汤不可暂缺，常须预合自随也。唐石泉公王方庆云：数方不惟霍乱可医，诸病皆疗也。四顺汤，用人参、甘草、干姜、附子（炮）各二两，水六升，煎二升半，分四服。

四君子汤：治脾胃气虚，不思饮食，诸病气虚者，以此为主。人参一钱，白术二钱，白茯苓一钱，炙甘草五分，姜三片，枣一枚。水二钟，煎一钟，食前温服。随证加减。（《和剂局方》）

开胃化痰：不思饮食，不拘大人小儿。人参（焙）二两，半夏（姜汁浸，焙）五钱。为末，飞罗面作糊，丸绿豆大。食后姜汤下三五十丸，日三服。《圣惠方》：加陈橘皮五钱。（《经验后方》）

胃寒气满不能传化，易饥不能食：人参（末）二钱，生附子（末）半钱，生姜二钱。水七合，煎二合，鸡子清一枚，打转空心服之。（《圣济总录》）

脾胃虚弱：不思饮食。生姜半斤（取汁），白蜜十两，人参（末）四两。银锅煎成膏。每米饮调服一匙。（《普济方》）

胃虚恶心：或呕吐有痰。人参一两。水二盏，煎一盏，入竹沥一杯，姜汁三匙，食远温服，以知为度，

老人尤宜。（《简便方》）

胃寒呕恶：不能腐熟水谷，食即呕吐。人参、丁香、藿香各二钱半，橘皮五钱，生姜三片，水二盏，煎一盏，温服。（《拔萃方》）

反胃呕吐：饮食入口即吐，困弱无力，垂死者。上党人参三大两（拍破）。水一大升，煮取四合，热服，日再。兼以人参汁，入粟米、鸡子白、薤白，煮粥与啖。李直方司勋，于汉南患此，两月余诸方不瘥。遂与此方，当时便定。后十余日，遂入京师。绛每与名医论此药，难可为俦也。（李绛《兵部手集方》）

食入即吐：人参半夏汤。用人参一两，半夏一两五钱，生姜十片。水一斗，以杓扬二百四十遍，取三升，入白蜜三合，煮一升半，分服。（张仲景《金匮方》）

妊娠吐水：酸心腹痛，不能饮食。人参、干姜（炮）等分，为末，以生地黄汁和丸梧子大。每服五十丸，米汤下。（《和剂局方》）

阳虚气喘：自汗盗汗，气短头运。人参五钱，熟附子一两。分作四帖，每帖以生姜十片，流水二盏，煎一盏，食远温服。（《济生方》）

产后血运：人参一两，紫苏半两以童尿、酒、水三合，煎服。（《医方摘要》）

产后诸虚：发热自汗。人参、当归等分。为末，用猪腰子一个，去膜，切小片，以水三升，糯米半合，葱白二茎，煮米熟，取汁一盏，入药煎至八分，食前温服。（《永类方》）

产后秘塞：出血多。以人参、麻子仁、枳壳（麸炒）。为末，炼蜜丸梧子大。每服五十丸，米饮下。

（《济生方》）

开心益智：人参（末）一两，炼成獖猪肥肪十两。以淳酒和匀。每服一杯，日再服。服至百日，耳目聪明，骨髓充盈，肌肤润泽，日记千言，兼去风热痰病。（《千金方》）

虚劳发热：愚鲁汤：用上党人参、银州柴胡各三钱，大枣一枚，生姜三片。水一钟半，煎七分，食远温服，日再服，以愈为度。（《奇效良方》）

肺热声哑：人参二两，诃子一两，为末噙咽。（《丹溪摘玄》）

肺虚久咳：人参（末）二两，鹿角胶（炙，研）一两。每服三钱，用薄荷、豉汤一盏，葱少许，入铫子煎一、二沸，倾入盏内。遇咳时，温呷三、五口，甚佳。（《食疗本草》）

止嗽化痰：人参（末）一两，明矾二两。以酽（醋二升，熬矾成膏，入参末、炼蜜和收。每以豌豆大一丸，放舌下，其嗽即止，痰自消。（《简便方》）

小儿喘咳：发热自汗吐红，脉虚无力者。人参、天花粉等分。每服半钱，蜜水调下，以瘥为度。（《经济方》）

喘咳嗽血：咳喘上气，喘急，嗽血吐血，脉无力者。人参末每服三钱，鸡子清调之，五更初服便睡，去枕仰卧，只一服愈。年深者，再服。咯血者，服尽一两甚好。一方以乌鸡子水磨千遍，自然化作水，调药尤妙。忌醋、咸、腥、酱，面鲊、醉饱，将息乃佳。（沈存中《灵苑方》）

虚劳吐血：甚者，先以十灰散止之，其人必困倦，法当补阳生阴，独参汤主之。好人参一两，肥枣五枚。水二钟，煎一钟服，熟睡一觉，即减五、六，继服调理药。（葛可久《十药神书》）

第五卷　草部

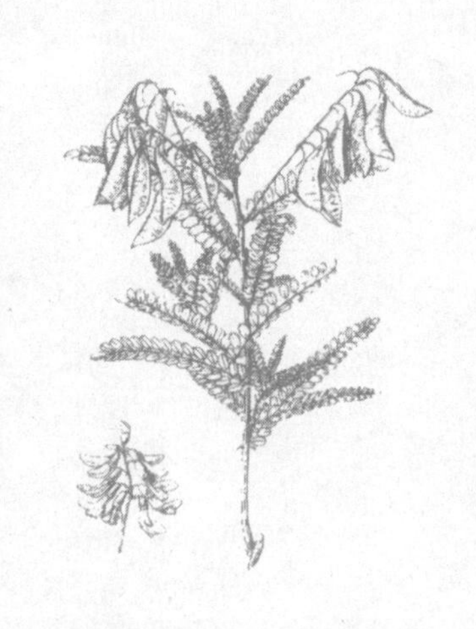

膜荚黄芪

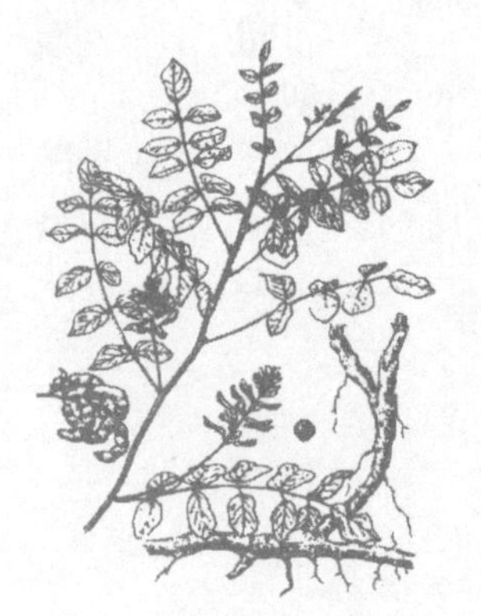

甘草

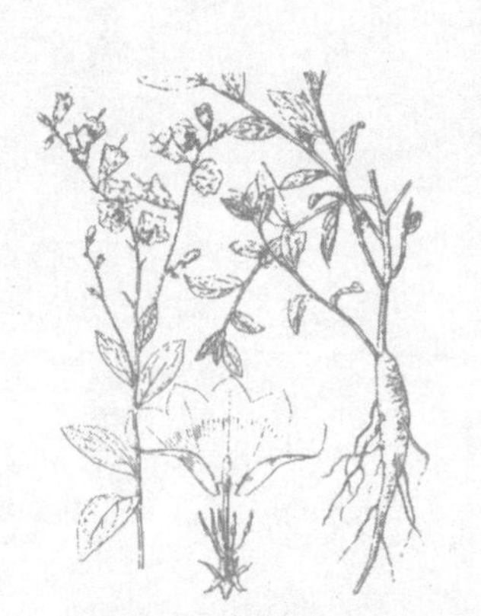

沙参

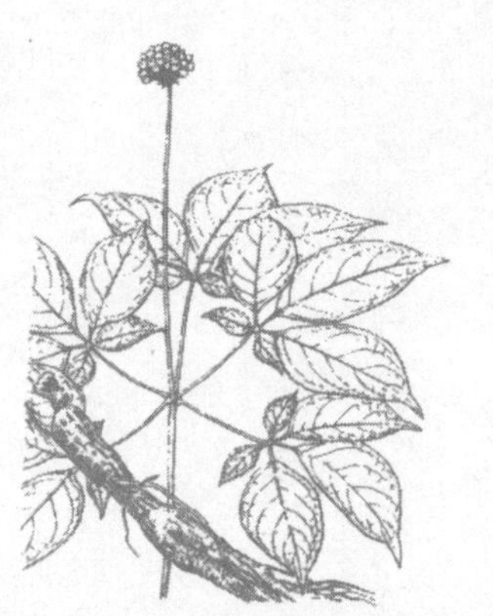

人参

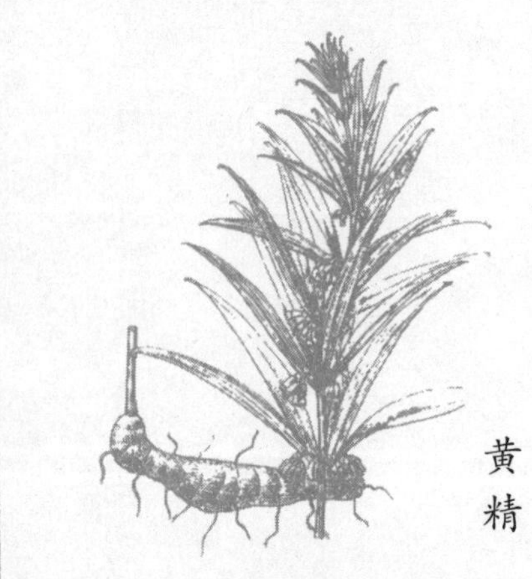

黄精

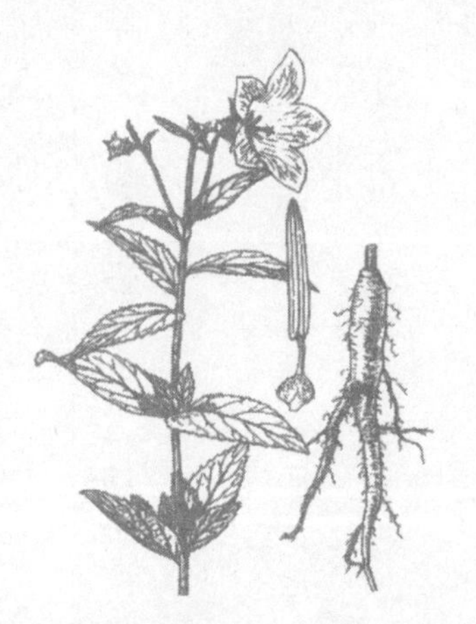

桔梗

虚疟寒热：人参二钱二分，雄黄五钱。为末，端午日用粽尖捣丸梧子大。发日侵晨，井华水吞下七丸，发前再服。忌诸般热物，立效。一方：加神曲等分。（《丹溪纂要》）

伤寒厥逆：身有微热，烦躁，六脉沉细微弱，此阴极发躁也。无忧散：用人参半两。水一钟，煎七分，调牛胆南星末二钱，热服，立苏。（《三因方》）

筋骨风痛：人参四两（酒浸三日，晒干），土茯苓一斤，山慈菇一两。为末，炼蜜丸梧子大。每服一百丸，食前米汤下。（《经验方》）

芦

气味 **苦，温，无毒。**

主治 **吐虚劳痰饮。**（时珍）

沙参（《本经》上品）

释名 **白参**（《吴普》）、**知母**（《别录》）、**羊乳**（《别录》）、**羊婆奶**（《纲目》）、**铃儿草**（《别录》）、**虎须**（《别录》）、**苦心**（《别录》，又名文希，一名识美，一名志取。）

弘景曰：此与人参、玄参、丹参、苦参是为五参，其形不尽相类，而主疗颇同，故皆有参名。

又有紫参，乃牡蒙也。

时珍曰：沙参白色，宜于沙地，故名。其根多白汁，俚人呼为羊婆奶。《别录》有名未用，羊乳即此也。此物无心味淡，而《别录》一名苦心，又与知母同名，不知所谓也。铃儿草，象花形也。

集解 时珍曰：沙参处处山原有之。二月生苗，叶如初生小葵叶，而团扁不光。八、九月抽茎，高一、二尺。茎上之叶，则尖长如枸杞叶，而小有细齿。秋月叶间开小紫花，长二、三分，状如铃铎，五出，白蕊，亦有白花者。并结实，大如冬青实，中有细子。霜后苗枯。其根生沙地者，长尺余，大一虎口；黄土地者则短而小。根茎皆有白汁。八、九月采者，白而实；春月采者，微黄而虚。小人亦往往絷蒸压实以乱人参，但体轻松，味淡而短耳。

根

气味 **苦，微寒，无毒。**

《别录》曰：羊乳，温，无毒。

普曰：沙参，岐伯：咸；神农、黄帝、扁鹊：无毒。

李当之：大寒。

好古曰：甘、微苦。

之才曰：恶防已，反藜芦。

主治　血积惊气，除寒热，补中，益肺气。（《本经》）

疗胃痹心腹痛，结热邪气头痛，皮间邪热，安五脏。久服利人。又云：羊乳，主头眩痛，益气，长肌肉。（《别录》）

去皮肌浮风，疝气下坠，治常欲眠，养肝气，宣五脏风气。（甄权）

补虚，止惊烦，益心肺，并一切恶疮疥癣及身痒，排脓，消肿毒。（大明）

清肺火，治久咳肺痿。（时珍）

附方

肺热咳嗽：沙参半两。水煎服之。（《卫生易简方》）

猝得疝气：小腹及阴中相引痛如绞，自汗出，欲死者。沙参，捣筛为末，酒服方寸匕，立瘥。（《肘后方》）

妇人白带：多因七情内伤或下元虚冷所致。沙参为末，每服二钱，米饮调下《证治要诀》。

桔　梗（《本经》下品）

释名　白药（《别录》）、梗草（《别录》）、荠苨（《本经》）。

时珍曰：此草之根结实而梗直，故名。《吴普本草》一名利如，一名符扈，一名房图，方书并无见，盖亦瘦辞尔。桔梗、荠苨乃一类，有甜、苦二种，故《本经》桔梗一名荠苨，而今俗呼荠苨为甜桔梗也。至《别录》始出荠苨条，分为二物，然其性味功用皆不同，当以《别录》为是。

根

气味　**辛，微温，有小毒。**

普曰：神农、医和：苦，无毒；黄帝、扁鹊：辛、咸；岐伯、雷公：甘，无毒。李当之：大寒。

权曰：苦、辛。

时珍曰：当以苦、辛、平为是。

之才曰：节皮为之使。畏白芨、龙眼、龙胆草忌猪肉。得牡蛎、远志，疗恚怒；得硝石石膏，疗伤寒。白粥解其痖毒。

时珍曰：伏砒。徐之才所云节皮，不知何物也。

主治　**胸胁痛如刀刺，腹满肠鸣幽幽，惊恐悸气。**（《本经》）

利五脏肠胃，补血气，除寒热风痹，温中消谷，疗喉咽痛，下蛊毒。（《别录》）

治下痢，破血去积气，消积聚痰涎，去肺热气促嗽逆，除腹中冷痛，主中恶及小儿惊痫。（甄权）

下一切气，止霍乱转筋，心腹胀痛，补五劳，养气，除邪辟温，破症瘕肺痈，养血排脓，

补内漏及喉痹。（大明）

利窍，除肺部风热，清利头目咽嗌，胸膈滞气及痛，除鼻塞。（元素）

治寒呕。（李杲）

主口舌生疮，赤目肿痛。（时珍）

附方

胸满不痛：桔梗、枳壳等分。水二钟，煎一钟，温服。（《南阳活人书》）

伤寒腹胀：阴阳不和也，桔梗半夏汤主之。桔梗、半夏、陈皮各三钱，姜五片。水二钟，煎一钟服。（《南阳活人书》）

痰嗽喘急：桔梗一两半。为末。用童子小便半升，煎四合，去滓，温服。（《简要济众方》）

肺痈咳嗽：胸满振寒，脉数咽干，不渴，时出浊唾腥臭，久久吐脓如粳米粥者，桔梗汤主之。桔梗一两，甘草二两。水三升，煮一升，分温再服。朝暮吐脓血则瘥。（张仲景《金匮玉函方》）

骨槽风痛：牙根肿痛。桔梗为末，枣瓤和丸皂子大。绵裹咬之。仍以荆芥汤漱之。（《经验后方》）

鼻出衄血：桔梗为末，水服方寸匕，日四服。一加生犀角屑。（《普济方》）

吐血下血：方同上。

打击瘀血在肠内，久不消，时发动者：桔梗为末，米汤下一刀圭。（《肘后要方》）

妊娠中恶：心腹疼痛。桔梗一两（剉）。水一钟，生姜三片，煎六分，温服。（《圣惠方》）

芦头

主治 吐上膈风热痰实，生研末，白汤调服一二钱，探吐。（时珍）

黄精（《别录》上品）

释名 **黄芝**（《瑞草经》）、**戊己芝**（《五符经》）、**菟竹**（《别录》）、**鹿竹**（《别录》）、**仙人余粮**（弘景）、**救穷草**（《别录》）、**米铺**（《蒙筌》）、**野生姜**（《蒙筌》）、**重楼**（《别录》）、**鸡格**（《别录》）、**龙衔**（《广雅》）、**垂珠**。

颂曰：隋时羊公服黄精法云：黄精是芝草之精也，一名葳蕤，一名白芨，一名仙人余粮，一名苟格，一名马箭，一名垂珠，一名菟竹。

时珍曰：黄精为服食要药，故《别录》列于草部之首，仙家以为芝草之类，以其得坤土之精粹，故谓之黄精。《五符经》云：黄精获天地之淳精，故名为戊己芝，是此义也。余粮、救穷，以功名也；鹿竹、菟竹，因叶似竹，而鹿兔食之也。垂珠，以子形也。陈氏《拾遗》救荒草即此也，今并为一。

嘉谟曰：根如嫩姜，俗名野生姜。九蒸九曝，可以代粮，又名米铺。

集解 弘景曰：今处处有之。二月始生，一枝多叶，叶状似竹而短。根似葳蕤。葳蕤根如荻根及菖蒲，

第五卷　草部

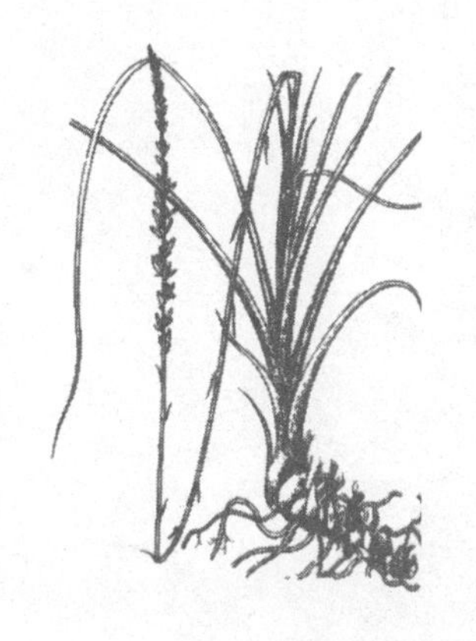
知母

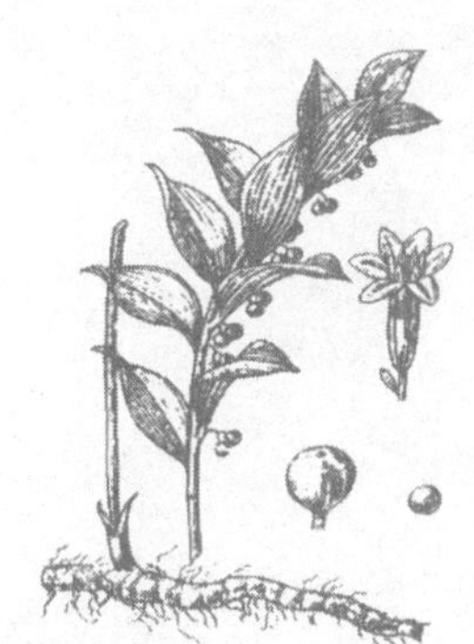
玉竹

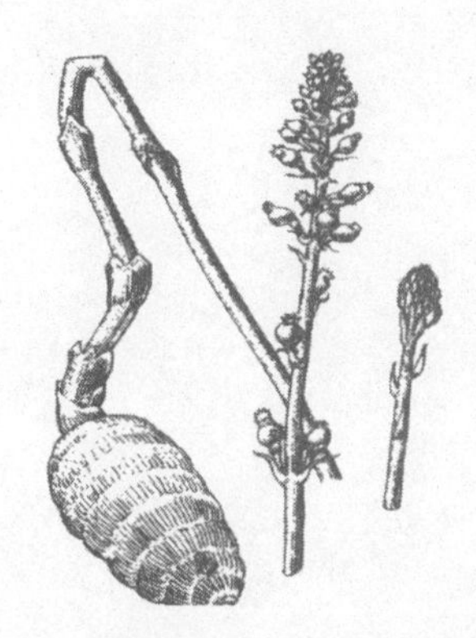
天麻

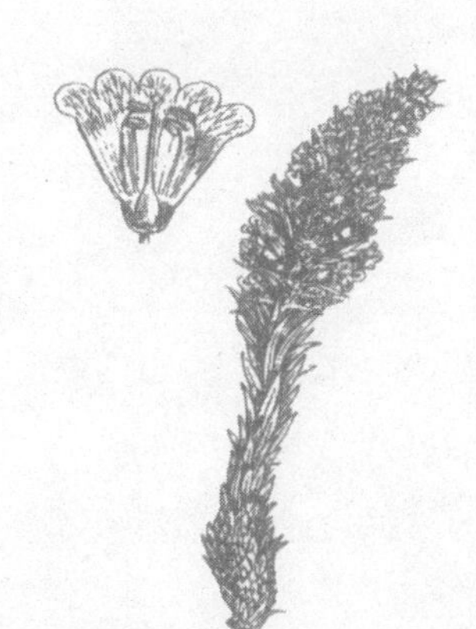
肉苁蓉

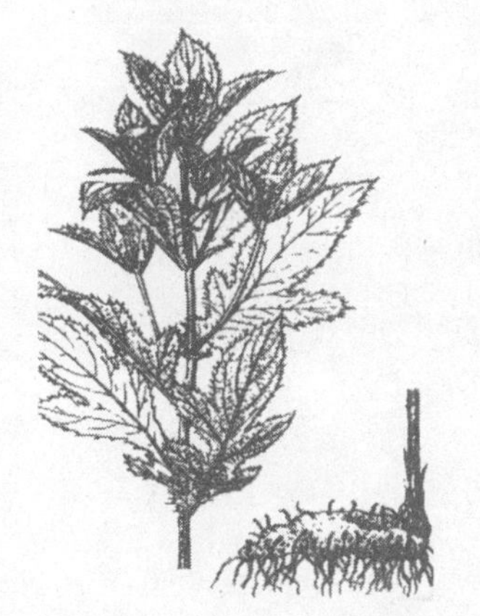
北苍术

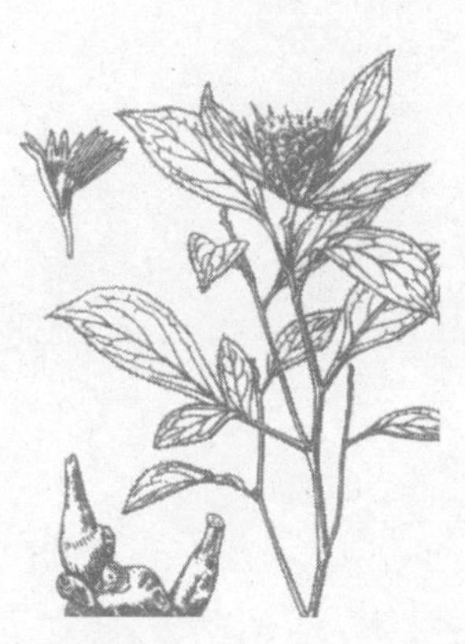
白术

概节而平直；黄精根如鬼臼、黄连，大节而不平。

根

气味

甘，平，无毒。

权曰：寒。

时珍曰：忌梅实，花、叶、子并同。

主治

补中益气，除风湿，安五脏。久服轻身延年不饥。（《别录》）

补五劳七伤，助筋骨，耐寒暑，益脾胃，润心肺。单服九蒸九曝食之，驻颜断谷。（大明）

补诸虚，止寒热，填精髓，下三尸虫。（时珍）

附方

补肝明目：黄精二斤，蔓菁子一斤（淘），同和，九蒸九晒，为末。空心每米饮下二钱，日二服，延年益寿。（《圣惠方》）

大风癞疮：营气不清，久风入脉，因而成癞，鼻坏色败，皮肤痒溃。用黄精根（去皮，洗净）二斤，日中曝令软，纳粟米饭甑中，同蒸至二斗米熟，时时食之。（《圣济总录》）

补虚精气：黄精、枸杞子等分。捣作饼，日干为末，炼蜜丸梧子大。每汤下五十丸。（《奇效良方》）

肉苁蓉（《本经》上品）

释名

肉松容（《吴普》）、**黑司命**（《吴普》）。

时珍曰：此物补而不峻，故有从容之号。从容，和缓之貌。

气味

甘，微温，无毒。

《别录》曰：酸、咸。

普曰：神农、黄帝：咸；雷公：酸；李当之：小温。

主治

五劳七伤，补中，除茎中寒热痛，养五脏，强阴，益精气，多子，妇人症瘕。久服轻身。（《本经》）

除膀胱邪气腰痛，止痢。（《别录》）

益髓，悦颜色，延年，大补壮阳，日御过倍，治女人血崩。（甄权）

男子绝阳不兴，女子绝阴不产，润五脏，长肌肉，暖腰膝，男子泄精尿血遗沥，女子带下阴痛。（大明）

附方

补益劳伤：精败面黑。用苁蓉四两，水煮令烂，薄切细研精羊肉，分为四度，下五味，以米煮

粥空心食。（《药性论》）

肾虚白浊：肉苁蓉、鹿茸、山药、白茯苓等分，为末，米糊丸梧子大，每枣汤下三十丸。（《圣济总录》）

汗多便秘：老人虚人皆可用。：肉苁蓉（酒浸，焙）二两，研沉香末一两。为末，麻子仁汁打糊，丸梧子大。每服七十丸，白汤下。（《济生方》）

破伤风病：口噤身强。肉苁蓉切片晒干，用一小盏，底上穿定，烧烟于疮上熏之，累效。（《卫生总微》）

赤箭（《本经》上品）、天麻（宋《开宝》）

释名

赤箭芝（《药性》）、**独摇芝**（《抱朴子》）、**定风草**（《药性》）、**离母**（《本经》）、**合离草**（《抱朴子》）、**神草**（《吴普》）、**鬼督邮**（《本经》）。

弘景曰：赤箭，亦是芝类。其茎如箭杆，赤色，叶生其端。根如人足，又云如芋，有十二子为卫。有风不动，无风自摇。如此，亦非俗所见。而徐长卿亦名鬼督邮。又有鬼箭，茎有羽，其主疗并相似，而益大乖异，并非此赤箭也。

时珍曰：赤箭，以状而名；独摇、定风，以性异而名；离母、合离，以根异而名；神草、鬼督邮，以功而名。天麻即赤箭之根。

赤箭

气味

辛，温，无毒。

志曰：天麻，辛、平，无毒。

大明曰：甘，暖。

权曰：赤箭芝，一名天麻。味甘，平，无毒。

好古曰：苦，平，阴中之阳也。

主治

杀鬼精物，蛊毒恶气。久服益气力，长阴肥健，轻身增年。（《本经》）

消痈肿，下支满，寒疝下血。（《别录》）

天麻：主诸风湿痹，四肢拘挛，小儿风痫惊气，利腰膝，强筋力。久服益气，轻身长年。（《开宝》）

治冷气㿏痹，摊缓不随，语多恍惚，善惊失志。（甄权）

助阳气，补五劳七伤，鬼疰，通血脉，开窍。服食无忌。（大明）

治风虚眩运头痛。（元素）

附方

天麻丸：消风化痰，清利头目，宽胸利膈。治心忪烦闷，头运欲倒，项急，肩背拘倦，神昏多睡，肢节烦痛，皮肤瘙痒，偏正头痛，鼻齆，面目虚浮，并宜服之。天麻半两，芎䓖二两。为末，炼蜜丸如芡子大。每食后嚼一丸，茶、酒任下。（《普济方》）

腰脚疼痛：天麻、半夏、细辛各二两。绢袋二个，各盛药令匀，蒸热，交互熨痛处。汗出则愈。数日再熨。（《卫生易简方》）

术（《本经》上品）

释名

山蓟（《本经》）、**杨枹**、**枹蓟**（《尔雅》）、**马蓟**（《纲目》）、**山姜**（《别录》）、**山连**（《别录》）、**吃力伽**（《日华》）。

时珍曰：按《六书本义》，术字篆文，象其根干枝叶之形。《吴普本草》一名山芥，一名天蓟。因其叶似蓟，而味似姜、芥也。西域谓之吃力伽，故《外台秘要》有吃力伽散。扬州之域多种白术，其状如枹，故有杨枹及枹蓟之名，今人谓之吴术是也。枹乃鼓槌之名。古方二术通用。后人始有苍、白之分，详见下。

白术

气味

甘，温，无毒。

主治

风寒湿痹，死肌痉疸，止汗除热消食。作煎饵，久服，轻身延年不饥。（《本经》）

主大风在身面，风眩头痛，目泪出，消痰水，逐皮间风水结肿，除心下急满，霍乱吐下不止，利腰脐间血，益津液，暖胃消谷嗜食。（《别录》）

治心腹胀满，腹中冷痛，胃虚下利，多年气痢，除寒热，止呕逆。（甄权）

止反胃，利小便，主五劳七伤，补腰膝，长肌肉，治冷气，痃癖气块，妇人冷症瘕。（大明）

除湿益气，和中补阳，消痰逐水，生津止渴，止泻痢，消足胫湿肿，除胃中热、肌热。得枳实，消痞满气分；佐黄芩，安胎清热。（元素）

理胃益脾，补肝风虚，主舌本强，食则呕，胃脘痛，身体重，心下急痛，心下水痞。冲脉为病，逆气里急，脐腹痛。（好古）

附方

枳术汤：心下坚大如盘，边如旋杯，水饮所作。寒气不足，则手足厥逆，腹满胁鸣相逐。阳气不通即身冷，阴气不通即骨疼。阳前通则恶寒，阴前通则痹不仁。阴阳相得，其气乃行；大气一转，其气乃散。实则失气，虚则遗尿。名曰气分，宜此主之。白术一两，枳实七个。水五升，煮三升，分三服。腹中软，即散。（仲景《金匮玉函》）

胸膈烦闷：白术末，水服方寸匕。（《千金方》）

脾虚盗汗：白术四两，切片，以一两同黄芪炒，一两同牡蛎炒，一两同石斛炒，一两同麦麸炒，

拣术为末。每服三钱，食远粟米汤下，日三服。（丹溪方）

湿泻暑泻：白术、车前子等分。炒为末，白汤下二、三钱。（《简便方》）

苍术

释名

赤术（《别录》）、**山精**（《抱朴子》）、**仙术**（《纲目》）、**山蓟**。

时珍曰：《异术》言：术者山之精也，服之令人长生辟谷，致神仙，故有山精、仙术之号。术有赤、白二种，主治虽近，而性味止发不同。本草不分苍、白，亦未可据。今将《本经》并《别录》、甄权、大明四家所说功用，参考分别，各自附方，庶使用者有所依凭。

气味

苦、温，无毒。

《别录》曰：甘。

权曰：甘、辛。

时珍曰：白术，甘而微苦，性温而和；赤术，甘而辛烈，性温而燥，阴中阳也，可升可降，入足太阴、阳明、手太阴、阳明、太阳之经。

忌同白术。

主治

风寒湿痹，死肌痉疸。作煎饵久服，轻身延年不饥。（《本经》）

主头痛，消痰水，逐皮间风水结肿，除心下急满及霍乱吐下不止，暖胃消谷嗜食。（《别录》）

除恶气，弭灾沴。（弘景）

主大风瘴痹，心腹胀痛，水肿胀满，除寒热，止呕逆下泄冷痢。（甄权）

治筋骨软弱，痃癖气块，妇人冷气症瘕，山岚瘴气温疾。（大明）

明目，暖水脏。（刘完素）

除湿发汗，健胃安脾，治痿要药。（李杲）

散风益气，总解诸郁。（震亨）

治湿痰留饮，或挟瘀血成窠囊，及脾湿下流，浊沥带下，滑泻肠风。（时珍）

附方

补脾滋肾：生精强骨，真仙方也。苍术（去皮）五斤（为末，米泔水漂，澄取底用），脂麻二升半（去壳研烂，绢袋滤去渣）。澄浆拌术，曝干。每服三钱，米汤或酒空心调服。（《孙氏集效方》）

面黄食少：男妇面无血色，食少嗜卧。苍术一斤，熟地黄半斤，干姜（炮）冬一两（春、秋七钱，夏五钱）。为末，糊丸梧子大。每温水下五十丸。（《济生拔萃方》）

腹中虚冷：不能饮食，食辄不消，羸弱生病。术二斤，曲一斤。炒为末，蜜丸梧子大。每服三十丸，米汤下，日三服。大冷，加干姜三两；腹痛，加当归三两；羸弱，加甘草二两。（《肘后方》）

湿气身痛：苍术泔浸切，水煎，取浓汁熬膏，白汤点服。（《简便方》）

补虚明目：健骨和血。苍术（泔浸）四两，熟地黄（焙）二两。为末，酒糊丸梧子大。每温酒

下三五十丸，日三服。（《普济方》）

风牙肿痛：苍术盐水浸过，烧存性，研末揩牙。去风热。（《普济方》）

狗脊

（《本经》中品）

释名

强膂（《别录》）、**扶筋**（《别录》）、**百枝**（《本经》）、**狗青**（《吴普》）。

恭曰：此药苗似贯众，根长多歧，状如狗之脊骨，而肉作青绿色，故以名之。

时珍曰：强膂、扶筋，以功名也。《别录》又名扶盖，乃扶筋之误。《本经》狗脊一名百枝，《别录》萆薢一名赤节，而《吴普本草》谓百枝为萆薢，赤节为狗脊，皆似误也。

根

气味

苦，平，无毒。

之才曰：萆薢为之使，恶败酱、莎草。

主治

腰背强，关机缓急，周痹寒湿膝痛，颇利老人。（《本经》）

疗失溺不节，男子脚弱腰痛，风邪淋露，少气目暗，坚脊利俯仰，女子伤中关节重。（《别录》）

男子女人毒风软脚，肾气虚弱，续筋骨，补益男子。（甄权）

强肝肾，健骨，治风虚。（时珍）

附方

男子诸风：四宝丹：用金毛狗脊（盐泥固济，煅红去毛）、苏木、萆薢、川乌头（生用）等分。为末，米醋和丸梧子大。每服二十丸，温酒、盐汤下。（《普济方》）

室女白带：冲任虚寒。鹿茸丸：用金毛狗脊（燎去毛）、白蔹各一两，鹿茸（酒蒸，焙）二两。为末，用艾煎醋汁打糯米糊丸梧子大。每服五十丸，空心温酒下。（《济生方》）

固精强骨：金毛狗脊、远志肉、白茯神、当归身等分。为末，炼蜜丸梧子大。每酒服五十丸。（《集简方》）

病后足肿：但节食以养胃气。外用狗脊，煎汤渍洗。（吴绶《蕴要》）

巴戟天（《本经》上品）

释名

不凋草（《日华》）、**三蔓草**。

根

气味

辛、甘，微温，无毒。

大明曰：苦。

之才曰：覆盆子为之使，恶雷丸、丹参、朝生。

【主治】大风邪气，阴痿不起，强筋骨，安五脏，补中增志益气。（《本经》）

疗头面游风，小腹及阴中相引痛，补五劳，益精，利男子。（《别录》）

治男子夜梦鬼交精泄，强阴下气，治风癞。（甄权）

治一切风，疗水胀。（《日华》）

治脚气，去风疾，补血海。（时珍，出《仙经》）

远志（《本经》上品）

【释名】苗名小草（《本经》）、细草（《本经》）、棘菀（《本经》）、葽绕（《本经》）。

根

【气味】苦，温，无毒。

之才曰：远志、小草，得茯苓、冬葵子、龙骨良。畏珍珠、藜芦、蜚蠊、齐蛤。

弘景曰：药无齐蛤，恐是百合也。

权曰：是蛴螬也。

第五卷　草部

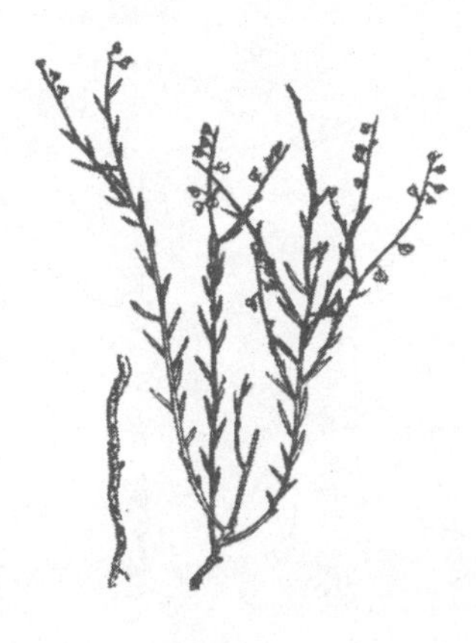
远志

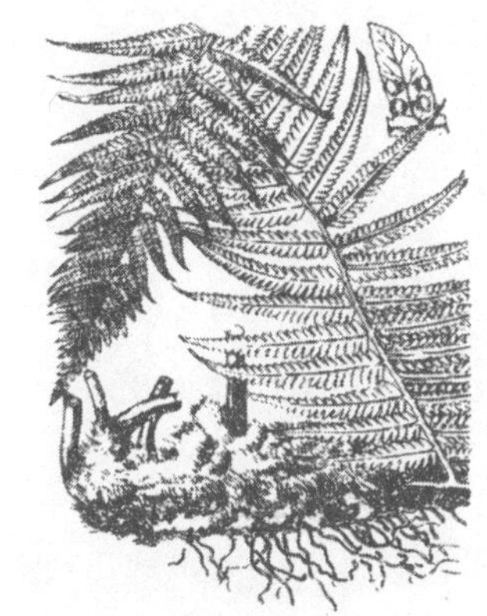
金毛狗

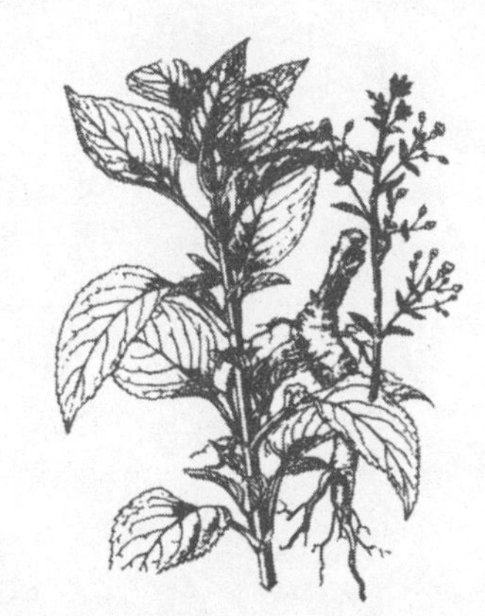
玄参

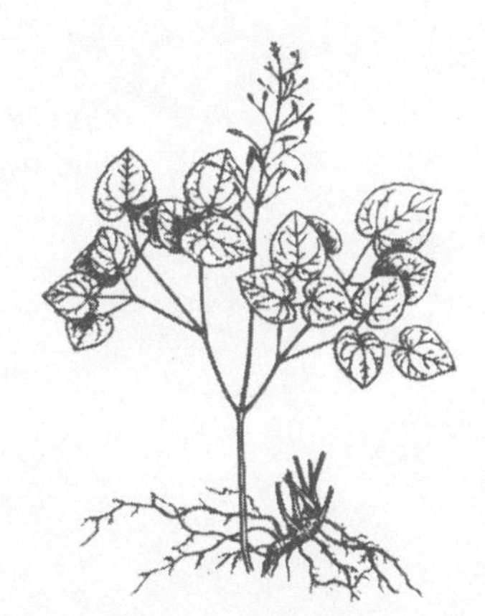
淫羊藿

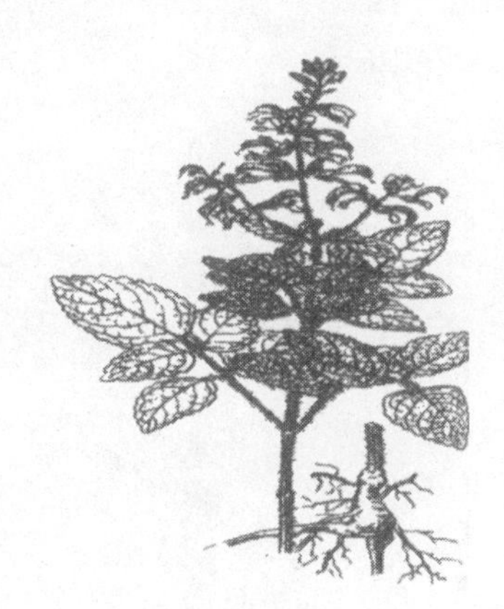
丹参

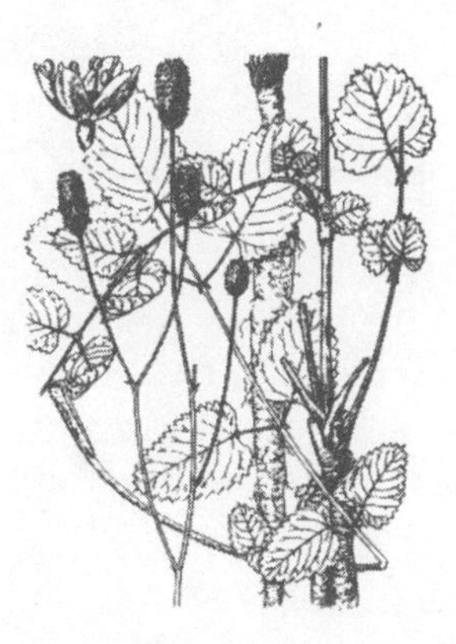
地榆

恭曰：《药录》下卷有齐蛤，陶说：非也。

主治 **咳逆伤中，补不足，除邪气，利九窍，益智慧，耳目聪明，不忘，强志倍力。久服轻身不老。**（《本经》）

利丈夫，定心气，止惊悸，益精，去心下膈气，皮肤中热，面目黄。（《别录》）

杀天雄、附子、乌头毒，煎汁饮之。（之才）

治健忘，安魂魄，令人不迷，坚壮阳道。（甄权）

长肌肉，助筋骨，妇人血噤失音，小儿客忤。（《日华》）

肾积奔豚。（好古）

治一切痈疽。（时珍）

叶

主治 **益精补阴气，止虚损梦泄。**（《别录》）

附方 **胸痹心痛：**逆气，膈中饮不下。小草丸：用小草、桂心、干姜、细辛、蜀椒（出汗）各三分，附子二分（炮）。六物下筛，蜜和丸梧子大。先食米汁下三丸，日三服，不知稍增，以知为度。忌猪肉、冷水、生葱、生菜。（《范汪东阳方》）

喉痹作痛：远志肉为末，吹之。涎出为度。（《直指方》）

脑风头痛：不可忍。远志末嗜鼻。（《宣明方》）

一切痈疽：远志酒：治一切痈疽、发背、疖毒，恶候侵大。有死血，阴毒在中则不痛，敷之即痛。有忧怒等气积而怒攻则痛不可忍，敷之即不痛。或蕴热在内，热逼人手不可近，敷之即清凉。或气虚血冷，溃而不敛，敷之即敛。此本韩大夫宅用以救人方，极验。若七情内郁，不问虚实寒热，治之皆愈。用远志不以多少，米泔浸洗，捶去心，为末。每服三钱，温酒一盏调，澄少顷饮其清，以滓敷患处。（《三因方》）

小便赤浊：远志（甘草水煮）半斤，茯神、益智仁各二两。为末，酒糊丸梧子大。每空心枣汤下五十丸。（《普济》）

淫羊藿

（《本经》中品）

释名

仙灵脾（《唐本》）、**放杖草**（《日华》）、**弃杖草**（《日华》）、**千两金**（《日华》）、**干鸡筋**（《日华》）、**黄连祖**（《日华》）、三**枝九叶草**（《图经》）、**刚前**（《本经》）。

弘景曰：服之使人好为阴阳。西川北部有淫羊，一日百遍合，盖食此藿所致，故名淫羊藿。

时珍曰：豆叶曰藿，此叶似之，故亦名藿。仙灵脾、千两金、放杖、刚前，皆言其功力也。鸡筋、黄连祖，皆因其根形也。柳子厚文作仙灵毗，入脐曰毗，此物补下，于理尤通。

根叶

气味

辛，寒，无毒。

时珍曰：甘、香、微辛，温。

之才曰：薯蓣、紫芝为之使，得酒良。

主治

阴痿绝伤，茎中痛，利小便，益气力，强志。（《本经》）

坚筋骨，消瘰疬赤痈，下部有疮，洗出虫。丈夫久服，令人无子。（《别录》。机曰：无子字误，当作有子。）

丈夫绝阳无子，女人绝阴无子，老人昏耄，中年健忘，一切冷风劳气，筋骨挛急，四肢不仁，补腰膝，强心力（大明）。

附方

仙灵脾酒：益丈夫兴阳，理腰膝冷。用淫羊藿一斤，酒一斗，浸三日，逐时饮之。（《食医心镜》）

偏风不遂：皮肤不仁，宜服。仙灵脾酒：仙灵脾一斤，细剉，生绢袋盛，于不津器中，用无灰酒二斗浸之，重封，春、夏三日，秋、冬五日后，每日暖饮，常令醺然，不得大醉，酒尽再合，无不效验。合时，切忌鸡、犬、见。（《圣惠方》）

三焦咳嗽：腹满不饮食，气不顺。仙灵脾、覆盆子、五味子（炒）各一两，为末，炼蜜丸梧子大。

每姜茶下二十丸。（《圣济录》）

目昏生翳：仙灵脾，生王瓜（即小栝蒌红色者）等分，为末。每服一钱，茶下，日二服。（《圣济总录》）

病后青盲：日近者可治。仙灵脾一两，淡豆豉一百粒。水一碗半，煎一碗，顿服即瘳。（《百一选方》）

痘疹入目：仙灵脾、威灵仙等分，为末。每服五分，米汤下。（《痘疹便览》）

牙齿虚痛：仙灵脾为粗末，煎汤频漱，大效。（《奇效方》）

玄参（《本经》中品）

释名 **黑参**（《纲目》）、**玄台**（《吴普》）、**重台**（《本经》）、**鹿肠**（《吴普》）、**正马**（《别录》）、**逐马**（《药性》）、**馥草**（《开宝》）、**野脂麻**（《纲目》）、**鬼藏**（《吴普》）。

根

气味 **苦，微寒，无毒。**之才曰：恶黄芪、干姜、大枣、山茱萸，反藜芦。

主治 **腹中寒热积聚，女子产乳余疾，补肾气，令人目明。**（《本经》）

主暴中风伤寒，身热支满，狂邪忽忽不知人，温疟洒洒，血瘕，下寒血，除胸中气，下水止烦渴，散颈下核，痈肿，心腹痛，坚症，定五脏。久服补虚明目，强阴益精。（《别录》）

热风头痛，伤寒劳复，治暴结热，散瘤瘘瘰疬。（甄权）

治游风，补劳损，心惊烦躁，骨蒸传尸邪气，止健忘，消肿毒。（大明）

滋阴降火，解斑毒，利咽喉，通小便血滞。（时珍）

附方

年久瘰疬：生玄参，捣傅上，日二易之。（《广利方》）

急喉痹风：不拘大人小儿。玄参、鼠粘子（半生半炒）各一两，为末。新水服一盏，立瘥。（《圣惠方》）

三焦积热：玄参、黄连、大黄各一两。为末，炼蜜丸梧子大。每服三、四十丸，白汤下。小儿，丸粟米大。（丹溪方）

小肠疝气：黑参㕮咀，炒，为丸。每服一钱半，空心酒服，出汗即效。（孙天仁《集效方》）

地榆（《本经》中品）

释名

玉豉、酸赭。

根

气味

苦，微寒，无毒。

之才曰：得发良，恶麦门冬，伏丹砂、雄黄、硫黄。

主治

妇人乳产，痓痛七伤，带下五漏，止痛止汗，除恶肉，疗金疮。（《本经》）

止脓血，诸瘘恶疮热疮，补绝伤，产后内塞，可作金疮膏，消酒，除渴，明目。（《别录》）

止冷热痢疳痢，极效。（《开宝》）

止吐血鼻衄肠风，月经不止，血崩，产前后诸血疾，并水泻。（大明）

治胆气不足。（李杲）

汁酿酒治风痹，补脑。捣汁涂虎犬蛇虫伤。（时珍）

酸赭：味酸。主内漏，止血不足。（《别录》）

附方

男女吐血：地榆三两。米醋一升，煮十余沸，去滓，食前稍热服一合。（《圣惠方》）

妇人漏下：赤白不止，令人黄瘦：方同上。

血痢不止：地榆晒研。每服二钱，掺在羊血上，炙熟食之，以捻头煎汤送下。一方：以地榆煮汁作饮，每服三合。（《圣济》）

小儿瘖痢： 地榆煮汁，熬如饴糖，与服便已。（《肘后方》）

小儿湿疮： 地榆煮浓汁，日洗二次。（《千金方》）

丹参（《本经》上品）

释名 **赤参**（《别录》）、**山参**（《日华》）、**郄蝉草**（《本经》）、**木羊乳**（《吴普》）、**逐马**（弘景）、**奔马草**。

时珍曰：五参五色配五脏。故人参入脾，曰黄参；沙参入肺，曰白参；玄参入肾，曰黑参；牡蒙入肝，曰紫参；丹参入心，曰赤参。其苦参，则右肾命门之药也。古人舍紫参而称苦参，未达此义尔。

炳曰：丹参治风软脚，可逐奔马，故名奔马草。曾用，实有效。

集解 时珍曰：处处山中有之。一枝五叶，叶如野苏而尖，青色皱毛。小花成穗如蛾形，中有细子。其根皮丹而肉紫。

根

气味 **苦，微寒，无毒。**

第五卷　草部

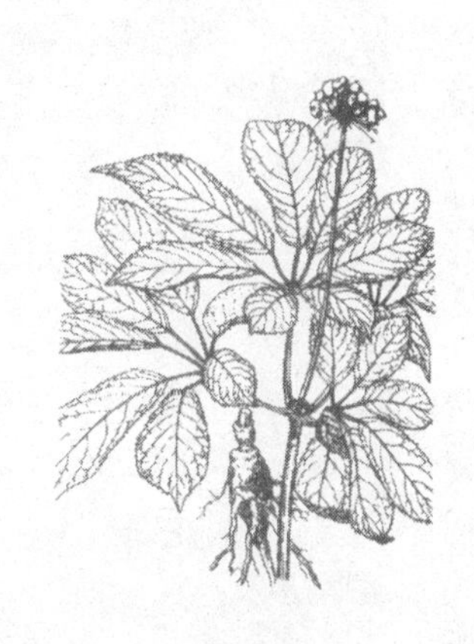
三七

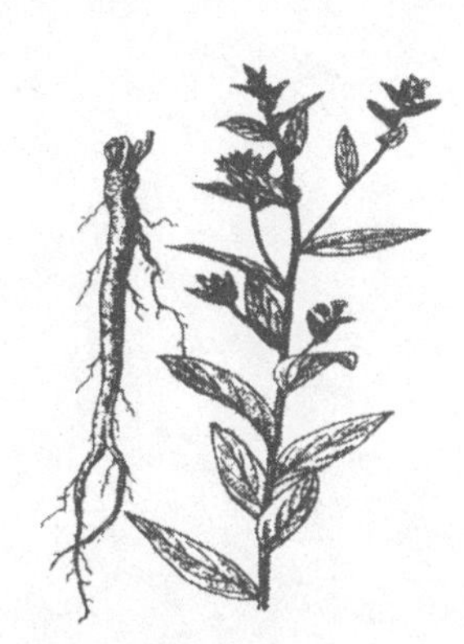
紫草

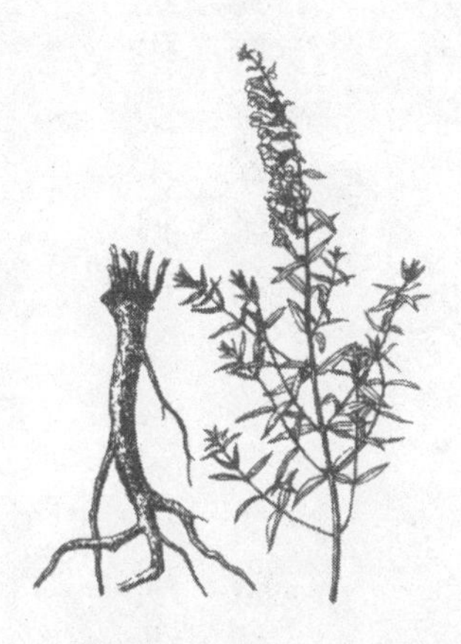
黄芩

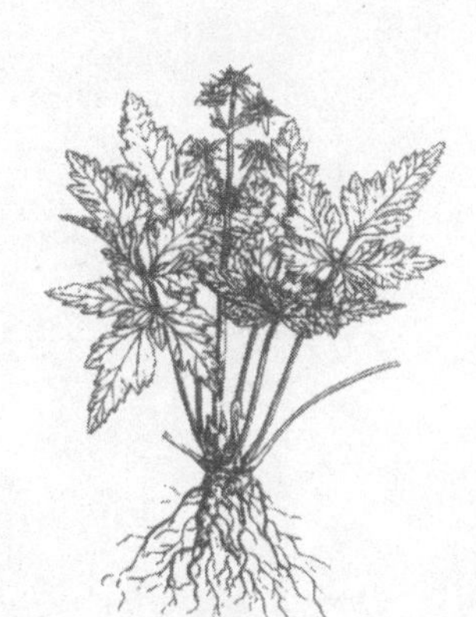
黄连

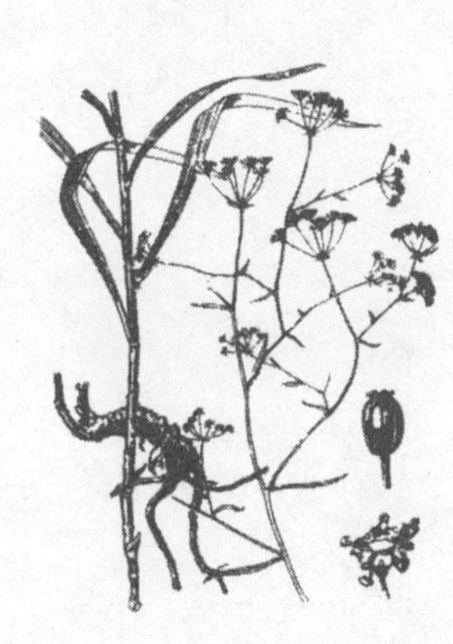
柴胡

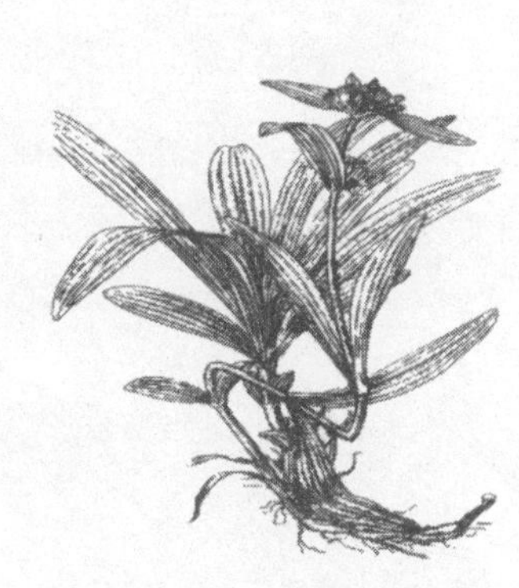
秦艽

之才曰：畏鹹水，反藜芦。

主治

心腹邪气，肠鸣幽幽如走水，寒热积聚，破症除瘕，止烦满，益气。（《本经》）

养血，去心腹痼疾结气，腰脊强脚痹，除风邪留热。久服利人。（《别录》）

渍酒饮，疗风痹足软。（弘景）

主中恶及百邪鬼魅，腹痛气作，声音鸣吼，能定精。（甄权）

养神定志，通利关脉，治冷热劳，骨节疼痛，四肢不遂，头痛赤眼，热温狂闷，破宿血，生新血，安生胎，落死胎，止血崩带下，调妇人经脉不匀，血邪心烦，恶疮疥癣，瘿赘肿毒丹毒，排脓止痛，生肌长肉。（大明）

活血，通心包络，治疝痛。（时珍）

附方

丹参散：治妇人经脉不调，或前或后，或多或少，产前胎不安，产后恶血不下，兼治冷热劳，腰脊痛，骨节烦疼。用丹参洗净，切晒为末。每服二钱，温酒调下。（《妇人明理方》）

小儿身热：汗出拘急，因中风起。丹参半两，鼠屎（炒）三十枚。为末。每服三钱，浆水下。（《圣济总录》）

执油火灼：除痛生肌。丹参八两锉，以水微调，取羊脂二斤，煎三上三下，以涂疮上。（《肘后方》）

黄芩（《本经》中品）

【释名】腐肠（《本经》）、空肠（《别录》）、内虚（《别录》）、妒妇（《吴普》）、经芩（《别录》）、黄文（《别录》）、印头（《吴普》）、苦督邮（《记事》），内实者名子芩（弘景）、条芩（《纲目》）、豘尾芩（《唐本》）、鼠尾芩。

根

【气味】苦，平，无毒。

《别录》曰：大寒。

之才曰：山茱萸、龙骨为之使，恶葱实，畏丹砂、牡丹、藜芦。得厚朴、黄连，止腹痛；得五味子、牡蒙、牡蛎，令人有子；得黄芪、白蔹、赤小豆，疗鼠瘘。

时珍曰：得酒，上行；得猪胆汁，除肝胆火；得柴胡，退寒热；得芍药，治下痢；得桑白皮，泻肺火；得白术，安胎。

【主治】诸热黄疸，肠澼泄痢，逐水，下血闭，恶疮疽蚀火疡。（《本经》）

疗痰热胃中热，小腹绞痛，消谷，利小肠，女子血闭，淋露下血，小儿腹痛。（《别录》）

治热毒骨蒸，寒热往来，肠胃不利，破拥气，治五淋，令人宣畅，去关节烦闷，解热渴。

（甄权）。

下气，主天行热疾，疔疮排脓，治乳痈发背。（大明）

凉心，治肺中湿热，泻肺火上逆，疗上热，目中肿赤，瘀血壅盛，上部积血，补膀胱寒水，安胎，养阴退阳。（元素）

治风热湿热头疼，奔豚热痛，火咳肺痿喉腥，诸失血。（时珍）

附方

三黄丸：孙思邈《千金方》云：巴郡太守奏：加减三黄丸：疗男子五痨七伤，消渴不生肌肉，妇人带下，手足寒热，泻五脏火。春三月，黄芩四两，大黄三两，黄连四两；夏三月，黄芩六两，大黄一两，黄连七两；秋三月，黄芩六两，大黄二两，黄连三两；冬三月，黄芩三两，大黄五两，黄连二两。三物随时合捣下筛，蜜丸乌豆大。米饮每服五丸，日三。不知，增至七丸，服一月病愈。久服走及奔马，人用有验。禁食猪肉。（《图经本草》）

三补丸：治上焦积热，泻五脏火。黄芩、黄连、黄柏等分，为末，蒸饼丸梧子大。每白汤下二、三十丸。（《丹溪纂要》）

肺中有火：清金丸：用片芩（炒）为末，水丸梧子大。每服二、三十丸，白汤下。（同上）

小儿惊啼：黄芩、人参等分，为末。每服一字，水饮下。（《普济方》）

肝热生翳：不拘大人小儿。黄芩一两，淡豉三两。为末。每服三钱，以熟猪肝裹吃，温汤送下，日二服。忌酒、面。（《卫生家宝方》）

少阳头痛：亦治太阳头痛，不拘偏正。小清空膏：用片黄芩（酒浸透，晒干）为末。每服一钱，茶、酒任下。（东垣《兰室秘藏》）

眉眶作痛：风热有痰。黄芩（酒浸）、白芷等分。为末。每服二钱，茶下。（《洁古家珍》）

吐血衄血：或发或止，积热所致。黄芩一两（去中心黑朽者），为末。每服三钱，水一盏，煎六分，和滓温服。（《圣惠方》）

吐衄下血：黄芩三两。水三升，煎一升半，每温服一盏。亦治妇人漏下血。（庞安时《总病论》）

血淋热痛：黄芩一两。水煎热服。（《千金方》）

经水不断：芩心丸：治妇人四十九岁以后，天癸当住，每月却行，或过多不止。用条芩心二两（米醋浸七日，炙干又浸，如此七次）。为末，醋糊丸梧子大。每服七十丸，空心温酒下，日二次。（《瑞竹堂方》）

崩中下血：黄芩为细末。每服一钱，霹雳酒下，以秤锤烧赤，淬酒中也。许学士云：崩中，多用止血及补血药。此方乃治阳乘于阴，所谓天暑地热，经水沸溢者也。（《本事方》）

安胎清热：条芩、白术等分。炒为末，米饮和丸梧子大。每服五十丸，白汤下。或加神曲。凡妊娠调理，以四物去地黄，加白术、黄芩为末，常服甚良。（《丹溪纂要》）

产后血渴：饮水不止：黄芩、麦门冬等分。水煎温服，无时。（《杨氏家藏方》）

灸疮血出：一人灸火至五壮，血出不止如尿，手冷欲绝。以酒炒黄芩二钱为末，酒服即止。（李楼《怪证奇方》）

老小火丹：黄芩末，水调涂之。（《梅师方》）

子

主治 **肠澼脓血**（《别录》）。

秦艽（《本经》中品）

释名 **秦纠**（《唐本》）、**秦爪**（萧炳）。

根

气味 **苦，平，无毒。**

主治 **寒热邪气，寒湿风痹，肢节痛，下水利小便。**（《本经》）

疗风无问久新，通身挛急。（《别录》）

传尸骨蒸，治疳及时气。（大明）

牛乳点服，利大小便，疗酒黄、黄疸，解酒毒，去头风。（甄权）

除阳明风湿，及手足不遂，口噤牙痛口疮，肠风泻血，养血荣筋。（元素）

泄热，益胆气。（好古）

治胃热虚劳发热。（时珍）

附方

五种黄疸：崔元亮《海上方》云：凡黄有数种：伤酒发黄，误食鼠粪亦作黄，因劳发黄，多痰涕，目有赤脉，益憔悴，或面赤恶心者是也。用秦艽一大两，剉作两帖。每帖用酒半升，浸绞取汁，空腹服，或利便止。就中饮酒人易治，屡用得力。《贞元广利方》：治黄病内外皆黄，小便赤，心烦口干者。以秦艽三两，牛乳一大升，煮取七合，分温再服。此方出于许仁则。又孙真人方：加芒硝六钱。

暴泻引饮：秦艽二两，甘草（炙）半两。每服三钱，水煎服。《圣惠方》

伤寒烦渴：心神躁热。用秦艽一两，牛乳一大盏，煎六分，分作二服。《太平圣惠方》

小儿骨蒸：同上。

小便艰难：或转胞，腹满闷，不急疗，杀人。用秦艽一两，水一盏，煎七分，分作二服。又方：加冬葵子等分，为末，酒服一匕。《圣惠方》

胎动不安：秦艽、甘草（炙）、鹿角胶（炒）各半两，为末。每服三钱，水一大盏，糯米五十粒，煎服。又方：秦艽、阿胶（炒）、艾叶等分，如上煎服。《圣惠方》

发背初起：疑似者。便以秦艽、牛乳煎服，得快利三、五行，即愈。（崔元亮《海上集验方》）

疮口不合：一切皆治。秦艽为末，掺之。《直指方》

防风（《本经》上品）

释名　铜芸（《本经》）、茴芸（《吴普》）、茴草（《别录》）、屏风（《别录》）、茴根（《别录》）、百枝（《别录》）、百蜚（《吴普》）。

气味　甘，温，无毒。

杲曰：防风能制黄芪，黄芪得防风其功愈大，乃相畏而相使者也。

之才曰：得葱白，能行周身；得泽泻、藁本，疗风；得当归、芍药、阳起石、禹余粮，疗妇人子脏风。畏萆薢，杀附子毒，恶藜芦、白蔹、干姜、芫花。

主治　大风，头眩痛恶风，风邪目盲无所见，风行周身，骨节疼痹，烦满。久服轻身。（《本经》）

胁痛胁风，头面去来，四肢挛急，字乳金疮内痉。（《别录》）

治三十六般风，男子一切劳劣，补中益神，风赤眼，止冷泪及瘫痪，通利五脏关脉，五劳七伤，羸损盗汗，心烦体重，能安神定志，匀气脉。（大明）

治上焦风邪，泻肺实，散头目中滞气，经络中留湿，主上部见血。（元素）

搜肝气。（好古）

叶

主治 **中风热汗出**（《别录》）。

颂曰：江东一种防风，茹其嫩苗，云动风，与此文相反，岂别是一物耶？

花

主治 **四肢拘急，行履不得，经脉虚羸，骨节间痛，心腹痛。**（甄权）

子

主治 **疗风更优，调食之。**（苏恭）

附方

自汗不止：防风（去芦）为末，每服二钱，浮麦煎汤服。《朱氏集验方》：防风用麸炒，猪皮煎汤下。

睡中盗汗：防风二两，芎䓖一两，人参半两。为末。每服三钱，临卧饮下。（《易简方》）

消风顺气：老人大肠秘涩。防风、枳壳（麸炒）一两，甘草半两，为末，每食前白汤服二钱。（《简便方》）

偏正头风：防风、白芷等分。为末，炼蜜丸弹子大。每嚼一丸，茶清下。（《普济方》）

破伤中风：牙关紧急。天南星、防风等分。为末。每服二、三匙，童子小便五升，煎至四升，

分二服，即止也。（《经验后方》）

小儿解颅：防风、白芨、柏子仁等分，为末。以乳汁调涂，一日一换。（《养生主论》）

妇人崩中：独圣散：用防风（去芦头，炙赤）为末。每服一钱，以面糊酒调下，更以面糊酒投之。此药累经效验。一方：加炒黑蒲黄等分。（《经验后方》）

解乌头毒：附子、天雄毒。并用防风煎汁饮之。（《千金方》）

解芫花毒：同上。

解野菌毒：同上。

解诸药毒：已死，只要心间温暖者，乃是热物犯之。只用防风一味，擂冷水灌之。（万氏《积善堂》）

独活（《本经》上品）

释名 **羌活**（《本经》）、**羌青**（《本经》）、**独摇草**（《别录》）、**护羌使者**（《本经》）、**胡王使者**（《吴普》）、**长生草**。

根

气味 **苦、甘，平，无毒。**

主治

风寒所击，金疮止痛，奔豚痫痓，女子疝瘕。久服轻身耐老。（《本经》）

疗诸贼风，百节痛风，无问久新。（《别录》）

独活：治诸中风湿冷，奔喘逆气，皮肤苦痒，手足挛痛劳损，风毒齿痛。羌活：治贼风失音不语，多痒，手足不遂，口面㖞斜，遍身𤸷痹、血癞。（甄权）

羌、独活：治一切风并气，筋骨挛拳，骨节酸疼，头旋目赤疼痛，五劳七伤，利五脏及伏梁水气。（大明）

治风寒湿痹，酸痛不仁，诸风掉眩，颈项难伸。（李杲）

去肾间风邪，搜肝风，泻肝气，治项强、腰脊痛。（好古）

散痈疽败血。（元素）

附方

中风口噤：通身冷，不知人。独活四两。好酒一升，煎半升服。（《千金方》）

中风不语：独活一两。酒二升，煎一升，大豆五合，炒有声，以药酒热投，盖之良久，温服三合，未瘥再服。（陈延之《小品方》）

热风瘫痪：常举发者。羌活二斤，构子一升。为末。每酒服方寸匕，日三服。（《广济方》）

产后中风：语涩，四肢拘急。羌活三两。为末。每服五钱，酒、水各一盏，煎减半服。（《小品方》）

产后风虚：独活、白藓皮各三两，水三升，煮二升，分三服。耐酒者，入酒同煮。（《小品方》）

产后腹痛：羌活二两，煎酒服。（《必效方》）

产肠脱出：方同上。（《子母秘录》）

妊娠浮肿：羌活、萝卜子同炒香，只取羌活为末。每服二钱，温酒调下，一日一服，二日二服，三日三服。乃嘉兴主簿张昌明所传。（许学士《本事方》）

风水浮肿：方同上。历节风痛：独活、羌活、松节等分。用酒煮过，每日空心饮一杯。（《外台秘要》）

风牙肿痛：《肘后方》：用独活煮酒，热漱之。文潞公《药准》：用独活、地黄各三两，为末。每服三钱，水一盏煎，和滓温服，卧时再服。

喉闭口噤：羌活三两，牛蒡子二两，水煎一钟，入白矾少许，灌之取效。（《圣济录》）

睛垂至鼻：人睛忽垂至鼻，如黑角色，痛不可忍，或时时大便血出，名曰肝胀。用羌活煎汁，服数盏，自愈。（夏子益《奇疾方》）

太阳头痛：羌活、防风、红豆等分。为末，搐鼻。（《玉机微义》）

本草纲目

线装典藏

册二

明·李时珍 著

黄山书社

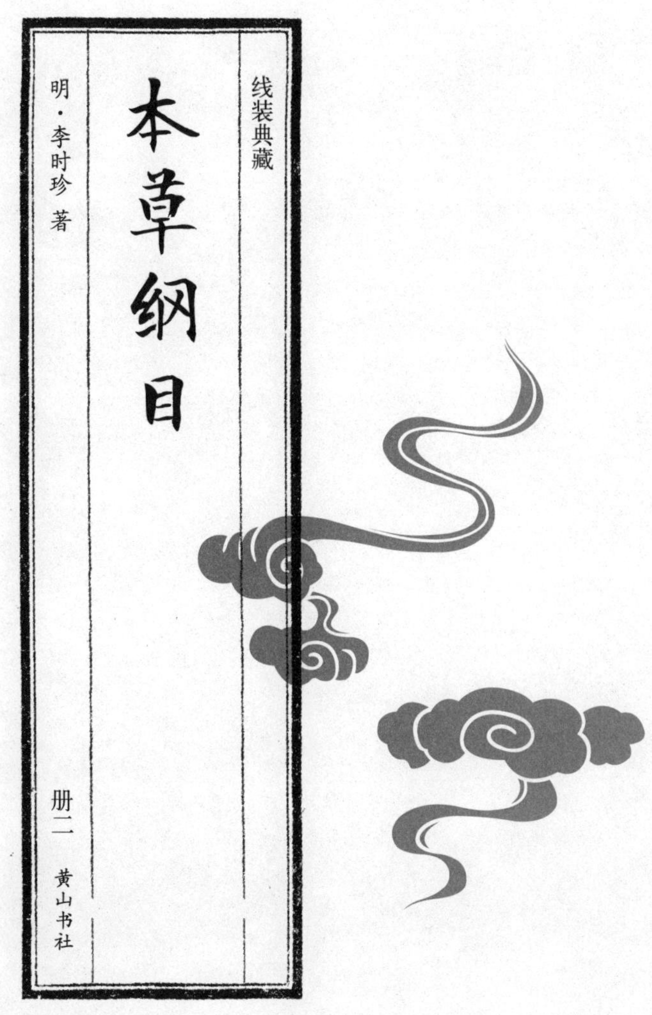

线装典藏

本草纲目

明·李时珍 著

册二

黄山书社

升麻（《别录》上品）

释名

周麻。

根

气味

甘、苦，平、微寒，无毒。

时珍曰：升麻，同柴胡，引生发之气上行；同葛根，能发阳明之汗。

主治

解百毒，杀百精老物殃鬼，辟瘟疫瘴气邪气，蛊毒入口皆吐出，中恶腹痛，时气毒疠，头痛寒热，风肿诸毒，喉痛口疮。久服不夭，轻身长年。（《别录》）

安魂定魄，鬼附啼泣，疳䘌，游风肿毒。（大明）

小儿惊痫，热壅不通，疗痈肿豌豆疮，水煎绵沾拭疮上。（甄权）

治阳明头痛，补脾胃，去皮肤风邪，解肌肉间风热，疗肺痿咳唾脓血，能发浮汗。（元素）

牙根浮烂恶臭，太阳鼽衄，为疮家圣药。（好古）

消斑疹，行瘀血，治阳陷眩运，胸胁虚痛，久泄下痢，后重遗浊，带下崩中，血淋下血，阴痿足寒。（时珍）

附方

服食丹砂：石泉公王方庆《岭南方》云：南方养生治病，无过丹砂。其方用升麻末三两。（研炼过），光明砂一两。以蜜丸梧子大，每日食后服三丸。（苏颂《图经本草》）

豌豆斑疮：比岁有病天行发斑疮，头面及身，须臾周匝，状如火烧疮，皆戴白浆，随决随生，不治数日必死，瘥后瘢黯，弥岁方减，此恶毒之气所为。云晋元帝时，此病自西北流起，名虏疮。以蜜煎升麻，时时食之。并以水煮升麻，绵沾拭洗之。（葛洪《肘后方》）

辟瘴明目：七物升麻丸：升麻、犀角、黄芩、朴硝、栀子、大黄各二两，豉二升（微熬）。同捣末，蜜丸梧子大。觉四肢大热，大便难，即服三十丸，取微利为度。若四肢小热，只食后服二十丸。非但辟瘴，甚能明目。（王方庆《岭南方》）

卒肿毒起：升麻磨醋，频涂之。（《肘后》）

喉痹作痛：升麻片，含咽。或以半两，煎服取吐。（《直指方》）

胃热齿痛：升麻煎汤，热漱咽之，解毒。或加生地黄。（《直指方》）

口舌生疮：升麻一两，黄连三分。为末，绵裹含咽。（《本事方》）

热痱瘙痒：升麻，煎汤饮，并洗之。（《千金方》）

小儿尿血：蜀升麻五分。水五合，煎一合，服之。一岁儿，一日一服。（姚和众《至宝方》）

产后恶血不尽，或经月半年：以升麻三两，清酒五升，煮取二升，分半再服。当吐下恶物，极良。（《千金翼方》）

第五卷　草部

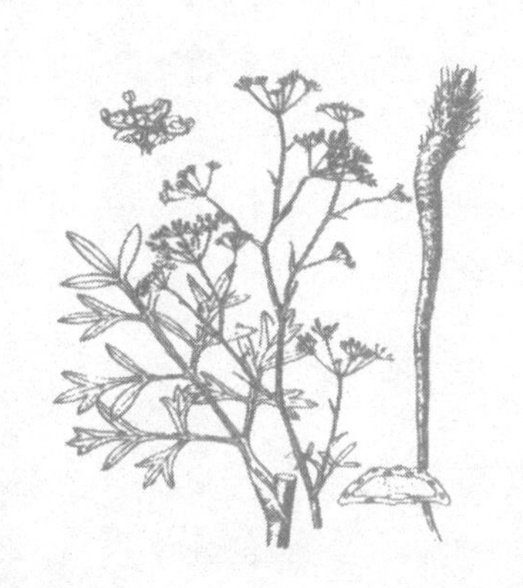

防风

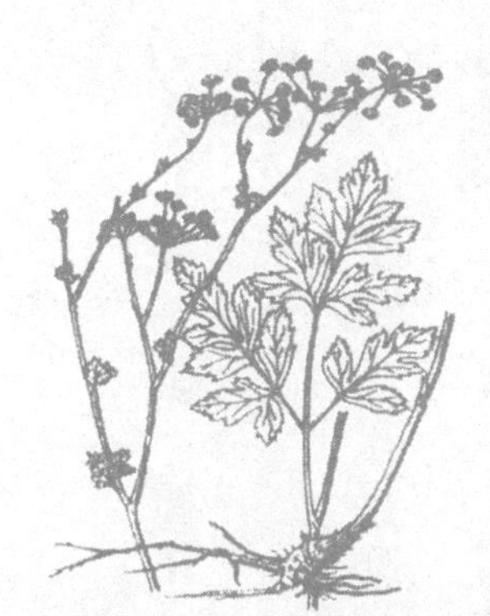

前胡

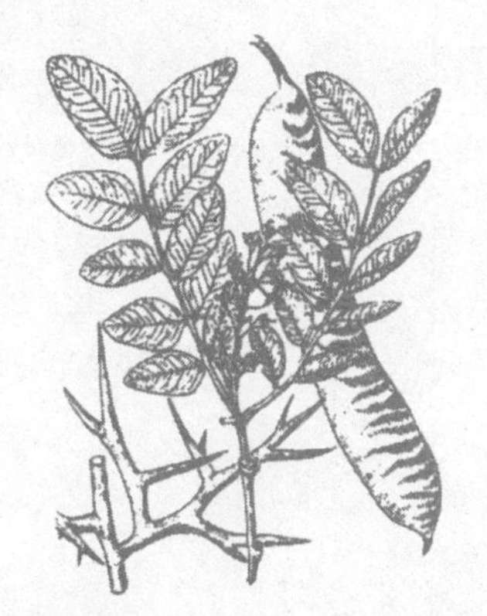

升麻

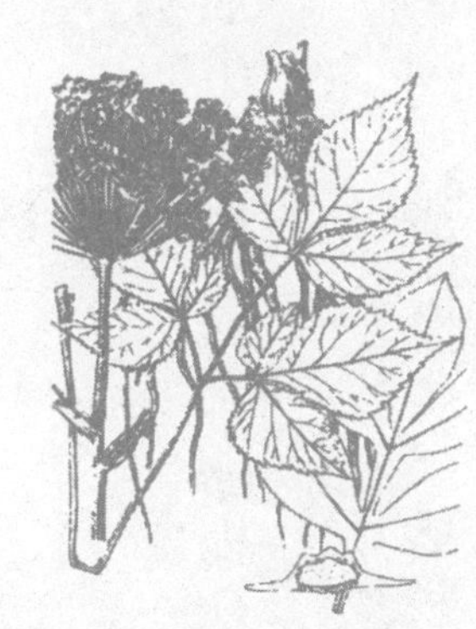

重齿当归

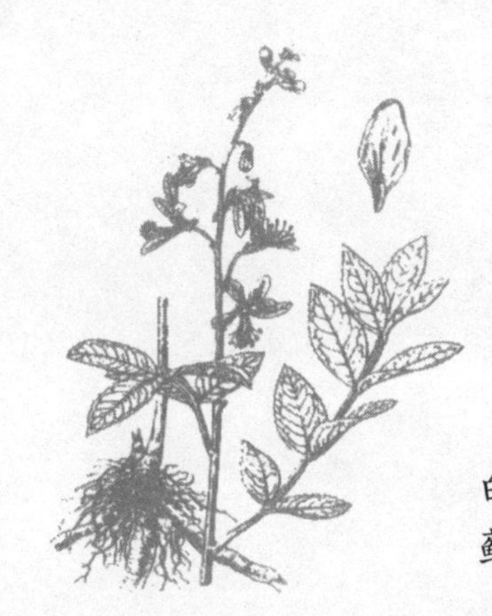

白藓

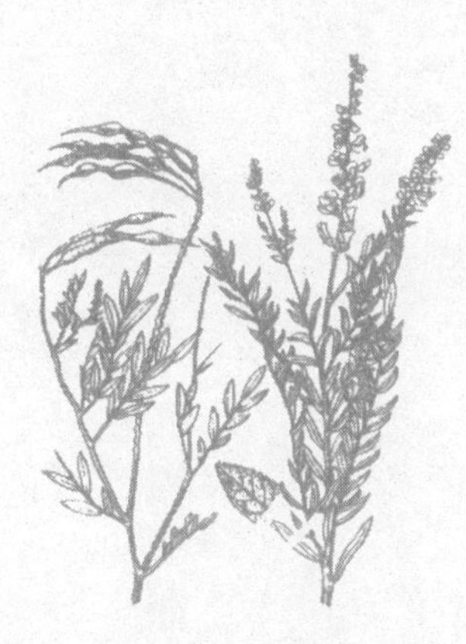

苦参

解莨菪毒：升麻煮汁，多服之。（《外台秘要》）

挑生蛊毒：野葛毒。并以升麻多煎频饮之。（《直指方》）

射工溪毒：升麻、乌翣煎水服，以滓涂之。（《肘后方》）

延胡索（宋《开宝》）

释名 **玄胡索。**

根

气味 **辛，温，无毒。**

主治 **破血，妇人月经不调，腹中结块，崩中淋露，产后诸血病，血运，暴血冲上，因损下血。煮酒或酒磨服。**（《开宝》）

除风治气，暖腰膝，止暴腰痛，破症癖，扑损瘀血，落胎。（大明）

治心气小腹痛，有神。（好古）

散气，治肾气，通经络。（李珣）

活血利气，止痛，通小便。（时珍）

附方

老小咳嗽：玄胡索一两，枯矾二钱半。为末。每服二钱，软饧一块和，含之。（《仁存堂方》）

鼻出衄血：玄胡索末，绵裹塞耳内，左衄塞右，右衄塞左。（《普济方》）

小便尿血：玄胡索一两，朴硝七钱半，为末。每服四钱，水煎服。（《活人书》）

小便不通：捻头散：治小儿小便不通。用玄胡索、川苦楝子等分，为末。每服半钱或一钱，白汤滴油数点调下。（钱仲阳《小儿直诀》）

膜外气疼：及气块。玄胡索不限多少。为末。猪胰一具，切作块子，炙熟蘸末，频食之。（《胜金方》）

妇女血气：腹中刺痛，经候不调。用玄胡索（去皮，醋炒）、当归（酒浸炒）各一两，橘红二两。为末，酒煮米糊丸梧子大。每服一百丸，空心艾醋汤下。（《济生方》）

产后诸病：凡产后，秽污不尽，腹满，及产后血运，心头硬，或寒热不禁，或心闷、手足烦热、气力欲绝诸病。并用玄胡索炒研，酒服一钱，甚效。（《圣惠方》）

小儿盘肠：气痛。玄胡索、茴香等分，炒研，空心米饮量儿大小与服。（《卫生易简方》）

疝气危急：玄胡索（盐炒）、全蝎（去毒生用）等分。为末。每服半钱，空心盐酒下。（《直指方》）

肢体拘痛：方同上。

偏正头痛：不可忍者。玄胡索七枚，青黛二钱，牙皂二个（去皮子）。为末，水和丸如杏仁大。每以水化一丸，灌入病人鼻内，随左右，口咬铜钱一个，当有涎出成盆而愈。（《永类方》）

坠落车马：筋骨痛不止。玄胡索末。豆淋酒服二钱，日二服。（《圣惠方》）

贝母（《本经》中品）

释名 **䗪**（《尔雅》）、**勤母**（《别录》）、**苦菜**（《别录》）、**苦花**（《别录》）、**空草**（《本经》）、**药实**。

根

气味 **辛，平，无毒。**

《别录》曰：苦，微寒。

恭曰：味甘、苦，不辛。

之才曰：厚朴、白薇为之使，恶桃花，畏秦艽、莽草、礜石，反乌头。

主治 **伤寒烦热，淋沥邪气，疝瘕，喉痹乳难，金疮风痉。**（《本经》）

疗腹中结实，心下满，洗洗恶风寒，目眩项直，咳嗽上气，止烦热渴，出汗，安五脏，利骨髓。（《别录》）

服之不饥断谷。（弘景）

消痰，润心肺。末和沙糖丸含，止嗽。烧灰油调，敷人畜恶疮，敛疮口。（大明）

主胸胁逆气，时疾黄疸。研末点目，去肤翳。以七枚作末酒服，治产难及胞衣不出。与连翘同服，主项下瘤瘿疾。（甄权）

附方

忧郁不伸：胸膈不宽。贝母去心，姜汁炒研，姜汁面糊丸。每服七十丸，征士锁甲煎汤下。（《集效方》）

化痰降气：止咳解郁，消食除胀，有奇效。用贝母（去心）一两，姜制厚朴半两。蜜丸梧子大。每白汤下五十丸。（《笔峰方》）

小儿晬嗽：百日内咳嗽痰壅。贝母五钱，甘草（半生半炙）二钱。为末，沙糖丸芡子大，每米饮化下一丸。（《全幼心鉴》）

孕妇咳嗽：贝母去心，麸炒黄为末，沙糖拌丸芡子大。每含咽一丸，神效。（《救急易方》）

妊娠尿难：饮食如故。用贝母、苦参、当归各四两。为末，蜜丸小豆大，每饮服三丸至十丸。（《金匮要略》）

乳汁不下：二母散：贝母、知母、牡蛎粉等分。为细末。每猪蹄汤调服二钱，此祖传方也。（王海藏《汤液本草》）

冷泪目昏：贝母一枚，胡椒七粒。为末点之。（《儒门事亲》方）

目生弩肉：《肘后》：用贝母、真丹等分为末，日点。《摘玄方》：用贝母、丁香等分，为末。乳汁调点。

吐血不止：贝母炮研，温浆水服二钱。（《圣惠方》）

衄血不止：贝母（炮）研末，浆水服二钱，良久再服。（《普济方》）

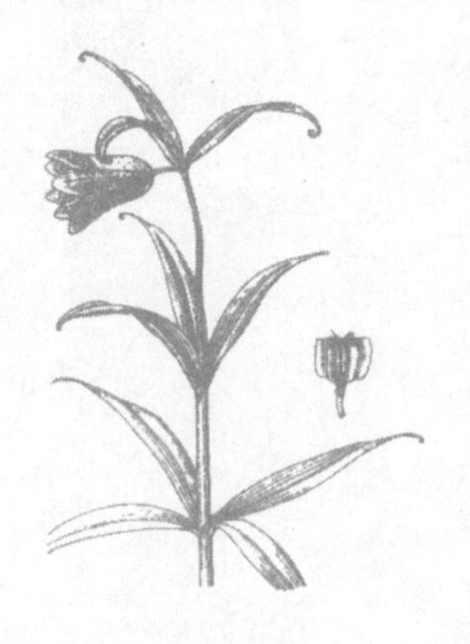
暗紫贝母

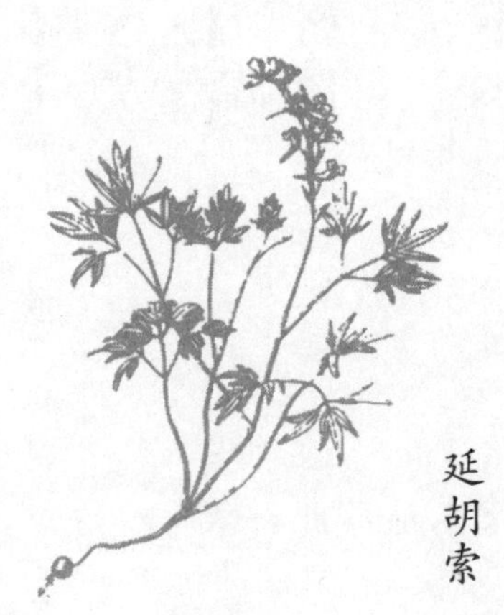
延胡索

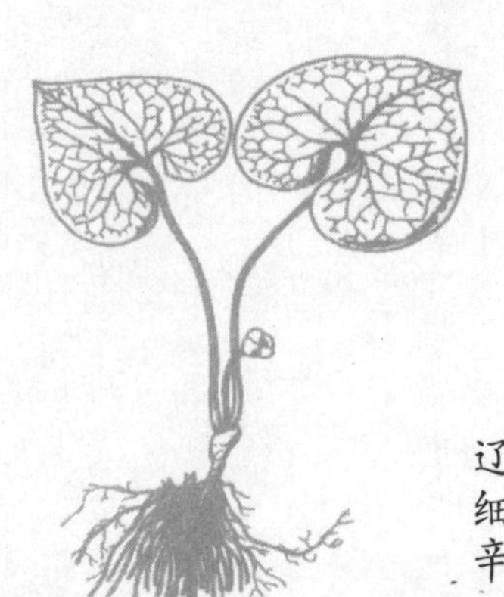
辽细辛

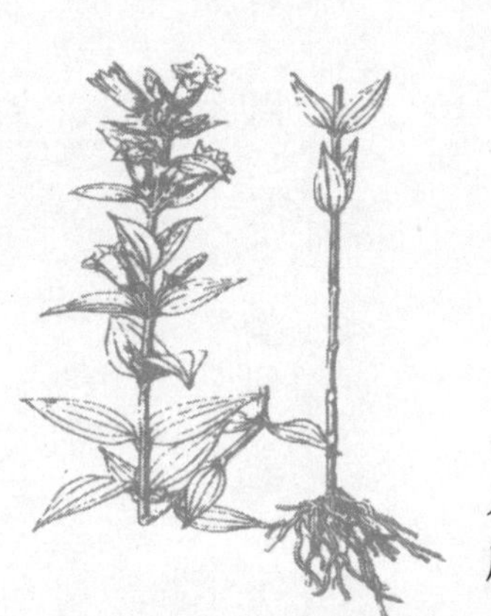
龙胆

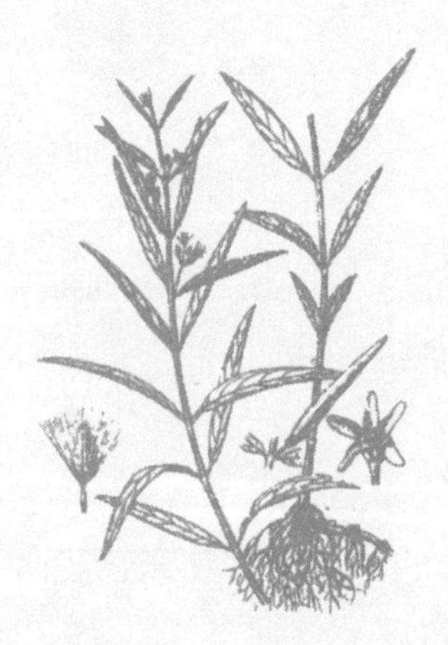
柳叶白前

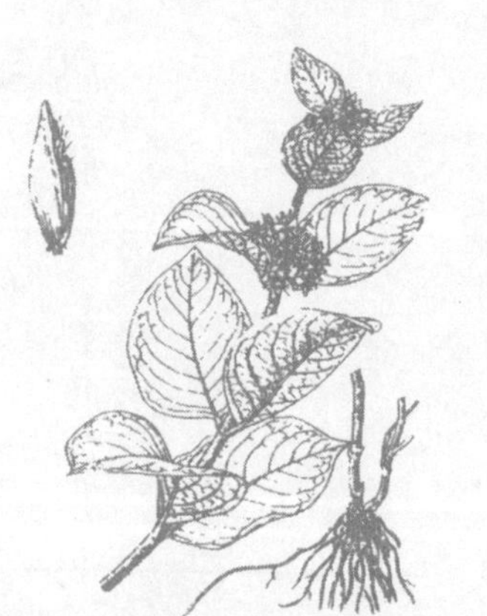
白薇

小儿鹅口：满口白烂。贝母（去心为末）半钱，水五分，蜜少许，煎三沸，缴净抹之，日四五度。（《圣惠方》）

吹奶作痛：贝母末，吹鼻中，大效。（危氏《得效方》）

乳痈初肿：贝母末，酒服二钱，仍令人吮之，即通。（《仁斋直指方》）

便痈肿痛：贝母、白芷等分为末，酒调服或酒煎服，以滓贴之。（《永类钤方》）

紫白癜斑：贝母、南星等分为末生姜带汁擦之。《德生堂方》：用贝母、干姜等分，为末，如澡豆，入密室中浴擦，得汗为妙。《谈野翁方》：以生姜擦动，醋磨贝母涂之。《圣惠方》：用贝母、百部等分为末，自然姜汁调搽。

石蒜（宋《图经》）

释名 **乌蒜**（《纲目》）、**老鸦蒜**（《救荒》）、**蒜头草**（《纲目》）、**婆婆酸**（《纲目》）、**一枝箭**（《纲目》）、**水麻**（《图经》）。

根

气味 **辛、甘，温，有小毒。**

主治 傅贴肿毒。（苏颂）

疔疮恶核，可水煎服取汗，及捣敷之。又中溪毒者，酒煎半升服，取吐良。（时珍）

龙胆（《本经》上品）

释名 陵游（《本经》）。

根

气味 苦、涩，大寒，无毒。

敩曰：空腹饵之，令人溺不禁。

之才曰：贯众、小豆为之使，恶地黄、防葵。

主治 骨间寒热，惊痫邪气，续绝伤，定五脏，杀蛊毒。（《本经》）

除胃中伏热，时气温热，热泄下痢，去肠中小虫，益肝胆气，止惊惕，久服益智不忘，轻身耐老。（《别录》）

治小儿壮热骨热，惊痫入心，时疾热黄，痈肿口疮。（甄权）

客忤痟气，热病狂语，明目止烦，治疮疥。（大明）

去目中黄及睛赤肿胀，瘀肉高起，痛不可忍。（元素）

退肝经邪热，除下焦湿热之肿，泻膀胱火。（李杲）

疗咽喉痛，风热盗汗。（时珍）

附方

伤寒发狂：草龙胆为末，入鸡子清、白蜜，化凉水服二钱。（《伤寒蕴要》）

四肢疼痛：山龙胆根，细切，用生姜自然汁浸一宿，去其性，焙干捣末，水煎一钱匕，温服之。此与龙胆同类别种，经霜不凋。（苏颂《图经本草》）

谷疸劳疸：谷疸，因食而得；劳疸，因劳而得。用龙胆一两，苦参三两。为末，牛胆汁和丸梧子大。先食以麦饮服五丸，日三服，不愈稍增。劳疸，加龙胆一两，栀子仁三七枚，以猪胆和丸。（《删繁方》）

一切盗汗：妇人、小儿一切盗汗，又治伤寒后盗汗不止。龙胆草研末，每服一钱，猪胆汁三两，点入温酒少许调服。（《杨氏家藏方》）

小儿盗汗：身热。龙胆草、防风各等分。为末。每服一钱，米饮调下。亦可丸服，及水煎服。（《婴童百问》）

咽喉热痛：龙胆，擂水服之。（《集简方》）

暑行目涩：生龙胆（捣汁）一合，黄连（二寸切烂浸汁）一匙，和点之。（危氏《得效方》）

眼中漏脓：龙胆草、当归等分。为末。每服二钱，温水下。（《鸿飞集》）

蛔虫攻心：刺痛，吐清水。龙胆一两，去头剉，水二盏，煮一盏，隔宿勿食，平旦顿服之。（《圣惠方》）

猝然下血：不止。龙胆一虎口，水五升，煮取二升半，分为五服。（姚僧垣《集验方》）

细辛（《本经》上品）

释名 **小辛**（《本经》）、**少辛**。

根

气味 **辛，温，无毒**。

普曰：神农、黄帝、雷公。桐君：辛，小温。岐伯：无毒。

李当之：小寒。

权曰：苦、辛。

之才曰：曾青、枣根为之使。得当归、芍药、白芷、芎䓖、牡丹、藁本、甘草，共疗妇人。得决明、鲤鱼胆、青羊肝，共疗目痛。恶黄芪、狼毒、山茱萸，忌生菜、狸肉，畏硝石、滑石，反藜芦。

主治 **咳逆上气，头痛脑动，百节拘挛，风湿痹痛死肌。久服明目利九窍，轻身长年**。（《本经》）

温中下气，破痰利水道，开胸中滞结，除喉痹鼻不闻香臭，风痫癫疾，下乳结，汗不出，血不行，安五脏，益肝胆，通精气。（《别录》）

添胆气，治嗽，去皮风湿痒，风眼泪下，除齿痛，血闭，妇人血沥腰痛。（甄权）

含之，去口臭。（弘景）

润肝燥，治督脉为病，脊强而厥。（好古）

治口舌生疮，大便燥结，起目中倒睫。（时珍）

附方

暗风卒倒：不省人事。细辛末，吹入鼻中。（危氏《得效方》）

虚寒呕哕：饮食不下。细辛（去叶）半两，丁香二钱半。为末。每服一钱，柿蒂汤下。

小儿客忤：口不能言。细辛、桂心末等分，以少许纳口中。（《外台秘要》）

小儿口疮：细辛末，醋调，贴脐上。（《卫生家宝方》）

口舌生疮：细辛、黄连等分，为末掺之，漱涎甚效，名兼金散。一方用细辛、黄柏。（《三因方》）

口臭䘌齿：肿痛。细辛煮浓汁，热含冷吐，取瘥。（《圣惠方》）

鼻中息肉：细辛末，时时吹之。（《圣惠方》）

诸般耳聋：细辛末，溶黄蜡丸鼠屎大，绵裹一丸塞之，一、二次即愈。须戒怒气，名聪耳丸。（龚氏《经验方》）

白薇（《本经》中品）

释名 **薇草**（《别录》）、**白幕**（《别录》）、**春草**（《别录》）、**葞**、**骨美**。

根

气味 **苦、咸，平，无毒。**《别录》曰：大寒。之才曰：恶黄芪、大黄、大戟、干姜、大枣、干漆、山茱萸。

主治 **暴中风身热肢满，忽忽不知人，狂惑邪气，寒热酸疼，温疟洗洗，发作有时。**（《本经》）**疗伤中淋露，下水气，利阴气，益精。久服利人。**（《别录》）**治惊邪风狂痓病，百邪鬼魅。**（弘景）**风温灼热多眠，及热淋遗尿，金疮出血。**（时珍）

附方 **肺实鼻塞：**不知香臭。白薇、贝母、款冬花各一两，百部二两。为末。每服一钱，米饮下。（《普济方》）

妇人遗尿：不拘胎前产后。白薇、芍药各一两。为末。酒服方寸匕，日三服。（《千金方》）

血淋热淋：方同上。

妇人血厥：人平居无疾苦，忽如死人，身不动摇，目闭口噤，或微知人，眩冒，称时方寤，此名血厥，亦名郁冒。出汗过多，血少，阳气独上，气塞不行，故身如死。气过血还，阴阳复通，故移时方寤。妇人尤多此证。宜服白薇汤：用白薇、当归各一两，人参半两，甘草二钱半。每服五钱，水二盏，煎一盏，温服。（《本事方》）

金疮血出：白薇为末，贴之。（《儒门事亲》）

白前（《别录》中品）

释名　石蓝（《唐本》）、嗽药（同上）。

根

气味　**甘，微温，无毒**。

权曰：辛。

恭曰：微寒。

主治　**胸胁逆气，咳嗽上气，呼吸欲绝**。（《别录》）

主一切气，肺气烦闷，奔豚肾气。（大明）

降气下痰。（时珍）

附方

久嗽唾血：白前、桔梗、桑白皮三两（炒），甘草一两（炙）。水六升，煮一升，分三服。忌猪肉、菘菜。（《外台》）

久咳上气：体肿，短气胀满，昼夜倚壁不得卧，常作水鸡声者，白前汤主之：白前二两，紫菀、半夏各三两，大戟七合。以水一斗，渍一宿，煮取三升，分作三服。禁食羊肉、饧糖大佳。（《深师方》）

久患呷呷：咳嗽，喉中作声，不得眠。取白前焙捣为末，每温酒服二钱。（《梅师方》）

朱砂根（《纲目》）

根

气味

苦，凉，无毒。

主治

咽喉肿痹，磨水或醋咽之，甚良（时珍）。

当归（《本经》中品）

根

释名 **乾归**（《本经》）、**山蕲**（《尔雅》）、**白蕲**（《尔雅》）、**文无**（《纲目》）。

气味 **甘，温，无毒。**

之才曰：恶蔄茹、湿面，畏菖蒲、海藻、牡蒙、生姜，制雄黄。

主治 **咳逆上气，温疟寒热洗洗在皮肤中，妇人漏下绝子，诸恶疮疡金疮，煮汁饮之。**（《本经》）

温中止痛，除客血内塞，中风痓汗不出，湿痹中恶，客气虚冷，补五脏，生肌肉。（《别录》）

止呕逆，虚劳寒热，下痢腹痛齿痛，女人沥血腰痛，崩中，补诸不足。（甄权）

治一切风，一切血，补一切劳，破恶血，养新血，及症癖，肠胃冷。（大明）

治头痛，心腹诸痛，润肠胃筋骨皮肤，治痈疽，排脓止痛，和血补血。（时珍）

主痿癖嗜卧，足下热而痛。冲脉为病，气逆里急。带脉为病，腹痛，腰溶溶如坐水中。（好古）

附方 **血虚发热：**当归补血汤：治肌热燥热，目赤面红，烦渴引饮，昼夜不息，其脉洪大而虚，重按全无力，此血虚之候也。得于饥困劳役，证象白虎，但脉不长实为异耳。若误服白虎汤即死，宜此主之。

当归身（酒洗）二钱，绵黄芪（蜜炙）一两。作一服。水二钟，煎一钟，空心温服，日再服。（东垣《兰室秘藏》）

失血眩运：凡伤胎去血，产后去血，崩中去血，金疮去血，拔牙去血，一切去血过多，心烦眩运，闷绝不省人事。当归二两，芎䓖一两。每用五钱，水七分，酒三分，煎七分，热服，日再。（《妇人良方》）

衄血不止：当归（焙）研末，每服一钱，米饮调下。（《圣济录》）

小便出血：当归四两（剉），酒三升，煮取一升，顿服。（《肘后》）

头痛欲裂：当归二两，酒一升，煮取六合，饮之，日再服。（《外台秘要》方）

内虚目暗：补气养血。用当归（生晒）六两，附子（火炮）一两，为末，炼蜜丸梧子大。每服三十丸，温酒下，名六一丸。（《圣济总录》）

心下痛刺：当归为末，酒服方寸匕。（《必效方》）

手臂疼痛：当归三两（切），酒浸三日，温饮之。饮尽，别以三两再浸，以瘥为度。（《事林广记》）

温疟不止：当归一两。水煎饮，日一服。（《圣济总录》）

久痢不止：当归二两，吴茱萸一两。同炒香，去萸不用，为末，蜜丸梧子大。每服三十丸，米饮下，名胜金丸。（《普济方》）

大便不通：当归、白芷等分，为末。每服二钱，米汤下。（《圣济总录》）

妇人百病：诸虚不足者。当归四两，地黄二两，为末，蜜丸梧子大。每食前，米饮下十五丸。（《太医支法存方》）

月经逆行：从口鼻出。先以京墨磨汁服，止之。次用当归尾、红花各三钱。水一钟半，煎八分，温服，其经即通。（《简便方》）

妇人血气：脐下气胀，月经不利，血气上攻欲呕，不得睡。当归四钱，干漆（烧存性）二钱，为末，炼蜜丸梧子大。每服十五丸，温酒下。（《永类方》）

堕胎下血不止：当归（焙）一两，葱白一握。每服五钱，酒一盏半，煎八分，温服。（《圣济总录》）

妊娠胎动：神妙。佛手散：治妇人妊娠伤动，或子死腹中，血下疼痛，口噤欲死。服此探之，不损则痛止，已损便立下，此乃徐王神验方也。当归二两，芎䓖一两。为粗末。每服三钱，水一盏，煎令泣泣欲干，投酒一盏，再煎一沸，温服，或灌之。如人行五里，再服。不过三、五服，便效。（张文仲《备急方》）

产后血胀：腹痛引胁。当归二钱，干姜（炮）五分。为末。每服三钱，水一盏，煎八分，入盐、酢少许，热服。（《妇人良方》）

产后腹痛：如绞。当归末五钱，白蜜一合，水一盏，煎一盏，分为二服。未效再服。（《妇人良方》）

产后自汗：壮热，气短，腰脚痛不可转。当归三钱，黄芪、白芍药（酒炒）各二钱，生姜五片。水一盏半，煎七分，温服。（《和剂局方》）

产后中风：不省人事，口吐涎沫，手足瘛疭。当归、荆芥穗等分，为末。每服三钱，水一盏，酒少许，童尿少许，煎七分，灌之，下咽即有生意，神效。（《圣惠方》）

小儿胎寒：好啼，昼夜不止，因此成痫。当归末一小豆大，以乳汁灌之，日夜三四度。（《肘后方》）

第五卷　草部

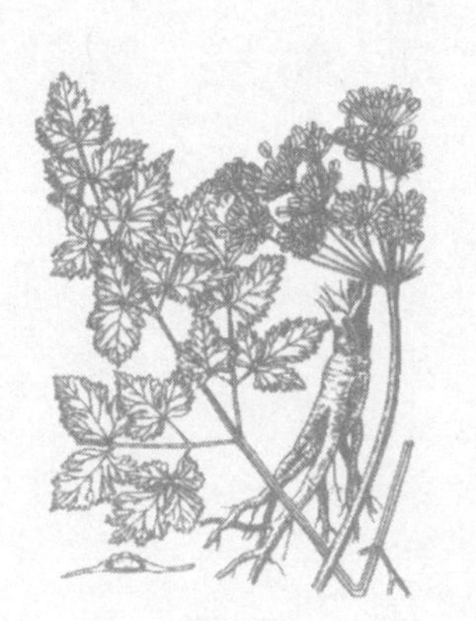
当归

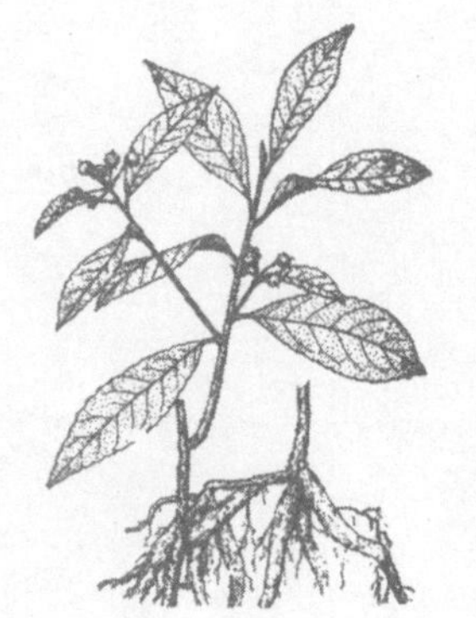
朱砂根

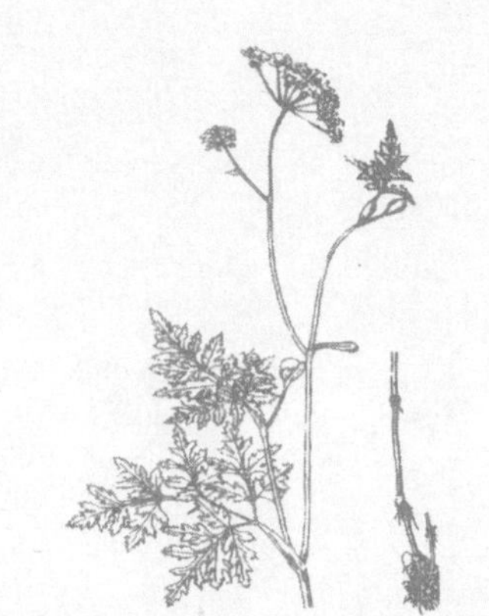
川芎

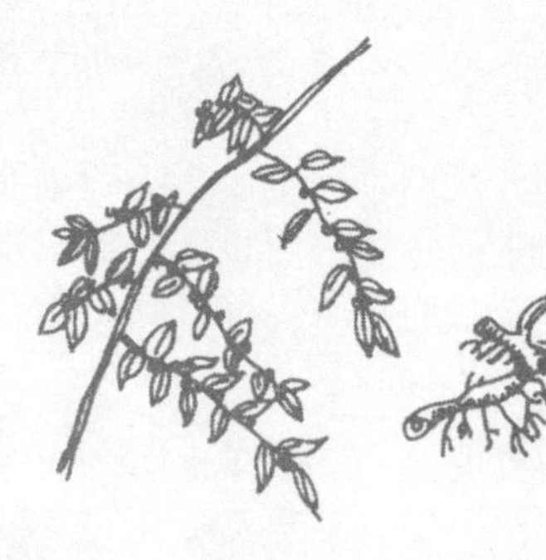
当归藤

杭白芷

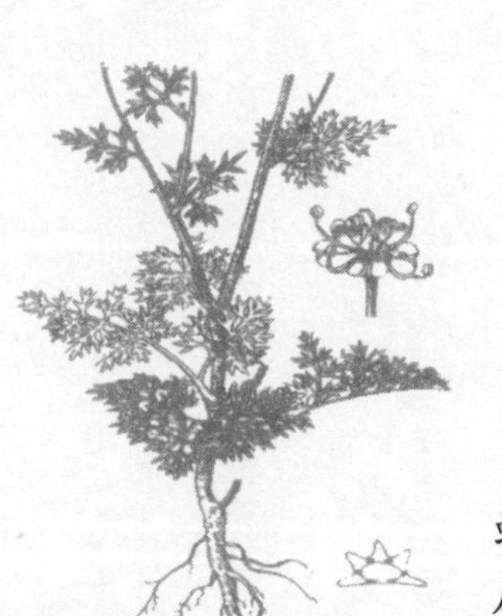
蛇床

小儿脐湿：不早治，成脐风。或肿赤，或出水。用当归末敷之。一方，入麝香少许。一方，用胡粉等分。试之最验。若愈后因尿入复作，再敷即愈。（《圣惠方》）

汤火伤疮：焮赤溃烂，用此生肌，拔热止痛。当归、黄蜡各一两，麻油四两。以油煎当归焦黄，去滓，纳蜡搅成膏，出火毒，摊贴之。（《和剂局方》）

白黄色枯：舌缩、恍惚若语乱者死。当归、白术二两，水煎，入生苄汁、蜜和服。（《三十六黄方》）

芎䓖（《本经》上品）

释名 **胡䓖**（《别录》）、**川芎**（《纲目》）、**香果**（《别录》）、**山鞠穷**（《纲目》）。

根

气味 **辛，温，无毒。**之才曰：白芷为之使，畏黄连，伏雌黄。得细辛，疗金疮止痛；得牡蛎，疗头风吐逆。

主治 **中风入脑头痛，寒痹筋挛缓急，金疮，妇人血闭无子。**（《本经》）**除脑中冷动，面上游风去来，目泪出，多涕唾，忽忽如醉，诸寒冷气，心腹坚痛，中恶猝急肿痛，胁风痛，温中内寒。**（《别录》）

腰脚软弱，半身不遂，胞衣不下。（甄权）

一切风，一切气，一切劳损，一切血。补五劳，壮筋骨，调众脉，破症结宿血，养新血，吐血鼻血溺血，脑痈发背，瘰疬瘿赘，痔瘘疮疥，长肉排脓，消瘀血。（大明）

搜肝气，补肝血，润肝燥，补风虚。（好古）

燥湿，止泻痢，行气开郁。（时珍）

蜜和大丸，夜服，治风痰殊效。（苏颂）

齿根出血，含之多瘥。（弘景）

附方

生犀丸：宋真宗赐高相国，去痰清目，进饮食。生犀丸：用川芎十两，紧小者，粟米泔浸二日换，切片子，晒干为末，分作两料。每料入麝、脑各一分，生犀半两，重汤煮，蜜和丸小弹子大。茶、酒嚼下一丸。痰，加朱砂半两；膈壅，加牛黄一分，水飞铁粉一分。头目昏眩，加细辛一分。口眼㖞斜，加炮天南星一分。（《御药院方》）

气虚头痛：真川芎䓖为末，腊茶调服二钱，甚捷。曾有妇人产后头痛，一服即愈。（《集简方》）

气厥头痛：妇人气盛头痛，及产后头痛。川芎䓖、天台乌药等分，为末。每服二钱，葱茶调下。《御药院方》：加白术，水煎服。

风热头痛：川芎䓖一钱，茶叶二钱，水一钟，煎五分，食前热服。（《简便方》）

头风化痰：川芎洗切，晒干为末，炼蜜丸如小弹子大。不拘时嚼一丸，茶清下。（《经验后方》）

偏头风痛：京芎细剉，浸酒日饮之。（《斗门方》）

风热上冲：头目运眩，或胸中不利。川芎、槐子各一两。为末。每服三钱，用茶清调下。胸中不利，以水煎服。（张洁古《保命集》）

首风旋运：及偏正头疼，多汗恶风，胸膈痰饮。川芎䓖一斤，天麻四两，为末，炼蜜丸如弹子大。每嚼一丸，茶清下。（刘河间《宣明方》）

失血眩运：方见当归下。

一切心痛：大芎一个，为末，烧酒服之。一个住一年，两个住二年。（《孙氏集效方》）

经闭验胎：经水三个月不行。验胎法：川芎生为末，空心煎艾汤服一匙。腹内微动者是有胎，不动者非也。（《灵苑方》）

损动胎气：因跌扑举重，损胎不安，或子死腹中者。芎䓖为末，酒服方寸匕，须臾一二服。立出。（《续十全方》）

崩中下血：昼夜不止。《千金方》：用芎䓖一两，清酒一大盏，煎取五分，徐徐进之。《圣惠》：加生地黄汁二合，同煎。

酒癖胁胀：时复呕吐，腹有水声。川芎䓖、三棱（炮）各一两，为末。每服二钱，葱白汤下。（《圣济总录》）

小儿脑热：好闭目，或太阳痛，或目赤肿。川芎䓖、薄荷、朴硝各二钱，为末，以少许吹鼻中。（《全幼心鉴》）

齿败口臭：水煎芎䓖，含之。（《广济方》）

牙齿疼痛：大川芎䓖一个，入旧糟内藏一月，取焙，入细辛同研末，揩牙。（《本事方》）

诸疮肿痛：抚芎煅研，入轻粉，麻油调涂。（《普济方》）

产后乳悬：妇人产后，两乳忽长，细小如肠，垂过小肚，痛不可忍，危亡须臾，名曰乳悬。将芎䓖、当归各一斤。以半斤剉散，于瓦石器内，用水浓煎，不拘多少频服；仍以一斤半剉块，于病人桌下烧烟，令将口鼻吸烟。用尽未愈，再作一料。仍以蓖麻子一粒，贴其顶心。（夏子益《奇疾方》）

蛇床（《本经》上品）

释名　**蛇粟**（《本经》）、**蛇米**（《本经》）、**虺床**（《尔雅》）、**马床**（《广雅》）、**墙蘼**（《别录》，又名思益、绳毒、枣棘）。

子

气味　**苦，平，无毒。**

《别录》曰：辛、甘，无毒。

权曰：有小毒。

之才曰：恶牡丹、贝母、巴豆。伏硫黄。

主治

妇人阴中肿痛，男子阴痿湿痒，除痹气，利关节，癫痫恶疮。久服轻身。（《本经》）

温中下气，令妇人子脏热，男子阴强。久服好颜色，令人有子。（《别录》）

治男子女人虚湿痹，毒风瘰痛，去男子腰痛，浴男子阴，去风冷，大益阳事。（甄权）

暖丈夫阳气，助女人阴气，治腰胯酸疼，四肢顽痹，缩小便，去阴汗湿癣齿痛，赤白带下，小儿惊痫，扑损瘀血，煎汤浴大风身痒。（大明）

附方

阳事不起：蛇床子、五味子、菟丝子等分，为末，蜜丸梧子大。每服三十丸，温酒下，日三服。（《千金方》）

赤白带下：月水不来。用蛇床子、枯白矾等分，为末，醋面糊丸弹子大，胭脂为衣，绵裹纳入阴户。如热极，再换，日一次。（《儒门事亲》方）

子宫寒冷：温阴中坐药。蛇床子散：取蛇床子仁为末，入粉少许，和匀如枣大，绵裹纳之，自然温也。（《金匮玉函方》）

妇人阴痒：蛇床子一两，白矾二钱。煎汤频洗。（《集简方》）

产后阴脱：绢盛蛇床子，蒸热熨之。又法：蛇床子五两，乌梅十四个。煎水，日洗五六次。（《千金方》）

妇人阴痛：方同上。

男子阴肿胀痛：蛇床子末，鸡子黄调敷之。（《永类方》）

大肠脱肛：蛇床子、甘草各一两，为末。每服一钱，白汤下，日三服。并以蛇床末敷之。（《经验方》）

痔疮肿痛：不可忍。蛇床子煎汤熏洗。（《简便方》）

小儿癣疮：蛇床子杵末，和猪脂涂之。（《千金方》）

小儿甜疮：头面耳边连引，流水极痒，久久不愈者。蛇床子一两，轻粉三钱。为细末，油调搽之。（《普济方》）

耳内湿疮：蛇床子、黄连各一钱，轻粉一字。为末吹之。（《全幼心鉴》）

风虫牙痛：《千金》：用蛇床子、烛烬。同研，涂之。《集简方》：用蛇床子煎汤，乘热漱数次，立止。

冬月喉痹：肿痛，不可下药者：蛇床子烧烟于瓶中，口含瓶嘴吸烟，其痰自出。（《圣惠方》）

藁本（《本经》中品）

释名

藁茇（《纲目》）、**鬼卿**（《本经》）、**地新**（《本经》）、**微茎**（《别录》）。

根

气味

辛，温，无毒。

之才曰：恶蔄茹，畏青葙子。

主治

妇人疝瘕，阴中寒肿痛，腹中急，除风头痛，长肌肤，悦颜色。（《本经》）

辟雾露润泽，疗风邪亸曳金疮，可作沐药面脂。（《别录》）

治一百六十种恶风鬼疰，流入腰痛冷，能化小便，通血，去头风鼾疱。（甄权）

治皮肤疵皯，酒齄粉刺，痫疾。（大明）

治太阳头痛巅顶痛，大寒犯脑，痛连齿颊。（元素）

头面身体皮肤风湿。（李杲）

督脉为病，脊强而厥。（好古）

治痈疽，排脓内塞。（时珍）

附方

大实心痛：以用利药，用此彻其毒。藁本半两，苍术一两。作二服。水二钟，煎一钟，温服。（《活法机要》）

干洗头屑：藁本、白芷等分。为末，夜擦旦梳，垢自去也。（《便民图纂》）

小儿疥癣：藁本煎汤浴之，并以浣衣。（《保幼大全》）

实

主治 风邪流入四肢（《别录》）。

白芷（《本经》中品）

释名 白茝、芳香（《本经》）、泽芬（《别录》）、苻蓠（《别录》）、虈、莞，叶名蒚麻、药。

根

气味 辛，温，无毒。

之才曰：当归为之使，恶旋覆花，制雄黄、硫黄。

主治 女人漏下赤白，血闭阴肿，寒热，头风侵目泪出，长肌肤，润泽颜色，可作面脂。（《本经》）

疗风邪，久渴吐呕，两胁满，风痛，头眩目痒。可作膏药。（《别录》）

治目赤胬肉，去面皯疵瘢，补胎漏滑落，破宿血，补新血，乳痈发背瘰疬，肠风痔瘘，疮痍疥癣，止痛排脓。（大明）

能蚀脓，止心腹血刺痛，女人沥血腰痛，血崩。（甄权）

解利手阳明头痛，中风寒热，及肺经风热，头面皮肤风痹燥痒。（元素）

治鼻渊鼻衄，齿痛，眉棱骨痛，大肠风秘，小便去血，妇人血风眩运，翻胃吐食，解砒毒蛇伤，刀箭金疮。（时珍）

附方

一切伤寒：神白散，又名圣僧散：治时行一切伤寒，不问阴阳轻重、老少男女孕妇，皆可服之。用白芷一两，生甘草半两，姜三片，葱白三寸，枣一枚，豉五十粒。水二碗，煎服取汗。不汗再服。病至十余日未得汗者，皆可服之。此药可卜人之好恶也。如煎得黑色，或误打翻，即难愈；如煎得黄色，无不愈者。煎时要至诚，忌妇人鸡犬见。（《卫生家宝方》）

一切风邪：方同上。

风寒流涕：香白芷一两，荆芥穗一钱。为末，蜡茶点服二钱。（《百一选方》）

小儿流涕：是风寒也。白芷末、葱白。捣丸小豆大。每茶下二十丸。仍以白芷末，姜汁调，涂太阳穴，乃食热葱粥取汗。（《圣惠方》）

小儿身热：白芷煮汤浴之。取汗避风。

头面诸风：香白芷切，以萝卜汁浸透，晒干为末。每服二钱，白汤下。或以搐鼻。（《直指方》）

偏正头风：百药不治，一服便可，天下第一方也。香白芷（炒）二两五钱，川芎（炒）、甘草（炒）、川乌头（半生半熟）各一两，为末。每服一钱，细茶、薄荷汤调下。（《谈野翁试效方》）

眉棱骨痛：属风热与痰。白芷、片芩（酒炒）等分，为末。每服二钱，茶清调下。（《丹溪纂要》）

风热牙痛：香白芷一钱，朱砂五分。为末，蜜丸芡子大。频用擦牙。此乃濠州一村妇以医人者，庐州郭医云：绝胜他药也。或以白芷、吴茱萸等分。浸水漱涎。（《医林集要》）

一切眼疾：白芷、雄黄为末，炼蜜丸龙眼大，朱砂为衣。每服一丸，食后茶下，日二服。名还睛丸。（《普济方》）

口齿气臭：《百一选方》：用香白芷七钱。为末。食后井水服一钱。《济生方》：用白芷、川芎等分。为末，蜜丸芡子大，日噙之。

盗汗不止：太平白芷一两，辰砂半两。为末。每服二钱，温酒下，屡验。（《朱氏集验方》）

血风反胃：香白芷一两（切片，瓦炒黄）。为末。用猪血七片，沸汤泡七次，蘸末食之，日一次。（《妇人良方》）

脚气肿痛：白芷、芥子等分，为末。姜汁和，涂之效。（《医方摘要》）

妇人白带：白芷四两，以石灰半斤，淹三宿，去灰切片，炒研末。酒服二钱，日二服。（《医学集成》）

妇人难产：白芷五钱，水煎服之。（唐瑶《经验》）

胎前产后：乌金散：治胎前产后虚损，月经不调，崩漏及横生逆产。用白芷、百草霜等分。为末。以沸汤入童子小便同醋调服二钱。丹溪加滑石，以芎归汤调之。（《普济方》）

大便风秘：香白芷。炒，为末。每服二钱，米饮入蜜少许，连进二服。（《十便良方》）

小便气淋：结涩不通。白芷（醋浸焙干）二两，为末。煎木通、甘草，酒调下一钱，连进二服。（《普济方》）

鼻衄不止：就以所出血调白芷末，涂山根，立止。（《简便方》）

小便出血：白芷、当归等分，为末，米饮每服二钱。（《经验方》）

肠风下血：香白芷为末，每服二钱，米饮下，神效。（余居士《选奇方》）

痔漏出血：方同上，并煎汤熏洗。（《直指方》）

痔疮肿痛：先以皂角烟熏之，后以鹅胆汁调白芷末涂之，即消。（《医方摘要》）

肿毒热痛：醋调白芷末敷之。（《卫生易简方》）

乳痈初起：白芷、贝母各二钱。为末，温酒服之。（《秘传外科方》）

疔疮初起：白芷一钱，生姜一两。擂酒一盏，温服取汗，即散。此陈指挥方也。（《袖珍方》）

痈疽赤肿：白芷、大黄等分。为末，米饮服二钱。（《经验方》）

叶

【主治】

作浴汤，去尸虫。（《别录》）

浴丹毒瘾疹风瘙。（时珍）

牡丹（《本经》中品）

【释名】**鼠姑**（《本经》）、**鹿韭**（《本经》）、**百两金**（《唐本》）、**木芍药**（《纲目》）、**花王**。

时珍曰：牡丹，以色丹者为上，虽结子而根上生苗，故谓之牡丹。唐人谓之木芍药，以其花似芍药，而宿干似木也。群花品中，以牡丹第一，芍药第二，故世谓牡丹为花王，芍药为花相。

根皮

气味

辛，寒，无毒。

之才：畏贝母、大黄、菟丝子。

大明曰：忌蒜、胡荽，伏砒。

主治

寒热，中风瘛疭，惊痫邪气，除症坚瘀血留舍肠胃，安五脏，疗痈疮。（《本经》）

除时气头痛，客热五劳，劳气头腰痛，风噤癫疾。（《别录》）

久服轻身益寿。（吴普）

治冷气，散诸痛，女子经脉不通，血沥腰痛。（甄权）

通关腠血脉，排脓，消扑损瘀血，续筋骨，除风痹，落胎下胞，产后一切冷热血气。（大明）

治神志不足，无汗之骨蒸，衄血吐血。（元素）

和血生血凉血，治血中伏火，除烦热。（时珍）

附方

癫疝偏坠：气胀不能动者。牡丹皮、防风等分。为末，酒服二钱，甚效。（《千金方》）

妇人恶血：攻聚上面多怒。牡丹皮半两，干漆（烧烟尽）半两。水二钟，煎一钟服。（《诸证辨疑》）

伤损瘀血：牡丹皮二两，虻虫二十一枚（熬过同捣末。）每旦温酒服方寸匕，血当化为水下。（《贞元广利方》）

金疮内漏：血不出。牡丹皮为末，水服三指撮，立尿出血也。（《千金方》）

下部生疮：以决洞者。牡丹末，汤服方寸匕，日三服。（《肘后方》）

木香（《本经》上品）

【释名】**蜜香**（《别录》）、**青木香**（弘景）、**五木香**（《图经》）、**南木香**（《纲目》）。

根

【气味】**辛，温，无毒。**

【主治】**邪气，辟毒疫温鬼，强志，主淋露。久服不梦寤魇寐。**（《本经》）

消毒，杀鬼精物，温疟蛊毒，气劣气不足，肌中偏寒，引药之精。（《别录》）

治心腹一切气，膀胱冷痛，呕逆反胃，霍乱泄泻痢疾，健脾消食，安胎。（大明）

九种心痛，积年冷气，痃癖症块胀痛，壅气上冲，烦闷羸劣，女人血气刺心，痛不可忍，

末酒服之。（甄权）

散滞气，调诸气，和胃气，泄肺气。（元素）

行肝经气。煨熟，实大肠。（震亨）

治冲脉为病，逆气里急，主脬渗小便秘。（好古）

附方

中气不省：闭目不语，如中风状。南木香为末，冬瓜子煎汤灌下三钱。痰盛者，加竹沥、姜汁。（《济生方》）

心气刺痛：青木香一两，皂角（炙）一两。为末，糊丸梧桐子大。每汤服五十丸，甚效。（《摄生方》）

一切走注：气痛不和。广木香，温水磨浓汁，入热酒调服。（《简便方》）

内钓腹痛：木香、乳香、没药各五分。水煎服之。（阮氏《小儿方》）

小肠疝气：青木香四两，酒三斤。煮过，每日饮三次。（孙天仁《集效方》）

气滞腰痛：青木香、乳香各二钱。酒浸，饭上蒸，均以酒调服。（《圣惠方》）

耳卒聋闭：昆仑真青木香一两（切）。以苦酒浸一夜，入胡麻油一合，微火煎，三上三下，以绵滤去滓，日滴三、四次，以愈为度。（《外台秘要》）

耳内作痛：木香末，以葱黄染鹅脂，蘸末深纳入耳中。（《圣济录》）

霍乱转筋：腹痛。木香末一钱，木瓜汁一盏。入热酒调服。（《圣济总录》）

一切下痢：不拘丈夫妇人小儿。木香一块（方圆一寸），黄连半两。二味用水半升同煎干，去

第五卷　草部

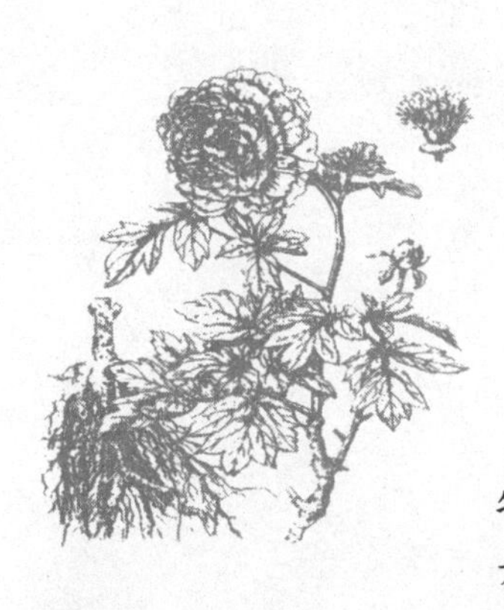
牡丹

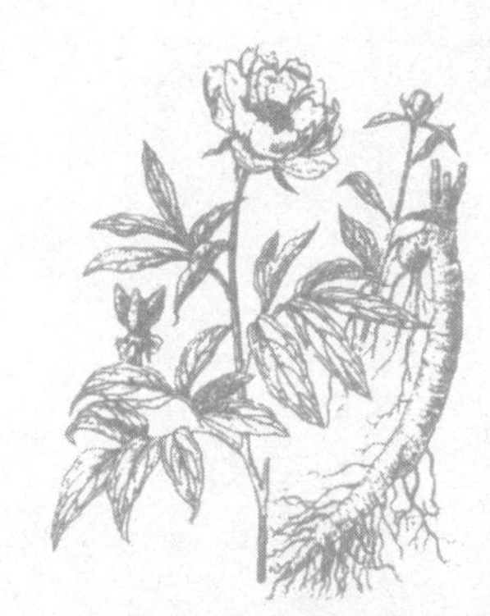
芍药

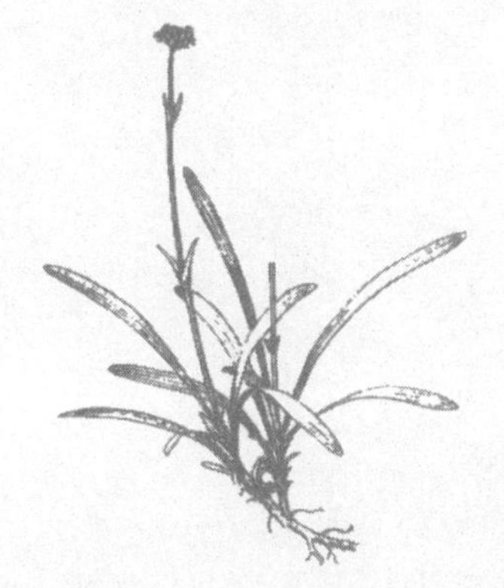
甘松

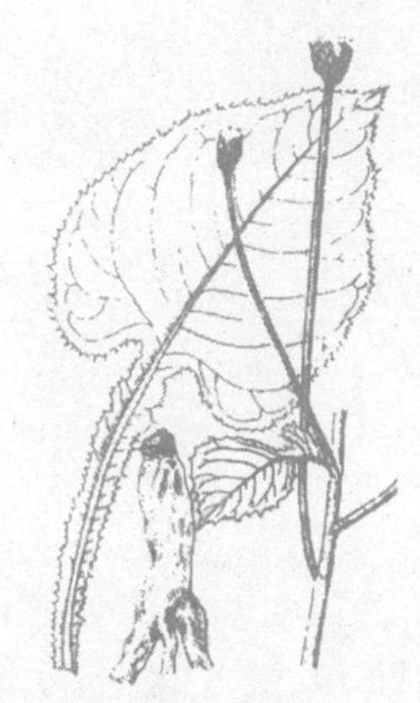
木香

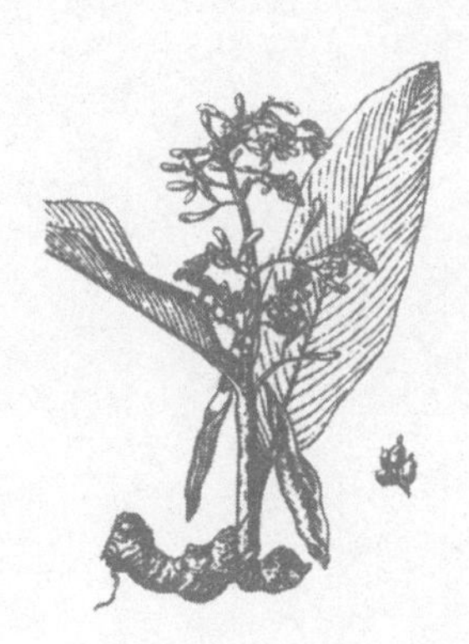
大高良姜

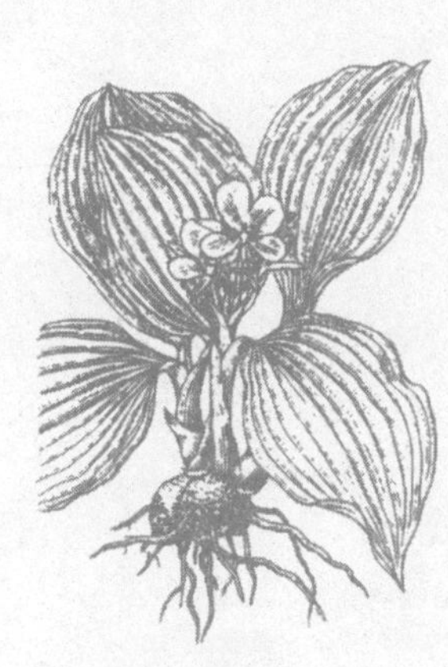
山柰

黄连，薄切木香，焙干为末。分作三服：第一服橘皮汤下，二服陈米饮下，三服甘草汤下。此乃李景纯所传。有一妇人久痢将死，梦中观音授此方，服之而愈也。（孙兆《秘宝方》）

香连丸方：方见黄连下。

肠风下血：木香、黄连等分为末，入肥猪大肠内，两头扎定，煮极烂，去药食肠。或连药捣为丸服。（刘松石《保寿堂方》）

小便浑浊：如精状。木香、没药、当归等分，为末，以刺棘心自然汁和丸梧子大，每食前盐汤下三十丸。（《普济方》）

小儿阴肿：小儿阳明经风热湿气相搏，阴茎无故肿，或痛缩，宜宽此一经自愈。广木香、枳壳（麸炒）二钱半，炙甘草二钱。水煎服。（曾氏《小儿方》）

小儿天行：壮热头痛。木香六分，白檀香三分，为末，清水和服。仍温水调涂囟顶上取瘥。（《圣惠方》）

天行发斑：赤黑色。青木香二两。水二升，煮一升服。（《外台秘要》）

一切痈疽：疮疖、疳瘘恶疮、下疰臁疮溃后，外伤风寒，恶汁臭败不敛，并主之。木香、黄连、槟榔等分，为末油调频涂之，取效。（《和剂局方》）

腋臭阴湿：凡腋下、阴下湿臭，或作疮。青木香以好醋浸，夹于腋下、阴下。为末敷之。（《外台秘要》）

牙齿疼痛：青木香末，入麝香少许，揩牙，盐汤漱之。（《圣济录》）

甘松香（宋《开宝》）

释名 苦弥哆。

根

气味 甘，温，无毒。

主治 恶气，卒心腹痛满，下气。（《开宝》）

黑皮䵟䵳，风疳齿䘌，野鸡痔。得白芷、附子良。（藏器）

理元气，去气郁。（好古）

脚气膝浮，煎汤淋洗。（时珍）

附方 劳瘵熏法：甘松六两，玄参一斤。为末。每日焚之。（《奇效方》）

风疳虫牙：蚀肉至尽。甘松、腻粉各二钱半，芦荟半两，猪肾一对（切，炙）。为末。夜漱口后贴之，有涎吐出。（《圣济总录》）

肾虚齿痛：甘松、硫黄等分。为末。泡汤漱之。神效。（《经效济世方》）

面䵟风疮：香附子、甘松各四两，黑牵牛半斤，为末，日用洗面。（《妇人良方》）

山柰（《纲目》）

释名 **山辣**（《纲目》）、**三柰**。

根

气味 **辛，温，无毒。**

主治 **暖中，辟瘴疠恶气，治心腹冷气痛，寒湿霍乱，风虫牙痛。入合诸香用**（时珍）。

附方

一切牙痛：三柰子一钱（面包煨熟），入麝香二字。为末。随左右嗃一字入鼻内，口含温水漱去，神效。名海上一字散。（《普济方》）

风虫牙痛：《仁存方》：用山柰为末，铺纸上卷作筒，烧灯吹灭，乘热和药吹入鼻内，痛即止。《摄生方》：用肥皂一个（去穰），入山柰、甘松各三分，花椒、食盐不拘多少，填满，面包煅红，取研，日用擦牙漱去。

面上雀斑：三柰子、鹰粪、密陀僧、蓖麻子等分，研匀，以乳汁调之，夜涂旦洗去。

醒头去屑：三柰、甘松香、零陵香一钱，樟脑二分，滑石半两。为末。夜擦旦篦去。（《水云录》）

心腹冷痛：三柰、丁香、当归、甘草等分为末，醋糊丸梧子大。每服三十丸，酒下。（《集简方》）

高良姜（《别录》中品）

释名 蛮姜（《纲目》），子名红豆蔻。

根

气味 辛，大温，无毒。

主治 暴冷，胃中冷逆，霍乱腹痛。（《别录》）

下气益声，好颜色。煮饮服之，止痢。（藏器）

治风破气，腹内久冷气痛，去风冷痹弱。（甄权）

转筋泻痢，反胃呕食，解酒毒，消宿食。（大明）

含块咽津，治忽然恶心，呕清水，逡巡即瘥。若口臭者，同草豆蔻为末，煎饮。（苏颂）

健脾胃，宽噎膈，破冷癖，除瘴疟。（时珍）

附方 脚气欲吐：苏恭曰：凡患脚气人，每旦饱食，午后少食，日晚不食。若饥，可食豉粥。若觉不消，欲致霍乱者。即以高良姜一两，水三升，煮一升，顿服尽，即消。若猝无者，以母姜一两代之，清酒煎服。虽不及高良姜，亦甚效也。

心脾冷痛：高良姜丸：用高良姜四两（切片，分作四分：一两用陈廪米半合，炒黄去米；一两用陈壁土半两，炒黄去土；一两用巴豆三十四个，炒黄去豆；一两，用斑蝥三十四个，炒黄去蝥），吴茱萸一两（酒浸一夜，同姜再炒）。为末，以浸茱酒打糊丸梧桐子大，每空心姜汤下五十丸。《永类钤方》：用高良姜三钱，五灵脂六钱。为末。每服三钱，醋汤调下。

养脾温胃：去冷消痰，宽胸下气，大治心脾疼及一切冷物所伤。用高良姜、干姜等分。炮研末，面糊丸梧子大，每食后橘皮汤下十五丸。妊妇勿服。（《和剂局方》）

脾虚寒疟：寒多热少，饮食不思。用高良姜（麻油炒）、干姜（炮）各一两。为末。每服五钱，用猪胆汁调成膏子，临发时热酒调服。以胆汁和丸，每服四十丸，酒下亦佳。吴开内翰，政和丁酉居全椒县，岁疟大作，用此救人以百计。张大亨病此，甚欲致仕，亦服之愈。大抵寒发于胆，用猪胆引二姜入胆，去寒而燥脾胃，一寒一热，阴阳相制，所以作效也。一方：只用二姜（半生半炮）各半两，穿山甲（炮）三钱，为末。每服二钱，猪肾煮酒下。（《朱氏集验方》）

妊妇疟疾：先因伤寒变成者。用高良姜三钱（剉）。以獖猪胆汁浸一夜，东壁土炒黑，去土，以肥枣肉十五枚，同焙为末。每用三钱，水一盏，煎热，将发时服。神妙。（《永类钤方》）

暴赤眼痛：以管吹良姜末入鼻取嚏，或弹出鼻血，即散。（《谈野翁试验方》）

风牙痛肿：高良姜二寸，全蝎（焙）一枚。为末掺之，吐涎，以盐汤漱口。此乃乐清丐者所传。鲍季明病此，用之果效。（王璆《百一选方》）

头痛嗃鼻：高良姜生研频搐。（《普济方》）

红豆蔻（《开宝》）

气味 **辛，温，无毒。**

权曰：苦，辛，多食令人舌粗，不思饮食。

时珍曰：辛热，阳也，浮也，入手、足太阴经。《生生编》云。最能动火伤目致衄，食料不宜用之。

主治 **肠虚水泻，心腹绞痛，霍乱呕吐酸水，解酒毒。**（志）

冷气腹痛，消瘴雾毒气，去宿食，温腹肠，吐泻痢疾。（甄权）

治噎膈反胃，虚疟寒胀，燥湿散寒。（时珍）

附方 **风寒牙痛：**红豆蔻为末，随左右以少许搐鼻中，并搽牙取涎。或加麝香。（《卫生家宝方》）

豆蔻（《别录》上品）

释名 **草豆蔻**（《开宝》）、**漏蔻**（《异物志》）、**草果**（郑樵《通志》）。

仁

气味 **辛，温，涩，无毒。**

好古曰：大辛热，阳也，浮也。入足太阴、阳明经。

主治 **温中，心腹痛，呕吐，去口臭气。**（《别录》）

下气，止霍乱，一切冷气，消酒毒。（《开宝》）

调中补胃，健脾消食，去客寒，心与胃痛。（李杲）

治瘴疠寒疟，伤暑吐下泄痢，噎膈反胃，痞满吐酸，痰饮积聚，妇人恶阻带下，除寒燥湿，开郁破气，杀鱼肉毒。制丹砂。（时珍）

附方

心腹胀满：短气。用草豆蔻一两，去皮为末，以木瓜生姜汤，调服半钱。（《千金方》）

胃弱呕逆：不食。用草豆蔻仁二枚，高良姜半两，水一盏，煮取汁，入生姜汁半合，和白面作拨刀，以羊肉臛汁煮熟，空心食之。（《普济》）

虚疟自汗：不止。用草果一枚（面裹煨熟，连面研），入平胃散二钱。水煎服。（《经效济世方》）

气虚瘴疟：热少寒多，或单寒不热，或虚热不寒。用草果仁、熟附子等分，水一盏，姜七片，枣一枚，煎半盏服。名果附汤。（《济生方》）

脾寒疟疾：寒多热少，或单寒不热，或大便泄而小便多，不能食。用草果仁、熟附子各二钱半，生姜七片，枣肉二枚。水三盏，煎一盏，温服。(《医方大成》)

脾肾不足：草果仁一两(以舶茴香一两炒香，去茴不用)，吴茱萸(汤泡七次，以破故纸一两炒香，去故纸不用)，葫芦巴一两(以山茱萸一两炒香，去茱萸不用)。上三味为散，酒糊丸梧子大。每服六十丸，盐汤下。(《百一选方》)

赤白带下：连皮草果一枚，乳香一小块。面裹煨焦黄，同面研细。每米饮服二钱，日二服。(《卫生易简方》)

香口辟臭：豆蔻、细辛为末，含之。(《肘后方》)

脾痛胀满：草果仁二个。酒煎服之。(《直指方》)

花

气味

辛，热，无毒。

主治

下气，止呕逆，除霍乱，调中补胃气，消酒毒(大明)。

缩砂蔤（宋《开宝》）

释名 时珍曰：名义未详。藕下白蒻多密，取其密藏之意。此物实在根下，仁藏壳内，亦或此意欤。

仁

气味 **辛，温，涩，无毒。**

主治 **虚劳冷泻，宿食不消，赤白泄痢，腹中虚痛下气。**（《开宝》）

主冷气腹痛，止休息气痢劳损，消化水谷，温暖脾胃。（甄权）

上气咳嗽，奔豚鬼疰，惊痫邪气。（藏器）

一切气，霍乱转筋。能起酒香味。（大明）

和中行气，止痛安胎。（杨士瀛）

治脾胃气结滞不散。（元素）

补肺醒脾，养胃益肾，理元气，通滞气，散寒饮胀痞，噎膈呕吐，止女子崩中，除咽喉口齿浮热，化铜铁骨哽。（时珍）

附方 **冷滑下痢：**不禁虚羸。用缩砂仁熬为末，以羊子肝薄切掺之，瓦上焙干为末，入干姜末等分，饭丸梧子大。每服四十丸，白汤下，日二服。又方：缩砂仁、炮附子、干姜、厚朴、陈橘皮等分。为末，饭丸梧子大。每服四十丸，米饮下，日二服。（并《药性论》）

大便泻血：三代相传者。缩砂仁为末，米饮热服二钱，以愈为度。（《十便良方》）

小儿脱肛：缩砂（去皮）为末。以猪腰子一片，批开擦末在内，缚定，煮熟与儿食，次服白矾丸。如气逆肿喘者，不治。（《保幼大全》）

遍身肿满：阴亦肿者。用缩砂仁、土狗一个，等分，研，和老酒服之。（《直指方》）

痰气膈胀：砂仁捣碎，以萝卜汁浸透，焙干为末。每服一、二钱，食远沸汤服。（《简便方》）

上气咳逆：砂仁（洗净，炒研）、生姜（连皮）等分，捣烂，热酒食远泡服。（《简便方》）

子痫昏冒：缩砂（和皮炒黑），热酒调下二钱。不饮者，米饮下。此方安胎止痛皆效，不可尽述。（温隐居方）

妊娠胎动：偶因所触，或跌坠伤损，致胎不安，痛不可忍者。缩砂（熨斗内炒熟，去皮用仁），捣碎。每服二钱，热酒调下。须臾觉腹中胎动处极热，即胎已安矣。神效。（孙尚药方）

妇人血崩：新缩砂仁，新瓦焙研末。米饮服三钱。（《妇人良方》）

热拥咽痛：缩砂壳为末，水服一钱。（戴原礼方）

牙齿疼痛：缩砂常嚼之良。（《直指方》）

口吻生疮：缩砂壳煅研，擦之即愈。此蔡医博秘方也。（黎居士《简易方》）

鱼骨入咽：缩砂、甘草等分。为末，绵裹含之咽汁，当随痰出矣。（王璆《百一选方》）

益智子（宋《开宝》）

释名 时珍曰：脾主智，此物能益脾胃故也，与龙眼名益智义同。按苏轼记云：海南产益智，花实皆长穗，而分为三节。观其上中下节，以候早中晚禾之丰凶。大丰则皆实，大凶皆不实，罕有三节并熟者。其为药只治水，而无益于智，其得此名，岂以其知岁耶？此亦一说也，终近穿凿。

仁

气味 **辛，温，无毒。**

主治 **遗精虚漏，小便余沥，益气安神，补不足，安三焦，调诸气。夜多小便者，取二十四枚碎，入盐同煎服，有奇验。**（志）

治客寒犯胃，和中益气，及人多唾。（李杲）

益脾胃，理元气，补肾虚滑沥。（好古）

冷气腹痛，及心气不足，梦泄赤浊，热伤心系，吐血血崩诸证。（时珍）

附方 **小便频数：**脬气不足也。雷州益智子（盐炒，去盐）、天台乌药等分，为末，酒煮山药粉为糊，丸如梧子大。每服七十丸，空心盐汤下。名缩泉丸。（《朱氏集验方》）

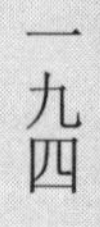

第五卷　草部

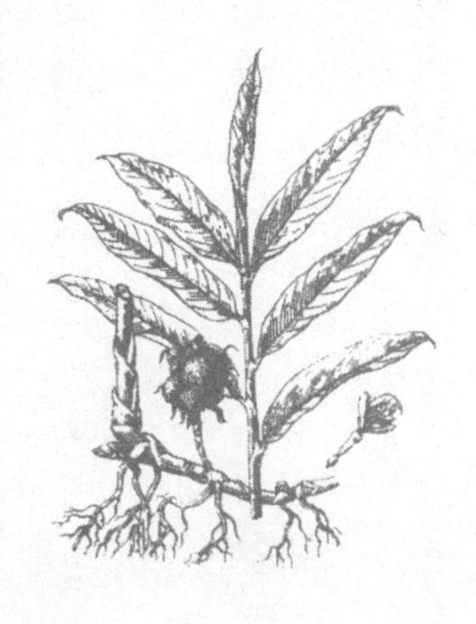
阳春砂仁

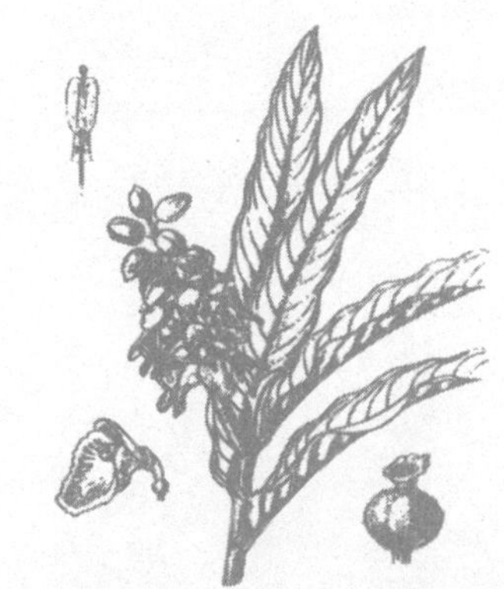
草豆蔻

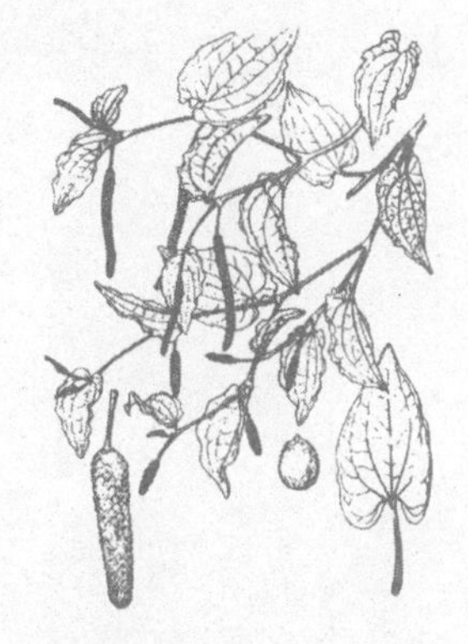
荜茇

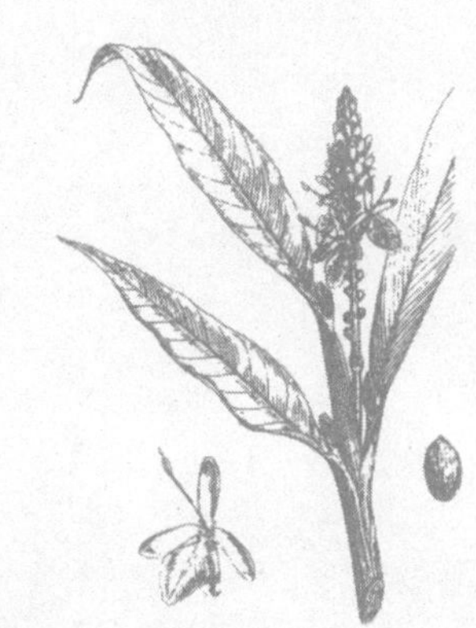
益智

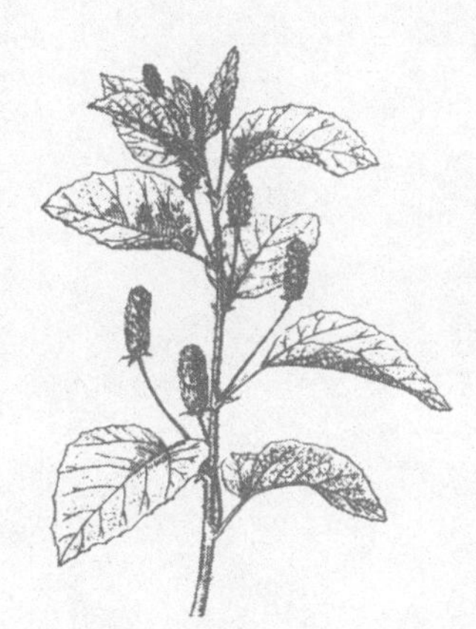
补骨脂

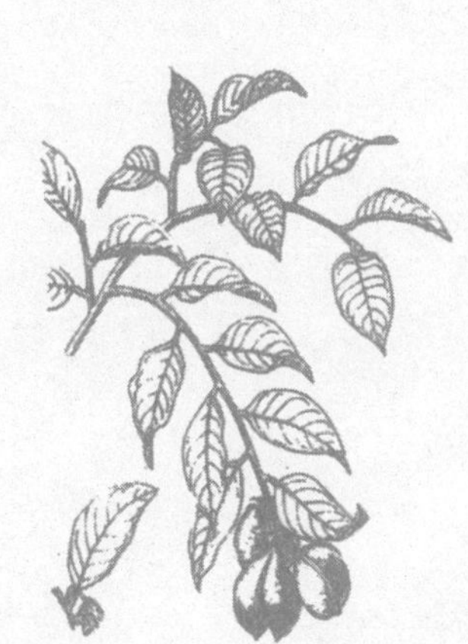
肉豆蔻

心虚尿滑：及赤白二浊。益智子仁、白茯苓、白术等分，为末。每服三钱，白汤调下。

白浊腹满：不拘男妇。用益智仁（盐水浸炒）、厚朴（姜汁炒）等分，姜三片，枣一枚，水煎服。（《永类钤方》）

小便赤浊：益智子仁、茯神各二两，远志、甘草（水煮）各半斤，为末，酒糊丸梧子大，空心姜汤下五十丸。

腹胀忽泻：日夜不止，诸药不效，此气脱也。用益智子仁二两，浓煎饮之，立愈。（危氏《得效方》）

妇人崩中：益智子炒碾细。米饮入盐，服一钱。（《产宝》）

香口辟臭：益智子仁一两，甘草二钱。碾粉舐之。（《经验良方》）

漏胎下血：益智仁半两，缩砂仁一两。为末。每服三钱，空心白汤下，日二服。（胡氏《济阴方》）

肉豆蔻（宋《开宝》）

释名

肉果（《纲目》）、**迦拘勒**。

实

气味

辛，温，无毒。

主治

温中，消食止泄，治积冷心腹胀痛，霍乱中恶，鬼气冷疰，呕沫冷气，小儿乳霍。（《开宝》）

调中下气，开胃，解酒毒，消皮外络下气。（大明）

治宿食痰饮，止小儿吐逆，不下乳，腹痛。（甄权）

主心腹虫痛，脾胃虚冷，气并冷热，虚泄赤白痢，研末粥饮服之。（李珣）

暖脾胃，固大肠。（时珍）

附方

暖胃除痰：进食消食。肉豆蔻二个，半夏（姜汁炒）五钱，木香二钱半，为末，蒸饼丸芥子大，每食后津液下五丸、十丸。（《普济》）

霍乱吐利：肉豆蔻为末，姜汤服一钱。（《普济方》）

久泻不止：肉豆蔻（煨）一两，木香二钱半，为末，枣肉和丸，米饮服四五十丸。又方：肉豆蔻（煨）一两，熟附子七钱。为末糊丸。米饮服四五十丸。又方：肉豆蔻（煨）、粟壳（炙）等分为末，醋糊丸，米饮服四、五十丸。（并《百一选方》）

老人虚泻：肉豆蔻三钱（面裹煨熟，去面研），乳香一两，为末，陈米粉糊丸梧子大。每服五七十丸，米饮下。此乃常州侯教授所传方。（《瑞竹堂方》）

小儿泄泻：肉豆蔻五钱，乳香二钱半，生姜五片。同炒黑色，去姜，研为膏收，旋丸绿豆大。每量大小，米饮下。（《全幼心鉴》）

脾泄气痢：豆蔻一颗（米醋调面裹，煨令焦黄，和面研末），更以榄子（炒研末）一两，相和。又以陈廪米炒焦，为末和匀。每以二钱煎作饮，调前二味三钱，旦暮各一服，便瘥。（《续传信方》）

冷痢腹痛，不能食者：肉豆蔻一两（去皮）。醋和面裹煨，捣末。每服一钱，粥饮调下。（《圣惠方》）

补骨脂（宋《开宝》）

释名

破故纸（《开宝》）、**婆固脂**（《药性论》）、**胡韭子**（《日华》）。

子

气味

辛，大温，无毒。

权曰：苦，辛。

珣曰：恶甘草。

时珍曰：忌芸苔及诸血，得胡桃、胡麻良。

主治

五劳七伤，风虚冷，骨髓伤败，肾冷精流，及妇人血气堕胎。（《开宝》）

男子腰疼，膝冷囊湿，逐诸冷痹顽，止小便，利腹中冷。（甄权）

兴阳事，明耳目。（大明）

治肾泄，通命门，暖丹田，敛精神。（时珍）

附方

补骨脂丸：治下元虚败，脚手沉重，夜多盗汗，纵欲所致。此药壮筋骨，益元气。补骨脂四两（炒香），菟丝子四两（酒蒸），胡桃肉一两（去皮），乳香、没药、沉香各研二钱半，炼蜜丸如梧子大。每服二三十丸，空心盐汤、温酒任下。自夏至起冬至止，日一服。此乃唐宣宗时，张寿太尉知广州，得方于南番人。有诗云：三年时节向边隅，人信方知药力殊。夺得春光来在手，青娥休笑白髭须。（《和剂方》）

男女虚劳：男子女人五劳七伤，下元久冷，一切风病，四肢疼痛，驻颜壮气，乌髭须。补骨脂一斤，酒浸一宿，晒干，却用乌油麻一升和炒，令麻子声绝，簸去，只取补骨脂为末，醋煮面糊丸如梧子大。每服二三十丸，空心温酒、盐汤任下。（《经验后方》）

肾虚腰痛：《经验后方》：用破故纸一两，炒为末，温酒服三钱，神妙。或加木香一钱。《和剂局方》青娥丸：治肾气虚弱，风冷乘之，或血气相搏，腰痛如折，俯仰不利，或因劳役伤肾，或卑湿伤腰，或损坠堕伤，或风寒客搏，或气滞不散，皆令腰痛，或腰间如物重坠。用破故纸（酒浸炒）一斤，杜仲（去皮姜汁浸炒）一斤，胡桃肉（去皮）二十个，为末，以蒜捣膏一两，和丸梧子大，每空心温酒服二十丸。妇人淡醋汤下。常服壮筋骨，活血脉，乌髭须，益颜色。

妊娠腰痛：通气散：用破故纸二两，炒香为末。先嚼胡桃肉半个，空心温酒调下二钱。此药神妙。

（《妇人良方》）

定心补肾：养血返精丸：破故纸（炒）二两，白茯苓一两（为末），没药五钱，以无灰酒浸高一指，煮化和末，丸梧子大。每服三十丸，白汤下。昔有人服此，至老不衰。盖故纸补肾，茯苓补心，没药养血，三者既壮，自然身安。（《朱氏集验方》）

精气不固：破故纸、青盐等分同炒为末。每服二钱，米饮下。（《三因方》）

小便无度：肾气虚寒。破故纸十两（酒蒸），茴香十两（盐炒），为末，酒糊丸梧子大。每服百丸，盐酒下。或以末糁猪肾煨食之。（《普济方》）

小儿遗尿：膀胱冷也。夜属阴，故小便不禁。破故纸炒为末，每夜热汤服五分。（《婴童百问》）

玉茎不痿：精滑无歇，时时如针刺，捏之则脆，此名肾漏。用破故纸、韭子各一两，为末。每用三钱，水二盏，煎六分服，日三次，愈则止。（夏子益《奇方》）

脾肾虚泻：二神丸：用破故纸（炒）半斤，肉豆蔻（生用）四两，为末，肥枣肉研膏，和丸梧子大，每空心米饮服五、七十丸。《本事方》：加木香二两，名三神丸。

水泻久痢：破故纸（炒）一两，粟壳（炙）四两，为末，炼蜜丸弹子大。每服一丸，姜、枣同水煎服。（《百一选方》）

牙痛日久：肾虚也。补骨脂二两，青盐半两，炒研擦之。（《御药院方》）

风虫牙痛：上连头脑。补骨脂（炒）半两，乳香二钱半。为末擦之。或为丸塞孔内。自用有效。（《传信适用方》）

打坠腰痛，瘀血凝滞：破故纸（炒）、茴香（炒）、辣桂等分，为末，每热酒服二钱。故纸主腰痛行血。（《直指方》）

姜黄（《唐本草》）

释名

莪、宝鼎香（《纲目》）。

根

气味

辛、苦，大寒，无毒。

藏器曰：辛少苦多，性热不冷。云大寒，误矣。

主治

心腹结积疰忤，下气破血，除风热，消痈肿，功力烈于郁金。（《唐本》）

治症瘕血块，通月经，治扑损瘀血，止暴风痛冷气，下食。（大明）

祛邪辟恶，治气胀，产后败血攻心。（苏颂）

治风痹臂痛。（时珍）

郁金（《唐本草》）

释名

马蒁。

根

气味

辛、苦，寒，无毒。元素曰：气味俱厚，纯阴。

主治

血积下气，生肌止血，破恶血，血淋尿血，金疮。（《唐本》）

单用，治女人宿血气心痛，冷气结聚，温醋摩服之。亦治马胀。（甄权）

凉心。（元素）

治阳毒入胃，下血频痛。（李杲）

治血气心腹痛，产后败血冲心欲死，失心颠狂蛊毒。（时珍）

附方

厥心气痛：不可忍。郁金、附子、干姜等分，为末，醋糊丸梧子大，朱砂为衣。每服三十丸，男酒女醋下。（《奇效方》）

产后心痛：血气上冲欲死。郁金（烧存性，为末）二钱，米醋一呷，调灌即苏。（《袖珍方》）

自汗不止：郁金末，卧时调涂于乳上。（《集简方》）

衄血吐血：川郁金为末，井水服二钱。甚者再服。（黎居士《易简方》）

阳毒下血：热气入胃，痛不可忍。郁金五大个，牛黄一皂荚子。为散。每服用醋浆水一盏，同煎三沸，温服。（孙用和《秘宝方》）

尿血不定：郁金末一两，葱白一握，水一盏，煎至三合，温服，日三服。（《经验方》）

风痰壅滞：郁金一分，藜芦十分，为末。每服一字，温浆水调下。仍以浆水一盏漱口，以食压之。（《经验后方》）

痔疮肿痛：郁金末，水调涂之，即消。（《医方摘要》）

耳内作痛：郁金末一钱，水调，倾入耳内，急倾出之。（《圣济总录》）

蓬莪茂（宋《开宝》）

【释名】**蒁药。**

根

【气味】**苦、辛，温，无毒。**

主治

心腹痛，中恶疰忤鬼气，霍乱冷气，吐酸水，解毒，食饮不消，酒研服之。又疗妇人血气结积，丈夫奔豚。（《开宝》）

破痃癖冷气，以酒醋磨服。（甄权）

治一切气，开胃消食，通月经，消瘀血，止扑损痛下血，及内损恶血。（大明）

通肝经聚血。（好古）

附方

一切冷气：抢心切痛，发即欲死。久患心腹痛时发者，此可绝根。蓬莪茂二两（醋煮），木香一两（煨）。为末。每服半钱，淡醋汤下。（《卫生家宝方》）

小肠脏气：非时痛不可忍。蓬莪茂研末，空心葱酒服一钱。（杨子建《护命方》）

妇人血气：游走作痛，及腰痛。蓬莪茂、干漆二两，为末，酒服二钱。腰痛，核桃酒下。（《普济方》）

小儿盘肠：内钓痛。以莪茂半两，用阿魏一钱，化水浸一日夜，焙研。每服一字，紫苏汤下。（《保幼大全》）

小儿气痛：蓬莪茂炮熟为末。热酒服一大钱。（《十全博救方》）

上气喘急：蓬莪茂五钱，酒一盏半，煎八分服。（《保生方》）

气短不接：正元散：治气不接续，兼治滑泄，及小便数。王丞相服之有验。用蓬莪术一两，金铃子（去核）一两，为末，入蓬砂一钱，炼过研细。每服二钱，温酒或盐汤空心服。（孙用和《秘宝方》）

第五卷　草部

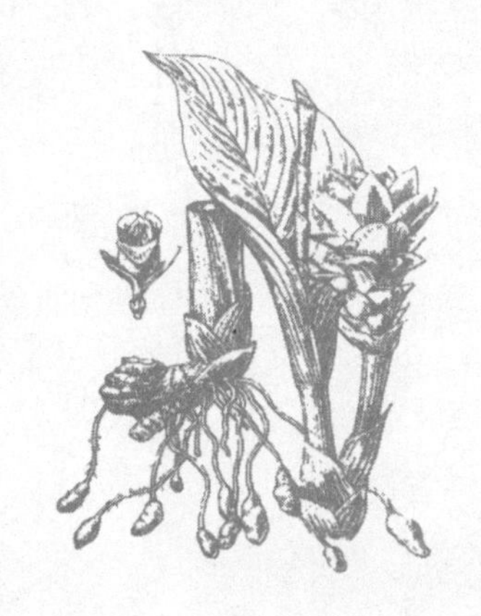

温郁金

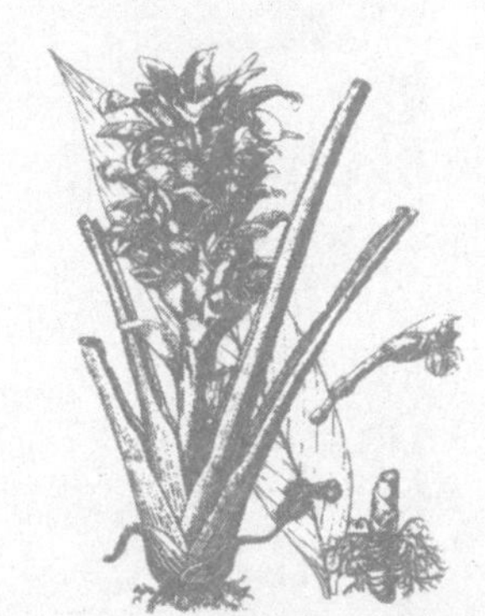

姜黄

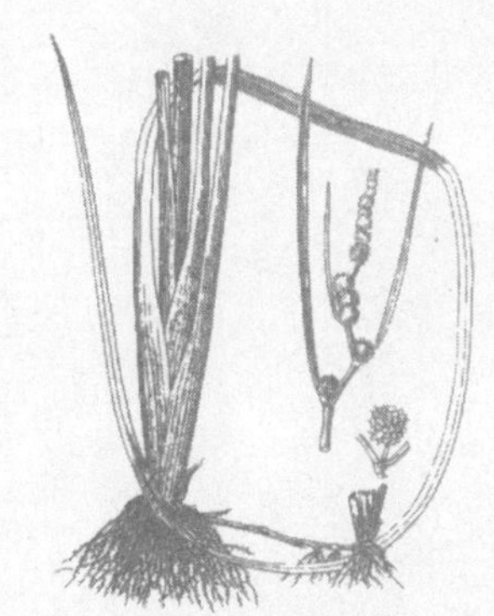

黑三棱

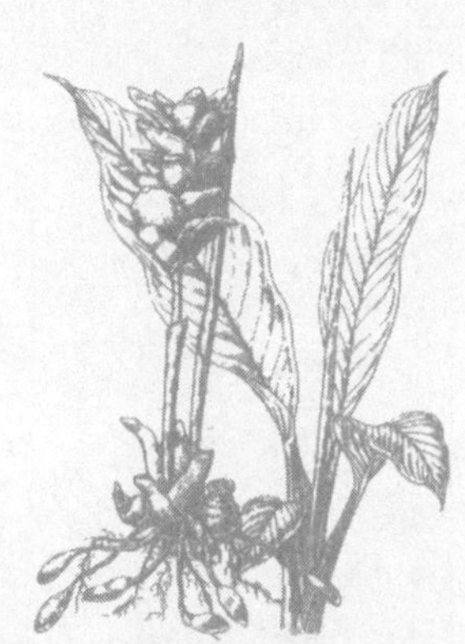

蓬莪茂

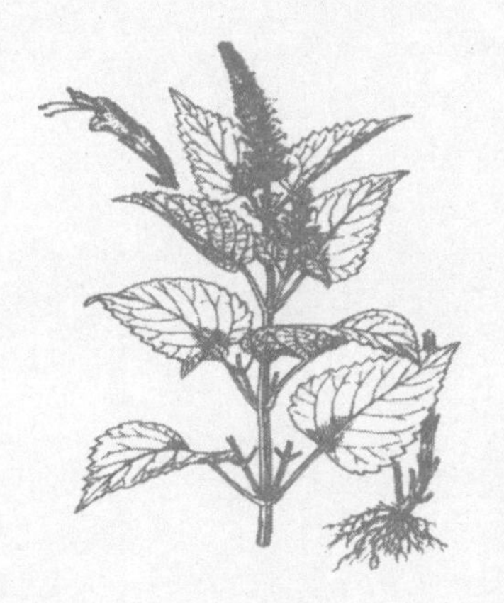

藿香

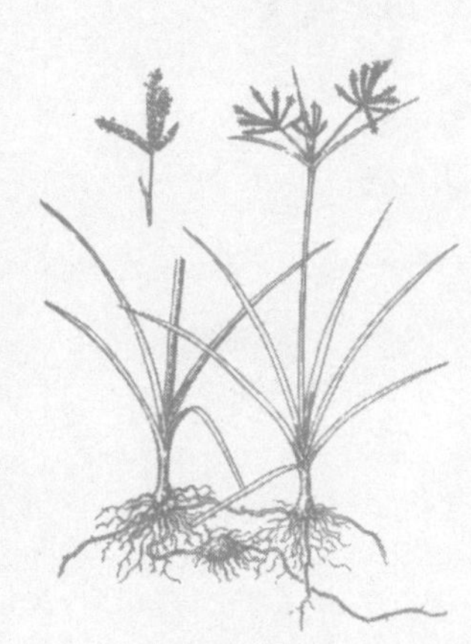

莎草

初生吐乳不止：蓬莪茂少许，盐一绿豆，以乳一合，煎三、五沸，去滓，入牛黄两粟大，服之，甚效也。（《保幼大全》）

浑身燎泡：方见荆三棱。

荆三棱（宋《开宝》）

释名

京三棱（《开宝》）、**草三棱**（《开宝》）、**鸡爪三棱**（《开宝》）、**黑三棱**（《图经》）、**石三棱**。

根

气味

苦，平，无毒。

元素曰：苦、甘，无毒，阴中之阳。能泻真气。真气虚者勿用。

主治

老癖症瘕，积聚结块，产后恶血血结，通月水，堕胎，止痛利气。（《开宝》）

治气胀，破积气，消扑损瘀血，妇人血脉不调，心腹痛，产后腹痛血运。（大明）

心膈痛，饮食不消。（元素）

通肝经积血，治疮肿坚硬。（好古）

下乳汁。（时珍）

附方

症瘕鼓胀：三棱煎：用三棱根（切）一石。水五石，煮三石，去滓更煎，取三斗汁入锅中，重汤煎如稠糖，密器收之。每旦酒服一匕，日二服。（《千金翼方》）

痃癖气块：草三棱、荆三棱、石三棱、青橘皮、陈橘皮、木香各半两，肉豆蔻、槟榔各一两，硇砂二钱，为末，糊丸梧子大，每姜汤服三十丸。（《奇效方》）

痃癖不瘥：胁下硬如石。京三棱一两（炮），川大黄一两，为末，醋熬成膏。每日空心生姜橘皮汤下一匙，以利下为度。（《圣惠方》）

小儿气癖：三棱煮汁作羹粥，与奶母食，日亦以枣许与儿食。小儿新生百日及十岁以下，无问痫热痃癖等皆理之。秘妙不可具言，大效。（《子母秘录》）

痞气胸满：口干，肌瘦食减，或时壮热。石三棱、京三棱、鸡爪三棱（并炮），蓬莪茂三枚，槟榔一枚，青橘皮五十片（醋浸去白），陈仓米一合（醋浸淘过），巴豆五十个（去皮，同青皮、仓米炒干，去豆）。为末，糊丸绿豆大。每米饮下三丸，日一服。（《圣济总录》）

反胃恶心：药食不下。京三棱（炮）一两半，丁香三分，为末。每服一钱，沸汤点服。（《圣济总录》）

乳汁不下：京三棱三个，水二碗，煎汁一碗，洗奶取汁出为度，极妙。（《外台秘要》）

浑身燎泡：如棠梨状，每个出水，有石一片，如指甲大，其泡复生，抽尽肌肤肉，即不可治。用荆三棱、蓬莪术各五两，为末，分三服，酒调连进愈。（危氏《得效方》）

莎草、香附子（《别录》中品）

释名 **雀头香**（《唐本》）、**草附子**（《图经》）、**水香棱**（《图经》）、**水巴戟**（《图经》）、**水莎**（《图经》）、**侯莎**（《尔雅》）、**莎结**（《图经》）、**夫须**（《别录》）、**续根草**（《图经》）、**地藾根**（《图经》）、**地毛**（《广雅》）。

根

气味 **甘，微寒，无毒。**

时珍曰：辛、微苦、甘，平。足厥阴、手少阳药也。能兼行十二经，入脉气分。得童子小便、醋、芎䓖、苍术良。

主治 **除胸中热，充皮毛，久服利人，益气，长须眉。**（《别录》）

治心中客热，膀胱间连胁下气妨。常日忧愁不乐，兼心忪者。（苏颂）

治一切气，霍乱吐泻腹痛，肾气膀胱冷气。（李杲）

散时气寒疫，利三焦，解六郁，消饮食积聚，痰饮痞满，胕肿腹胀，脚气，止心腹肢体头目齿耳诸痛，痈疽疮疡，吐血下血尿血，妇人崩漏带下，月候不调，胎前产后百病。（时珍）

苗及花

主治 **丈夫心肺中虚风及客热，膀胱间连胁下时有气妨，皮肤瘙痒瘾疹，饮食不多，日渐瘦损，常有忧愁心忪少气等证。并收苗花二十余斤锉细，以水二石五斗，煮一石五斗，斛中浸浴，令汗出五六度，其瘙痒即止。四时常用，瘾疹风永除。**（《天宝单方图》）**煎饮散气郁，利胸膈，降痰热。**（时珍）

附方

服食法：颂曰：唐玄宗《天宝单方图》云：水香棱根名莎结，亦名草附子，说已见前。其味辛，微寒，无毒。凡丈夫心中客热，膀胱间连胁下气妨，常日忧愁不乐，兼心忪者。取根二大升，捣熬令香，以生绢袋盛，贮于三大斗无灰清酒中浸之。春三月后，浸一日即堪服；冬十月后，即七日，近暖处乃佳。每空腹温饮一盏，日夜三、四次，常令酒气相续，以知为度。若不饮酒，即取根十两，加桂心五两，芜荑三两。和捣为散，以蜜和为丸，捣一千杵，丸如梧子大。每空腹酒及姜蜜汤饮汁等下二十丸，日再服，渐加至三十丸，以瘥为度。

一切气疾：心腹胀满，胸膈噎塞，噫气吞酸，痰逆呕恶，及宿酒不解。香附子一斤，缩砂仁八两，甘草（炙四两，为末，每白汤入盐点服。为粗末煎服亦可。名快气汤。（《和剂局方》）

心脾气痛：白飞霞《方外奇方》云：凡人胸膛软处一点痛者，多因气及寒起，或致终身，或子母相传。俗名心气痛，非也，乃胃脘有滞尔。惟此独步散，治之甚妙。香附（米醋浸，略炒为末），高良姜（酒洗七次，略炒为末）。俱各封收。因寒者，姜二钱，附一钱；因气者，附二钱，姜一钱；因气与寒者，各等分，和匀。以热米汤入姜汁一匙，盐一捻，调下立止。不过七八次除根。王璆《百一方》云：内翰吴开夫人，心痛欲死，服此即愈。《类编》云：梁混心脾痛数年不愈，供事秽迹佛，梦传此方，一服而愈，因名神授一匕散。

心腹诸病：艾附丸：治男女心气痛、腹痛、少腹痛、血气痛，不可忍者。香附子二两，蕲艾叶半两，以醋汤同煮熟，去艾炒为末，米醋糊丸梧子大，每白汤服五十丸。（《集简方》）

元脏腹冷：及开胃。香附子炒为末，每用二钱，姜、盐同煎服。（《普济方》）

气虚浮肿：香附子一斤，童子小便浸三日，焙为末，糊丸。每米饮下四、五十丸，日二。（《丹溪心法》）

女人诸病：《瑞竹堂方》：四制香附丸：治妇人女子经候不调，兼诸病。大香附子（擦去毛）一斤，分作四分：四两醇酒浸，四两醇醋浸，四两盐水浸，四两童子小便浸。春三、秋五、夏一、冬七日。淘洗净，晒干捣烂，微焙为末，醋煮面糊丸梧子大，每酒下七十丸。瘦人加泽兰、赤茯苓末二两，气虚加四君子料，血虚加四物料。《法生堂方》：煮附济阴丸：治妇人月经不调，久成症积，一切风气。用香附子一斤（分作四分，以童溲、盐水、酒、醋各浸三日），艾叶一斤（浆水浸过，醋糊和作饼，晒干），晚蚕砂半斤（炒），莪术四两（酒浸），当归四两（酒浸）。各焙为末，醋糊丸梧子大。每服七十丸，米饮下，日二。醋附丸：治妇人室女一切经候不调，血气刺痛，腹胁膨胀，心怔乏力，面色痿黄，头晕恶心，崩漏带下，便血，症瘕积聚，及妇人数堕胎，由气不升降，服此尤妙。香附子米醋浸半日，砂锅煮干，捣焙，石臼为末，醋糊为丸，醋汤下。《澹寮方》艾附丸：治同上。香附子一斤，熟艾四两（醋煮），当归（酒浸）二两，为末，如上丸服。

小便尿血：香附子、新地榆等分各煎汤。先服香附汤三、五呷，后服地榆汤至尽。未效再服。（《指迷方》）

偏正头风：香附子（炒）一斤，乌头（炒）一两，甘草二两，为末，炼蜜丸弹子大。每服一丸，葱茶嚼下。（《本事方》）

肝虚睛痛：冷泪羞明。补肝散：用香附子一两，夏枯草半两，为末。每服一钱，茶清下。（《简易方》）

诸般牙痛：香附、艾叶煎汤漱之，仍以香附末擦之，去涎。（《普济方》）

牢牙去风：益气乌髭，治牙疼牙宣，乃铁瓮先生妙方也。香附子（炒存性）三两，青盐、生姜各半两，为末，日擦。（《济生方》）

消渴累年：不愈。莎草根一两，白茯苓半两，为末。每陈粟米饮服三钱，日二。

地笋（宋《嘉祐》）

气味

甘，辛，温，无毒。

主治

利九窍，通血脉，排脓治血。（藏器）

止鼻洪吐血，产后心腹痛。产妇可作蔬菜食，佳。（大明）

子

主治 妇人三十六疾。（《千金方》承泽丸中用之）

马兰（《日华》）

释名 紫菊。

根、叶

气味 辛，平，无毒。

主治 破宿血，养新血，止鼻衄吐血，合金疮，断血痢，解酒疸及诸菌毒、蛊毒。生捣，涂蛇咬。（大明）

主诸疟及腹中急痛，痔疮。（时珍）

附方 诸疟寒热：赤脚马兰捣汁，入水少许，发日早服，或入少糖亦可。（《圣济总录》）

第五卷　草部

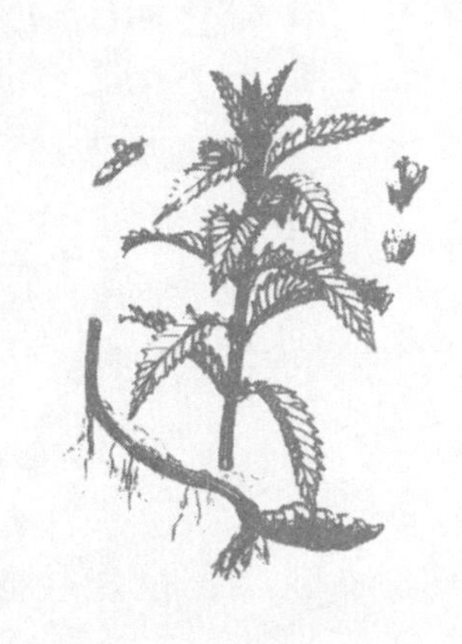

地笋

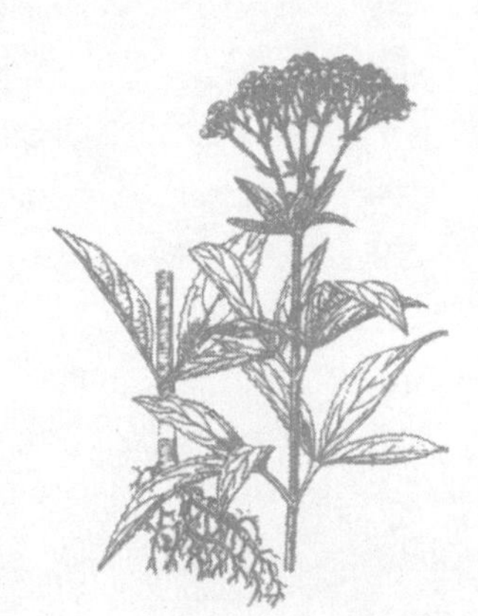

佩兰

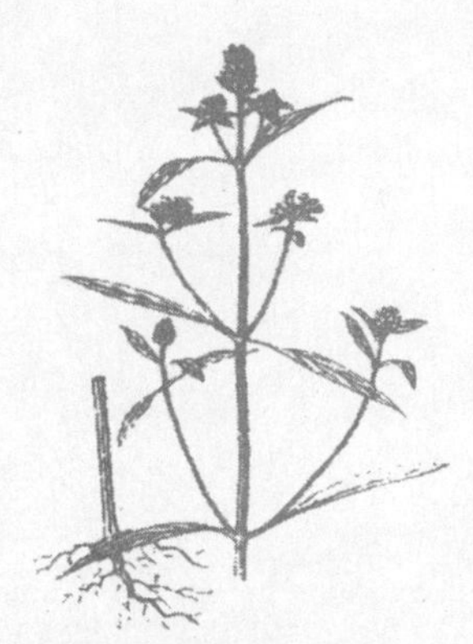

江香薷

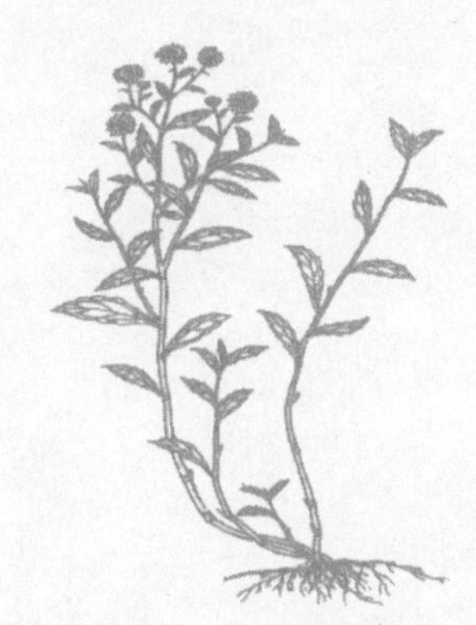

马兰

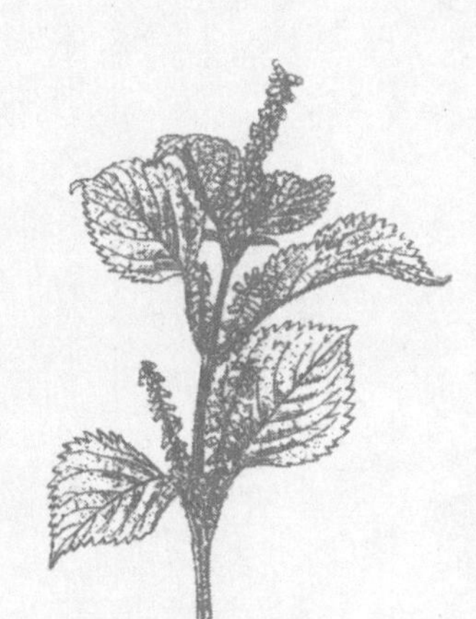

紫苏

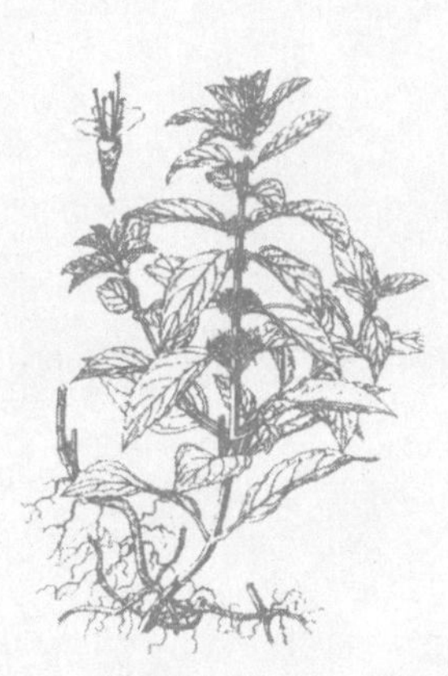

薄荷

绞肠沙痛：马兰根叶，细嚼咽汁，立安。（《寿域神方》）

打伤出血：竹节草即马兰，同旱莲草、松香、皂子叶（即柜子叶，冬用皮）。为末。搽入刀口。（《摘玄方》）

喉痹口紧：用地白根即马兰根，或叶捣汁，入米醋少许，滴鼻孔中，或灌喉中，取痰自开。（孙一松《试效方》）

水肿尿涩：马兰菜一虎口，黑豆、小麦各一撮。酒、水各一钟，煎一钟，食前温服以利小水，四五日愈。（杨起《简便方》）

缠蛇丹毒：马兰、甘草擂醋搽之。（《济急方》）

香薷（《别录》中品）

释名 **香柔**（《食疗》）、**香茸**（同上）、**香菜**（《千金》）、**蜜蜂草**（《纲目》）。

气味 **辛，微温，无毒。**

主治 **霍乱腹痛吐下，散水肿。**（《别录》）

去热风，猝转筋者。煮汁顿服半升，即止。为末水服，止鼻衄。（孟诜）

下气，除烦热，疗呕逆冷气。（大明）

春月煮饮代茶，可无热病，调中温胃。含汁漱口，去臭气。（汪颖）

主脚气寒热。（时珍）

附方

一切伤暑：《和剂局方》香薷饮：治暑月卧湿当风，或生冷不节，真邪相干，便致吐利，或发热头痛体痛，或心腹痛，或转筋，或干呕，或四肢逆冷，或烦闷欲死，并主之。用香薷一斤，厚朴（姜汁炙）、白扁豆（微炒）各半斤，剉散。每服五钱，水二盏，酒半盏，煎一盏，水中沉冷，连进二服立效。《活人书》：去扁豆，入黄连四两，姜汁同炒黄色用。

水病洪肿：胡洽居士香薷煎：用干香薷五十斤（剉）。入釜中，以水淹过三寸，煮使气力都尽，去滓澄之，微火煎至可丸，丸如梧子大。一服五丸，日三服，日渐增之，以小便利则愈。（苏颂《图经本草》）

通身水肿：深师薷术丸：治暴水风水气水，通身皆肿，服至小便利为效。用香薷叶一斤，水一斗，熬极烂去滓，再熬成膏，加白术末七两，和丸梧子大。每服十丸，米饮下，日五、夜一服。（《外台秘要》）

四时伤寒：不正之气。用水香薷为末，热酒调服一、二钱，取汗。（《卫生易简方》）

心烦胁痛：连胸欲死者。香薷捣汁一二升服。（《肘后》）

鼻衄不止：香薷研末，水服一钱。（《圣济总录》）

舌上出血：如钻孔者。香薷煎汁服一升，日三服。（《肘后方》）

口中臭气：香薷一把，煎汁含之。（《千金方》）

小儿发迟：陈香薷二两，水一盏，煎汁三分，入猪脂半两，和匀，日日涂之。（《永类钤方》）

白秃惨痛：即上方入胡粉，和涂之。（《子母秘录》）

薄荷（《唐本草》）

释名 **菝荷、蕃荷菜、吴菝荷**（《食性》）、**南薄荷**（《衍义》）、**金钱薄荷**。

茎叶

气味 **辛，温，无毒。**

思邈曰：苦、辛，平。

元素曰：辛、凉。

敩曰：茎性燥。

甄权曰：同薤作齑食，相宜。新病瘥人勿食之，令人虚汗不止。瘦弱人久食之，动消渴病。

主治 **贼风伤寒发汗，恶气心腹胀满，霍乱，宿食不消，下气，煮汁服之，发汗，大解劳乏，亦堪生食。**（《唐本》）

作菜久食，却肾气，辟邪毒，除劳气，令人口气香洁。煎汤洗漆疮。（思邈）

通利关节，发毒汗，去愤气，破血止痢。（甄权）

疗阴阳毒，伤寒头痛，四季宜食。（士良）

治中风失音吐痰。（《日华》）

主伤风头脑风，通关格，及小儿风涎，为要药。（苏颂）

杵汁服，去心脏风热。（孟诜）

清头目，除风热。（李杲）

利咽喉口齿诸病，治瘰疬疮疥，风瘙瘾疹。捣汁含漱，去舌苔语涩。挼叶塞鼻，止衄血。涂蜂螫蛇伤。（时珍）

附方

清上化痰：利咽膈，治风热。以薄荷末，炼蜜丸芡子大。每噙一丸。白砂糖和之亦可。（《简便单方》）

风气瘙痒：用大薄荷、蝉蜕等分，为末。每温酒调服一钱。（《永类钤方》）

舌苔语蹇：薄荷自然汁，和白蜜、姜汁擦之。（《医学集成》）

眼弦赤烂：薄荷，以生姜汁浸一宿，晒干为末。每用一钱，沸汤炮洗。（《明目经验方》）

瘰疬结核：或破未破。以新薄荷二斤（取汁），皂荚一挺（水浸去皮，捣取汁）。同于银石器内熬膏。入连翘末半两，连白青皮、陈皮，黑牵牛（半生半炒）各一两，皂荚仁一两半，同捣和丸梧子大。每服三十丸，煎连翘汤下。（《济生方》）

第五卷　草部

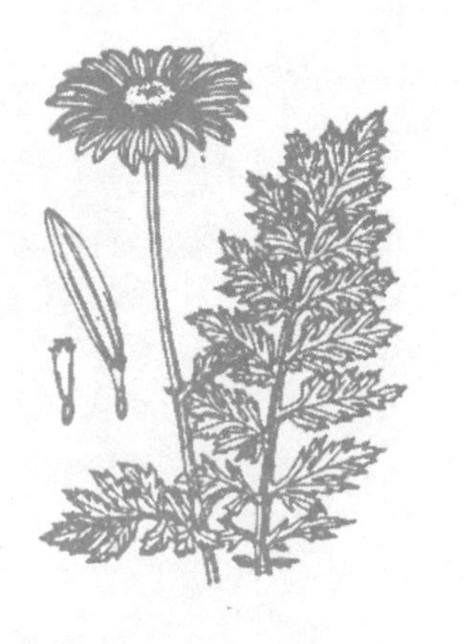
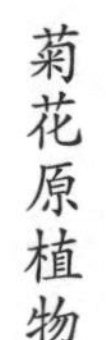

菊花原植物

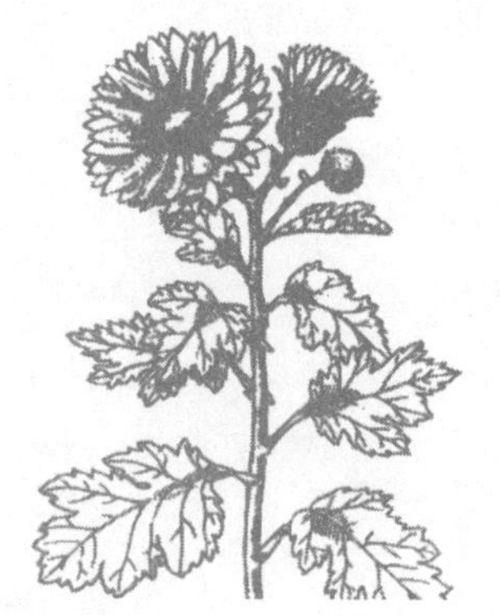

菊花

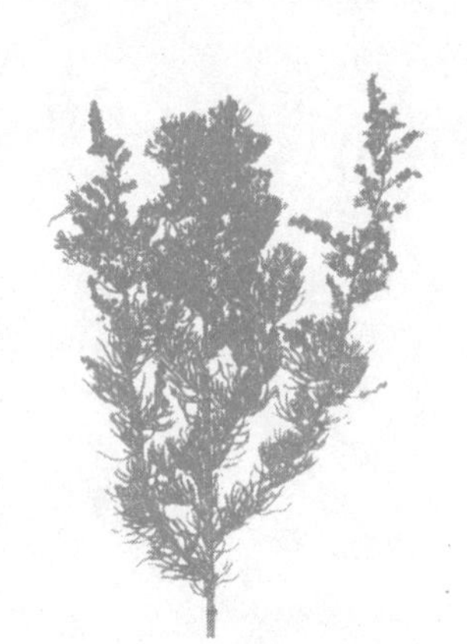

茵陈蒿

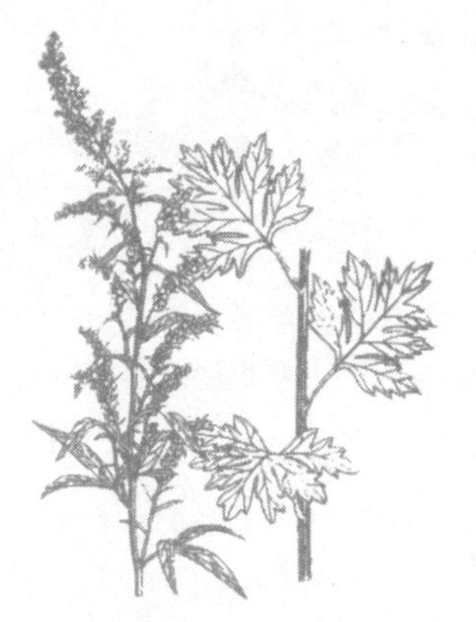

艾

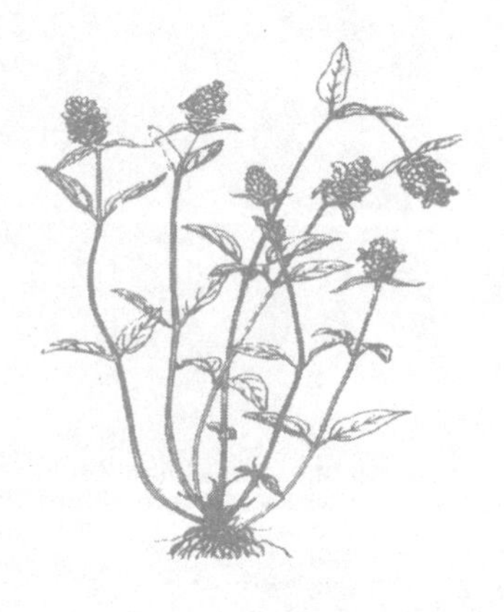

长冠夏枯草

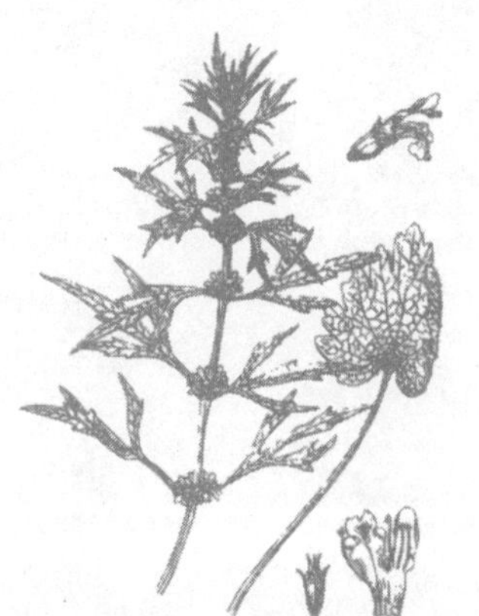

益母草

衄血不止：薄荷汁滴之。或以干者水煮，绵裹塞鼻。（许学士《本事方》）

血痢不止：薄荷叶煎汤常服。（《普济》）

水入耳中：薄荷汁滴入立效。（《经验方》）

蜂虿螫伤：薄荷叶挼贴之。（《外台秘要》）

火毒生疮：冬间向火，火气入内，两股生疮，汁水淋漓者。用薄荷煎汁频涂，立愈。（张杲《医说》）

茺蔚（《本经》上品）

释名

益母（《本经》）、**益明**（《本经》）、**贞蔚**（《别录》）、**蓷**（《尔雅》）、**野天麻**（《会编》）、**猪麻**（《纲目》）、**火杴**（《本经》）、**郁臭草**（《图经》）、**苦低草**（《图经》）、**夏枯草**（《外台》）、**土质汗**（《外台》）。

时珍曰：此草及子皆充盛密蔚，故名茺蔚。其功宜于妇人及明目益精，故有益母、益明之称。其茎方类麻，故谓之野天麻。俗呼为猪麻，猪喜食之也。夏至后即枯，故亦有夏枯之名。《近效方》谓之土质汗。林亿云：质汗出西番，乃热血合诸药煎成，治金疮折伤。益母亦可作煎，治折伤，故名为土质汗也。

子

气味

辛、甘，微温，无毒。

时珍曰：甘、辛，温。灰制硫黄。

《别录》曰：甘，微寒。

主治

明目益精，除水气，久服轻身。（《本经》）

疗血逆大热，头痛心烦。（《别录》）

产后血胀。（大明）

春仁生食，补中益气，通血脉，填精髓，止渴润肺。（吴瑞）

治风解热，顺气活血，养肝益心，安魂定魄，调女人经脉，崩中带下，产后胎前诸病。久服令人有子。（时珍）

茎

大明曰：苗、叶、根同功。

气味

藏器曰：寒。

时珍曰：茎、叶：味辛、微苦。花：味微苦、甘。根：味甘。并无毒。

镜源曰：制硫黄、雌黄、砒石。

主治

瘾疹痒，可作浴汤。（《本经》）

捣汁服，主浮肿，下水，消恶毒疔肿、乳痈丹游等毒，并傅之。又服汁，主子死腹中，及产后血胀闷。滴汁入耳中，主聤耳。捣傅蛇虺毒。（苏恭）

入面药，令人光泽，治粉刺。（藏器）

活血破血，调经解毒，治胎漏产难，胎衣不下，血运、血风、血痛，崩中漏下，尿血、泻血，疳痢、痔疾，打扑内损瘀血，大便、小便不通。（时珍）

附方

济阴返魂丹： 昝殷《产宝》曰：此方，乃吉安文江高师禹，备礼求于名医所得者，其效神妙，活人甚多，能治妇人胎前、产后诸疾危证。用野天麻，又名益母，又名火杴，又名负担，即茺蔚子也。叶似艾叶，茎类火麻，方梗凹面，四五六月节节开花，红紫色如蓼花，南北随处皆有，白花者不是。于端午、小暑，或六月六日，花正开时，连根收采阴干，用叶及花子。忌铁器，以石器碾为细末，炼蜜丸如弹子大，随证嚼服用汤使。其根烧存性为末，酒服，功与黑神散不相上下。其药不限丸数，以病愈为度。或丸如梧子大，每服五七十丸。又可捣汁滤净，熬膏服之。胎前脐腹痛，或作声者，米饮下；胎前产后，脐腹刺痛，胎动不安，下血不止，当归汤下；产后，以童子小便化下一丸，能安魂定魄，血气自然调顺，诸病不生。又能破血痛，养脉息，调经络，并温酒下。胎衣不下，及横生不顺，死胎不下，经日胀满，心闷心痛，并用炒盐汤下。产后血晕，眼黑血热，口渴烦闷，如见鬼神，狂言不省人事，以童子小便和酒化下；产后结成血块，脐腹奔痛，时发寒热，有冷汗，或面垢颜赤，五心烦热，并用童子小便、酒下，或薄荷自然汁下。产后恶露不尽，结滞刺痛，上冲心胸满闷，童子小便、酒下。产后泻血水，以枣汤下。产后痢疾，米汤下。产后血崩漏下，糯米汤下。产后赤白带下，煎胶艾汤下；月水不调，温酒下。产后中风，牙关紧急，半身不遂，失音不语，童便、酒下。产后气喘咳嗽，胸膈不利，恶心吐酸水，面目浮肿，两胁疼痛，举动失力，温酒下。产后月内咳嗽，自汗发热，久则变为骨蒸，童便、酒下；产后鼻衄，舌黑口干，童便酒下。产后两太阳穴痛，呵欠心忪，气短羸瘦，不思饮食，血风身热，手足顽麻，百节疼痛，并米饮化下。产后大小便不通，烦躁口苦者，薄荷汤下。妇人久无子息，温酒下。

益母膏：《近效方》：治产妇诸疾，及折伤内损有瘀血，每天阴则痛，神方也。三月采益母草一名负担，一名夏枯草，连根叶茎花洗择令净，于箔上摊曝水干，以竹刀切长五寸，勿用铁刀，置于大锅中，以水浸过二三寸，煎煮，候草烂水减三之二，漉去草，取汁约五六斗，入盆中澄半日，以绵滤去浊滓，以清汁入釜中，慢火煎取一斗，如稀饧状，瓷瓶封收。每取梨大，暖酒和服，日再服。或和羹粥亦可。如远行，即更炼至可丸收之。服至七日，则疼渐平复也。产妇恶露不尽及血运，一二服便瘥。其药无忌。又能治风，益心力。（《外台秘要》）

夏枯草（《本经》下品）

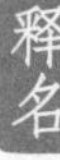

夕句（《本经》）、**乃东**（《本经》）、**燕面**（《别录》）、**铁色草**。

茎叶

气味 **苦、辛，寒，无毒。**

主治 **寒热瘰疬鼠瘘头疮，破症，散瘿结气，脚肿湿痹，轻身。**（《本经》）

附方 **明目补肝：**肝虚目睛痛，冷泪不止，筋脉痛，羞明怕日：夏枯草半两，香附子一两。为末。每服一钱，腊茶汤调下。（《简要济众》）

赤白带下：夏枯草（花开时采，阴干）为末。每服二钱，米饮下，食前。（《徐氏家传方》）

血崩不止：夏枯草为末，每服方寸匕，米饮调下。（《圣惠方》）

产后血运：心气欲绝者：夏枯草捣绞汁服一盏，大妙。（《徐氏家传方》）

扑伤金疮：夏枯草（口嚼烂），署上即愈。（《卫生易简》）

汗斑白点：夏枯草煎浓汁，日日洗之。（《乾坤生意》）

瘰疬马刀：不问已溃、未溃，或日久成漏：用夏枯草六两，水二钟，煎七分，食远温服。虚甚者，则煎汁熬膏服，并涂患处，兼以十全大补汤加香附、贝母、远志尤善。此物生血，乃治瘰疬之圣药也。其草易得，其功甚多。（薛己《外科经验方》）

鸡冠（宋《嘉祐》）

释名 时珍曰：以花状命名。

苗

气味 甘，凉，无毒。

主治 疮痔及血病。（时珍）

子

气味 甘，凉，无毒。

主治 止肠风泻血，赤白痢。（藏器）

崩中带下，入药炒用。（大明）

花

主治 痔漏下血，赤白下痢，崩中赤白带下，分赤白用。（时珍）

番红花（《纲目》）

释名　**泊夫蓝**（《纲目》）、**撒法郎**。

气味　**甘，平，无毒。**

主治　**心忧郁积，气闷不散，活血。久服令人心喜。又治惊悸。**（时珍）

附方　**伤寒发狂：**惊怖恍惚。用撒法郎二分。水一盏，浸一夕，服之。天方国人所传。（王玺《医林集要》）

大蓟、小蓟（《别录》中品）

释名　**虎蓟**（弘景）、**马蓟**（《范汪》）、**猫蓟**（弘景）、**刺蓟**（《日华》）、**山牛蒡**（《日华》）、**鸡项草**（《图经》）、**千针草**（《图经》）、**野红花**（《纲目》）。

弘景曰：大蓟是虎蓟，小蓟是猫蓟，叶并多刺，相似。田野甚多，方药少用。

时珍曰：蓟犹髻也，其花如髻也。曰虎、曰猫，因其苗状狰狞也。曰马者，大也。牛蒡，因其

第五卷　草部

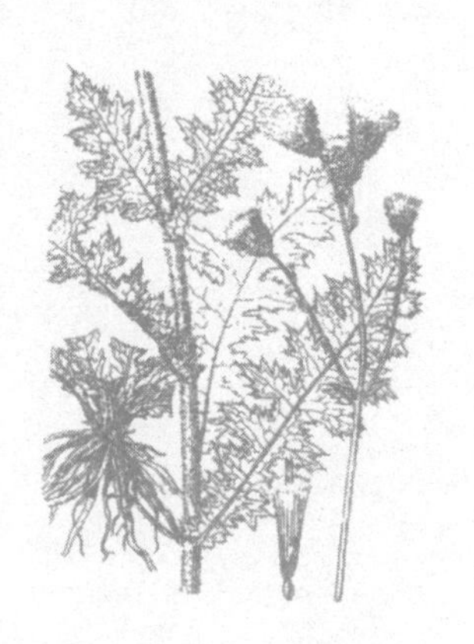

大蓟

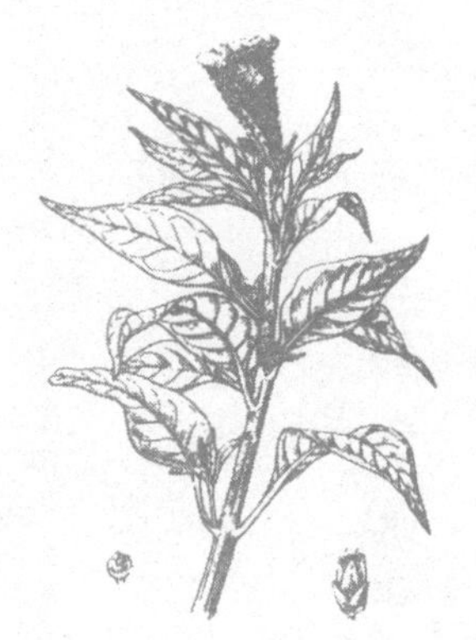

鸡冠花

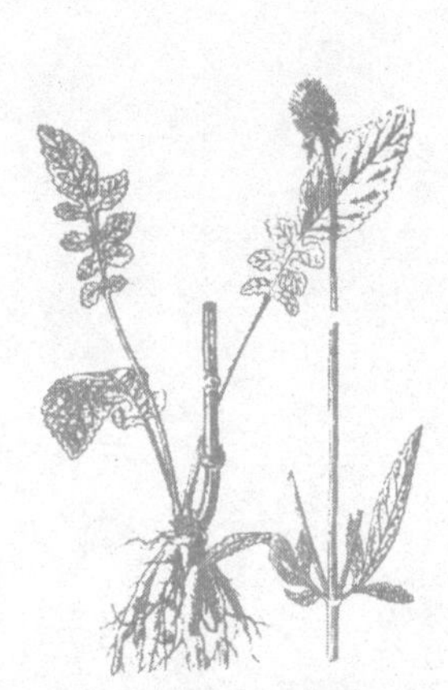

川续断

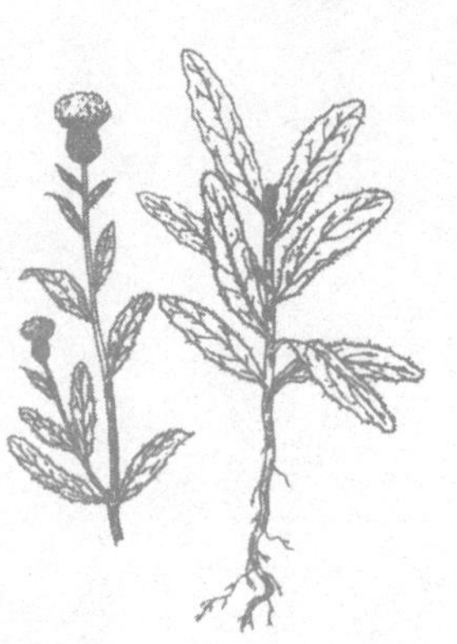

刺儿菜

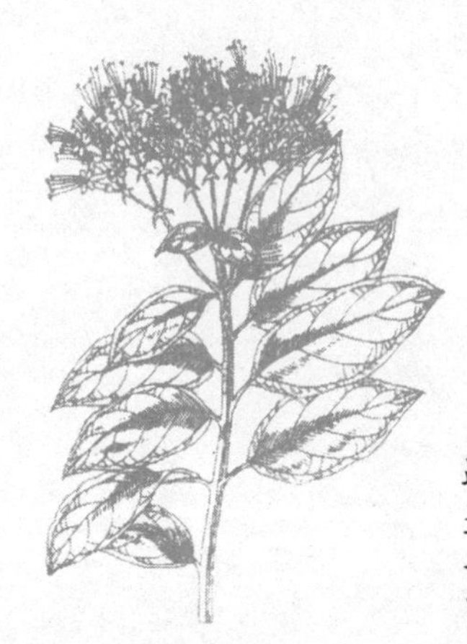

路边青

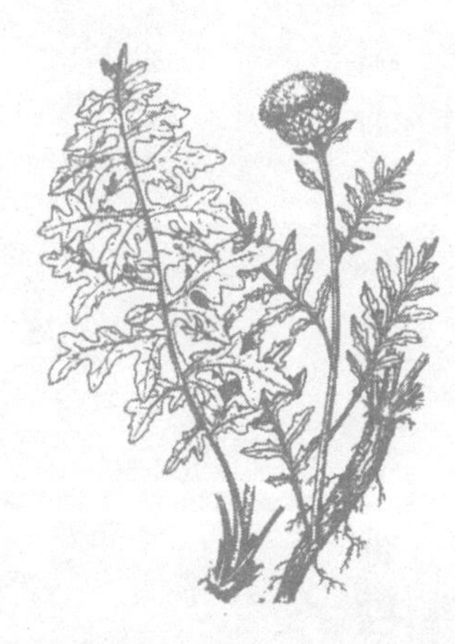

祁州漏芦

根似牛蒡根也。鸡项，因其茎似鸡之项也。千针、红花，皆其花状也。郑樵《通志》谓《尔雅》之蒸，曰狗毒者即此，未知是否？

藏器曰：蓟门以多蓟得名，当以北方者为胜也。

灯心草（宋《开宝》）

释名 **虎须草**（《纲目》）、**碧玉草**（《纲目》）。

茎及根

气味 **甘，寒，无毒。**

主治 **五淋，生煮服之。败席煮服，更良。**（《开宝》）**泻肺，治阴窍涩不利，行水，除水肿癃闭。**（元素）**治急喉痹，烧灰吹之甚捷。烧灰涂乳上，饲小儿，止夜啼。**（震亨）**降心火，止血通气，散肿止渴。烧灰入轻粉、麝香，治阴疳。**（时珍）

地黄（《本经》上品）

释名

苄、芑、地髓（《本经》）。

大明曰：生者以水浸验之。浮者名天黄；半浮半沉者名人黄；沉者名地黄。入药沉者为佳，半沉者次之，浮者不堪。

时珍曰：《尔雅》云：苄，地黄。郭璞云：江东呼为苄。罗愿云：苄以沉下者为贵，故字从下。

干地黄

气味

甘，寒，无毒。

时珍曰：姜汁浸则不泥膈；酒制则不妨胃。鲜用则寒；干用则凉。

主治

伤中，逐血痹，填骨髓，长肌肉。作汤除寒热积聚，除痹，疗折跌绝筋。久服轻身不老，生者尤良。（《本经》）

主男子五劳七伤，女子伤中胞漏下血，破恶血，溺血，利大小肠，去胃中宿食，饱力断绝，补五脏内伤不足，通血脉，益气力，利耳目。（《别录》）

助心胆气，强筋骨长志，安魂定魄，治惊悸劳劣，心肺损，吐血鼻衄，妇人崩中血运。（大明）

产后腹痛。久服变白延年。（甄权）

凉血生血，补肾水真阴，除皮肤燥，去诸湿热。（元素）

主心病掌中热痛，脾气痿蹶嗜卧，足下热而痛。（好古）

治齿痛唾血。

生地黄

气味 大寒。

主治 妇人崩中血不止，及产后血上薄心闷绝。伤身胎动下血，胎不落，堕坠踠折，瘀血留血，鼻衄吐血，皆捣饮之。（《别录》）

解诸热，通月水，利水道。捣贴心腹，能消瘀血。（甄权）

熟地黄

气味 甘、微苦，微温，无毒。

主治 填骨髓，长肌肉，生精血，补五脏内伤不足，通血脉，利耳目，黑须发，男子五劳七伤，女子伤中胞漏，经候不调，胎产百病。（时珍）

第五卷　草部

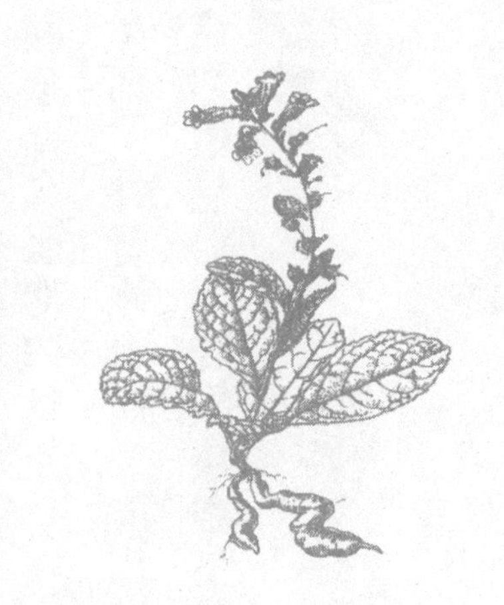
地黄

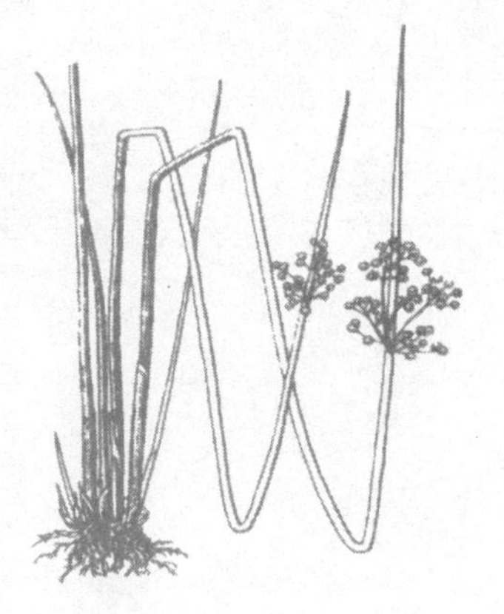
灯心草

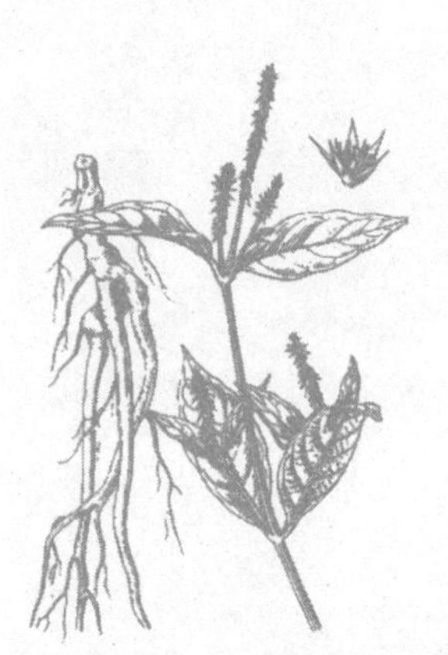
牛膝

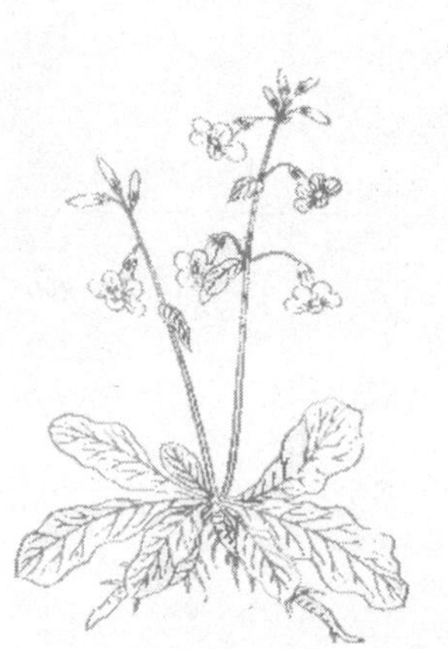
地黄

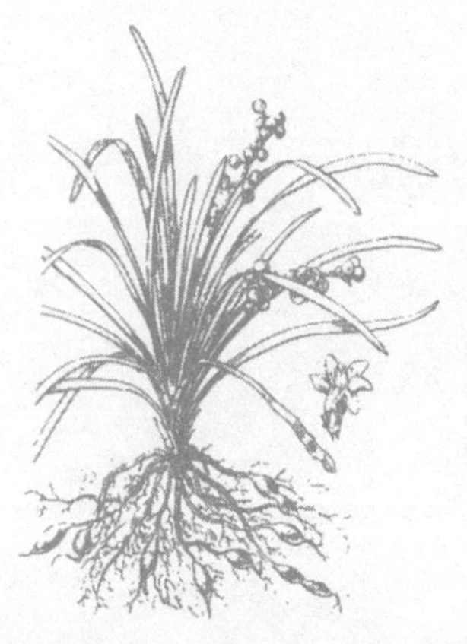
麦冬

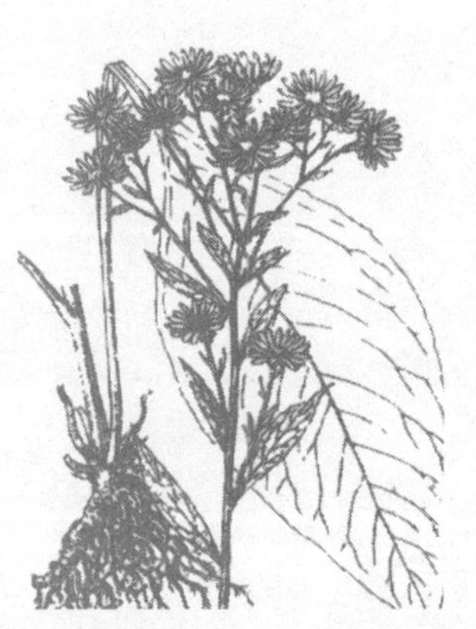
紫菀

补血气，滋肾水，益真阴，去脐腹急痛，病后胫股酸痛。（元素）

坐而欲起，目无䀮䀮所见。（好古）

附方

服食法：地黄根净洗，捣绞汁，煎令稠，入白蜜更煎，令可丸，丸如梧子大。每晨温酒送下三十丸，日三服。亦可以青州枣和丸。或别以干地黄末入膏，丸服亦可。百日面如桃花，三年身轻不老。《抱朴子》云：楚文子服地黄八年，夜视有光。（《神仙方》）

地黄煎：补虚除热，治吐血唾血，取乳石，去痈疖等疾。生地黄不拘多少，三捣三压，取汁令尽，以瓦器盛之，密盖勿泄气，汤上煮减半，绞去滓，再煎如饧，丸弹子大。每温酒服一丸，日二服。（《千金》）

琼玉膏：常服开心益智，发白返黑，齿落更生，辟谷延年。治痈疽劳瘵，咳嗽唾血等病，乃铁瓮城申先生方也：生地黄汁十六斤（取汁），人参末一斤半，白茯苓末三斤，白沙蜜十斤，滤净拌匀，入瓶内，箬封，安砂锅中，桑柴火煮三日夜。再换蜡纸重封，浸井底一夜，取起，再煮一伏时。每以白汤或酒点服一匙。丹溪云：好色虚人，咳嗽唾血者，服之甚捷。国朝太医院进御服食，议加天门冬、麦门冬、枸杞子末各一斤，赐名益寿永真。《臞仙方》：加琥珀、沉香半两。

明目补肾：生苄、熟苄各二两，川椒红一两，为末，蜜丸梧桐子大，每空心盐汤下三十丸。（《普济方》）

固齿乌须：一治齿痛，二生津液，三变白须，其功极妙。地黄五斤，柳木甑内，以土盖上，

蒸熟晒干。如此三次，捣为小饼。每噙咽一枚。（《御药院方》）

月经不调：久而无子，乃冲任伏热也。熟地黄半斤，当归二两，黄连一两，并酒浸一夜，焙研为末，炼蜜丸梧子大。每服七十丸，米饮温酒任下。（禹讲师方）

产后百病：地黄酒：用地黄汁渍曲二升，净秫米二斗，令发，如常酿之。至熟，封七日，取清，常服令相接。忌生冷、酢、滑蒜、鸡、猪、鱼一切毒物。未产先一月酿成。夏月不可造。（《千金方》）

打扑损伤：骨碎及筋伤烂。用生地黄熬膏裹之。以竹筒编夹急缚，勿令转动。一日一夕，可十易之，则瘥。《类说》云：许元公过桥堕马，右臂臼脱，左右急挼入臼中，昏迷不知痛苦。急召田录事视之，曰：尚可救。乃以药封肿处，中夜方苏，达旦痛止，痛处已白。日日换贴，其瘀肿移至肩背，乃以药下去黑血三升而愈。即上方也。（出《肘后方》中）

损伤打扑瘀血在腹者：用生地黄汁三升，酒一升半，煮二升半，分三服。（出《千金方》）

叶

主治

恶疮似癞，十年者，捣烂日涂，盐汤先洗。（《千金方》）

时珍曰：按《抱朴子》云：韩子治用地黄苗喂五十岁老马，生三驹，又一百三十岁乃死也。张鷟《朝野佥载》云：雉被鹰伤，衔地黄叶点之；虎中药箭，食清泥解之。鸟兽犹知解毒，何况人乎？

实

主治 **四月采，阴干捣末，水服方寸匕，日三服，功与地黄等。**（苏颂）

弘景曰：出渭城者有子，淮南七精散用之。

花

主治 **为末服食，功同地黄。**（苏颂）

肾虚腰脊痛，为末，酒服方寸匕，日三。（时珍）

附方 **内障青盲：**风赤生翳，及坠睛日久，瞳损失明：地黄花（晒）、黑豆花（晒）、槐花（晒）各一两，为末。猪肝一具，同以水二斗，煮至上有凝脂，掠尽瓶收。每点少许，日三、四次。（《圣惠方》）

牛膝（《本经》上品）

释名 **牛茎**（《广雅》）、**百倍**（《本经》）、**山苋菜**（《救荒》）、**对节菜**。

根

气味 苦，酸，平，无毒。

主治 寒湿痿痹，四肢拘挛，膝痛不可屈伸，逐血气，伤热火烂，堕胎。久服轻身耐老。（《本经》）

疗伤中少气，男子阴消，老人失溺，补中续绝，益精利阴气，填骨髓，止发白，除脑中痛及腰脊痛，妇人月水不通，血结。（《别录》）

治阴痿，补肾，助十二经脉，逐恶血。（甄权）

治腰膝软怯冷弱，破症结，排脓止痛，产后心腹痛并血晕，落死胎。（大明）

强筋，补肝脏风虚。（好古）

同苁蓉浸酒服，益肾。竹木刺入肉，嚼烂罨之，即出。（宗奭）

治久疟寒热，五淋尿血，茎中痛，下痢，喉痹口疮齿痛，痈肿恶疮伤折。（时珍）

附方

劳疟积久：不止者。长大牛膝一握。生切，以水六升，煮二升，分三服。清早一服，未发前一服，临发时一服。（《外台秘要》）

消渴不止：下元虚损。牛膝五两（为末），生地黄汁五升浸之，日曝夜浸，汁尽为度，蜜丸梧子大，每空心温酒下三十丸。久服壮筋骨，驻颜色，黑发，津液自生。（《经验后方》）

卒暴症疾：腹中有如石刺，昼夜啼呼。牛膝二斤，以酒一斗渍之，密封，于灰火中温令味出。每服五合至一升，随量饮。（《肘后方》）

女人血病：万病丸：治女人月经淋闭，月信不来，绕脐寒疝痛，及产后血气不调，腹中结瘕症不散诸病：牛膝（酒浸一宿焙）、干漆（炒令烟尽）各一两（为末），生地黄汁一升，入石器内，慢火熬至可丸，丸如梧子大。每服二丸，空心米饮下。（《拔萃方》）

妇人阴痛：牛膝五两，酒三升，煮取一升半，去滓，分三服。（《千金方》）

生胎欲去：牛膝一握（捣）。以无灰酒一盏，煎七分，空心服。仍以独根土牛膝涂麝香，插入牝户中。（《妇人良方》）

牙齿疼痛：牛膝研末含漱。亦可烧灰致牙齿间。（《千金方》）

折伤闪肭：杜牛膝捣罨之。（《卫生易简方》）

金疮作痛：生牛膝捣敷，立止。（《梅师方》）

卒得恶疮：人不识者。牛膝根捣敷之。（《千金方》）

痈疖已溃：用牛膝根略刮去皮，插入疮口中，留半寸在外，以嫩橘叶及地锦草各一握，捣其上。牛膝能去恶血，二草温凉止痛，随干随换，有十全之功也。（陈日华《经验方》）

风瘙瘾疹：及瘖瘟：牛膝末，酒服方寸匕，日三服。（《千金方》）

骨疽癞病：方同上。

茎叶

【主治】寒湿痿痹，老疟淋秘，诸疮。功同根，春夏宜用之。（时珍）

【附方】气湿痹痛：腰膝痛。用牛膝叶一斤（切），以米三合，于豉汁中煮粥，和盐、酱，空腹食之。（《圣惠方》）

老疟不断：牛膝茎叶一把（切）。以酒三升渍服，令微有酒气。不即断，更作，不过三剂止。（《肘后方》）

紫菀（《本经》中品）

【释名】青菀（《别录》）、紫蒨（《别录》）、返魂草（《纲目》）、夜牵牛。

根

【气味】苦，温，无毒。

【主治】咳逆上气，胸中寒热结气，去蛊毒痿蹶，安五脏。（《本经》）

疗咳唾脓血，止喘悸，五劳体虚，补不足，小儿惊痫。（《别录》）

治尸疰，补虚下气，劳气虚热，百邪鬼魅。（甄权）

调中，消痰止渴，润肌肤，添骨髓。（大明）

益肺气，生息贲。（好古）

附方

肺伤咳嗽：紫菀五钱，水一盏，煎七分，温服，日三次。（《卫生易简方》）

久嗽不瘥：紫菀、款冬花各一两，百部半两，捣罗为末。每服三钱，姜三片，乌梅一个，煎汤调下，日二，甚佳。（《图经本草》）

小儿咳嗽：声不出者。紫菀末、杏仁等分，入蜜同研，丸芡子大。每服一丸，五味子汤化下。（《全幼心鉴》）

吐血咳嗽：吐血后咳者。紫菀、五味（炒）为末，蜜丸芡子大，每含化一丸。（《指南方》）

产后下血：紫菀末，水服五撮。（《圣惠方》）

缠喉风痹，不通欲死者：用返魂草根一茎，洗净纳入喉中，待取恶涎出即瘥，神效。更以马牙硝津咽之，即绝根本。一名紫菀，南人呼为夜牵牛。（《斗门方》）

妇人小便：卒不得出者。紫菀为末，井华水服三撮，即通。小便血者，服五撮立止。（《千金方》）

麦门冬（《本经》上品）

【释名】虋冬，秦名羊韭，齐名爱韭，楚名马韭，越名羊耆（并《别录》），禹韭（《吴普》）、禹余粮（《别录》）、忍冬（《吴普》）、忍凌（《吴普》）、不死药（《吴普》）、阶前草。

根

【气味】甘，平，无毒。

【主治】心腹结气，伤中伤饱，胃络脉绝，羸瘦短气。久服轻身不老不饥。（《本经》）

疗身重目黄，心下支满，虚劳客热，口干燥渴，止呕吐，愈痿蹶，强阴益精，消谷调中保神，定肺气，安五脏，令人肥健，美颜色，有子。（《别录》）

去心热，止烦热，寒热体劳，下痰饮。（藏器）

治五劳七伤，安魂定魄，止嗽，治肺痿吐脓，时疾热狂头痛。（大明）

治热毒大水，面目肢节浮肿，下水，主泄精。（甄权）

治肺中伏火，补心气不足，主血妄行，及经水枯，乳汁不下。（元素）

久服轻身明目。和车前、地黄丸服，去温瘴，变白，夜视有光。（藏器）

断谷为要药。（弘景）

附方

麦门冬煎：补中益心，悦颜色，安神益气，令人肥健，其力甚快。取新麦门冬根去心，捣熟绞汁，和白蜜，银器中重汤煮，搅不停手，候如饴乃成。温酒日日化服之。（《图经本草》）

消渴饮水：用上元板桥麦门冬（鲜肥者）二大两。宣州黄连（九节者）二大两，去两头尖三、五节，小刀子调理去皮毛了，吹去尘，更以生布摩拭秤之，捣末。以肥大苦瓠汁浸麦门冬，经宿然后去心，即于臼中捣烂，纳黄连末和捣，并手丸如梧子大。食后饮下五十丸，日再。但服两日，其渴必定。若重者，即初服一百五十丸，二日服一百二十丸，三日一百丸，四日八十丸，五日五十丸。合药要天气晴明之夜，方浸药。须净处，禁妇人鸡犬见之。如觉可时，每日只服二十五丸。服讫觉虚，即取白羊头一枚治净，以水三大斗煮烂，取汁一斗以来，细细饮之。勿食肉，勿入盐。不过三剂平复也。（崔元亮《海上集验方》）

劳气欲绝：麦门冬一两，甘草（炙）二两，粳米半合，枣二枚，竹叶十五片，水二升，煎一升，分三服。（《南阳活人书》）

虚劳客热：麦门冬煎汤频饮。（《本草衍义》）

吐血衄血：诸方不效者。麦门冬（去心）一斤，捣取自然汁，入蜜二合，分作二服，即止。（《活人心统》）

衄血不止：麦门冬（去心）、生地黄各五钱。水煎服，立止。（《保命集》）

齿缝出血：麦门冬煎汤漱之。（《兰室宝鉴》）

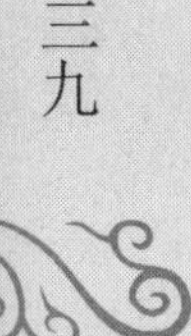

咽喉生疮：脾肺虚热上攻也。麦门冬一两，黄连半两，为末，炼蜜丸梧子大。每服二十丸，麦门冬汤下。（《普济方》）

乳汁不下：麦门冬（去心），焙为末。每用三钱，酒磨犀角约一钱许，温热调下，不过二服便下。（《熊氏补遗》）

下痢口渴：引饮无度。麦门冬（去心）三两，乌梅肉二十个，细㕮，以水一升，煮取七合，细细呷之。（《必效》）

金石药发：麦门冬六两，人参四两，甘草（炙）二两，为末，蜜丸梧子大。每服五十丸，饮下，日再服。（《本草图经》）

男女血虚：麦门冬三斤（取汁熬成膏）、生地黄三斤（取汁熬成膏）等分。一处滤过，入蜜四之一，再熬成，瓶收。每日白汤点服。忌铁器。（《医方摘要》）

萱草（宋《嘉祐》）

释名 **忘忧**（《说文》）、**疗愁**（《纲目》）、**丹棘**（《古今注》）、**鹿葱**（《嘉祐》）、**鹿剑**（《土宿》）、**妓女**（《吴普》）、**宜男**。

苗花

气味 甘，凉，无毒。

主治 煮食，治小便赤涩，身体烦热，除酒疸。（大明）

消食，利湿热。（时珍）

作菹，利胸膈，安五脏，令人好欢乐，无忧，轻身明目。（苏颂）

根

主治 沙淋，下水气。酒疸黄色遍身者，捣汁服。（藏器）

大热衄血，研汁一大盏，和生姜汁半盏，细呷之。（宗奭）

吹乳、乳痈肿痛，擂酒服，以滓封之。（时珍）

附方 通身水肿：鹿葱根叶，晒干为末。每服二钱，入席下尘半钱，食前米饮服。（《圣惠方》）

小便不通：萱草根煎水频饮。（《杏林摘要》）

大便后血：萱草根和生姜，油炒，酒冲服。（《圣济总录》）

食丹药毒：萱草根，研汁服之。（《事林广记》）

淡竹叶（《纲目》）

【释名】根名碎骨子。

【气味】**甘，寒，无毒。**

【主治】**叶：去烦热，利小便，清心。根：能堕胎催生**（时珍）。

鸭跖草（宋《嘉祐》补）

【释名】**鸡舌草**（《拾遗》）、**碧竹子**（同上）、**竹鸡草**（《纲目》）、**竹叶菜**（同上）、**淡竹叶**（同上）、**耳环草**（同上）、**碧蝉花**（同上）、**蓝姑草**。

时珍曰：竹叶菜处处平地有之。三四月出苗，紫茎竹叶，嫩时可食。四、五月开花，如蛾形，两叶如翅，碧色可爱。结角尖曲如鸟喙，实在角中，大如小豆。豆中有细子，灰黑而皱，状如蚕屎。巧匠采其花，取汁作画色及彩羊皮灯，青碧如黛也。

第五卷　草部

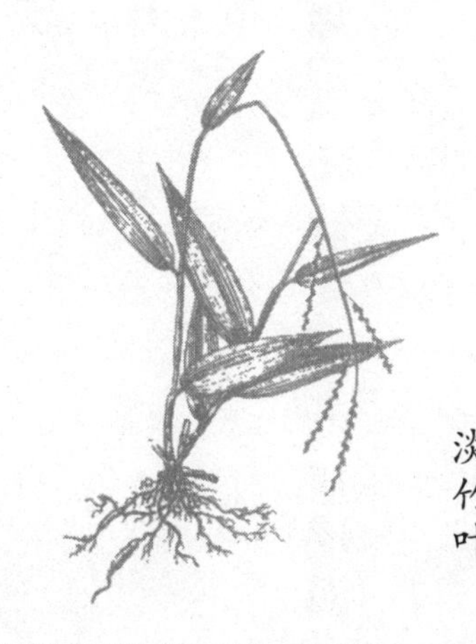

淡竹叶

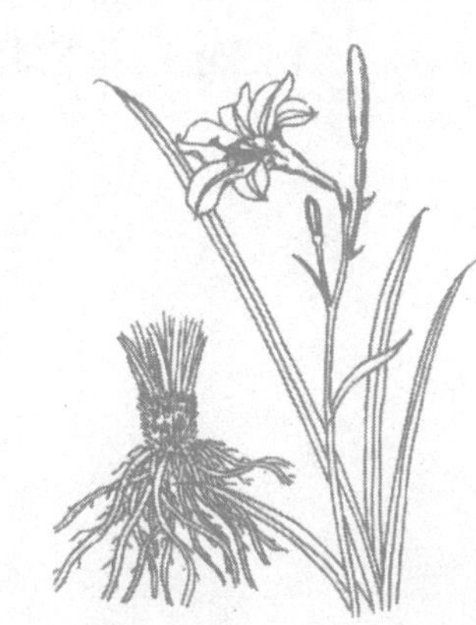

萱草

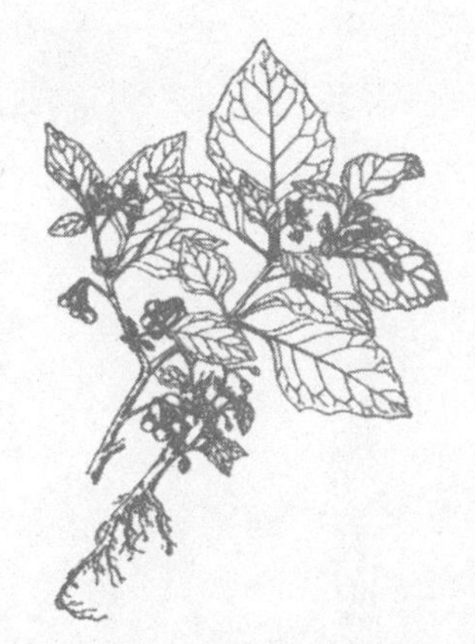

龙葵

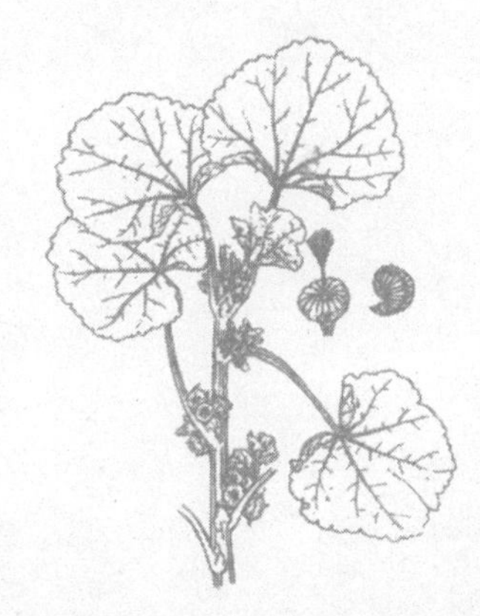

冬葵

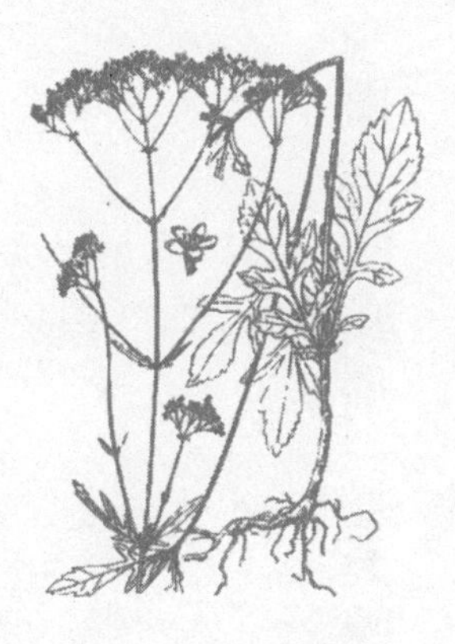

黄花败酱

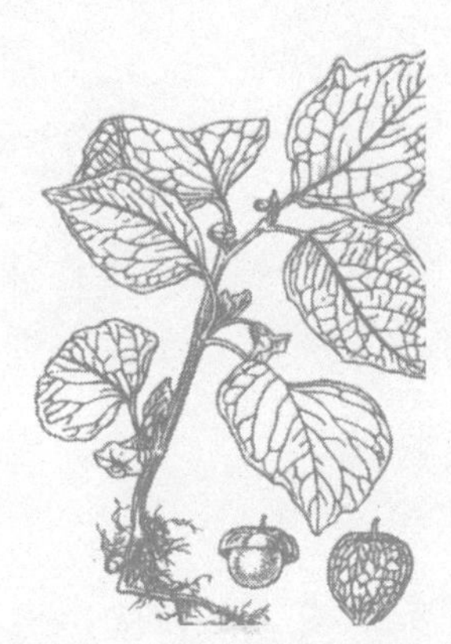

挂金灯

苗

气味 苦，大寒，无毒。

主治 寒热瘴疟，痰饮疔肿，肉症涩滞，小儿丹毒，发热狂痫，大腹痞满，身面气肿，热痢，蛇犬咬、痈疽等毒。（藏器）

和赤小豆煮食，下水气湿痹，利小便。（大明）

消喉痹。（时珍）

附方 小便不通：竹鸡草一两，车前草一两，捣汁入蜜少许，空心服之。（《集简方》）

下痢赤白：蓝姑草（即淡竹叶菜），煎汤日服之。（《活幼全书》）

喉痹肿痛：鸭跖草汁点之。（《袖珍方》）

五痔肿痛：耳环草（一名碧蝉儿花），挼软纳患处，即效。（危亦林《得效方》）

葵（《本经》上品）

释名 露葵（《纲目》）、滑菜。

叶

气味 **甘，寒，滑，无毒。为百菜主，其心伤人。**（《别录》）

弘景曰：葵叶尤冷利，不可多食。

时珍曰：凡被狂犬咬者，永不可食，食之即发。食葵须用蒜，无蒜勿食之。又伏硫黄。

主治 **脾之菜也。宜脾，利胃气，滑大肠。**（思邈）

宜导积滞，妊妇食之，胎滑易生。（苏颂）

煮汁服，利小肠，治时行黄病。干叶为末及烧灰服，治金疮出血。（甄权）

除客热，治恶疮，散脓血，女人带下，小儿热毒下痢丹毒，并宜食之。（汪颖）

服丹石人宜食。（孟诜）

润燥利窍，功与子同。（同上）

附方 **天行斑疮：**方见上。肉锥怪疾：有人手足甲忽长，倒生刺肉，如锥痛不可忍者，但食葵菜即愈。（夏子益《奇疾方》）

诸瘘不合：先以泔清温洗，拭净，取葵菜微火烘暖贴之。不过二三百叶，引脓尽，即肉生也。忌诸鱼、蒜、房事。（《必效方》）

汤火伤疮：葵菜为末敷之。（《食物本草》）

蛇蝎螫伤：葵菜捣汁服之。（《千金方》）

误吞铜钱：葵菜捣汁冷饮。（《普济方》）

丹石发动：口干咳嗽者。每食后饮冬月葵齑汁一盏，便卧少时。（《食疗本草》）

根

气味 甘，寒，无毒。

主治 恶疮，疗淋，利小便，解蜀椒毒。（《别录》）

小儿吞钱不出，煮汁饮之，神妙。（甄权）

治疳疮出黄汁。（孟诜）

利窍滑胎，止消渴，散恶毒气。（时珍）

冬葵子

气味 甘，寒，滑，无毒。

主治 五脏六腑，寒热羸瘦，五癃，利小便。久服坚骨长肌肉，轻身延年。（《本经》）

疗妇人乳难内闭，肿痛。（《别录》）

出痈疽头。（孟诜）

下丹石毒。（弘景）

通大便，消水气，滑胎治痢。（时珍）

附方

大便不通：十日至一月者。《肘后方》：冬葵子三升，水四升，煮取一升服。不瘥更作。《圣惠》：用葵子（末）、人乳汁等分。和服立通。

关格胀满：大小便不通，欲死者。《肘后方》：用葵子二升。水四升，煮取一升，纳猪脂一丸如鸡子，顿服。《千金》：用葵子为末，猪脂和丸梧子大。每服五十丸，效止。

小便血淋：葵子一升，水三升，煮汁，日三服。（《千金方》）

妊娠患淋：冬葵子一升，水三升，煮二升，分服。（《千金方》）

产后淋沥不通：用葵子一合，朴硝八分，水二升，煎八合，下硝服之。（《集验方》）

妊娠水肿：身重，小便不利，洒淅恶寒，起即头眩：用葵子、茯苓各三两。为散。饮服方寸匕，日三服，小便利则愈。若转胞者，加发灰，神效。（《金匮要略》）

生产困闷：冬葵子一合，捣破。水二升，煮汁半升，顿服，少时便产。昔有人如此服之，登厕，立扑儿于厕中也。（《食疗》）

胎死腹中：葵子为末，酒服方寸匕。若口噤不开者，灌之，药下即苏。（《千金方》）

胞衣不下：冬葵子一合，牛膝一两，水二升，煎一升服。（《千金方》）

血痢产痢：冬葵子为末。每服二钱，入蜡茶一钱，沸汤调服，日三。（《圣惠方》）

痎疟邪热：冬葵子阴干为末，酒服二钱。午日取花挼手，亦去疟。（《圣惠方》）

痈肿无头：孟诜曰：三日后，取葵子二百粒，水吞之，当日即开也。《经验后方》云：只吞一粒即破。如吞两粒，则有两头也。

便毒初起：冬葵子末，酒服二钱。（《儒门事亲》）

面上疱疮：冬葵子、柏子仁、茯苓、瓜瓣各一两。为末。食后酒服方寸匕，日三服。（陶隐居方）

解蜀椒毒：冬葵子煮汁饮之。（《千金方》）

伤寒劳复：葵子二升，粱米一升，煮粥食，取汗立安。（《圣惠方》）

龙葵（《唐本草》）

释名 **苦葵**（《图经》）、**苦菜**（《唐本》）、**天茄子**（《图经》）、**水茄**（《纲目》）、**天泡草**（《纲目》）、**老鸦酸浆草**（《纲目》）、**老鸦眼睛草**（《图经》）。

苗

气味 **苦、微甘，滑，寒，无毒。**

主治

食之解劳少睡，去虚热肿。（《唐本》）

治风，补益男子元气，妇人败血。（苏颂）

消热散血，压丹石毒宜食之。（时珍）

附方

去热少睡：龙葵菜同米，煮作羹粥食之。（《食医心镜》）

茎、叶、根

气味

同苗。

主治

捣烂和土，敷疔肿火丹疮，良。（孟诜）

疔痈疽肿毒，跌扑伤损，消肿散血。（时珍）

根与木通、胡荽煎汤服，通利小便。（苏颂）

附方

从高坠下：欲死者。取老鸦眼睛草茎叶捣汁服，以渣敷患处。（《唐瑶经验方》）

火焰丹肿：老鸦眼睛草叶，入醋细研敷之，能消赤肿。（苏颂《图经本草》）

发背痈疽：成疮者。苏颂《图经》云：用龙葵一两（为末），麝香一分。研匀，涂之甚善。《袖珍方》

云：一切发背痈疽恶疮。用蛤蟆一个，同老鸦眼睛草茎叶捣烂，敷之即散，神效。

诸疮恶肿：老鸦眼睛草擂酒服，以渣敷之。（《普济方》）

疔肿毒疮：黑色焮肿者，乃服丹石毒也；赤色者，肉面毒也。用龙葵根一握（洗切），乳香末、黄连三两，杏仁六十枚，和捣作饼，厚如三钱，依疮大小敷之，觉痒即换去。痒不可忍，切勿搔动。候炊久，疮中似石榴子戢戢然，乃去药。时时以甘草汤温洗，洗后以蜡贴之。终身不得食羊血。如无龙葵，以蔓荆根代之。（《圣济总录》）

天泡湿疮：龙葵苗叶捣敷之。

吐血不止：天茄子苗半两，人参二钱半，为末。每服二钱，新汲水下。（《圣济总录》）

辟除蚤虱：天茄叶铺于席下，次日尽死。

多年恶疮：天茄叶贴之，或为末贴。（《救急良方》）

产后肠出：不收。老鸦酸浆草一把，水煎，先熏后洗，收乃止。（《救急方》）

子（七月采之）

主治

疔肿。（《唐本》）

明目轻身甚良。（甄权）

治风，益男子元气，妇人败血。（苏颂）

酸浆（《本经》中品）

释名 醋浆（《本经》）、苦葴、苦耽（《嘉祐》）、灯笼草（《唐本》）、皮弁草（《食疗》）、天泡草（《纲目》）、王母珠（《嘉祐》）、洛神珠（同上），小者名苦蘵。

苗、叶、茎、根

气味 苦，寒，无毒。

主治 酸浆：治热烦满，定志益气，利水道。（《本经》）

捣汁服，治黄病，多效。（弘景）

灯笼草：治上气咳嗽风热，明目，根茎花、实并宜。（《唐本》）

苦耽苗子：治传尸伏连，鬼气疰忤邪气，腹内热结，目黄不下食，大小便涩，骨热咳嗽，多睡劳乏，呕逆痰壅，痃癖痞满，小儿无辜疬子，寒热大腹，杀虫落胎，去蛊毒，并煮汁饮，亦生捣汁服。研膏，敷小儿闪癖。（《嘉祐》）

子

气味 酸，平，无毒。

主治 热烦满，定志益气，利水道，产难吞之立产。（《本经》）

食之，除热，治黄病，尤益小儿。（苏颂）

治骨蒸劳热，尸疰痟瘦，痃癖热结，与苗茎同功。（《嘉祐》）

败酱（《本经》中品）

释名 苦菜（《纲目》）、苦蘵（《纲目》）、泽败（《别录》）、鹿肠（《本经》）、鹿首（《别录》）、马草（《别录》）。

根（苗同）

气味 苦，平，无毒。

主治 暴热火疮赤气，疥瘙疽痔，马鞍热气。（《本经》）

除痈肿浮肿结热，风痹不足，产后腹痛。（《别录》）

治毒风痛痹，破多年凝血，能化脓为水，产后诸病，止腹痛，余疹烦渴。（甄权）

治血气心腹痛，破症结，催生落胞，血晕鼻衄吐血，赤白带下，赤眼障膜胬肉，聤耳，

疮疖疥癣丹毒，排脓补瘘。（大明）

附方

肠痈有脓：薏苡仁附子败酱散：用薏苡仁十分，附子二分，败酱五分。捣为末。每以方寸匕，水二升，煎一升，顿服。小便当下，即愈。（张仲景《金匮玉函》）

产后恶露：七、八日不止。败酱、当归各六分，续断、芍药各八分，芎䓖、竹茹各四分，生地黄（炒）十二分，水二升，煮取八合，空心服。（《外台秘要》）

产后腰痛：乃血气流入腰腿，痛不可转者。败酱、当归各八分，芎䓖、芍药、桂心各六分，水二升，煮八合，分二服。忌葱。（《广济方》）

产后腹痛：如锥刺者。败酱草五两，水四升，煮二升。每服二合，日三服，良。（《卫生易简方》）

蠼螋尿疮：绕腰者。败酱煎汁涂之，良。（《杨氏产乳》）

迎春花（《纲目》）

叶

气味

苦、涩，平，无毒。

主治

肿毒恶疮，阴干研末，酒服二三钱，出汗便瘥。（《卫生易简方》）

鼠曲草（《日华》）

释名 **米曲**（《纲目》）、**鼠耳**（《别录》）、**佛耳草**（《法象》）、**无心草**（《别录》）、**香茅**（《拾遗》）、**黄蒿**（《会编》）、**茸母**。

气味 甘，平，无毒。

主治 **鼠耳：主痹寒寒热，止咳。**（《别录》）

鼠曲：调中益气，止泄除痰，压时气，去热嗽。杂米粉作糗食，甜美。（《日华》）

佛耳：治寒嗽及痰，除肺中寒，大升肺气。（李杲）

决明（《本经》上品）

释名 时珍曰：此马蹄决明也，以明目之功而名。又有草决明、石决明，皆同功者。草决明即青葙子，陶氏所谓萋蒿是也。

子

气味

咸，平，无毒。

主治

青盲，目淫肤，赤白膜，眼赤痛泪出。久服益精光，轻身。（《本经》）

疗唇口青。（《别录》）

助肝气，益精。以水调末涂，消肿毒。熁太阳穴，治头痛。又贴脑心，止鼻洪。作枕，治头风明目，胜于黑豆。（《日华》）

治肝热风眼赤泪。每旦取一匙挼净，空心吞之，百日后夜见物光。（甄权）

益肾，解蛇毒。（震亨）

叶作菜食，利五脏明目，甚良。（甄权）

附方

积年失明：决明子二升为末，每食后粥饮服方寸匕。（《外台秘要》）

青盲雀目：决明一升，地肤子五两，为末，米饮丸梧子大，每米饮下二三十丸。（《普济方》）

补肝明目：决明子一升，蔓荆子二升，以酒五升煮，曝干为末。每饮服二钱，温水下，日二服。（《圣惠方》）

目赤肿痛：决明子炒研，茶调敷两太阳穴，干则易之，一夜即愈。（《医方摘玄》）

头风热痛：方同上。

鼻衄不止：方见主治。

癣疮延蔓：决明子一两为末，入水银、轻粉少许，研不见星，擦破上药，立瘥。此东坡家藏方也。（《奇效良方》）

发背初起：草决明（生用）一升（捣），生甘草一两，水三升，煮一升，分二服。大抵血滞则生疮，肝主藏血，决明和肝气，不损元气也。（许学士《本事方》）

地肤（《本经》上品）

释名 **地葵**（《本经》）、**地麦**（《别录》）、**落帚**（《日华》）、**独帚**（《图经》）、**王蔧**（《尔雅》）、**王帚**（郭璞）、**扫帚**（弘景）、**益明**（《药性》）、**涎衣草**（《唐本》）、**白地草**（《纲目》）、**鸭舌草**（《图经》）、**千心妓女**（《土宿本草》）。

子

气味 **苦，寒，无毒。**

主治 **膀胱热，利小便，补中益精气。久服耳目聪明，轻身耐老。**（《本经》）

去皮肤中热气，使人润泽，散恶疮疝瘕，强阴。（《别录》）

治阴卵癞疾，去热风，可作汤沐浴。与阳起石同服，主丈夫阴痿不起，补气益力。（甄权）

治客热丹肿。（《日华》）

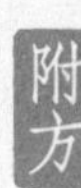

风热赤目：地肤子（焙）一升，生地黄半斤，取汁和作饼，晒干研末。每服三钱，空心酒服。（《圣惠方》）

目痛眯目：凡目痛及眯目中伤有热瞑者。取地肤子白汁，频注目中。（王焘《外台秘要》）

雷头风肿：不省人事。落帚子同生姜研烂，热冲酒服，取汗即愈。（《圣济总录》）

胁下疼痛：地肤子为末，酒服方寸匕。（《寿域神方》）

疝气危急：地肤子（即落帚子），炒香研末。每服一钱，酒下。（《简便方》）

狐疝阴癞：超越举重，卒得阴癞，及小儿狐疝，伤损生癞。并用地肤子五钱，白术二钱半，桂心五分，为末。饮或酒服三钱，忌生葱、桃、李。（《必效方》）

久疹腰痛：积年，有时发动。六月、七月取地肤子，干末。酒服方寸匕，日五、六服。（《肘后》）

血痢不止：地肤子五两，地榆、黄芩各一两，为末。每服方寸匕，温水调下。（《圣惠方》）

妊娠患淋：热痛酸楚，手足烦疼。地肤子十二两，水四升，煎二升半，分服。（《子母秘录》）

肢体疣目：地肤子、白矾等分，煎汤频洗。（《寿域神方》）

苗叶

气味 苦，寒，无毒。

主治 捣汁服，主赤白痢，烧灰亦善。煎水洗目，去热暗雀盲涩痛。（《别录》）

主大肠泄泻，和气，涩肠胃，解恶疮毒。（苏颂）

煎水日服，治手足烦疼，利小便诸淋。（时珍）

王不留行（《本经》上品）

释名 禁宫花（《日华》）、剪金花（《日华》）、金盏银台。

苗、子

气味 苦，平，无毒。

主治 金疮止血，逐痛出刺，除风痹内寒。久服轻身耐老增寿。（《本经》）

止心烦鼻衄，痈疽恶疮瘘乳，妇人难产。（《别录》）

治风毒，通血脉。（甄权）

游风风疹，妇人血经不匀，发背。（《日华》）

下乳汁。（元素）

利小便，出竹木刺。（时珍）

附方

鼻衄不止：剪金花连茎叶阴干，浓煎汁温服，立效。（《指南方》）

粪后下血：王不留行末，水服一钱。（《圣济总录》）

金疮亡血：王不留行散：治身被刀斧伤，亡血：用王不留行十分（八月八日采之），蒴藋细叶十分（七月七日采之），桑东南根白皮十分（三月三日采之）。川椒三分，甘草十分，黄芩、干姜、芍药、厚朴各二分。以前三味烧存性，后六味为散，合之。每大疮饮服方寸匕，小疮但粉之。产后亦可服。（张仲景《金匮要略》）

妇人乳少：因气郁者。涌泉散：王不留行、穿山甲（炮）、龙骨、瞿麦穗、麦门冬等分，为末。每服一钱，热酒调下，后食猪蹄羹，仍以木梳梳乳，一日三次。（《卫生宝鉴》方）

头风白屑：王不留行、香白芷等分，为末。干掺，一夜篦去。（《圣惠》）

痈疽诸疮：王不留行汤：治痈疽妒乳，月蚀白秃，及面上久疮，去虫止痛：用王不留行、东南桃枝、东引茱萸根皮各五两，蛇床子、牡荆子、苦竹叶、疾藜子各三升，大麻子一升。以水二斗半，煮取一斗，频频洗之。（《千金方》）

车前（《本经》上品）

释名 当道（《本经》）、芣苡、马舄、牛遗（并《别录》）、牛舌草（《诗疏》）、车轮菜（《救荒》）、地衣（《纲目》）、蛤蟆衣（《别录》）。

子

气味 甘，寒，无毒。

主治 气癃止痛，利水道小便，除湿痹。久服轻身耐老。（《本经》）

男子伤中，女子淋沥，不欲食，养肺强阴益精，令人有子，明目疗赤痛。（《别录》）

去风毒，肝中风热，毒风冲眼，赤痛障翳，脑痛泪出，压丹石毒，去心胸烦热。（甄权）

养肝。（萧炳）

治妇人难产。（陆玑）

导小肠热，止暑湿泻痢。（时珍）

附方 小便血淋：作痛。车前子晒干为末，每服二钱，车前叶煎汤下。（《普济方》）

石淋作痛：车前子二升，以绢袋盛，水八升，煮取三升，服之，须臾石下。（《肘后方》）

第五卷　草部

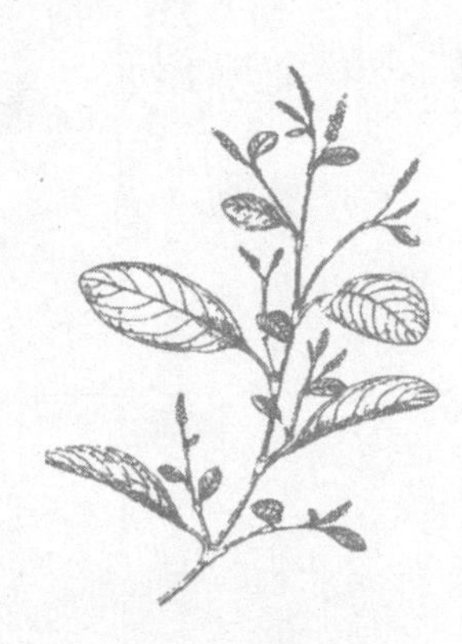

蓼蓝

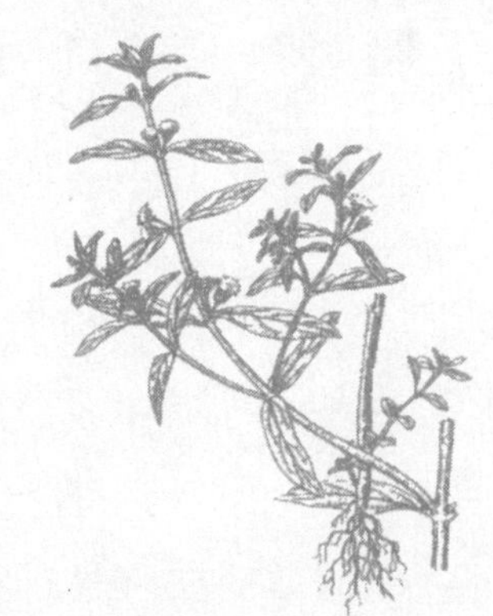

鳢肠

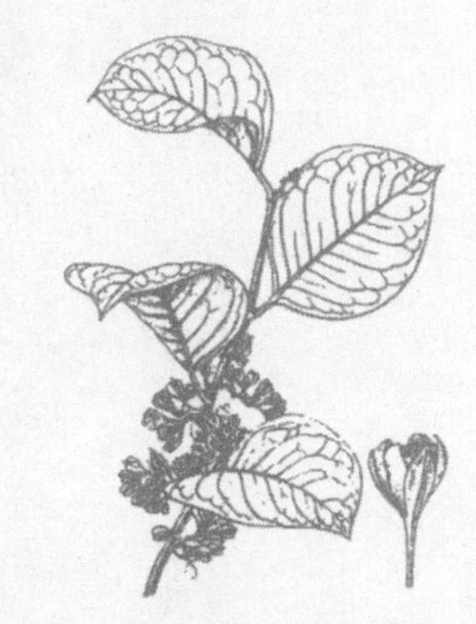

虎杖

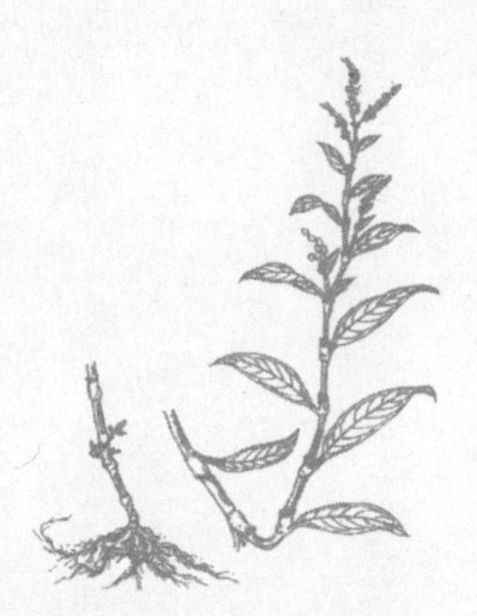

水蓼

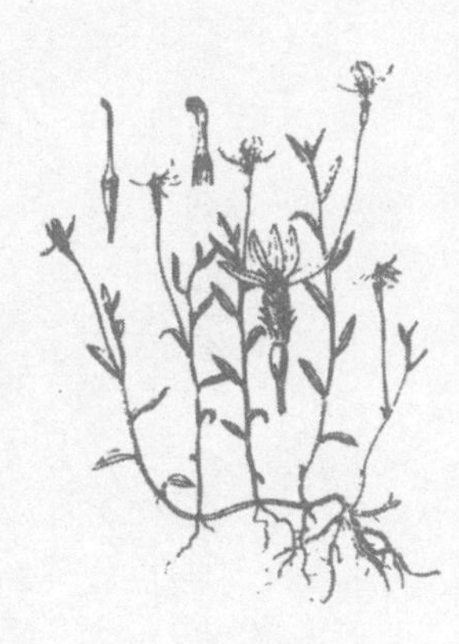

半边莲

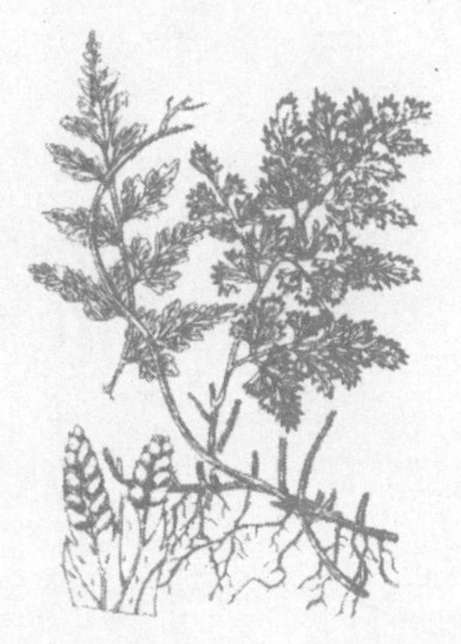

海金沙

老人淋病：身体热甚。车前子五合，绵裹煮汁，入青粱米四合，煮粥食。常服明目。（《寿亲养老书》）

孕妇热淋：车前子五两，葵根（切）一升，以水五升，煎取一升半，分三服，以利为度。（《梅师方》）

滑胎易产：车前子为末。酒服方寸匕。不饮酒者，水调服。《诗》云：采采芣苡，能令妇人乐有子也。陆玑注云：治妇人产难故也。（《妇人良方》）

横产不出：车前子末，酒服二钱。（《子母秘录》）

阴冷闷疼：渐入囊内，肿满杀人。车前子末，饮服方寸匕，日二服。（《千金方》）

隐疹入腹：体肿舌强。车前子末粉之，良。（《千金方》）

阴下痒痛：车前子煮汁频洗。（《外台秘要》）

久患内障：车前子、干地黄、麦门冬等分，为末，蜜丸如梧子大。服之。累试有效。（《圣惠方》）

补虚明目：驻景丸：治肝肾俱虚，眼昏黑花，或生障翳，迎风有泪，久服补肝肾，增目力：车前子、熟地黄（酒蒸焙）各三两，菟丝子（酒浸）五两，为末，炼蜜丸梧子大。每温酒下三十丸，日二服。（《和剂局方》）

风热目暗：涩痛。车前子、宣州黄连各一两，为末。食后温酒服一钱，日二服。（《圣惠方》）

草及根

气味

甘，寒，无毒。

主治

金疮，止血衄鼻，瘀血血瘕，下血，小便赤，止烦下气，除小虫。（《别录》）

主阴痨。（之才）

叶：主泄精病，治尿血，能补五脏，明目，利小便，通五淋。（甄权）

附方

小便不通：车前草一斤，水三升，煎取一升半，分三服。一方：入冬瓜汁。一方：入桑叶汁。（《百一方》）

初生尿涩：不通。车前捣汁，入蜜少许，灌之。（《全幼心鉴》）

小便尿血：车前草（捣汁）五合，空心服。（《外台秘要》）

鼻衄不止：生车前叶，捣汁饮之甚善。（《图经本草》）

金疮血出：车前叶捣敷之。（《千金方》）

热痢不止：车前叶捣汁一盏，入蜜一合，煎温服。（《圣惠方》）

产后血渗：入大小肠。车前草（汁）一升，入蜜一合，和煎一沸，分二服。（崔氏方）

湿气腰痛：蛤蟆草（连根）七科，葱白（连须）七科，枣七枚，煮酒一瓶，常服，终身不发。（《简便方》）

喉痹乳蛾：蛤蟆衣、凤尾草擂烂，入霜梅肉、煮酒各少许，再研绞汁，以鹅翎刷患处，随手吐痰，即消也。（赵溍《养疴漫笔》）

目赤作痛：车前草自然汁，调朴硝末，卧时涂眼胞上，次早洗去。小儿目痛，车前草汁，和竹沥点之。(《圣济总录》)

目中微翳：车前叶、枸杞叶等分，手中揉汁出，以桑叶两重裹之，悬阴处一夜，破桑叶取点，不过三、五度。(《十便良方》)

鳢肠(《唐本草》)

【释名】**莲子草**(《唐本》)、**旱莲草**(《图经》)、**金陵草**(《图经》)、**墨烟草**(《纲目》)、**墨头草**(《纲目》)、**墨菜**(《纲目》)、**猢孙头**(《必用》)、**猪牙草**。

【集解】时珍曰：旱莲有二种：一种苗似旋覆而花白细者，是鳢肠；一种花黄紫而结房如莲房者，乃是小莲翘也，炉火家亦用之，见连翘条。

草

【气味】**甘、酸，平，无毒。**

【主治】**血痢。针灸疮发，洪血不可止者，傅之立已。汁涂眉发，生速而繁。**(《唐本》)

乌髭发，益肾阴。（时珍）

止血排脓，通小肠，敷一切疮并蚕病。（大明）

膏点鼻中，添脑。（萧炳）

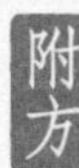

金陵煎：益髭发，变白为黑。金陵草一秤，六月以后收采，拣青嫩无泥土者。不用洗，摘去黄叶，烂捣，新布绞取汁，以纱绢滤过，入通油器钵盛之，日中煎五日。又取生姜一斤绞汁，白蜜一斤合和，日中煎，以柳本篦搅勿停手，待如稀饧，药乃成矣。每旦日及午后各服一匙，以温酒一盏化下。如欲作丸，日中再煎，令可丸，大如梧子，每服三十丸。及时多合为佳，其效甚速。（孙真人《千金月令方》）

乌须固齿：《摄生妙用方》：七月取旱莲草（连根）一斤（用无灰酒洗净），青盐四两（腌三宿），同汁入油锅中，炒存性，研末。日用擦牙，连津咽之。又法：旱莲取汁，同盐炼干，研末擦牙。《寿亲养老新书》

旱莲散：乌髭固牙。温尉云：纳合相公用此方，年七十须发不白，恳求始得。后遇张经历朝请，始传分两也。旱莲草一两半，麻枯饼三两，升麻、青盐各三两半，诃子（连核）二十个，皂角三梃，月蚕沙二两。为末，薄醋面糊丸弹子大，晒干入泥瓶中，火煨令烟出存性，取出研末。日用揩牙。

偏正头痛：鳢肠草汁滴鼻中。（《圣济总录》）

一切眼疾，翳膜遮障，凉脑，治头痛，能生发。五月五日平旦合之：莲子草一握，蓝叶一握，油一斤。

同浸，密封四十九日。每卧时，以铁匙点药摩顶上，四十九遍，久久甚佳。（《圣济总录》）

系臂截疟：旱莲草捶烂，男左女右，置寸口上，以古文钱压定，帛系住，良久起小泡，谓之天灸。其疟即止，甚效。（王执中《资生经》）

小便溺血：金陵草（一名墨头草）、车前草各等分，杵取自然汁，每空心服三杯，愈乃止。（《医学正传》）

肠风脏毒：下血不止。旱莲子草，瓦上焙，研末。每服二钱，米饮下。（《家藏经验方》）

痔漏疮发：旱莲草一把，连根须洗净，用石臼擂如泥，以极热酒一盏冲入，取汁饮之，滓敷患处，重者不过三服即安。太仆少卿王鸣凤患此，策杖方能移步，服之得瘥。累治有验。（刘松石《保寿堂方》）

疔疮恶肿：五月五日收旱莲草阴干，仍露一夜收。遇疾时嚼一叶贴上，外以消毒膏护之，二三日疔脱。（《圣济总录》）

风牙疼痛：猢孙头草，入盐少许，于掌心揉擦即止。（《集玄方》）

蓝（《本经》上品）

释名 时珍曰：按陆佃《埤雅》云：《月令》：仲夏令民无刈蓝以染。郑玄言：恐伤长养之气也。然则刈蓝先王有禁，制字从监，以此故也。

集解 时珍曰：蓝凡五种，各有主治，惟蓝实专取蓼蓝者。蓼蓝：叶如蓼，五、六月开花，成穗细小，浅红色，子亦如蓼，岁可三刈，故先王禁之。菘蓝：叶如白菘。马蓝：叶如苦荬，即郭璞所谓大叶冬蓝，俗中所谓板蓝者。二蓝花子并如蓼蓝。吴蓝：长茎如蒿而花白，吴人种之。木蓝：长茎如决明，高者三四尺，分枝布叶，叶如槐叶，七月开淡红花，结角长寸许，累累如小豆角，其子亦如马蹄决明子而微小，迥与诸蓝不同，而作淀则一也。别有甘蓝，可食，见本条。苏恭以马蓝为木蓝，苏颂以菘蓝为马蓝，宗奭以蓝实为大叶蓝之实，皆非矣。今并开列于下。

蓝实

气味 苦，寒，无毒。

主治 **解诸毒，杀蛊蚑疰鬼螫毒。久服头不白，轻身。**（《本经》。蚑音其，小儿鬼也。）

填骨髓，明耳目，利五脏，调六腑，通关节，治经络中结气，使人健少睡，益心力。（甄权）

疗毒肿。（苏恭）

蓝叶汁（此蓼蓝也）

气味 苦、甘，寒，无毒。

主治 杀百药毒，解狼毒、射罔毒。（《别录》。弘景曰：解毒不得生蓝汁，以青紵布渍汁亦善）

汁涂五心，止烦闷，疗蜂螫毒。（弘景）

斑蝥、芫青、樗鸡毒。朱砂、砒石毒。（时珍）

马蓝

主治 妇人败血。连根焙捣下筛，酒服一钱匕（苏颂）。

吴蓝

气味 苦、甘，冷，无毒。

主治 寒热头痛，赤眼，天行热狂，疔疮，游风热毒，肿毒风疹除烦止渴，杀疳，解毒药毒箭，金疮血闷，毒刺虫蛇伤，鼻衄吐血，排脓，产后血晕，小儿壮热，解金石药毒、狼毒、射罔毒。（大明）

附方 小儿赤痢：捣青蓝汁二升，分四服。（《子母秘录》）

阴阳易病：伤寒初愈，交合阴阳，必病拘急，手足拳，小腹急热，头不能举，名阴阳易，当汗之。

满四日难治。蓝一把，雄鼠屎三十枚，水煎服，取汗。（《肘后方》）

惊痫发热：干蓝、凝水石等分。为末，水调敷头上。（《圣惠方》）

上气咳嗽：呷呀息气，喉中作声，唾粘。以蓝叶水浸捣汁一升，空腹频服。须臾以杏仁研汁，煮粥食之。一两日将息，依前法更服，吐痰尽方瘥。（《梅师方》）

飞血赤目：热痛。干蓝叶（切）二升，车前草半两，淡竹叶（切）三握。水四升，煎二升，去滓温洗。冷即再暖，以瘥为度。（《圣济总录》）

腹中鳖症：蓝叶一斤（捣）。以水三升，绞汁服一升，日二次。（《千金方》）

服药过剂：烦闷，及中毒烦闷欲死。捣蓝汁服数升。（《肘后方》）

唇边生疮：连年不瘥。以八月蓝叶一斤。捣汁洗之，不过三度瘥。（《千金方》）

齿䘌肿痛：紫蓝，烧灰敷之，日五度。（《广济方》）

白头秃疮：粪蓝，煎汁频洗。（《圣济录》）

天泡热疮：蓝叶捣敷之，良。（《集简方》）

疮疹不快：板蓝根一两，甘草一分。为末。每服半钱或一钱，取雄鸡冠血三二点，同温酒少许调下。（《钱氏小儿方》）

第五卷 草部

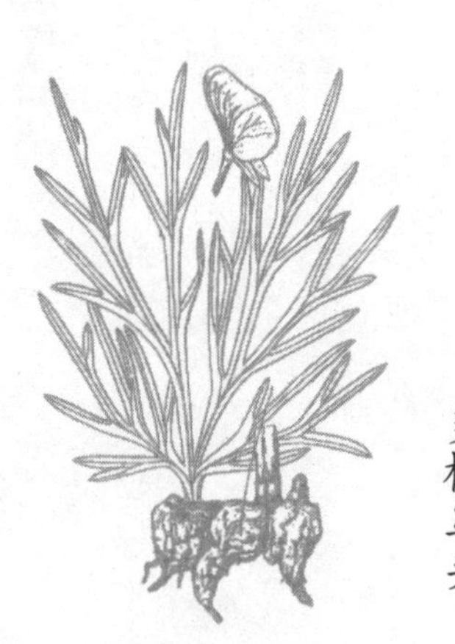
多根乌头

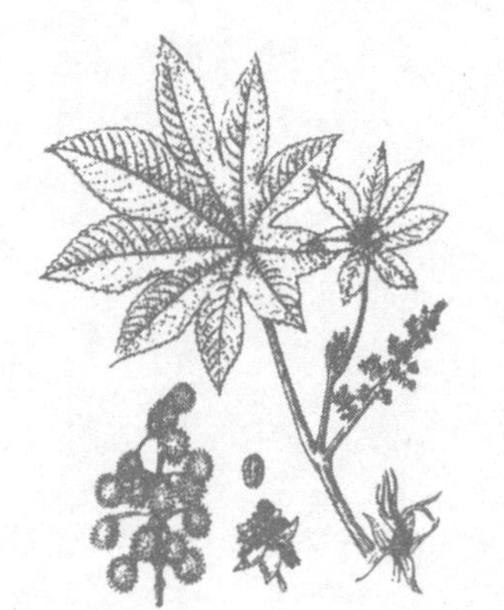
蓖麻

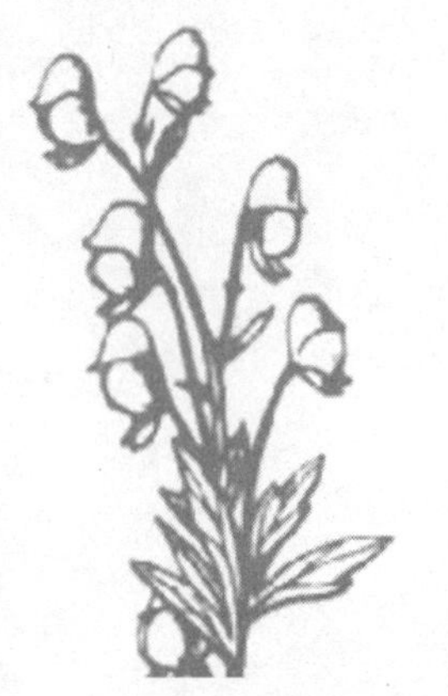
乌头原植物

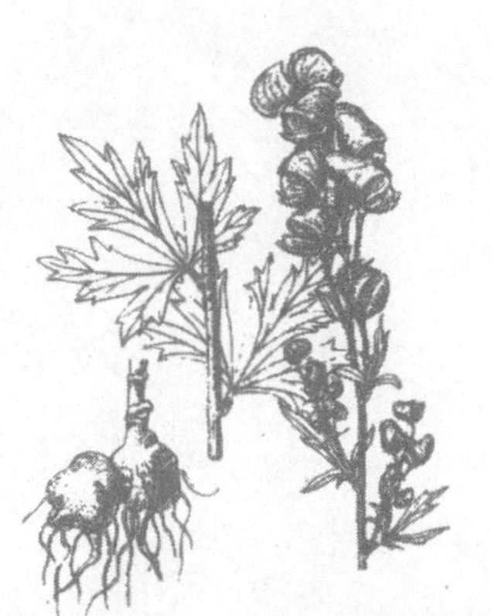
乌头

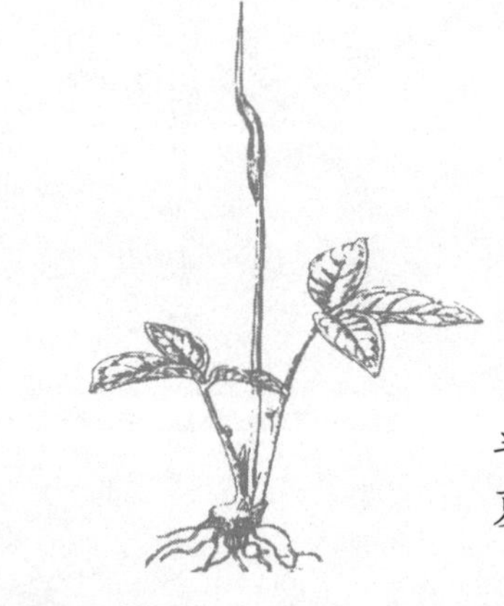
半夏

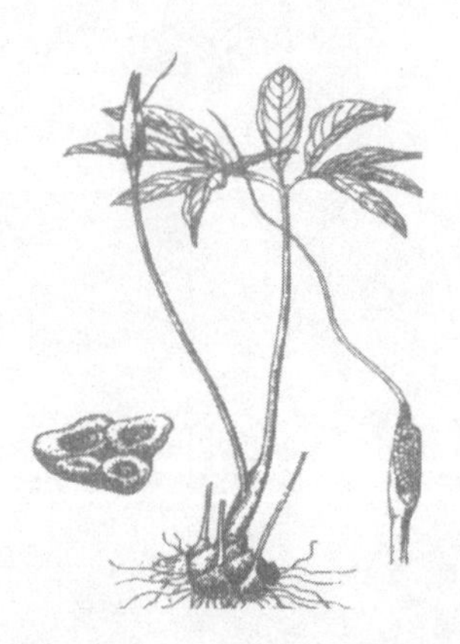
虎掌

半夏（《本经》下品）

释名

守田（《别录》）、**水玉**（《本经》）、**地文**（《本经》）、**和姑**（《吴普》）。

根

气味

辛，平，有毒。

权曰：柴胡为之使。忌羊血、海藻、饴糖。

元素曰：热痰佐以黄芩；风痰佐以南星；寒痰佐以干姜；痰痞，佐以陈皮、白术。多用则泻脾胃。诸血证及口渴者禁用，为其燥津液也。孕妇忌之，用生姜则无害。

主治

伤寒寒热，心下坚，胸胀咳逆，头眩，咽喉肿痛，肠鸣，下气止汗。（《本经》）

消心腹胸膈痰热满结，咳嗽上气，心下急痛坚痞，时气呕逆，消痈肿，疗痿黄，悦泽面目，堕胎。（《别录》）

消痰，下肺气，开胃健脾，止呕吐，去胸中痰满。生者：摩痈肿，除瘤瘿气。（甄权）

治吐食反胃，霍乱转筋，肠腹冷，痰疟。（大明）

治寒痰，及形寒饮冷伤肺而咳，消胸中痞，膈上痰，除胸寒，和胃气，燥脾湿，治痰厥头痛，消肿散结。（元素）

治眉棱骨痛。（震亨）

补肝风虚。（好古）

除腹胀，目不得瞑，白浊梦遗带下。（时珍）

附方

消痰开胃：去胸膈壅滞。《斗门方》：用半夏洗净，焙干为末，自然姜汁和作饼，湿纸裹煨香。以熟水二盏，同饼二钱，入盐五分，煎一盏，服之。大压痰毒，及治酒食伤，极验。《经验后方》：用半夏、天南星各二两。为末，水五升，入坛内浸一宿，去清水，焙干重研。每服二钱，水二盏，姜三片，煎服。

老人风痰：大腑热不识人，及肺热痰实，咽喉不利：半夏（泡七次，焙）、硝石各半两，为末，入白面一两捣匀，水和丸绿豆大。每姜汤下五十丸。（《普济》）

风痰头运：呕逆目眩，面色青黄，脉弦者。水煮金花丸：用生半夏、生天南星、寒水石（煅）各一两，天麻半两，雄黄二钱，小麦面三两，为末，水和成饼，水煮浮起，漉出，捣丸梧子大。每服五十丸，姜汤下，极效。亦治风痰咳嗽，二便不通，风痰头痛。（洁古《活法机要》方）

肺热痰嗽：制半夏、栝蒌仁各一两，为末，姜汁打糊丸梧子大。每服二三十丸，白汤下。或以栝蒌瓤煮熟丸。（《济生方》）

小儿痰热：咳嗽惊悸。半夏、南星等分。为末，牛胆汁和，入胆内，悬风处待干，蒸饼丸绿豆大。每姜汤下三、五丸。（《摘玄方》）

小结胸痛：正在心下，按之则痛，脉浮滑者，小陷胸汤主之。半夏半升，黄连一两，栝蒌实（大者）一个，水六升，先煮栝蒌取三升，去滓，内二味，煮取二升，分三服。（仲景《伤寒论》）

少阴咽痛：生疮，不能言语，声不出者，苦酒汤主之。半夏七枚打碎，鸡子一枚，头开一窍，去黄，纳苦酒令小满，入半夏在内，以镮子坐于炭火上，煎三沸，去滓，置杯中，时时咽之，极验。未瘥更作。（仲景《伤寒论》）

茎涎

主治 **炼取涂发眉，堕落者即生。**（雷敩）

凤仙（《纲目》）

释名 **急性子**（《救荒》）、**旱珍珠**（《纲目》）、**金凤花**（《纲目》）、**小桃红**（《救荒》）、**夹竹桃**（《救荒》）、**海蒳**（《音纳》）、**染指甲草**（《救荒》）、**菊婢**。

子

气味 **微苦，温，有小毒。**

主治 产难，积块噎膈，下骨哽，透骨通窍。（时珍）

附方 **噎食不下**：凤仙花子酒浸三宿，晒干为末，酒丸绿豆大。每服八粒，温酒下。不可多用，即急性子也。（《摘玄方》）

咽中骨哽：欲死者。白凤仙子研水一大呷，以竹筒灌入咽，其物即软。不可近牙。或为末吹之。（《普济方》）

牙齿欲取：金凤花子研末，入砒少许，点疼牙根，取之。（《摘玄方》）

小儿痞积：急性子、水荭花子、大黄各一两，俱生研末。每味取五钱，外用皮硝一两拌匀。将白鹁鸽一个，或白鸭亦可，去毛屎，剖腹，勿犯水，以布拭净，将末装入内，用绵扎定，沙锅内入水三碗，重重纸封，以小火煮干，将鸽鸭翻调焙黄色，冷定。早辰食之，日西时疾软，三日大便下血，病去矣。忌冷物百日。（孙天仁《集效方》）

花

气味 甘、滑，温，无毒。

主治 蛇伤，擂酒服即解。又治腰胁引痛不可忍者，研饼晒干为末，空心每酒服三钱，活

血消积。（时珍）

根、叶

气味 苦、甘、辛，有小毒。

主治 鸡鱼骨哽，误吞铜铁，杖扑肿痛，散血通经，软坚透骨。（时珍）

曼陀罗花（《纲目》）

释名 风茄儿（《纲目》）、山茄子。

花、子

气味 辛，温，有毒。

主治 诸风及寒湿脚气，煎汤洗之。又主惊痫及脱肛，并入麻药。（时珍）

附方 面上生疮：曼陀罗花，晒干研末。少许贴之。（《卫生易简方》）

小儿慢惊：曼陀罗花七朵（重一字），天麻二钱半，全蝎（炒）十枚，天南星（炮）、丹砂、乳香各二钱半，为末。每服半钱，薄荷汤调下。（《御药院方》）

大肠脱肛：曼陀罗子（连壳）一对，橡斗十六个，同剉，水煎三五沸，入朴硝少许，洗之。（《儒门事亲》）

海芋（《纲目》）

释名 **观音莲**（《纲目》）、**羞天草**（《玉册》）、**天荷**（《纲目》）、**隔河仙**（见下）。

气味 辛，有大毒。

主治 **疟瘴毒肿风癞。伏硇砂。**（时珍）

菟丝子（《本经》上品）

释名 **菟缕**（《别录》）、**菟累**（《别录》）、**菟芦**（《本经》）、**菟丘**（《广雅》）、**赤网**（《别录》）、**玉女**（《尔雅》）、**唐蒙**（《尔雅》）、**火焰草**（《纲目》）、**野狐丝**（《纲目》）、**金线草**。

时珍曰：《毛诗》注女萝即菟丝。《吴普本草》菟丝一名松萝。陆佃言：在木为女萝，在草为菟丝，二物殊别，皆由《尔雅》释《诗》误以为一物故也。张揖《广雅》云：菟丘，菟丝也。女萝，松萝也。陆玑《诗疏》言：菟丝蔓草上，黄赤如金；松萝蔓松上，生枝正青，无杂蔓者，皆得之。详见木部松萝下。又菟丝茯苓说，见茯苓下。

子

气味

辛、甘，平，无毒。

主治

续绝伤，补不足，益气力，肥健人。（《本经》）

养肌强阴，坚筋骨，主茎中寒，精自出，溺有余沥，口苦燥渴，寒血为积。久服明目轻身延年。（《别录》）

治男女虚冷，添精益髓，去腰疼膝冷，消渴热中。久服去面䵟，悦颜色。（甄权）

补五劳七伤，治鬼交泄精，尿血，润心肺。（大明）

补肝脏风虚。（好古）

附方

消渴不止：菟丝子煎汁，任意饮之，以止为度。（《事林广记》）

阳气虚损：《简便方》：用菟丝子、熟地黄等分，为末，酒糊丸梧子大。每服五十丸。气虚，

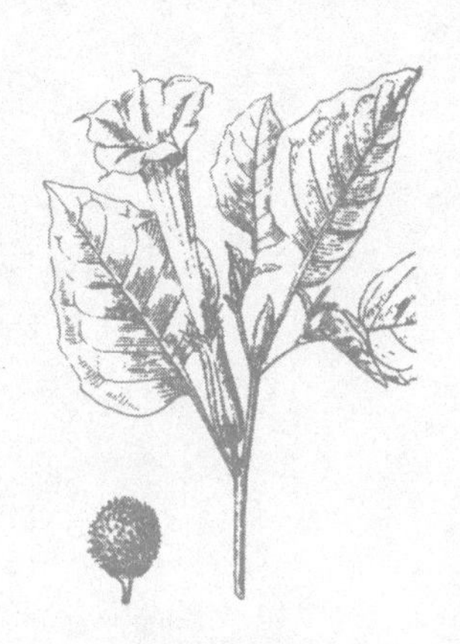

白曼陀罗

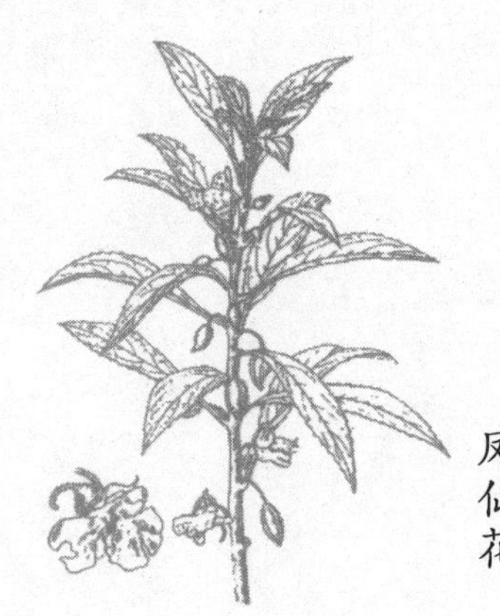

凤仙花

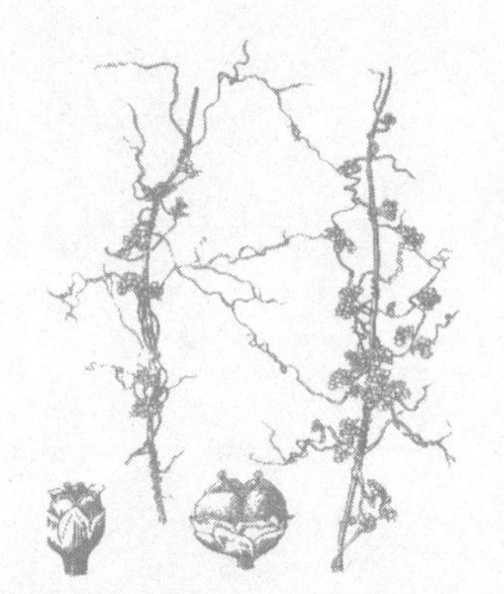

菟丝子

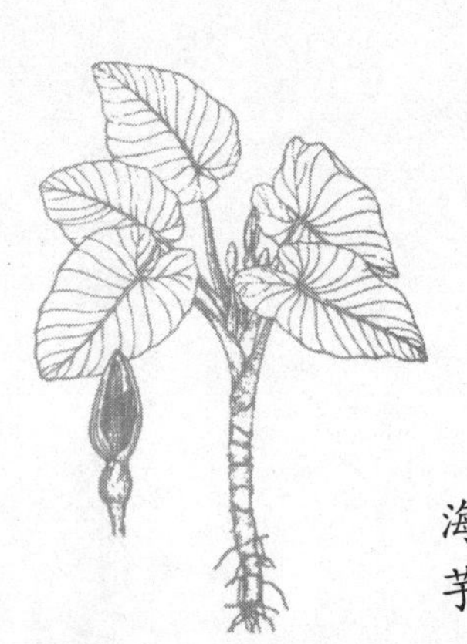

海芋

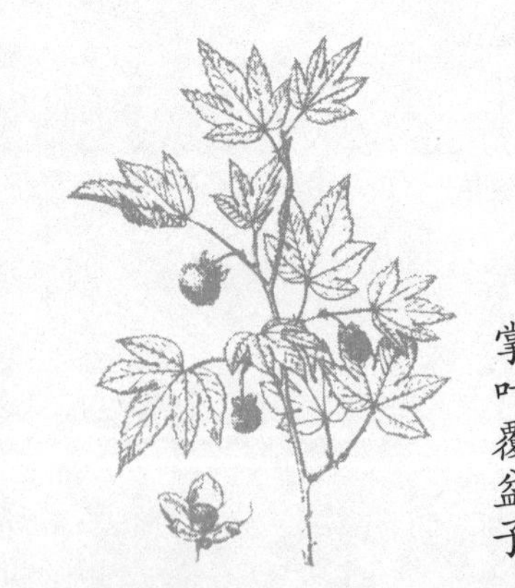

掌叶覆盆子

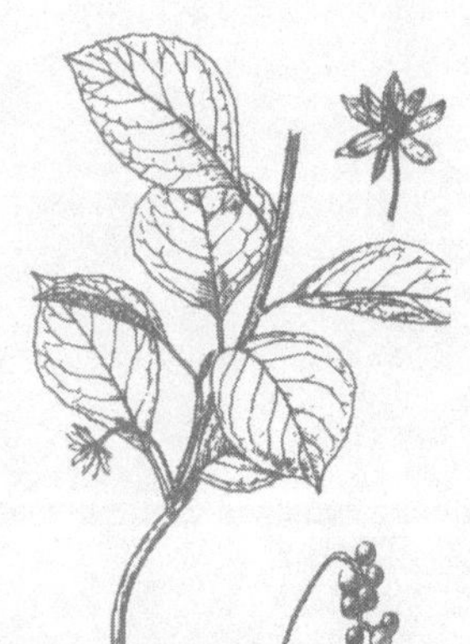

五味子

人参汤下；气逆沉香汤下。《经验后方》：用菟丝子二两（酒浸十日，水淘）、杜仲（焙研蜜炙）一两。以薯蓣末酒煮糊丸梧子大。每空心酒下五十丸。

白浊遗精：茯菟丸：治思虑太过，心肾虚损，真阳不固，渐有遗沥，小便白浊，梦寐频泄：菟丝子五两，白茯苓三两，石莲肉二两，为末，酒糊丸梧子大。每服三五十丸，空心盐汤下。（《和剂局方》）

小便淋沥：菟丝子，煮汁饮。（《范汪方》）

小便赤浊：心肾不足，精少血燥，口干烦热，头运怔忡。菟丝子、麦门冬等分，为末，蜜丸梧子大。盐汤每下七十丸。

腰膝疼痛：或顽麻无力。菟丝子（洗）一两，牛膝一两，同入银器内，酒浸过一寸，五日，曝干为末，将原酒煮糊丸梧子大。每空心酒服三、二十丸。（《经验后方》）

肝伤目暗：菟丝子三两。酒浸三日，曝干为末，鸡子白和丸梧子大。空心温酒下二十丸。（《圣惠方》）

身面卒肿：洪大。用菟丝子一升。酒五升，渍二、三宿。每饮一升，日三服。不消再造。（《肘后方》）

妇人横生：菟丝子末，酒服二钱。一加车前子等分。（《圣惠方》）

眉炼癣疮：菟丝子炒研，油调敷之。（《山居四要》）

谷道赤痛：菟丝子熬黄黑，为末，鸡子白和涂之。（《肘后方》）

痔如虫咬：方同上。

苗

气味 甘，平，无毒。

主治 研汁涂面，去面皯。（《本经》）

挼碎煎汤，浴小儿，疗热疿。（弘景）

五味子（《本经》上品）

释名 荎藸（《尔雅》）、玄及（《别录》）、会及。

恭曰：五味，皮、肉甘、酸，核中辛、苦，都有咸味，此则五味具也。《本经》但云味酸，当以木为五行之先也。

气味 酸，温，无毒。

时珍曰：酸咸入肝而补肾，辛苦入心而补肺，甘入中宫益脾胃。

主治 益气，咳逆上气，劳伤羸瘦，补不足，强阴，益男子精。（《本经》）

养五脏，除热，生阴中肌。（《别录》）

治中下气，止呕逆，补虚劳，令人体悦泽。（甄权）

明目，暖水脏，壮筋骨，治风消食，反胃霍乱转筋，痃癖奔豚冷气，消水肿心腹气胀，止渴，除烦热，解酒毒。（大明）

生津止渴，治泻痢，补元气不足，收耗散之气，瞳子散大。（李杲）

治喘咳燥嗽，壮水镇阳。（好古）

附方

久咳肺胀：五味二两，粟壳（白饧炒过）半两，为末，白饧丸弹子大。每服一丸，水煎服。（《卫生家宝方》）

久咳不止：丹溪方：用五味子五钱，甘草一钱半，五倍子、风化硝各二钱，为末，干噙。《摄生方》：用五味子一两，真茶四钱。晒研为末。以甘草五钱煎膏，丸绿豆大。每服三十丸，沸汤下，数日即愈也。

痰嗽并喘：五味子、白矾等分，为末。每服三钱，以生猪肺炙熟，蘸末细嚼，白汤下。汉阳库兵黄六病此，百药不效。于岳阳遇一道人传此，两服，病遂不发。（《普济方》）

阳事不起：新五味子一斤，为末。酒服方寸匕，日三服。忌猪、鱼、蒜、醋。尽一剂，即得力。百日以上，可御十女。四时勿绝，药功能知。（《千金方》）

肾虚遗精：北五味子一斤洗净，水浸，挼去核。再以水洗核，取尽余味。通置砂锅中，布滤过，入好冬蜜二斤，炭火慢熬成膏，瓶收五日，出火性。每空心服一、二茶匙，百滚汤下。（刘松石《保

寿堂方》）

肾虚白浊，及两胁并背脊穿痛：五味子一两，炒赤为末，醋糊丸梧子大。每醋汤下三十丸。（《经验良方》）

五更肾泄：凡人每至五更即溏泄一、二次，经年不止者，名曰肾泄，盖阴盛而然。脾恶湿，湿则濡而困，困则不能治水。水性下流，则肾水不足。用五味子以强肾水，养五脏；吴茱萸以除脾湿，则泄自止矣：五味（去梗）二两，茱萸（汤泡七次）五钱。同炒香，为末。每日陈米饮服二钱。（许叔微《本事方》）

女人阴冷：五味子四两为末，以口中玉泉和丸兔矢大。频纳阴中，取效。（《近效方》）

烂弦风眼：五味子、蔓荆子煎汤，频洗之。（《谈野翁种子方》）

赤游风丹：渐渐肿大。五味子焙研，热酒顿服一钱，自消，神效。（《保幼大全》）

覆盆子（《别录》上品）

释名

茥（《尔雅》）、**蒛葐**（《尔雅》）、**西国草**（《图经》）、**毕楞伽**（《图经》）、**大麦莓**、**插田藨**、**乌藨子**（《纲目》）。

时珍曰：五月子熟，其色乌赤，故俗名乌藨、大麦莓、插田藨，亦曰栽秧藨。甄权《本草》一名马瘘，一名陆荆，殊无义意。

正误

诜曰：覆盆江东名悬钩子，大小形状气味功力同。北土无悬钩，南地无覆盆，是土地有前生，非两种物也。

时珍曰：南土覆盆极多。悬钩是树生，覆盆是藤生，子状虽同，而覆盆色乌赤，悬钩色红赤，功亦不同，今正之。

气味

甘，平，无毒。

主治

益气轻身，令发不白。（《别录》）

补虚续绝，强阴健阳，悦泽肌肤，安和五脏，温中益力，疗痨损风虚，补肝明目。并宜捣筛，每旦水服三钱。（马志）

男子肾精虚竭，阴痿能令坚长。女子食之有子。（权）

食之令人好颜色。榨汁涂发不白。（藏器）

益肾脏，缩小便。取汁同少蜜煎为稀膏，点服，治肺气虚寒。（宗奭）

附方

阳事不起：覆盆子，酒浸焙研为末。每旦酒服三钱。（《集简方》）

叶

气味　微酸、咸，平，无毒。

主治　挼绞取汁，滴目中，去肤赤，出虫如丝线。（藏器）

明目止泪，收湿气。（时珍）

根

主治　痘后目翳，取根洗捣，澄粉日干，蜜和少许，点于翳疗上，日二、三次自散。百日内治之，久即难疗。（时珍。《活幼口议》）

蛇　莓（《别录》下品）

释名　蛇藨、地莓（《会编》）、蚕莓。

汁

气味　甘、酸，大寒，有毒。

主治 胸腹大热不止。（《别录》）

伤寒大热，及溪毒、射工毒，甚良。（弘景）

通月经，熁疮肿，敷蛇伤。（大明）

主孩子口噤，以汁灌之。（孟诜）

敷汤火伤，痛即止。（时珍）

使君子（宋《开宝》）

释名 留求子。

气味 甘，温，无毒。

主治 小儿五疳，小便白浊，杀虫，疗泻痢。（《开宝》）

健脾胃，除虚热，治小儿百病疮癣。（时珍）

附方 小儿脾疳：使君子、芦荟等分，为末。米饮每服一钱。（《儒门事亲》）

小儿痞块：腹大，肌瘦面黄，渐成疳疾。使君子仁三钱，木鳖子仁五钱，为末，水丸龙眼大。每以一丸，用鸡子一个破顶，入药在内，饭上蒸熟，空心食之。（杨起《简便单方》）

小儿蛔痛：口流涎沫。使君子仁为末，米饮五更调服一钱。（《全幼心鉴》）

小儿虚肿：头面阴囊俱浮。用使君子一两，去壳，蜜五钱炙尽，为末。每食后米汤服一钱。（《简便方》）

鼻齇面疮：使君子仁，以香油少许，浸三、五个。临卧时细嚼，香油送下，久久自愈。（《普济方》）

虫牙疼痛：使君子煎汤频漱。（《集简方》）

木鳖子（宋《开宝》）

【释名】

木蟹。

志曰：其核似鳖、蟹状，故以为名。

仁

【气味】

甘，温，无毒。

【主治】

折伤，消结肿恶疮，生肌，止腰痛，除粉刺䵟黯，妇人乳痈，肛门肿痛。（《开宝》）

醋摩，消肿毒。（大明）

治疳积痞块，利大肠泻痢，痔瘤瘰疬。（时珍）

附方

酒疸脾黄：木鳖子磨醋，服一、二盏，见利效。（刘长春《济急方》）

脚气肿痛：木鳖子仁，每个作两边，麸炒过，切碎再炒，去油尽为度。每两入厚桂半两，为末。热酒服二钱，令醉，得汗愈。梦秘授方也。（《永类方》）

湿疮脚肿：行履难者。木鳖子四两（去皮），甘遂半两，为末。以猪腰子一个，去膜切片，用药四钱在中，湿纸包煨熟，空心米饮送下，服后便伸两脚。如大便行者，只吃白粥二三日为妙。（杨拱《医方摘要》）

阴疝偏坠：痛甚者。木鳖子一个磨醋，调黄柏、芙蓉末敷之，即止。（《寿域神方》）

久疟有母：木鳖子、穿山甲（炮）等分，为末。每服三钱，空心温酒下。（《医方摘要》）

腹中痞块：木鳖子仁五两，用猜猪腰子二付，批开入在内，签定，煨熟，同捣烂，入黄连三钱末，蒸饼和丸绿豆大。每白汤下三十丸。（《医方集成》）

肺虚久嗽：木鳖子、款冬花各一两，为末。每用三钱，焚之吸烟。良久吐涎，以茶润喉。如此五、六次，后服补肺药。一方：用木鳖子一个，雄黄一钱。（《圣济录》）

小儿咸齁：大木鳖子三、四个，磨水饮，以雪糕压下，即吐出痰。重者三服效。（《摘玄方》）

水泻不止：木鳖仁五个，母丁香五个，麝香一分，研末，米汤调作膏，纳脐中贴之，外以膏

药护住。（吴旻《扶寿精方》）

马兜铃（宋《开宝》）

释名 **都淋藤**（《肘后》）、**独行根**（《唐本》）、**土青木香**（《唐本》）、**云南根**（《纲目》）、**三百两银药**。

宗奭曰：蔓生附木而上，叶脱时其实尚垂，状如马项之铃，故得名也。

时珍曰：其根吐利人，微有香气，故有独行、木香之名。岭南人用治蛊，隐其名为三百两银药。《肘后方》作都淋，盖误传也。

实

气味 **苦，寒，无毒。**

主治 **肺热咳嗽，痰结喘促，血痔瘘疮。**（《开宝》）

肺气上急，坐息不得，咳逆连连不止。（甄权）

清肺气，补肺，去肺中湿热。（元素）

附方

水肿腹大喘急：马兜铃煎汤，日服之。（《千金方》）

肺气喘急：马兜铃二两（去壳及膜），酥半两（入碗内拌匀，慢火炒干），甘草（炙）一两，为末。每服一钱，水一盏，煎六分，温呷或噙之。（《简要济众》）

一切心痛，不拘大小男女：大马兜铃一个，灯上烧存性，为末。温酒服，立效。（《摘玄方》）

痔瘘肿痛：以马兜铃于瓶中烧烟，熏病处良。（《日华本草》）

独行根

气味

辛、苦，冷，有毒。

志曰：有毒。不可多服，吐利不止。

主治

鬼疰积聚，诸毒热肿，蛇毒。水磨为泥封之，日三、四次，立瘥。水煮一、二两，取汁服，吐蛊毒。又捣末水调，涂疔肿，大效。（《唐本》）

治血气。（大明）

利大肠，治头风瘙痒秃疮。（时珍，出《精义》）

第五卷　草部

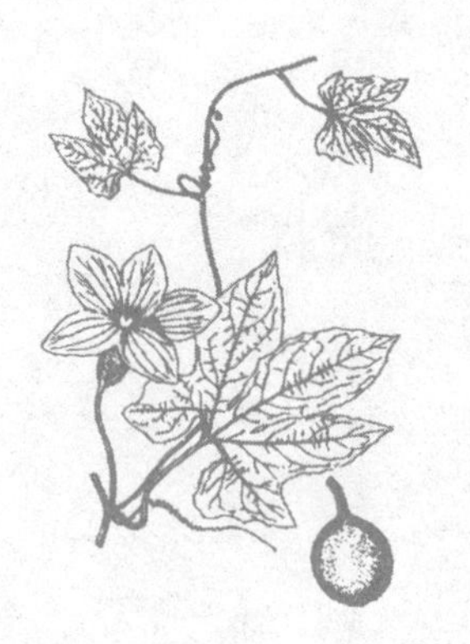
木鳖子

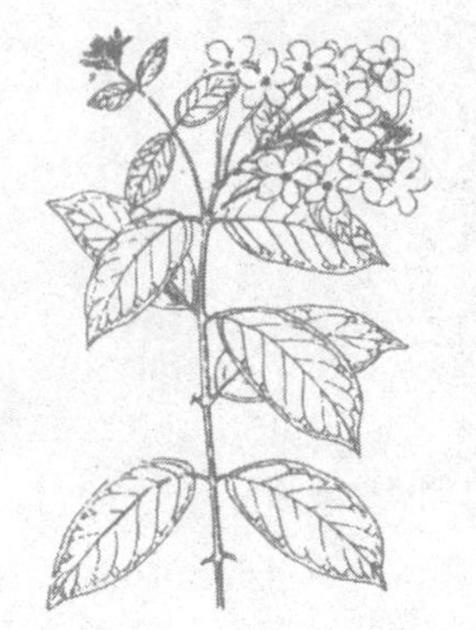
使君子

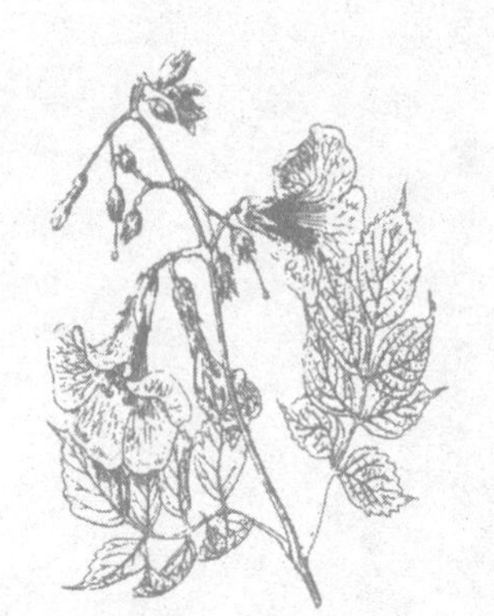
凌霄

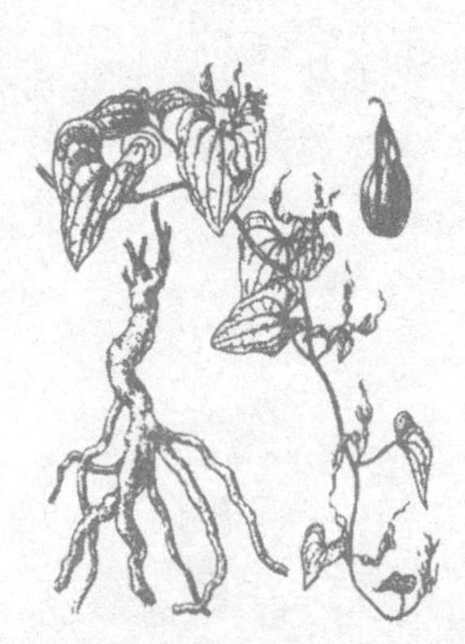
北马兜铃

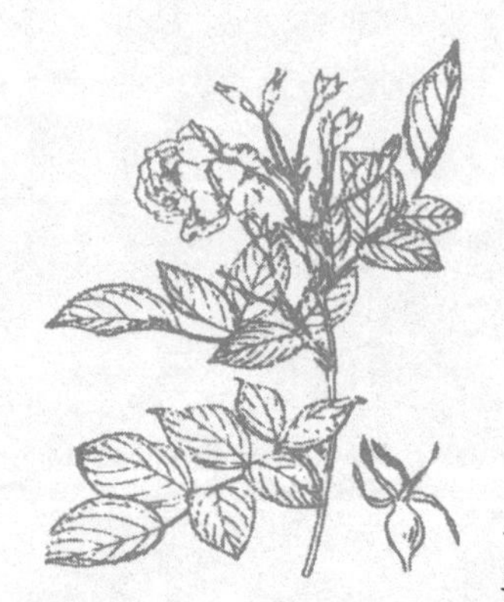
月季

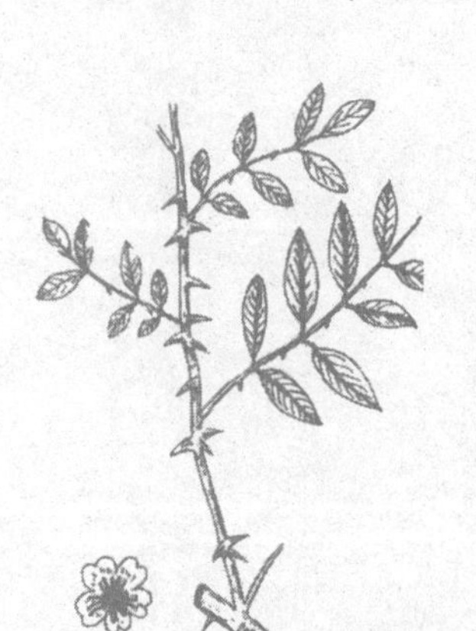
蔷薇

紫葳（《本经》中品）

释名 **凌霄**（苏恭）、**陵苕**（《别录》）、**陵时**（郭璞）、**女葳**（甄权）、**茇华**（《别录》）、**武威**（《吴普》）、**瞿陵**（《吴普》）、**鬼目**（吴氏）。

正误 时珍曰：按吴氏《本草》：紫葳，一名瞿陵。陶弘景误作瞿麦字尔。鼠尾止名陵翘，无陵时，苏颂亦误矣。并正之。

花（根同）

气味 **酸，微寒，无毒。**

时珍曰：花不可近鼻闻，伤脑。花上露入目，令人昏蒙。

主治 **妇人产乳余疾，崩中，症瘕血闭，寒热羸瘦，养胎。**（《本经》）

产后奔血不定，淋沥，主热风风痫，大小便不利，肠中结实。（甄权）

酒齄热毒风刺风，妇人血膈游风，崩中带下。（大明）

茎 叶

气味

苦，平，无毒

主治

痿蹷，益气。（《别录》）

热风身痒，游风风疹，瘀血带下。花及根功同。（大明）

治喉痹热痛，凉血生肌。（时珍）

附方

妇人血崩：凌霄花为末。每酒服二钱，后服四物汤。（《丹溪纂要》）

粪后下血：凌霄花浸酒频饮之。（《普济方》）

消渴饮水：凌霄花一两，捣碎，水一盏半，煎一盏，分二服。（《圣济录》）

婴儿不乳百日内，小儿无故口青不饮乳：用凌霄花、大蓝叶、芒硝、大黄等分，为末，以羊髓和丸梧子大。每研一丸，以乳送下，便可吃乳。热者可服，寒者勿服。昔有人休官后云游湖湘，修合此方，救危甚多。（《普济方》）

久近风痫：凌霄花或根叶为末。每服三钱，温酒下。服毕，解发不住手梳，口噙冷水，温则吐去，再噙再梳，至二十口乃止。如此四十九日绝根。百无所忌。（方贤《奇效方》）

通身风痒：凌霄花为末，酒服一钱。（《医学正传》）

大风疠疾：《洁古家珍》：用凌霄花五钱，地龙（焙）、僵蚕（炒）、全蝎（炒）各七个，为末。每服二钱，温酒下。先以药汤浴过，服此出臭汗为效。《儒门事亲》：加蝉蜕。五品各九个，作一服。

鼻上酒齄：王璆《百一选方》：用凌霄花、山栀子等分，为末。每茶服二钱，日二服，数日除根。临川曾子仁用之有效。《杨氏家藏方》：用凌霄花半两，硫黄一两，胡桃四个，腻粉一钱，研膏，生绢包揩。

走皮趋疮：满颊满顶，浸淫湿烂，延及两耳，痒而出水，发歇不定，田野名悲羊疮。用凌霄花并叶煎汤，日日洗之。（杨仁斋《直指方》）

妇人阴疮：紫葳为末，用鲤鱼脑或胆调搽。（《摘玄方》）

耳卒聋闭：凌霄叶。杵取自然汁，滴之。（《斗门方》）

女经不行：凌霄花为末。每服二钱，食前温酒下。（《徐氏胎产方》）

营实、墙蘼（《本经》上品）

释名

蔷薇（《别录》）、**山棘**（《别录》）、**牛棘**（《本经》）、**牛勒**（《别录》）、**刺花**（《纲目》）。

时珍曰：此草蔓柔靡，依墙援而生，故名墙蘼。其茎多棘刺勒人，牛喜食之，故有山棘、牛勒诸名。其子成簇而生，如营星然，故谓之营实。

营实

气味 酸，温，无毒。

主治 痈疽恶疮，结肉跌筋，败疮热气，阴蚀不瘳，利关节。（《本经》）

久服轻身益气。（《别录》）

治上焦有热，好瞑。（时珍）

根

气味 苦、涩，冷，无毒。

主治 止泄痢腹痛，五脏客热，除邪逆气，疽癞诸恶疮，金疮伤挞，生肉复肌（《别录》）。

治热毒风，除邪气，止赤白痢，肠风泻血，通结血，治牙齿痛，小儿疳虫肚痛，痈疽疥癣（大明）。

头疮白秃。（甄权）

除风热湿热，缩小便，止消渴。（时珍）

叶

【主治】**下疳疮。焙研，洗敷之。黄花者更良。**（《摄生方》）

月季花（《纲目》）

【释名】**月月红**（见下）、**胜春**、**瘦客**、**斗雪红**。

【气味】**甘，温，无毒。**

【主治】**活血，消肿，傅毒。**（时珍）

【附方】**瘰疬未破：**用月季花头二钱，沉香五钱，芫花（炒）三钱，碎剉，入大鲫鱼腹中，就以鱼肠封固，酒、水各一盏，煮熟食之，即愈。鱼须安粪水内游死者方效。此是家传方，活人多矣。（谈野翁《试验方》）

栝楼（《本经》中品）

释名 **果蠃**、**栝蒌**（《纲目》）、**天瓜**（《别录》）、**黄瓜**（《别录》）、**地蒌**（《本经》）、**泽姑**（《别录》），**根名白药**（《图经》）、**天花粉**（《图经》）、**瑞雪**。

时珍曰：蠃，与蓏同。许慎云：木上曰果，地下曰蓏。此物蔓生附木，故得兼名。雷敩《炮炙论》，以圆者为栝，长者为楼，亦出牵强，但分雌雄可也。其根作粉，洁白如雪，故谓之天花粉。

实

气味 **苦，寒，无毒**。

时珍曰：味甘，不苦。

主治 **胸痹，悦泽人面**。（《别录》）

润肺燥，降火，治咳嗽，涤痰结，利咽喉，止消渴，利大肠，消痈肿疮毒（时珍）。

子：炒用，补虚劳口干，润心肺，治吐血，肠风泻血，赤白痢，手面皱（大明）。

附方 **痰咳不止**：栝楼仁一两，文蛤七分，为末，以姜汁澄浓脚，丸弹子大。噙之。（《摘玄方》）

干咳无痰：熟栝楼捣烂绞汁，入蜜等分，加白矾一钱，熬膏。频含咽汁。（杨起《简便方》）

咳嗽有痰：熟栝蒌十个，明矾二两，捣和饼阴干，研末，糊丸梧子大。每姜汤下五七十丸。（《医方摘要》）

痰喘气急：菰瓠二个，明矾一枣大。同烧存性，研末。以熟萝卜蘸食，药尽病除。（《普济方》）

热咳不止：用浓茶汤一钟，蜜一钟，大熟栝蒌一个去皮，将瓤入茶蜜汤洗去子，以碗盛，于饭上蒸，至饭熟取出。时时挑三四匙咽之。（《摘玄方》）

肺热痰咳：胸膈塞满。用栝蒌仁、半夏（汤泡七次，焙研）各一两。姜汁打面糊丸梧子大。每服五十丸，食后姜汤下。（严用和《济生方》）

小儿痰喘：咳嗽，膈热久不瘥。瓜蒌实一枚（去子）。为末，以寒食面和作饼子，炙黄再研末。每服一钱，温水化下，日三服，效乃止。（刘河间《宣明方》）

妇人夜热：痰嗽，月经不调，形瘦者。用栝蒌仁一两，青黛、香附（童尿浸晒）一两五钱，为末。蜜调，噙化之。（《丹溪心法》）

胸痹痰嗽：胸痛彻背，心腹痞满，气不得通，及治痰嗽。大瓜蒌去瓤，取子炒熟，和壳研末，面糊丸梧子大。每米饮下二、三十丸，日二服。（《杜壬方》）

小儿脱肛：唇白齿焦，久则两颊光，眉赤唇焦，啼哭。黄瓜蒌一个，入白矾五钱在内，固济煅存性，为末，糊丸梧子大。每米饮下二十丸。（《摘玄方》）

牙齿疼痛：瓜蒌皮、露蜂房烧灰擦牙。以乌桕根、荆柴根、葱根煎汤嗽之。（危氏《得效方》）

根

气味

苦，寒，无毒。

时珍曰：甘、微苦、酸，微寒。

之才曰：枸杞为之使。恶干姜，畏牛膝、干漆，反乌头。

主治

消渴身热，烦满大热，补虚安中，续绝伤。（《本经》）

除肠胃中痼热，八疸身面黄，唇干口燥短气，止小便利，通月水。（《别录》）

治热狂时疾，通小肠，消肿毒，乳痈发背，痔瘘疮疖，排脓生肌长肉，消扑损瘀血。（大明）

附方

消渴饮水：《千金方》作粉法：取大栝蒌根去皮寸切，水浸五日，逐日易水，取出捣研，滤过澄粉晒干。每服方寸匕，水化下，日三服。亦可入粥及乳酪中食之。《肘后方》：用栝蒌根薄切炙，取五两，水五升，煮四升，随意饮之。《外台秘要》：用生栝蒌根三十斤，以水一石，煮取一斗半，去滓，以牛脂五合，煎至水尽。用暖酒先食服如鸡子大，日三服。最妙。《圣惠方》：用栝蒌根、黄连三两。为末，蜜丸梧子大。每服三十丸，日二服。又玉壶丸：用栝蒌根、人参等分，为末，蜜丸梧子大。每服三十丸，麦门冬汤下。

伤寒烦渴：思饮。栝蒌根三两。水五升，煮一升，分二服。先以淡竹沥一升，水二升，煮好银二两，

减半去银，冷饮汁，然后服此。（《外台秘要》）

百合病渴：栝蒌根、牡蛎（熬）等分。为散。饮服方寸匕。（《永类方》）

小儿热病：壮热烦渴。用栝蒌根末，乳汁调服半钱。（《圣惠方》）

虚热咳嗽：天花粉一两，人参三钱。为末。每服一钱，米汤下。（《集简方》）

产后吹乳：肿硬疼痛，轻则为妒乳，重则为乳痈。用栝蒌根末一两，乳香一钱。为末。温酒每服二钱。（李仲南《永类方》）

茎、叶

气味 **酸，寒，无毒。**

主治 **中热伤暑。**（《别录》）

葛
（《本经》中品）

释名 **鸡齐**（《本经》）、**鹿藿**（《别录》）、**黄斤**（《别录》）。

葛根

气味

甘、辛，平，无毒。

主治

消渴，身大热，呕吐，诸痹，起阴气，解诸毒。（《本经》）

疗伤寒中风头痛，解肌发表出汗，开腠理，疗金疮，止胁风痛。（《别录》）

治天行上气呕逆，开胃下食，解酒毒。（甄权）

治胸膈烦热发狂，止血痢，通小肠，排脓破血。敷蛇虫啮，罯毒箭伤。（大明）

杀野葛、巴豆、百药毒。（之才）

生者：堕胎。蒸食：消酒毒，可断谷不饥。作粉尤妙。（藏器）

作粉：止渴，利大小便，解酒，去烦热，压丹石，敷小儿热疮。捣汁饮：治小儿热痞。（《开宝》）

猘狗伤，捣汁饮，并末敷之。（苏恭）

散郁火。（时珍）

附方

数种伤寒：庸人不能分别，今取一药兼治。天行时气，初觉头痛，内热脉洪者。葛根四两。水二升，入豉一升，煮取半升服。捣生根汁尤佳。（《伤寒类要》）

时气头痛壮热：生葛根洗净，捣汁一大盏，豉一合，煎六分，去滓分服，汗出即瘥。未汗再服。若心热，加栀子仁十枚。（《圣惠方》）

烦躁热渴：葛粉四两，先以水浸粟米半升，一夜漉出，拌匀，煮粥食之。（《圣惠方》）

小儿热渴：久不止。葛根半两，水煎服。（《圣惠方》）

干呕不息：葛根捣汁，服一升，瘥。（《肘后方》）

服药过剂：苦烦。生葛汁饮之。干者煎汁服。（《肘后方》）

酒醉不醒：生葛根汁，饮二升，便愈。（《千金方》）

葛谷

气味

甘，平，无毒。

主治

下痢十岁以上。（《本经》）

解酒毒。（时珍）

葛花

气味

同谷。

【主治】**消酒**。（《别录》。弘景曰：同小豆花，干末，酒服，饮酒不醉也）

肠风下血。（时珍）

叶

【主治】**金疮止血，挼傅之**。（《别录》）

蔓

【主治】**卒喉痹**。**烧研，水服方寸匕**。（苏恭）

消痈肿。（时珍）

天门冬（《本经》上品）

【释名】**虋冬**、**颠勒**（《本经》）、**颠棘**（《尔雅》）、**天棘**（《纲目》）、**万岁藤**。

时珍曰：草之茂者为虋，俗作门。此草蔓茂，而功同麦门冬，故曰天门冬，或曰天棘。《尔雅》云：髦，颠棘也。因其细叶如髦，有细棘也。颠、天，音相近也。按《救荒本草》云：俗名万岁藤，又名娑萝树。其形与治肺之功颇同百部，故亦名百部也。蔷蘼乃营实苗，而《尔雅》指为虋冬，盖古书错简也。

根

气味

苦，平，无毒。

主治

诸暴风湿偏痹，强骨髓，杀三虫，去伏尸。久服轻身益气延年，不饥。（《本经》）

保定肺气，去寒热，养肌肤，利小便，冷而能补。（《别录》）

肺气咳逆，喘息促急，肺痿生痈吐脓，除热，通肾气，止消渴，去热中风，治湿疥，宜久服。煮食之，令人肌体滑泽白净，除身上一切恶气不洁之疾。（甄权）

镇心，润五脏，补五劳七伤，吐血，治嗽消痰，去风热烦闷。（大明）

主心病，嗌干心痛，渴而欲饮，痿蹶嗜卧，足下热而痛。（好古）

润燥滋阴，清金降火。（时珍）

阳事不起，宜常服之。（思邈）

附方

服食法：孙真人《枕中记》云：八九月采天门冬根，曝干为末。每服方寸匕，日三服。无问山中人间，久服补中益气，治虚劳绝伤，年老衰损，偏枯不随，风湿不仁，冷痹恶疮，痈疽癞疾。鼻柱败烂者，服之皮脱虫出。酿酒服，去症瘕积聚，风痰颠狂，三虫伏尸，除湿痹，轻身益气，令人不饥，百日还年耐老。酿酒初熟微酸，久停则香美，诸酒不及也。忌鲤鱼。《臞仙神隐》云：用干天门冬十斤，杏仁一斤，捣末，蜜渍。每服方寸匕。名仙人粮。

辟谷不饥：天门冬二斤，熟地黄一斤，为末，炼蜜丸弹子大。每温酒化三丸，日三服。居山远行，辟谷良。服至十日，身轻目明；二十日，百病愈，颜色如花；三十日，发白更黑，齿落重生；五十日，行及奔马；百日，延年。又法：天门冬捣汁，微火煎取五斗，入白蜜一斗，胡麻（炒末）二升，合煎至可丸，即止火。下大豆黄末，和作饼，径三寸，厚半寸。一服一饼，一日三服，百日以上有益。又法：天门冬末一升，松脂末一升，蜡、蜜一升和煎，丸如梧子大。每日早、午、晚各服三十丸。天门冬酒，补五脏，调六腑，令人无病：天门冬三十斤，去心捣碎，以水二石，煮汁一石，糯米一斗，细曲十斤，如常炊酿，酒熟，日饮三杯。滋阴养血，温补下元：三才丸：用天门冬（去心）、生地黄二两（二味用柳甑箅，以酒洒之，九蒸九晒，待干秤之）。人参一两为末，蒸枣肉捣和，丸梧子大。每服三十丸，食前温酒下，日三服。（洁古《活法机要》）

百部（《别录》中品）

释名 **婆妇草**（《日华》）、**野天门冬**（《纲目》）。

根

气味 **甘，微温，无毒。**

主治

咳嗽上气。火炙酒渍饮之。（《别录》）

治肺热，润肺。（甄权）

治传尸骨蒸劳，治疳，杀蛔虫、寸白、蛲虫，及一切树木蛀虫，烬之即死。杀虱及蝇蠓。（大明。弘景曰：作汤洗牛犬，去虱）

火炙酒浸空腹饮，治疥癣，去虫蚕咬毒。（藏器）

附方

暴咳嗽：张文仲方：用百部根渍酒。每温服一升，日三服。葛洪方：用百部、生姜各捣汁等分，煎服二合。《续十全方》：用百部藤根捣自然汁，和蜜等分，沸汤煎膏噙咽。《普济方》：治卒咳不止。用百部根悬火上炙干，每含咽汁，勿令人知。

小儿寒嗽：百部丸：用百部（炒）、麻黄（去节）各七钱半（为末），杏仁（去皮尖炒，仍以水略煮三五沸，研泥）。入熟蜜和丸皂子大。每服二、三丸，温水下。（钱乙《小儿》方）

三十年嗽：百部根二十斤，捣取汁，煎如饴。服方寸匕，日三服。深师加蜜二斤。《外台》加饴一斤。（《千金方》）

遍身黄肿：掘新鲜百条根，洗捣，罨脐上。以糯米饭半升，拌水酒半合，揉软盖在药上，以帛包住。待一、二日后，口内作酒气，则水从小便中出，肿自消也。百条根，一名野天门冬，一名百奶，状如葱头，其苗叶柔细，一根下有百余个数。（《杨氏经验方》）

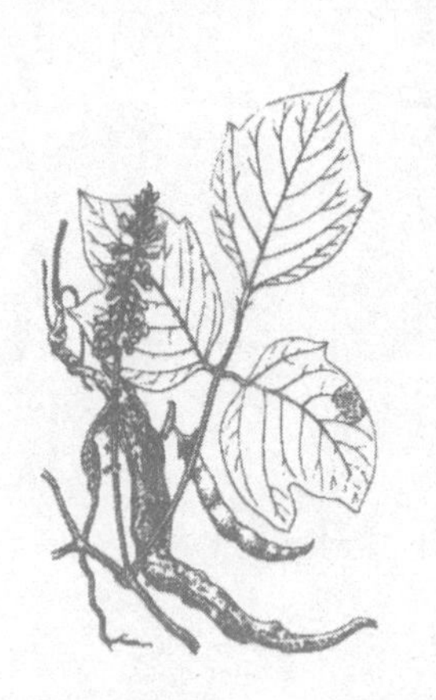

野葛

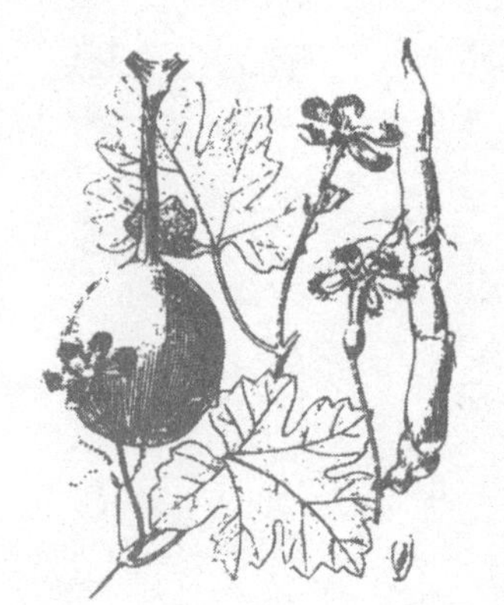

栝楼

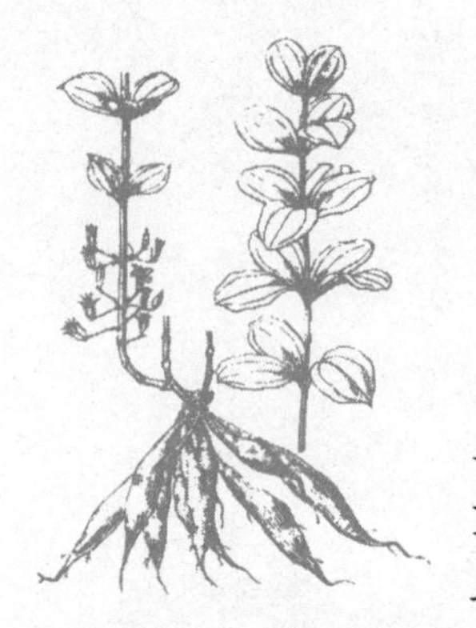

直立百部

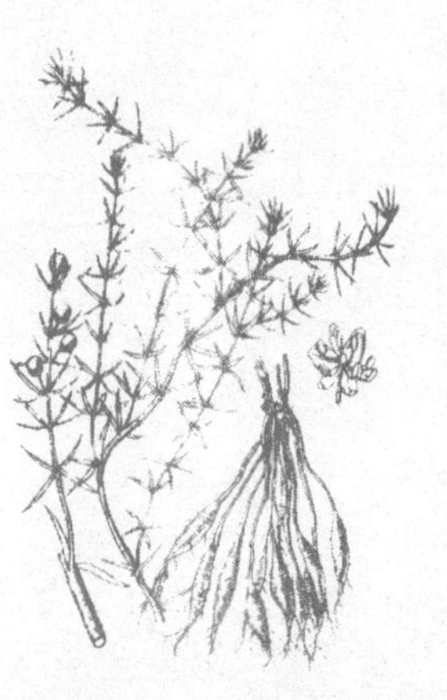

天门冬

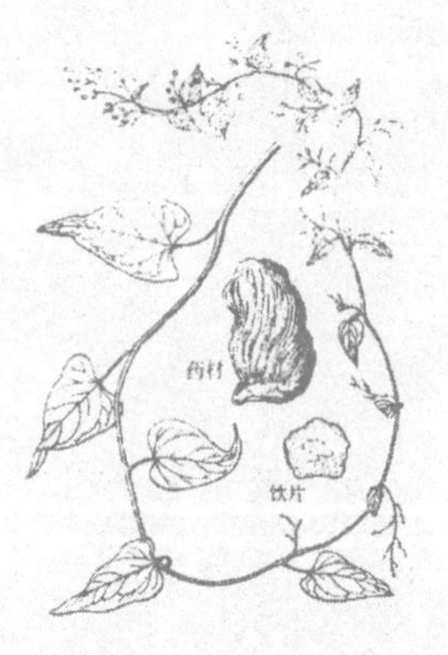

何首乌原植物

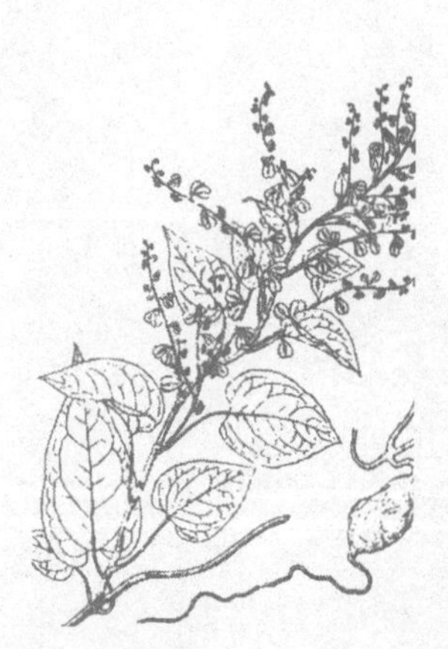

何首乌

百虫入耳：百部炒研，生油调一字于耳门上。（《圣济录》）

熏衣去虱：百部、秦艽，为末。入竹笼烧烟熏之，自落。亦可煮汤洗衣。（《经验方》）

何首乌（宋《开宝》）

释名

交藤（《本传》）、**夜合**（《本传》）、**地精**（《本传》）、**陈知白**（《开宝》）、**马肝石**（《纲目》）、**桃柳藤**（《日华》）、**九真藤**（《纲目》）、**赤葛**（《斗门》）、**疮帚**（《纲目》）、**红内消**。

根

气味

苦、涩，微温，无毒。

主治

瘰疬，消痈肿，疗头面风疮，治五痔，止心痛，益血气，黑髭发，悦颜色。久服长筋骨，益精髓，延年不老。亦治妇人产后及带下诸疾。（《开宝》）

久服令人有子，治腹脏一切宿疾，冷气肠风。（《大明》）

泻肝风。（好古）

附方

七宝美髯丹：乌须发，壮筋骨，固精气，续嗣延年。用赤白、何首乌各一斤（米泔水浸三四日，瓷片刮去皮，用淘净黑豆二升，以砂锅木甑，铺豆及首乌，重重铺盖蒸之。豆熟，取出去豆，曝干，换豆再蒸，如此九次，曝干为末），赤白茯苓各一斤（去皮研末，以水淘去筋膜及浮者，取沉者捻块，以人乳十碗浸匀，晒干研末），牛膝八两（去苗，酒浸一日，同何首乌第七次蒸之，至第九次止，晒干），当归八两（酒浸晒），枸杞子八两（酒浸晒），菟丝子八两（酒浸生芽，研烂晒），补骨脂四两（以黑脂麻炒香）。并忌铁器，石臼为末，炼蜜和丸弹子大，一百五十丸。每日三丸，侵晨温酒下，午时姜汤下，卧时盐汤下。其余并丸梧子大，每日空心酒服一百丸，久服极验。忌见前。（《积善堂方》）

服食滋补：《和剂局方》：何首乌丸：专壮筋骨，长精髓，补血气。久服黑须发，坚阳道，令人多子，轻身延年。月计不足，岁计有余。用何首乌三斤（铜刀切片，干者以米泔水浸软切之），牛膝（去苗）一斤（切）。以黑豆一斗，淘净。用木甑铺豆一层，铺药一层，重重铺尽，瓦锅蒸至豆熟。取出去豆曝干，换豆又蒸，如此三次。为末，蒸枣肉，和丸梧子大。每服三五十丸，空心温酒下。忌见前。郑岩山中丞方：只用赤白何首乌各半斤，去粗皮阴干，石臼杵末。每旦无灰酒服二钱。《积善堂方》：用赤白何首乌各半（极大者，八月采）。以竹刀削去皮，切片，用米泔水浸一宿，晒干；以壮妇男儿乳汁拌晒三度，候干，木臼舂为末；以密云枣肉和杵，为丸如梧子大。每服二十丸，每十日加十丸，至百丸止，空心温酒、盐汤任下。一方不用人乳。笔峰《杂兴方》：用何首乌雌雄各半斤，分作四分：一分用当归汁浸，一分生地黄汁浸，一分旱莲汁浸，一分人乳浸。三日取出，各曝干，瓦焙，石臼为末，蒸枣肉，和丸梧子大。每服四十丸，空心百沸汤下。禁忌见前。

骨软风疾：腰膝疼，行步不得，遍身瘙痒。用何首乌（大而有花纹者），同牛膝各一斤，以好

酒一升，浸七宿，曝干，木臼杵末，枣肉和丸梧子大。每一服三五十丸，空心酒下。（《经验方》）

宽筋治损：何首乌十斤，生黑豆半斤（同煎熟），皂荚一斤（烧存性），牵牛十两（炒取头末），薄荷十两，木香、牛膝各五两，川乌头（炮）二两，为末，酒糊丸梧子大。每服三十丸，茶汤下。（《永类方》）

皮里作痛：不问何处。用何首乌末，姜汁调成膏涂之，以帛裹住，火炙鞋底熨之。（《经验方》）

自汗不止：何首乌末，津调，封脐中。（《集简方》）

肠风脏毒：下血不止。何首乌二两，为末。食前米饮服二钱。（《圣惠方》）

小儿龟背：龟尿调红内消，点背上骨节，久久自安。破伤血出：何首乌末，敷之，即止，神效。（笔峰《杂兴方》）

瘰疬结核：或破、或不破，下至胸前者，皆治之。用九真藤，一名赤葛，即何首乌。其叶如杏，其根如鸡卵，亦类疬子。取根洗净，日日生嚼，并取叶捣涂之，数服即止。其药久服，延年黑发，用之神效。（《斗门方》）

痈疽毒疮：红内消不限多少，瓶中文武火熬煎，临熟入好无灰酒相等，再煎数沸，时时饮之。其滓焙研为末，酒煮面糊丸梧子大。空心温酒下三十丸，疾退宜常服之。即赤何首乌也，建昌产者，良。（陈自明《外科精要》）

大风疠疾：何首乌（大而有花纹者）一斤（米泔浸一七，九蒸九晒），胡麻四两（九蒸九晒）。为末。每酒服二钱，日二。（《圣惠方》）

疥癣满身：不可治者。何首乌、艾叶等分。水煎浓汤洗浴。甚能解痛，生肌肉。（王衮《博济方》）

茎、叶

主治 风疮疥癣作痒，煎汤洗浴，甚效。（时珍）

萆薢（《本经》中品）

释名 赤节（《别录》）、百枝（《吴普》）、竹木（《炮炙论》）、白菝葜。

根

气味 苦，平，无毒。

主治 腰背痛强，骨节风寒湿周痹，恶疮不瘳，热气。（《本经》）

伤中恚怒，阴痿失溺，老人五缓，关节老血。（《别录》）

冷气㾓痹，腰脚瘫缓不遂，手足惊掣，男子臂痛，久冷，肾间有膀胱宿水。（甄权）

头旋痫疾，补水脏，坚筋骨，益精明目，中风失音。（大明）

补肝虚。（好古）

治白浊茎中痛，痔瘘坏疮。（时珍）

附方

腰脚痹软，行履不稳者：萆薢二十四分，杜仲八分。捣筛。每旦温酒服三钱匕。禁牛肉。（唐德宗《贞元广利方》）

小便频数：川萆薢一斤。为末，酒糊丸梧子大。每盐酒下七十丸。（《集玄方》）

白浊频数：漩面如油，澄下如膏，乃真元不足，下焦虚寒。萆薢分清饮：用萆薢、石菖蒲、益智仁、乌药等分。每服四钱，水一盏，入盐一捻，煎七分，食前温服，日一服，效乃止。

肠风痔漏：如圣散。用萆薢、贯众（去土）等分。为末。每服三钱，温酒空心服之。（孙尚药《传家秘宝方》）

头痛发汗：萆薢、旋覆花、虎头骨（酥炙）等分，为散。欲发时，以温酒服二钱，暖卧取汗，立瘥。（《圣济录》）

菝葜（《别录》中品）

释名

菝𧄍、金刚根（《日华》）、铁菱角（《纲目》）、王瓜草（《日华》）。

根

气味 **甘、酸，平、温，无毒。**

主治 **腰背寒痛，风痹，益血气，止小便利。**（《别录》）

治时疾瘟瘴。（大明）

补肝经风虚。（好古）

治消渴，血崩，下痢。（时珍）

附方

小便滑数： 金刚骨为末。每服三钱，温酒下，睡时。（《儒门事亲》方）

沙石淋疾： 重者，取去根本。用菝葜二两，为末。每米饮服二钱。后以地椒煎汤浴腰腹，须臾即通也。（《圣济录》）

消渴不止： 菝谷即菝葜，㕮咀半两，水三盏，乌梅一个，煎一盏，温服。（《普济方》）

下痢赤白： 金刚根、蜡茶等分。为末，白梅肉捣丸芡子大。每服五、七丸，小儿三丸，白痢甘草汤下；赤痢乌梅汤下。（《卫生易简方》）

风毒脚弱： 痹满上气，田舍贫家用此最良。菝葜（洗剉）一斛。以水三斛，煮取九斗，渍曲去滓，取一斛渍饮，如常酿酒。任意日饮之。（《肘后方》）

第五卷　草部

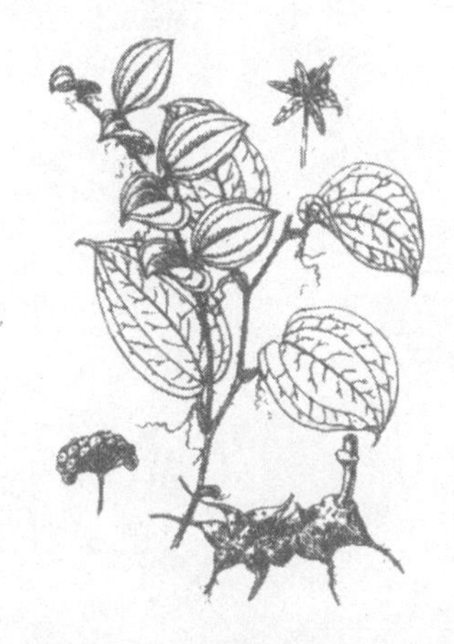
菝葜

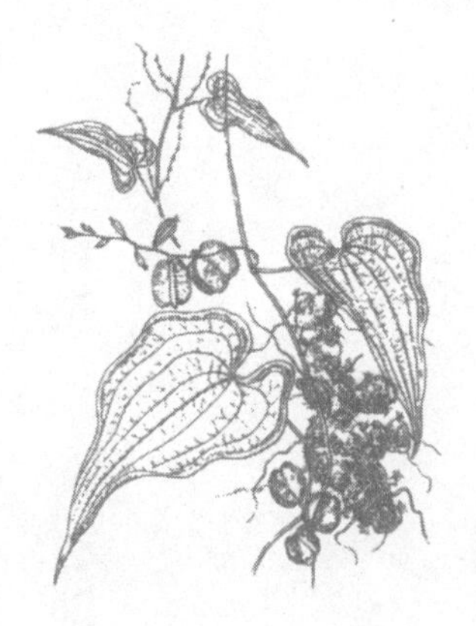
粉背薯蓣

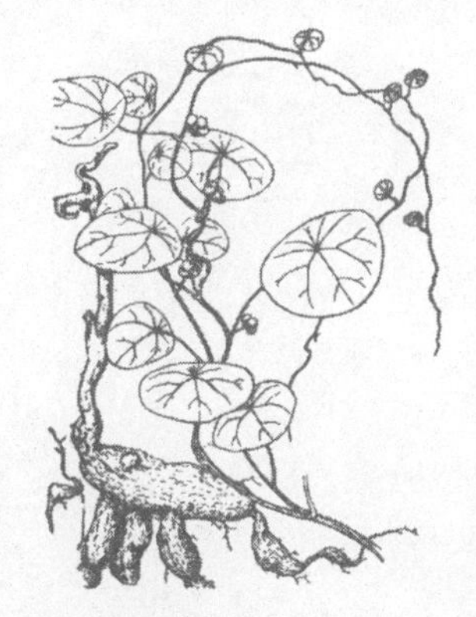
头花千金藤

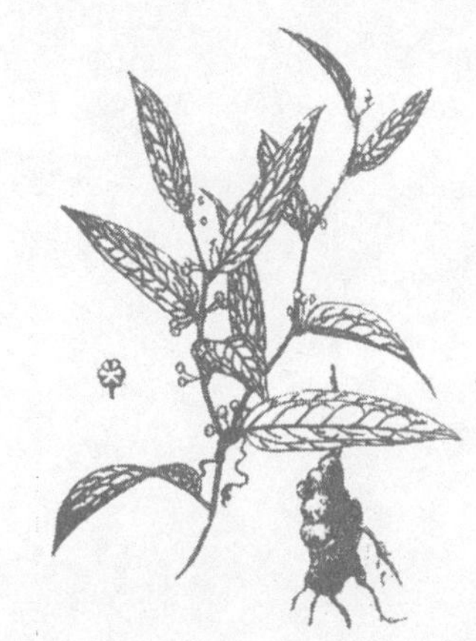
土茯苓

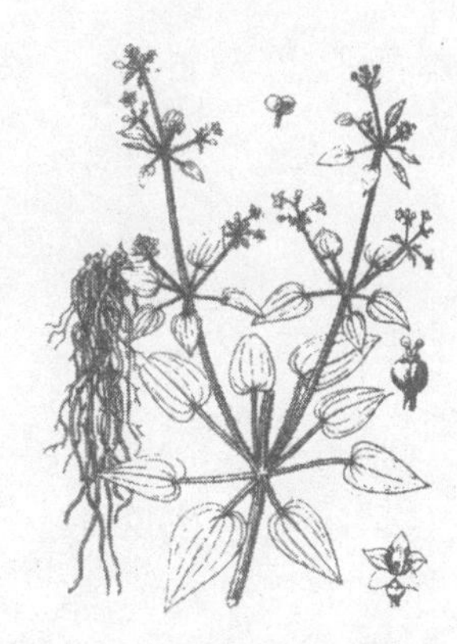
茜草

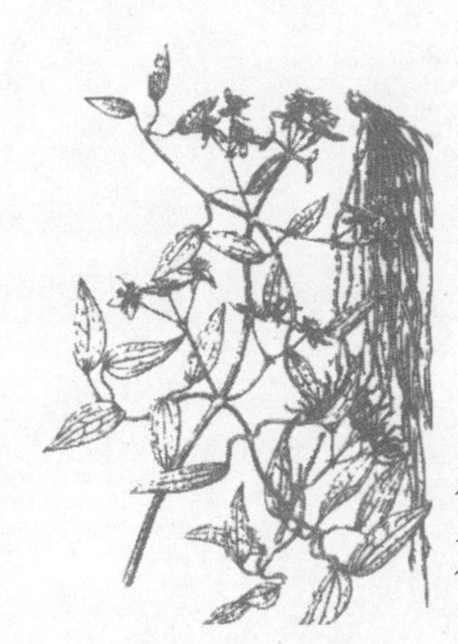
威灵仙

酸模（《日华》）

释名 山羊蹄（《纲目》）、山大黄（《拾遗》）、薞芜（《尔雅》）、酸母（《纲目》）、蓚（同）、当药。

气味 酸，寒，无毒。

时珍曰：叶酸，根微苦。

主治 暴热腹胀，生捣汁服，当下利。杀皮肤小虫。（藏器）

治疥。（弘景）

疗痢乃佳。（保升）

去汗斑，同紫萍捣擦，数日即没。（时珍）

龙舌草（《纲目》）

气味 甘、咸，寒，无毒。

主治 痈疽，汤火灼伤，捣涂之。（时珍）

本草纲目

线装典藏

册三

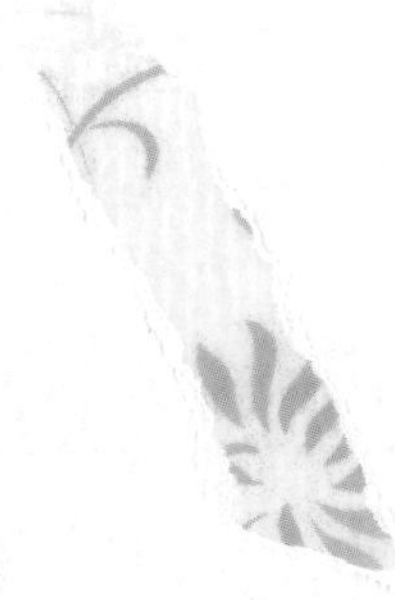

明·李时珍 著

黄山书社

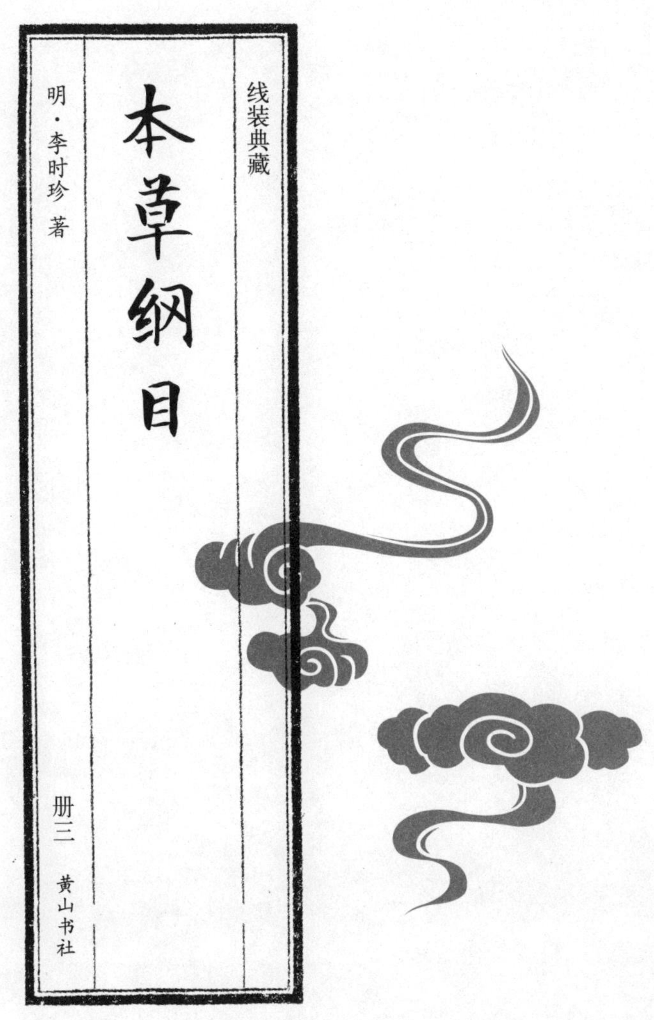

线装典藏

本草纲目

明·李时珍 著

册三

黄山书社

菖蒲（《本经》上品）

释名　昌阳（《本经》）、尧韭（普）、水剑草。

根

气味　辛，温，无毒。

主治　风寒湿痹，咳逆上气，开心孔，补五脏，通九窍，明耳目，出音声。主耳聋痈疮，温肠胃，止小便利。久服轻身，不忘不迷惑，延年。益心智，高志不老。（《本经》）

四肢湿痹，不得屈伸，小儿温疟，身积热不解，可作浴汤。（《别录》）

治耳鸣头风泪下，鬼气，杀诸虫，恶疮疥瘙。（甄权）

除风下气，丈夫水脏，女人血海冷败，多忘，除烦闷，止心腹痛，霍乱转筋，及耳痛者，作末炒，乘热裹罯，甚验。（大明）

心积伏梁。（好古）

治中恶卒死，客忤癫痫，下血崩中，安胎漏，散痈肿。捣汁服，解巴豆、大戟毒。（时珍）

附方　服食法：甲子日，取菖蒲一寸九节者，阴干百日，为末。每酒服方寸匕，日三服。久服耳目聪明，

益智不忘。（《千金方》）

健忘益智：七月七日，取菖蒲为末，酒服方寸匕，饮酒不醉，好事者服而验之。久服聪明。忌铁器。（《千金方》）

三十六风：有不治者。服之悉效。菖蒲（薄切日干）三斤，盛以绢袋，玄水一斛，即清酒也，悬浸之，密封一百日，视之如菜绿色，以一斗熟黍米纳中，封十四日，取出日饮。（夏禹《神仙经》）

癫痫风疾：九节菖蒲不闻鸡犬声者，去毛，木臼捣末。以黑豮猪心一个批开，砂罐煮汤。调服三钱，日一服。（《医学正传》）

尸厥魇死：尸厥之病，卒死脉犹动，听其耳中如微语声，股间暖者，是也。魇死之病，卧忽不寤。勿以火照，但痛啮其踵及足拇趾甲际，唾其面即苏。仍以菖蒲末吹鼻中，桂末纳舌下，并以菖蒲根汁灌之。（《肘后方》）

卒中客忤：菖蒲生根捣汁灌之，立瘥。（《肘后方》）

喉痹肿痛：菖蒲根嚼汁，烧铁秤锤淬酒一杯，饮之。（《圣济总录》）

霍乱胀痛：生菖蒲（剉）四两，水和捣汁，分温四服。（《圣惠方》）

诸积鼓胀：食积、气积、血积之类。石菖蒲八两（剉），斑蝥四两（去翅足），同炒黄，去斑蝥不用。以布袋盛，拽去蝥末，为末，醋糊丸梧子大。每服三五十丸，温白汤下。治肿胀尤妙。或入香附末二钱。（《奇效方》）

肺损吐血：九节菖蒲末、白面等分。每服三钱，新汲水下，一日一服。（《圣济录》）

解一切毒：石菖蒲、白矾等分，为末，新汲水下。（《事林广记》）

赤白带下：石菖蒲、破故纸等分，炒为末。每服二钱，更以菖蒲浸酒调服，日一。（《妇人良方》）

胎动半产卒动不安，或腰痛胎转抢心，下血不止，或日月未足而欲产：并以菖蒲根捣汁一二升，服之。（《千金》）

产后崩中：下血不止。菖蒲一两半，酒二盏，煎取一盏，去滓分三服，食前温服。（《千金方》）

耳卒聋闭：菖蒲根一寸，巴豆一粒（去心），同捣作七丸。绵裹一丸，塞耳，日一换。一方不用巴豆，用蓖麻仁。（《肘后方》）

病后耳聋：生菖蒲汁，滴之。（《圣惠方》）

诸般赤眼：攀睛云翳。菖蒲擂自然汁，文武火熬作膏，日点之效。（《圣济录》）

眼睑挑针：独生菖蒲根，同盐研敷。（《寿域神方》）

痈疽发背：生菖蒲，捣贴之。疮干者，为末，水调涂之。（孙用和《秘宝方》）

热毒湿疮：宗奭曰：有人遍身生疮，痛而不痒，手足尤甚，粘着衣被，晓夕不得睡。有人教以菖蒲三斗，日干为末，布席上卧之，仍以衣被覆之。既不粘衣，又复得睡，不五、七日，其疮如失。后以治人，应手神验。（《本草衍义》）

叶

主治 洗疥、大风疮。（时珍）

水萍（《本经》中品）

释名 水花（《本经》）、水白（《别录》）、水苏（《别录》）、水廉（《吴普》）。

气味 辛，寒，无毒。

主治 暴热身痒，下水气，胜酒，长须发，止消渴。久服轻身。（《本经》）

下气。以沐浴，生毛发。（《别录》）

治热毒、风热、热狂，熁肿毒、汤火伤、风疹。（大明）

捣汁服，主水肿，利小便。为末，酒服方寸匕，治人中毒。为膏，傅面䵟。（藏器）

主风湿麻痹，脚气，打扑伤损，目赤翳膜，口舌生疮，吐血衄血，癜风丹毒。（时珍）

附方 夹惊伤寒：紫背浮萍一钱，犀角屑半钱，钩藤钩三七个，为末。每服半钱，蜜水调下，连进

第五卷　草部

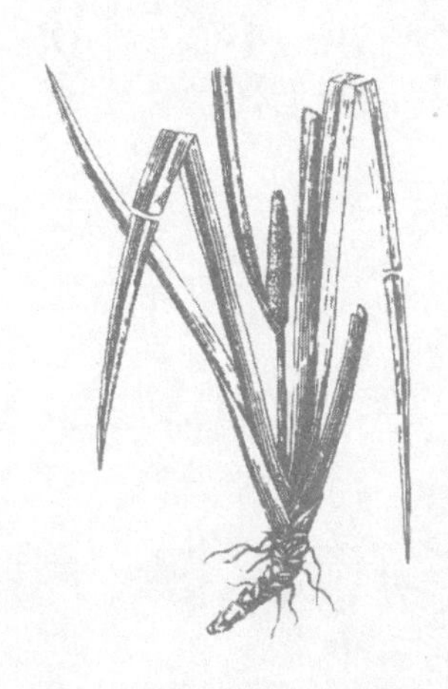
菖蒲

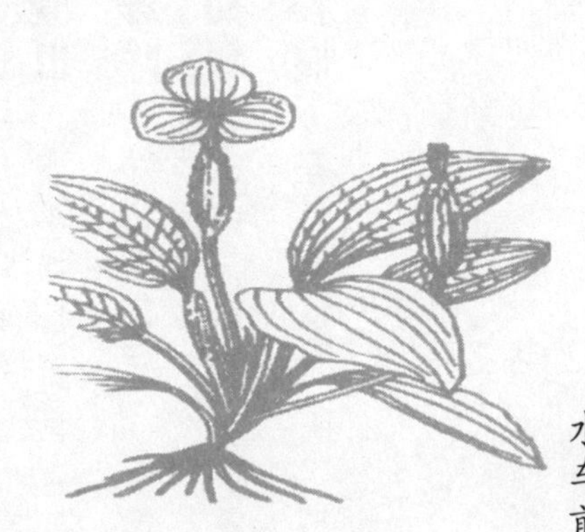
水车前

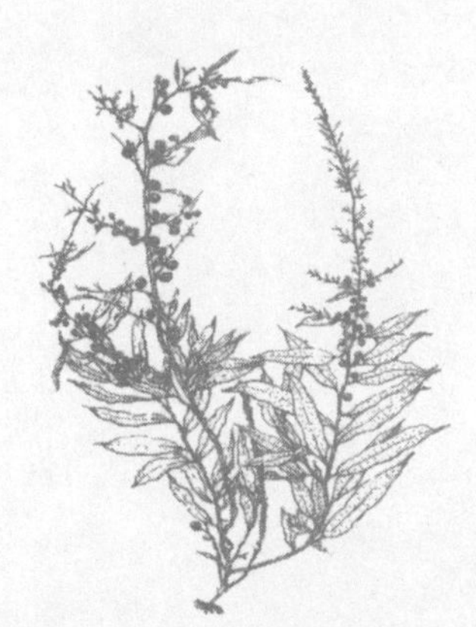
海藻

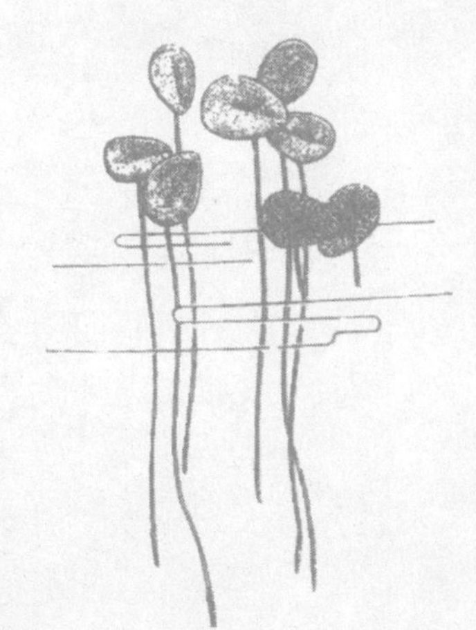
浮萍

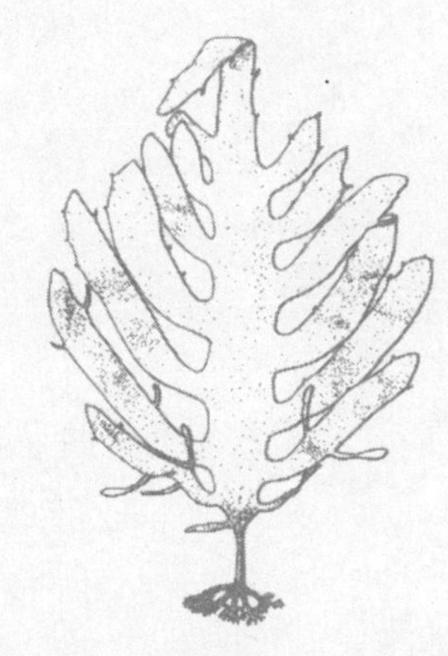
昆布

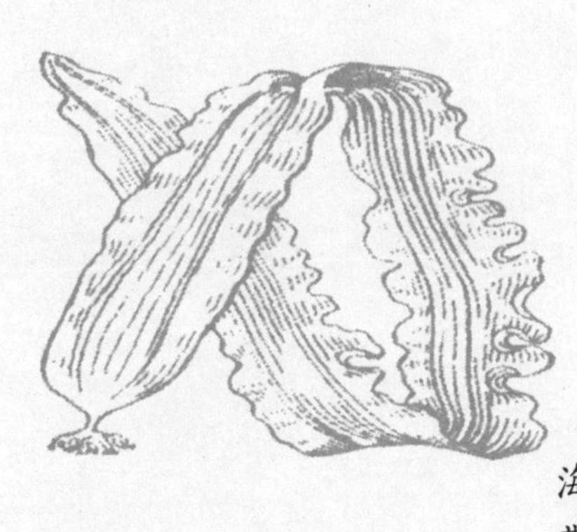
海带

三服，出汗为度。（《圣济录》）

消渴饮水：日至一石者。浮萍捣汁服之。又方：用干浮萍、栝蒌根等分，为末，人乳汁和丸梧子大。空腹饮服二十丸。三年者，数日愈。（《千金方》）

小便不利：膀胱水气流滞。浮萍日干为末。饮服方寸匕，日二服。（《千金翼》）

水气洪肿：小便不利。浮萍日干为末。每服方寸匕，白汤下，日二服。（《圣惠方》）

吐血不止：紫背浮萍（焙）半两，黄芪（炙）二钱半，为末。每服一钱，姜、蜜水调下。（《圣济总录》）

鼻衄不止：浮萍末，吹之。（《圣惠方》）

中水毒病：手足指冷至膝肘，即是。以浮萍日干为末。饮服方寸匕良。（《千金方》）

大肠脱肛：水圣散：用紫浮萍为末，干贴之。（危氏《得效方》）

身上虚痒：浮萍末一钱，以黄芩一钱同四物汤煎汤调下。（《丹溪纂要》）

毒肿初起：水中萍子草，捣敷之。（《肘后方》）

烧烟去蚊：五月取浮萍阴干用之。（孙真人方）

海藻（《本经》中品）

释名

藫（出《尔雅》，《别录》作薄）、**落首**（《本经》）、**海萝**（《尔雅注》）。

气味

苦、咸，寒，无毒。

权曰：咸，有小毒。

之才曰：反甘草。

时珍曰：按东垣李氏治瘰疬马刀，散肿溃坚汤，海藻、甘草两用之。盖以坚积之病，非平和之药所能取捷，必令反夺以成其功也。

主治

瘿瘤结气，散颈下硬核痛，痈肿症瘕坚气，腹中上下雷鸣，下十二水肿。（《本经》）

疗皮间积聚暴㿉，瘤气结热，利小便。（《别录》）

辟百邪鬼魅，治气急心下满，疝气下坠，疼痛卵肿，去腹中幽幽作声。（甄权）

治奔豚气脚气，水气浮肿，宿食不消，五膈痰壅。（李珣）

附方

海藻酒：治瘿气。用海藻一斤，绢袋盛之，以清酒二升浸之，春夏二日，秋冬三日。每服两合，日三。酒尽再作。其滓曝干为末，每服方寸匕，日三服。不过两剂即瘥。（《肘后方》）

瘿气初起：海藻一两，黄连二两，为末。时时舐咽。先断一切厚味。（丹溪方）

项下瘰疬：如梅李状。宜连服前方海藻酒消之。（《肘后方》）

蛇盘瘰疬：头项交接者。海藻菜（以荞面炒过），白僵蚕（炒）等分为末，以白梅泡汤和丸梧子大。

每服六十丸，米饮下，必泄出毒气。（危氏《得效方》）

海带（宋《嘉祐》）

气味　咸，寒，无毒。

主治　催生，治妇人病，及疗风下水。（《嘉祐》）

治水病瘿瘤，功同海藻。（时珍）

昆布（《别录》中品）

释名　纶布。

气味　咸，寒，滑，无毒。

主治　十二种水肿，瘿瘤聚结气，瘘疮。（《别录》）

破积聚。（思邈）

治阴㿉肿，含之咽汁。（藏器）

利水道，去面肿，治恶疮鼠瘘。（甄权）

附方

昆布臛，治膀胱结气，急宜下气：用高丽昆布一斤，白米泔浸一宿，洗去咸味。以水一斛，煮熟劈细。入葱白一握，寸断之。更煮极烂，乃下盐酢豉糁姜橘椒末调和食之。仍宜食粱米、粳米饭。极能下气。无所忌。海藻亦可依此法作之。（《广济方》）

瘿气结核：瘰瘰肿硬。以昆布一两，洗去咸，晒干为散。每以一钱绵裹，好醋中浸过，含之咽津，味尽再易之。（《圣惠方》）

项下五瘿：方同上。（《千金翼》）

项下卒肿：其囊渐大，欲成瘿者。昆布、海藻等分，为末，蜜丸杏核大。时时含之，咽汁。（《外台》）

石斛（《本经》上品）

释名

石蓫（《别录》）、**金钗**（《纲目》）、**禁生**（《别录》）、**林兰**（《本经》）、**杜兰**（《别录》）。

气味

甘，平，无毒。

【主治】伤中，除痹下气，补五脏虚劳羸瘦，强阴益精。久服，厚肠胃。（《本经》）

补内绝不足，平胃气，长肌肉，逐皮肤邪热痱气，脚膝疼冷痹弱，定志除惊。轻身延年。（《别录》）

益气除热，治男子腰脚软弱，健阳，逐皮肌风痹，骨中久冷，补肾益力。（权）

壮筋骨，暖水脏，益智清气。（《日华》）

治发热自汗，痈疽排脓内塞。（时珍）

骨碎补（宋《开宝》）

【释名】猴姜（《拾遗》）、胡孙姜（志）、石毛姜（《苏颂》）、石庵蕳。

根

【气味】苦，温，无毒。

【主治】破血止血，补伤折。（《开宝》）

主骨中毒气，风血疼痛，五劳六极，足手不收，上热下冷。（权）

恶疮，蚀烂肉，杀虫。（大明）

研末，猪肾夹煨，空心食，治耳鸣，及肾虚久泄，牙疼。（时珍）

附方

虚气攻牙：齿痛血出，或痒痛。骨碎补二两，铜刀细剉，瓦锅慢火炒黑，为末。如常揩齿，良久吐之，咽下亦可。刘松石云：此法出《灵苑方》，不独治牙痛，极能坚骨固牙，益精髓，去骨中毒气疼痛。牙动将落者，数擦立住，再不复动，经用有神。

风虫牙痛：骨碎补、乳香等分，为末糊丸，塞孔中。名金针丸。（《圣济总录》）

耳鸣耳闭：骨碎补削作细条，火炮，乘热塞之。（苏氏《图经》）

病后发落：胡孙姜、野蔷薇嫩枝煎汁，刷之。

肠风失血：胡孙姜（烧存性）五钱，酒或米饮服。（《仁存方》）

石韦（《本经》中品）

释名

石𩋾、石皮（《别录》）、**石兰。**

气味

苦，平，无毒。

主治

劳热邪气，五癃闭不通，利小便水道。（《本经》）

止烦下气，通膀胱满，补五劳，安五脏，去恶风，益精气。（《别录》）

治淋沥遗溺。（《日华》）

炒末，冷酒调服，治发背。（颂）

主崩漏金疮，清肺气。（时珍）

附方

小便淋痛：石韦、滑石等分，为末。每饮服刀圭，最快。（《圣惠》）

小便转脬：石韦（去毛）、车前子各二钱半，水二盏，煎一盏，食前服。（《指迷方》）

崩中漏下：石韦为末。每服三钱，温酒服，甚效。

便前有血：石皮为末。茄子枝煎汤下二钱。（《普济方》）

气热咳嗽：石韦、槟榔等分，为末。姜汤服二钱。（《圣济录》）

石胡荽（《四声本草》）

释名

天胡荽（《纲目》）、**野园荽**（同）、**鹅不食草**（《食性》）、**鸡肠草**（详见下名）。

第五卷　草部

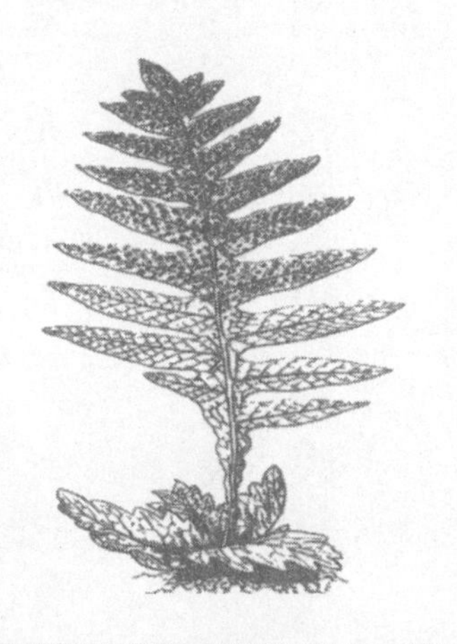

槲蕨

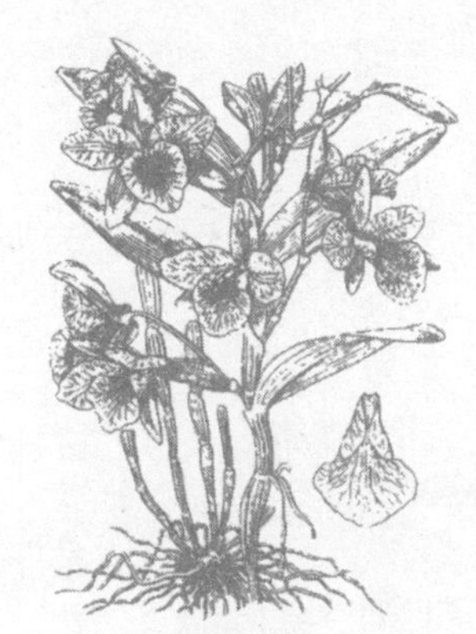

金钗石斛

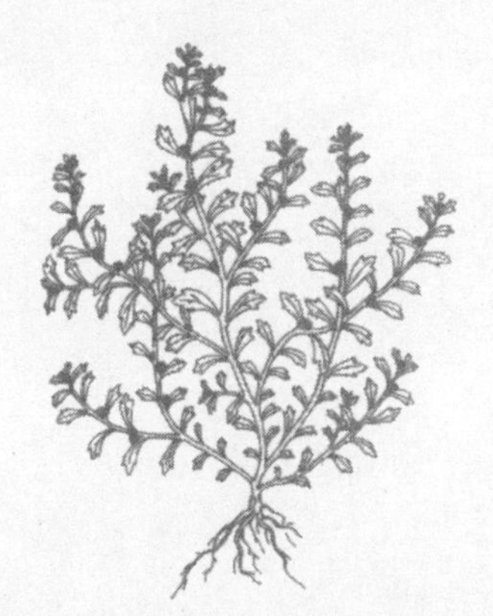

鹅不食草

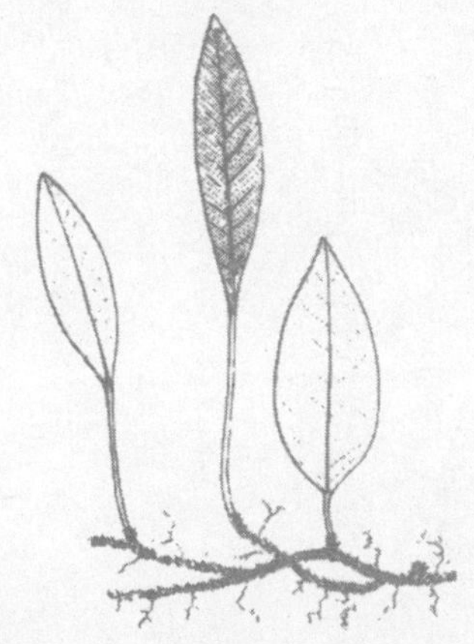

石韦

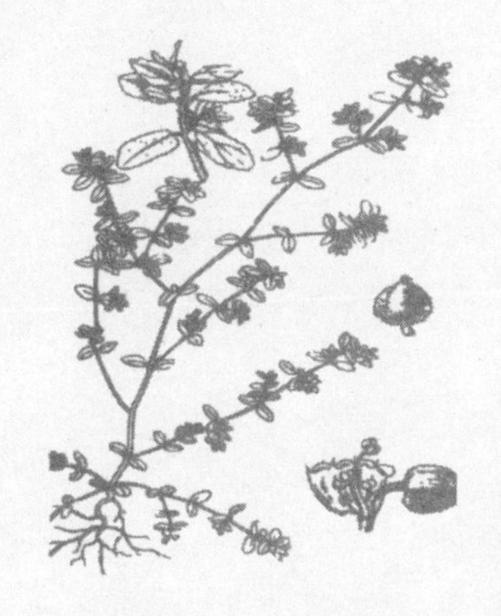

斑叶地锦

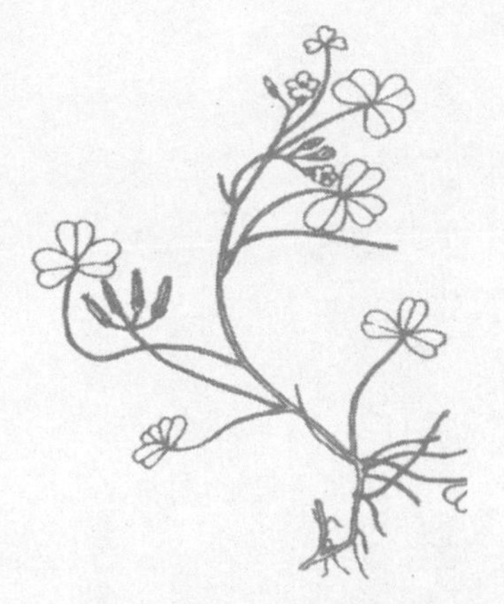

酢浆草

气味

辛，寒，无毒。

主治

通鼻气，利九窍，吐风痰。（炳）

去目翳，挼塞鼻中，翳膜自落。（藏器）

疗痔病。（诜）

解毒，明目，散目赤肿云翳，耳聋头痛脑酸，治痰疟齁䶎，鼻窒不通，塞鼻息自落，又散疮肿。（时珍）

附方

寒痰齁喘：野园荽研汁，和酒服，即住。（《集简方》）

嗃鼻去翳：碧云散：治目赤肿胀，羞明昏暗，隐涩疼痛，眵泪风痒，鼻塞头痛脑酸，外翳扳睛诸病。鹅不食草（晒干）二钱，青黛、川芎各一钱，为细末。噙水一口，每以米许嗃入鼻内，泪出为度。一方：去青黛。（倪氏《启微集》）

贴目取翳：鹅不食草（捣汁熬膏）一两，炉甘石（火煅，童便淬三次）三钱，上等瓷器末一钱半，熊胆二钱，硇砂少许，为极细末，和作膏。贴在翳上，一夜取下。用黄连、黄柏煎汤洗净，看如有，再贴。（孙天仁《集效方》）

牙嗃疼鼻：鹅不食草绵裹怀干为末。含水一口，随左右嗃之。亦可挼塞。（《圣济》）

一切肿毒：野园荽一把，穿山甲（烧存性）七分，当归尾三钱，擂烂，入酒一碗，绞汁服。以渣敷之。（《集简方》）

湿毒胫疮：砖缝中生出野园荽，夏月采取，晒收为末。每以五钱，汞粉五分，桐油调作隔纸膏，周围缝定。以茶洗净，缚上膏药，黄水出，五、六日愈。此吴竹卿方也。（《简便方》）

脾寒疟疾：石胡荽一把。杵汁半碗，入酒半碗和服，甚效。（《集简方》）

痔疮肿痛：石胡荽捣，贴之。（同上）

酢浆草（《唐本草》）

释名

酸浆（《图经》）、**三叶酸**（《纲目》）、**三角酸**（《纲目》）、**酸母**（《纲目》）、**醋母**（苏恭）、**酸箕**（李当之）、**鸠酸**（苏恭）、**雀儿酸**（《纲目》）、**雀林草**（《纲目》）、**小酸茅**（苏恭）、**赤孙施**（《图经》）。

气味

酸，寒，无毒。

主治

杀诸小虫。恶疮瘑瘘，捣敷之。食之，解热渴。（《唐本》）

主小便诸淋，赤白带下。同地钱、地龙，治沙石淋。煎汤洗痔痛脱肛甚效。捣涂汤火

蛇蝎伤。（时珍）

赤孙施：治妇人血结，用一搦洗，细研，暖酒服之。（苏颂）

附方

小便血淋：酸草捣汁，煎五苓散服之。俗名醋啾啾是也。（王璆《百一选方》）

诸淋赤痛：三叶酸浆草洗，研取自然汁一合，酒一合和匀。空心温服，立通。（沈存中《灵苑方》）

二便不通：酸草一大把，车前草一握，捣汁，入砂糖一钱，调服一盏。不通再服。（《摘玄方》）

赤白带下：三叶酸草，阴干为末。空心温酒服三钱匕。（《千金方》）

痔疮出血：雀林草一大握，水二升，煮一升服。日三次，见效。（《外台秘要》）

癣疮作痒：雀儿草（即酸母草），擦之。数次愈。（《永类方》）

蛇虺螫伤：酸草，捣敷。（崔氏方）

牙齿肿痛：酸浆草一把（洗净），川椒四十九粒（去目），同捣烂，绢片裹定如箸大，切成豆粒大。每以一块塞痛处，即止。（节斋《医论》）

地锦（宋《嘉祐》）

释名

地朕（《吴普》）、**地噤**（《拾遗》）、**夜光**（《吴普》）、**承夜**（《吴普》）、**草血竭**（《纲目》）、**血见愁**（《纲目》）、**血风草**（《纲目》）、**马蚁草**（《纲目》）、**雀儿卧单**（《纲目》）、**酱瓣草**（《玉册》）、

猢狲头草。

气味 辛，平，无毒。

主治 **地朕：主心气，女子阴疝血结**。（《别录》）

地锦：通流血脉，亦可治气。（《嘉祐》）

主痈肿恶疮，金刃扑损出血，血痢下血崩中，能散血止血，利小便。（时珍）

附方

脏毒赤白：地锦草洗，曝干为末。米饮服一钱，立止。（《经验方》）

血痢不止：地锦草晒研。每服二钱，空心米饮下。（《乾坤生意》）

大肠泻血：血见愁少许，姜汁和捣，米饮服之。（戴原礼《证治要诀》）

妇人血崩：草血竭（嫩者）蒸熟，以油、盐、姜淹食之，饮酒一二杯送下。或阴干为末，姜酒调服一二钱，一服即止。生于砖缝井砌间，少在地上也。（危亦林《得效方》）

小便血淋：血风草，井水擂服，三度即愈。（刘长春《经验方》）

金疮出血不止：血见愁草研烂涂之。（危氏《得效方》）

恶疮见血：方同上。

疮疡刺骨：草血竭捣罨之，自出。（《本草权度》）

痈肿背疮：血见愁一两，酸浆草半两（焙），当归二钱半（焙），乳香、没药各一钱二分半，为末。每服七钱，热酒调下。如有生者，擂酒热服，以渣敷之亦效。血见愁惟雄疮用之，雌疮不用。（杨清叟《外科方》）

风疮疥癣：血见愁草同满江红草捣末，敷之。（《乾坤秘韫》）

趾间鸡眼：割破出血。以血见愁草捣敷之妙。（《乾坤秘韫》）

脾劳黄疸：如圣丸：用草血竭、羊膻草、桔梗、苍术各一两，甘草五钱，为末。先以陈醋二碗入锅，下皂矾四两煎熬，良久下药末，再入白面不拘多少，和成一块，丸如小豆大。每服三五十丸，空腹醋汤下，一日二服。数日面色复旧也。（《乾坤秘韫》）

陟厘（《别录》中品）

释名 **侧梨**（恭）、**水苔**（《开宝》）、**石发**（同）、**石衣**（《广雅》）、**水衣**（《说文》）、**水绵**（《纲目》）、蕈。

气味 甘，大温，无毒。

主治 **心腹大寒，温中消谷，强胃气，止泄痢。**（《别录》）

捣汁服，治天行病心闷。（《日华》）

作脯食，止渴疾，禁食盐。（宗奭）

捣涂丹毒赤游。（时珍）

石　蕊（《拾遗》）

释名　石濡（《别录》）、石芥（同）、云茶（《纲目》）、蒙顶茶。

气味　甘，温，无毒。

主治　石濡：明目益精气。令人不饥渴，轻身延年。（《别录》）

石蕊：主长年不饥。（藏器）

生津润咽，解热化痰。（时珍）

卷　柏（《本经》上品）

释名　万岁（《本经》）、长生不死草（《纲目》）、豹足（《吴普》）、求股（《别录》）、交时（《别录》）。

气味

辛，温，无毒。

主治

五脏邪气，女子阴中寒热痛，症瘕血闭绝子。久服轻身和颜色。（《本经》）

止咳逆，治脱肛，散淋结，头中风眩，痿蹶，强阴益精，令人好容颜。（《别录》）

通月经，治尸疰鬼疰腹痛，百邪鬼魅啼泣。（甄权）

镇心，除面皯头风，暖水脏。生用破血，炙用止血。（大明）

附方

大肠下血：卷柏、侧柏、棕榈等分。烧存性为末。每服三钱，酒下。亦可饭丸服。（《仁存方》）

远年下血：卷柏、地榆（焙）等分。每用一两，水一碗，煎数十沸，通口服。（《百一选方》）

第六卷 谷部

胡麻（《别录》上品）

释名

巨胜（《本经》）、**方茎**（《吴普》）、**狗虱**（《别录》）、**油麻**（《食疗》）、**脂麻**（《衍义》。俗作芝麻，非）。**叶名青蘘**。**茎名麻藍**（亦作秸）。

时珍曰：按沈存中《笔谈》云：胡麻即今油麻，更无他说。古者中国止有大麻，其实为蕡。汉使张骞始自大宛得油麻种来，故名胡麻，以别中国大麻也。寇宗奭《衍义》，亦据此释胡麻，故今并入油麻焉。巨胜即胡麻之角巨如方胜者，非二物也。方茎以茎名，狗虱以形名，油麻、脂麻谓其多脂油也。按张揖《广雅》：胡麻一名藤弘，弘亦巨也。《别录》一名鸿藏者，乃藤弘之误也。又杜宝《拾遗记》云：隋大业四年，改胡麻曰交麻。

胡麻

气味

甘，平，无毒。

主治

伤中虚羸，补五内，益气力，长肌肉，填髓脑。久服，轻身不老。（《本经》）

坚筋骨，明耳目，耐饥渴，延年。疗金疮止痛，及伤寒温疟大吐后，虚热羸困。（《别录》）

补中益气，润养五脏，补肺气，止心惊，利大小肠，耐寒暑，逐风湿气、游风、头风，

治劳气，产后羸困，催生落胞。细研涂发令长。白蜜蒸饵，治百病。（《日华》）

炒食，不生风。病风人久食，则步履端正，语言不謇。（李廷飞）

生嚼涂小儿头疮，煎汤浴恶疮、妇人阴疮，大效。（苏恭）

白油麻（《嘉祐》）

【气味】**甘，大寒，无毒。**

【主治】**治虚劳，滑肠胃，行风气，通血脉，去头上浮风，润肌肉。食后生啖一合，终身勿辍。又与乳母服之，孩子永不生病。客热，可作饮汁服之。生嚼，傅小儿头上诸疮，良。**（孟诜）

仙方蒸以辟谷。（苏颂）

【附方】**白发返黑：**乌麻，九蒸九晒，研末，枣膏丸，服之。（《千金方》）

腰脚疼痛：新胡麻一升，熬香杵末。日服一小升，服至一斗永瘥。温酒、蜜汤、姜汁皆可下。（《千金》）

手脚酸痛：微肿。用脂麻五升熬研，酒一升，浸一宿。随意饮。（《外台》）

入水肢肿：作痛。生胡麻捣涂之。（《千金》）

偶感风寒：脂麻炒焦，乘热擂酒饮之，暖卧取微汗出良。

中暑毒死：救生散：用新胡麻一升，微炒令黑，摊冷为末，新汲水调服三钱。或丸弹子大，水下。（《经验后方》）

呕哕不止：白油麻一大合，清酒半升，煎取三合，去麻顿服。（《近效方》）

牙齿痛肿：胡麻五升，水一斗，煮汁五升。含漱吐之，不过二剂，神良。（《肘后》）

疔肿恶疮：胡麻（烧灰）、针砂等分，为末。醋和敷之，日三。（《普济方》）

痔疮风肿：作痛。胡麻子煎汤洗之，即消。坐板疮疥：生脂麻嚼敷之。（笔峰《杂兴》）

坐板疮疥：生脂麻嚼傅之。（《笔峰杂兴》）

乳疮肿痛：用脂麻炒焦，研末。以灯窝油调涂即安。

胡麻油（即香油）

时珍曰：入药以乌麻油为上，白麻油次之，须自榨乃良。若市肆者，不惟已经蒸炒，而又杂之以伪也。

气味

甘，微寒，无毒。

主治

利大肠，产妇胞衣不落。生油摩疮肿，生秃发。（《别录》）

去头面游风。（孙思邈）

主天行热闷，肠内结热。服一合，取利为度。（藏器）

主喑哑，杀五黄，下三焦热毒气，通大小肠，治蛔心痛。傅一切恶疮疥癣，杀一切虫。取一合，和鸡子两颗，芒硝一两，搅服。少时，即泻下热毒，甚良。（孟诜）

陈油：煎膏，生肌长肉止痛，消痈肿，补皮裂。（《日华》）

治痈疽热病。（苏颂）

解热毒、食毒、虫毒，杀诸虫蝼蚁。（时珍）

附方

大风热疾：《近效方》云：婆罗门僧疗大风疾，并热风手足不遂，压丹石热毒。用硝石一两，生乌麻油二大升，同纳铛中。以土墼盖口，纸泥固济，细火煎之。初煎气腥，药熟则香气发。更以生脂麻油二大升和合，微煎之。以意斟量得所，即内不津器中。凡大风人，用纸屋子坐病人，外面烧火发汗，日服一大合，壮者日二服。三七日，头面疱疮皆灭也。（《图经》）

伤寒发黄：生乌麻油一盏，水半盏，鸡子白一枚，和搅服尽。（《外台》）

小儿发热：不拘风寒饮食时行痘疹，并宜用之：以葱涎入香油内，手指蘸油摩擦小儿五心、头面、项背诸处，最能解毒凉肌。（《直指》）

小儿初生：大小便不通。用真香油一两，皮硝少许，同煎滚。冷定，徐徐灌入口中，咽下即通。（《蔺氏经验方》）

卒热心痛：生麻油一合，服之良。（《肘后方》）

赤秃发落：香油、水等分，以银钗搅和。日日擦之，发生乃止。（《普济方》）

发落不生：生胡麻油涂之。（《普济方》）

令发长黑：生麻油、桑叶煎过，去滓。沐发，令长数尺。（《普济》）

滴耳治聋：生油日滴三、五次。候耳中塞出，即愈。（《总录》）

冬月唇裂：香油频频抹之。（《相感志》）

麻枯饼

时珍曰：此乃榨去油麻滓也。亦名麻籸。荒岁人亦食之。可以养鱼肥田，亦《周礼》草人强坚用蕡之义。

青蘘（《本经》上品）

气味 甘，寒，无毒。

主治 五脏邪气，风寒湿痹，益气，补脑髓，坚筋骨。久服，耳目聪明，不饥不老增寿。（《本经》）

主伤暑热。（思邈）

作汤沐头，去风润发，滑皮肤，益血色。（《日华》）

治崩中血凝注者，生捣一升，热汤绞汁半升服，立愈。（甄权）

祛风解毒润肠。又治飞丝入咽喉者，嚼之即愈。（时珍）

胡麻花

思邈曰：七月采最上标头者，阴干用之。

藏器曰：阴干渍汁，溲面食，至韧滑。

主治

生秃发。（思邈）

润大肠。人身上生肉疔者，擦之即愈。（时珍）

附方

眉毛不生：乌麻花阴干为末，以乌麻油渍之，日涂。（《外台秘要》）

麻秸

主治

烧灰，入点痣去恶肉方中用。（时珍）

附方

小儿盐哮：脂麻秸，瓦内烧存性，出火毒，研末。以淡豆腐蘸食之。（《摘玄方》）

聤耳出脓：白麻秸刮取一合，花胭脂一枚，为末。绵裹塞耳中。（《圣济总录》）

大麻（《本经》上品）

释名 **火麻**（《日用》）、**黄麻**（俗名）、**汉麻**（《尔雅翼》），**雄者名枲麻**（《诗疏》）、**牡麻**（同上），**雌者名苴麻**（同上）、**苎麻**。**花名麻蕡**（《本经》）、**麻勃**。

麻勃

普曰：一名麻花。

时珍曰：观《齐民要术》有放勃时拔去雄者之文，则勃为花明矣。

气味 **辛，温，无毒**。

主治 **一百二十种恶风，黑色遍身苦痒，逐诸风恶血，治女人经候不通**。（《药性》）

治健忘及金疮内漏。（时珍）

附方 **瘰疬初起**：七月七日麻花、五月五日艾叶，等分，作炷，灸之百壮。（《外台秘要》）

金疮内漏：麻勃一两，蒲黄二两，为末。酒服一钱匕，日三，夜一。（同上）

风病麻木：麻花四两，草乌一两，炒存性为末，炼蜜调成膏。每服三分，白汤调下。

第六卷　谷部

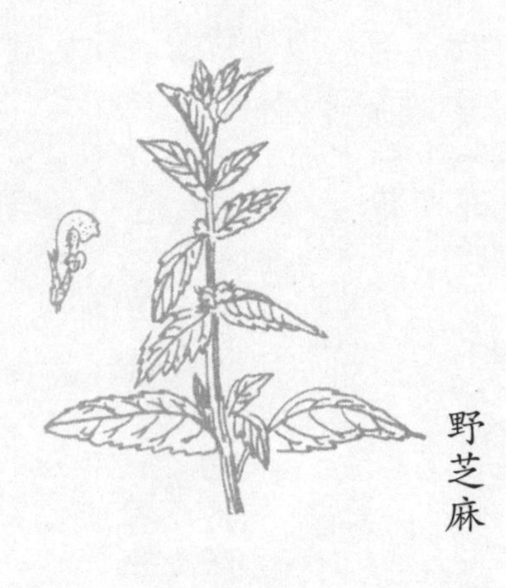
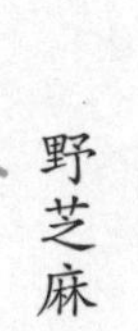
野芝麻

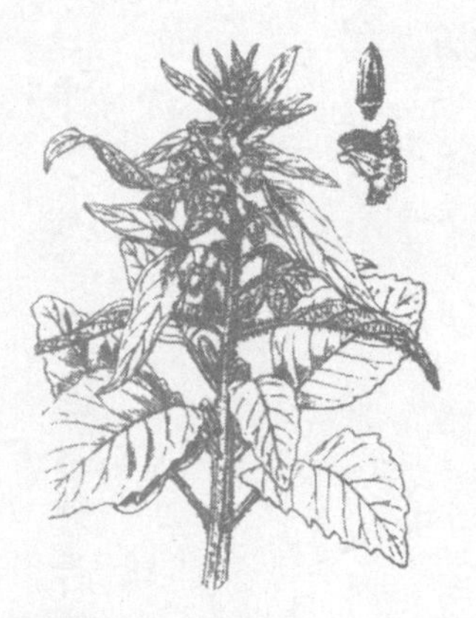
芝麻

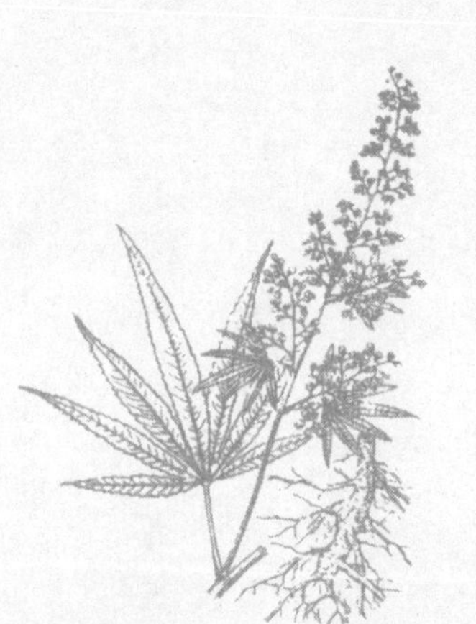
大麻

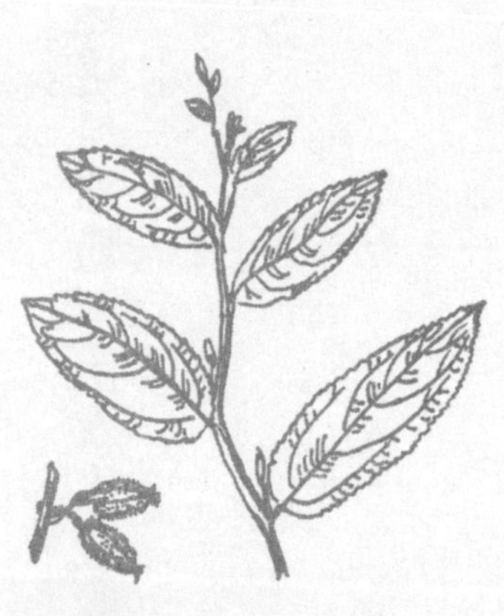
长叶山芝麻

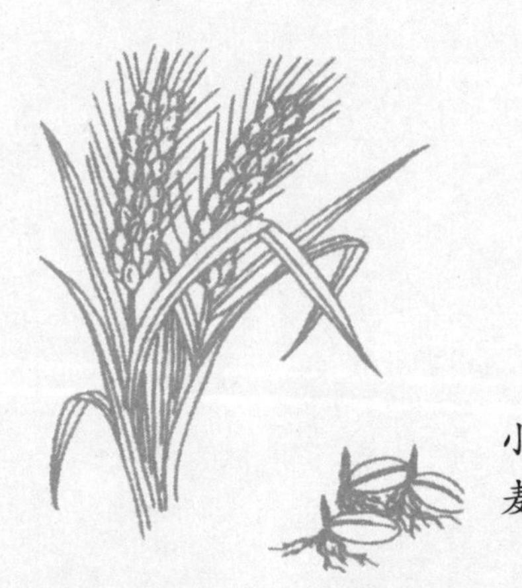
小麦

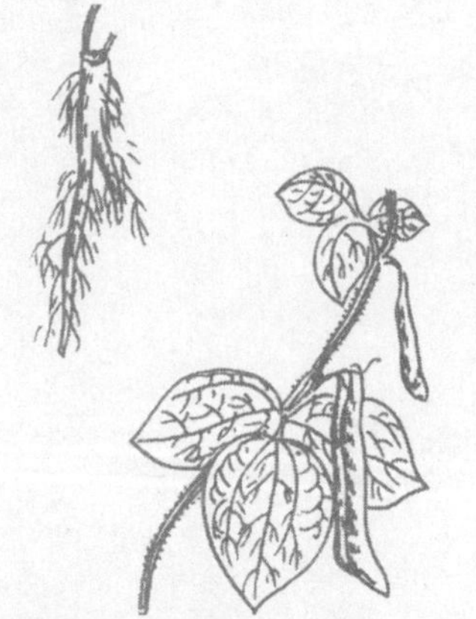
大麻药

麻蕡

普曰：一名麻蓝，一名青葛。

时珍曰：此当是麻子连壳者，故《周礼》朝事之笾供蕡、《月令》食麻，与大麻可食、蕡可供稍有分别，壳有毒而仁无毒也。

气味 **辛，平，有毒。**

主治 **五劳七伤。多服，令人见鬼狂走。**（《本经》。诜曰：要见鬼者，取生麻子、菖蒲、鬼臼等分，杵丸弹子大。每朝向日服一丸。满百日即见鬼也）**利五脏，下血，寒气，破积止痹散脓。久服，通神明，轻身。**（《别录》）

附方 **风癫百病：** 麻子四升，水六升，猛火煮令芽生，去滓煎取二升，空心服之。或发或不发，或多言语，勿怪之。但令人摩手足，顷定。进三剂愈。（《千金》）

麻仁

气味 **甘，平，无毒。**

诜曰：微寒。

普曰：先藏地中者，食之杀人。

士良曰：多食损血脉，滑精气，痿阳气。妇人多食即发带疾。畏牡蛎、白薇，恶茯苓。

主治

补中益气。久服，肥健不老，神仙。（《本经》）

治中风汗出，逐水气，利小便，破积血，复血脉，乳妇产后余疾。沐发，长润。（《别录》）

下气，去风痹皮顽，令人心欢，炒香，浸小便，绞汁服之。妇人倒产，吞二、七枚即正。（藏器）

润五脏，利大肠风热结燥及热淋。（士良）

补虚劳，逐一切风气，长肌肉，益毛发，通乳汁，止消渴，催生难产。（《日华》）

取汁煮粥，去五脏风，润肺，治关节不通，发落。（孟诜）

利女人经脉，调大肠下痢。涂诸疮癞，杀虫。取汁煮粥食，止呕逆。（时珍）

附方

服食法：麻子仁一升，白羊脂七两，蜜蜡五两，白蜜一合，和杵蒸食之，不饥耐老。（《食疗》）

耐老益气：久服不饥。麻子仁二升，大豆一升，熬香为末，蜜丸。日二服。（《药性论》）

大麻仁酒：治骨髓风毒疼痛，不可运动。用大麻仁水浸，取沉者一大升曝干，于银器中旋旋慢炒香熟，入木臼中捣至万杵，待细如白粉即止，平分为十帖。每用一帖，取家酿无灰酒一大碗，同麻粉，用柳槌蘸入砂盆中擂之，滤去壳，煎至减半。空腹温服一帖。轻者四五帖见效，甚者不出十帖，

必失所苦，效不可言。（《箧中方》）

麻子仁粥：治风水腹大，腰脐重痛，不可转动。用冬麻子半斤，研碎，水滤取汁，入粳米二合，煮稀粥，下葱、椒、盐豉。空心食。（《食医心镜》）

老人风痹：麻子煮粥，上法食之。

五淋涩痛：麻子煮粥，如上法食之。（同上）

大便不通：麻子煮粥，如上法服之。（《肘后方》）

产后秘塞：许学士云：产后汗多则大便秘，难于用药，惟麻子苏子粥最稳。不惟产后可服，凡老人诸虚风秘，皆得力也。用大麻子仁、紫苏子各二合，洗净研细，再以水研，滤取汁一盏，分二次煮粥啜之。（《本事方》）

产后瘀血：不尽。麻子仁五升，酒一升渍一夜，明旦去滓温服一升，先食服不瘥，夜再服一升，不吐不下。不得与男子通一月，将养如初产法。（《千金方》）

月经不通：或两三月，或半年、一年者用麻子仁二升，桃仁二两，研匀，熟酒一升，浸一夜。日服一升。（《普济》）

消渴饮水：日至数斗，小便赤涩。用秋麻子仁一升，水三升，煮三、四沸。饮汁，不过五升瘥。（《肘后方》）

乳石发渴：大麻仁三合，水三升，煮二升，时时呷之。（《外台》）

脚气肿渴：大麻仁熬香，水研取一升，别以水三升，煮一升赤小豆，取一升汁，即内麻汁，更

煎三五沸。食豆饮汁。(《外台秘要》)

油

主治 **熬黑压油，敷头，治发落不生。煎熟，时时啜之，治硫黄毒发身热。**(时珍。出《千金方》、《外台秘要》)

附方 **尸咽痛痒：**麻子烧取脂，酒调一钱服之。(《圣济总录》)

叶

气味 **辛，有毒。**

主治 **捣汁服五合，下蛔虫；捣烂敷蝎毒，俱效。**(苏恭)

浸汤沐发长润，令白发不生。

甄权曰：以叶一握，同子五升捣和，浸三日，去滓沐发。

附方 **治疟不止：**火麻叶，不问荣枯，锅内文武火慢炒香，连锅取下，以纸盖之，令出汗尽，为末。临发前用茶或酒下。移病人原睡处，其状如醉，醒即愈。又方：火麻叶(如上法为末)一两，加缩砂、

丁香、陈皮、木香各半两，酒糊丸梧子大。每酒、茶任下五七丸。能治诸疟，壮元气。（《普济方》）

黄麻

主治 **破血，通小便。**（时珍）

附方 **热淋胀痛：**麻皮一两，炙甘草三分，水二盏，煎一盏服，日二，取效。（《圣惠方》）

跌扑折伤疼痛：接骨方：黄麻（烧灰）、头发灰各一两，乳香五钱，为末。每服三钱，温酒下，立效。（王仲勉《经验方》）

麻根

主治 **捣汁或煮汁服，主瘀血石淋。**（陶弘景）

治产难衣不出，破血壅胀，带下崩中不止者，以水煮服之，效。（苏恭）

治热淋下血不止，取三、九枚，洗净，水五升，煮三升，分服，血止神验。（《药性》）

根及叶捣汁服，治挝打瘀血，心腹满气短，及踠折骨痛不可忍者，皆效。无则以麻煮汁代之。（苏颂。出韦宙《独行方》）

沤麻汁

主治 止消渴，治瘀血。（苏恭）

小麦（《别录》中品）

释名 来。

气味 甘，微寒，无毒。入少阴、太阳之经。

藏器曰：小麦秋种夏熟，受四时气足，兼有寒热温凉。故麦凉、曲温、麸冷、面热，宜其然也。河渭之西，白麦面亦凉，以其春种，阙二气也。

时珍曰：新麦性热，陈麦平和。

主治 除客热，止烦渴咽燥，利小便，养肝气，止漏血唾血。令女人易孕（《别录》）。

养心气，心病宜食之。（思邈）

煎汤饮，治暴淋。（宗奭）

熬末服，杀肠中蛔虫。（《药性》）

陈者煎汤饮，止虚汗。烧存性，油调，涂诸疮汤火伤灼。（时珍）

浮麦（即水淘浮起者，焙用）

气味 甘、咸，寒，无毒。

主治 益气除热，止自汗盗汗，骨蒸虚热，妇人劳热。（时珍）

麦麸

主治 时疾热疮，汤火疮烂，扑损伤折瘀血，醋炒署贴之。（《日华》）

和面作饼，止泄痢，调中去热健人。以醋拌蒸热，袋盛，包熨人马冷失腰脚伤折处，止痛散血。（藏器）

醋蒸，熨手足风湿痹痛，寒湿脚气，互易至汗出，并良。末服，止虚汗。（时珍）

面

气味 甘，温，有微毒。不能消热止烦。（《别录》）

主治 补虚。久食，实人肤体，厚肠胃，强气力。（藏器）

养气，补不足，助五脏。（《日华》）

水调服，治人中暑，马病肺热。（宗奭）

敷痈肿损伤，散血止痛。生食，利大肠。水调服，止鼻衄吐血。（时珍）

麦粉

气味 甘，凉，无毒。

主治 补中，益气脉，和五脏，调经络。又炒一合，汤服，断下痢。（孟诜）

醋熬成膏，消一切痈肿、汤火伤。（时珍）

面筋

气味 甘，凉，无毒。

主治 解热和中，劳热人宜煮食之。（时珍）

宽中益气。（宁原）

麦麨（即糗也。以麦蒸，磨成屑）

气味 甘，微寒，无毒。

主治 消渴，止烦。（《蜀本》）

麦苗（《拾遗》）

气味 辛，寒，无毒。

主治 消酒毒暴热，酒疸目黄，并捣烂绞汁日饮之。又解蛊毒，煮汁滤服。（藏器）

除烦闷，解时疾狂热，退胸膈热，利小肠。作齑食，甚益颜色。（《日华》）

麦奴

藏器曰：麦穗将熟时，上有黑霉者也。

主治 热烦，天行热毒。解丹石毒。（藏器）

治阳毒温毒，热极发狂大渴，及温疟。（时珍）

秆

主治　烧灰，入去疣痣、蚀恶肉膏中用。（时珍）

大麦（《别录》中品）

释名　牟麦。

气味　咸，温、微寒，无毒。为五谷长，令人多热。

诜曰：暴食似脚弱，为下气故也。久服宜人。熟则有益，带生则冷而损人。石蜜为之使。

主治　消渴除热，益气调中。（《别录》）

补虚劣，壮血脉，益颜色，实五脏，化谷食，止泄，不动风气。久食，令人肥白，滑肌肤。为面，胜于小麦，无躁热。（士良）

面：平胃止渴，消食疗胀满。（苏恭）

久食，头发不白。和针砂、没石子等，染发黑色。（孟诜）

宽胸下气，凉血，消积进食。（时珍）

苗

主治 诸黄，利小便，杵汁日日服。（《类要》）

冬月面目手足皲瘃，煮汁洗之。（《时珍》）

大麦奴

主治 解热疾，消药毒。（藏器）

雀麦（《唐本草》）

释名 燕麦（《唐本》）、蘥、杜姥草（《外台》）、牛星草。

米

气味 甘，平，无毒。

主治 充饥滑肠。（时珍）

苗

气味 甘，平，无毒。

主治 女人产不出，煮汁饮之。（苏恭）

荞麦（宋《嘉祐》）

释名 荍麦、乌麦（吴瑞）、花荞。

气味 甘，平，寒，无毒。

思邈曰：酸，微寒。食之难消。久食动风，令人头眩。作面和猪、羊肉热食，不过八九顿，即患热风，须眉脱落，还生亦希。泾、邠以北，多此疾。又不可合黄鱼食。

主治 实肠胃，益气力，续精神，能炼五脏滓秽。（孟诜）

作饭食，压丹石毒，甚良。（萧炳）

以醋调粉，涂小儿丹毒赤肿热疮。（吴瑞）

降气宽肠，磨积滞，消热肿风痛，除白浊白带，脾积泄泻。以沙糖水调炒面一钱服，治痢疾。炒焦，热水冲服，治绞肠沙痛。（时珍）

叶

【主治】作茹食，下气，利耳目。多食即微泄。（士良。孙思邈曰：生食，动刺风，令人身痒）

秸

【主治】烧灰淋汁取硷熬干，同石灰等分，蜜收。能烂痈疽，蚀恶肉，去靥痣，最良。穰作荐，辟壁虱。（时珍。《日华》曰：烧灰淋汁，洗六畜疮，并驴、马躁蹄。）

稻（《别录》下品）

【释名】稌、糯（亦作稬）。

时珍曰：稻稌者，粳、糯之通称。《物理论》所谓『稻者溉种之总称』是矣。本草则专指糯以为稻也。稻从舀，象人在臼上治稻之义。稌则方言稻音之转尔。其性粘软，故谓之糯。

稻米

气味

苦，温，无毒。

藏器曰：久食令人身软，缓人筋也。小猫、犬食之，亦脚屈不能行。马食之，足重。妊妇杂肉食之，令子不利。

士良曰：久食发心悸，及痈疽疮疖中痛。合酒食之，醉难醒。

时珍曰：糯性粘滞难化，小儿、病人最宜忌之。

主治

作饭温中，令人多热，大便坚。（《别录》）

能行营卫中血积，解芫青、斑蝥毒。（士良）

益气止泄。（思邈）

补中益气。止霍乱后吐逆不止，以一合研水服之。（大明）

以骆驼脂作煎饼食，主痔疾。（萧炳）

作糜一斗食，主消渴。（藏器）

暖脾胃，止虚寒泄痢，缩小便，收自汗，发痘疮。（时珍）

米泔

气味 甘，凉，无毒。

主治 益气，止烦渴霍乱，解毒。食鸭肉不消者，顿饮一盏，即消。（时珍）

糯稻花

主治 阴干，入揩牙、乌须方用。（时珍）

稻穰（即稻秆）

气味 辛、甘，热，无毒。

主治 黄病如金色，煮汁浸之；仍以谷芒炒黄为末，酒服。（藏器）

烧灰，治坠扑伤损。（苏颂）

烧灰浸水饮，止消渴。淋汁，浸肠痔。挼穰藉靴鞋，暖足，去寒湿气。（时珍）

第六卷　谷部

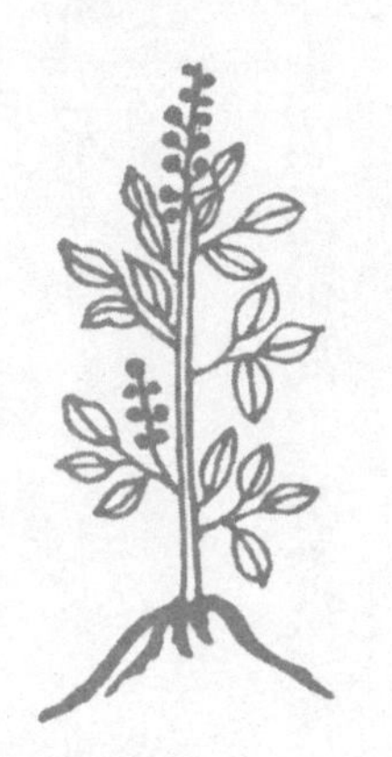
荞麦

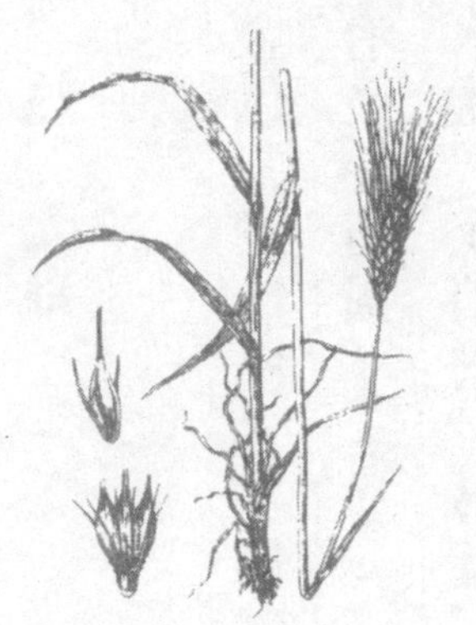
大麦

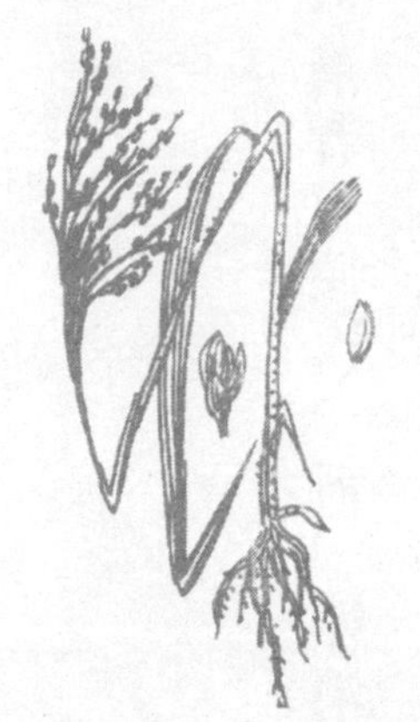
黍米

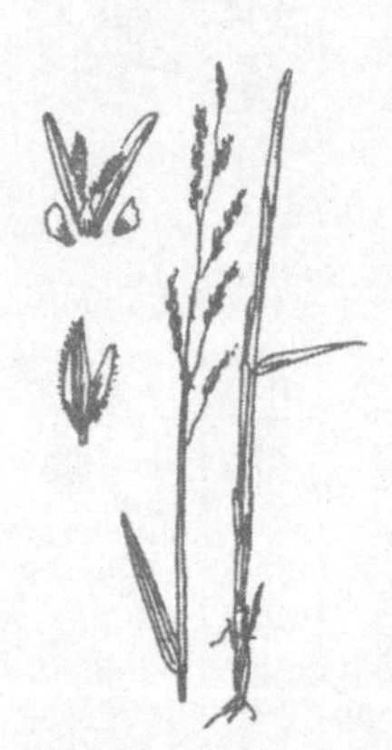
假稻

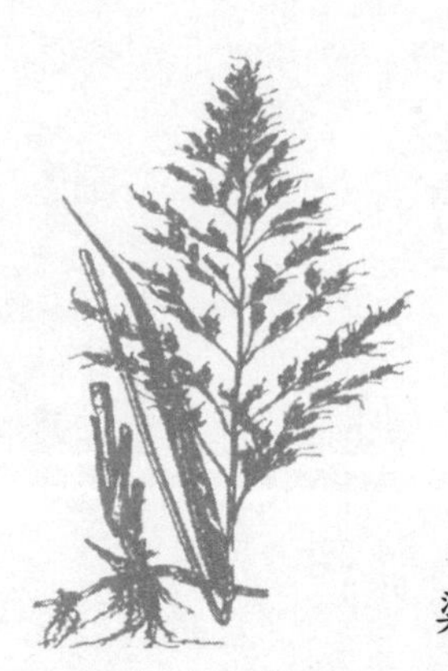
粱

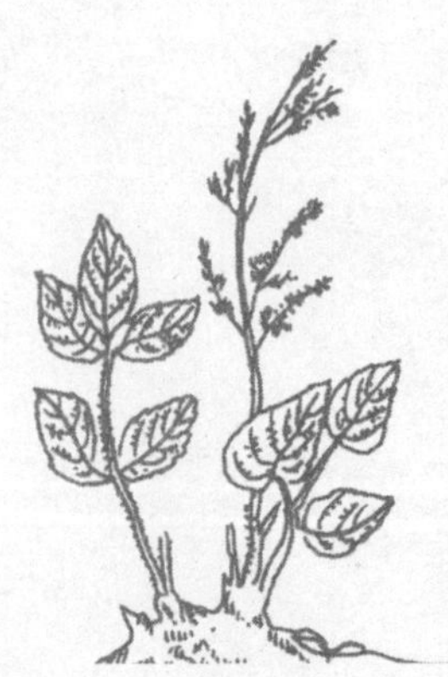
野高粱

谷颖（谷芒也。作稳，非。）

主治 黄病，为末酒服。（藏器）

又解蛊毒，煎汁饮。（《日华》）

糯糠

主治 齿黄，烧取白灰，旦旦擦之。（时珍）

粳（《别录》中品）

释名 杭（与粳同）。

时珍曰：粳乃谷稻之总名也，有早、中、晚三收。诸本草独以晚稻为粳者，非矣。粘者为糯，不粘者为粳。糯者懦也，粳者硬也。但入解热药，以晚粳为良尔。

粳米

气味 甘、苦，平，无毒。

主治

益气，止烦止渴止泄。（《别录》）

温中，和胃气，长肌肉。（《蜀本》）

补中，壮筋骨，益肠胃。（《日华》）

煮汁，主心痛，止渴，断热毒下痢。（孟诜）

合芡实作粥食，益精强志，聪耳明目。（好古）

通血脉，和五脏，好颜色。（时珍。出《养生集要》）

常食干粳饭，令人不噎。（孙思邈）

淅二泔

释名

米渖。

时珍曰：淅，音锡，洗米也。渖，汁也。泔，甘汁也。第二次者，清而可用，故曰淅二泔。

气味

甘，寒，无毒。

主治

清热，止烦渴，利小便，凉血。（时珍）

炒米汤

主治 益胃除湿。不去火毒，令人作渴。（时珍）

粳谷奴（谷穗煤黑者）

主治 走马喉痹，烧研，酒服方寸匕，立效。（时珍。出《千金》）

禾秆

主治 解砒毒，烧灰，新汲水淋汁滤清，冷服一碗，毒当下出（时珍。出《卫生易简方》）。

籼（《纲目》）

释名 占稻（《纲目》）、早稻。

时珍曰：籼，亦粳属之先熟而鲜明之者，故谓之籼。种自占城国，故谓之占。俗作粘者，非矣。

籼米

气味 甘，温，无毒。

主治 温中益气，养胃和脾，除湿止泄。（时珍）

秆

主治 反胃，烧灰淋汁温服，令吐。盖胃中有虫，能杀之也。（《普济》）

稷（《别录》下品）

释名 穄、粢。

时珍曰：稷，从禾从畟，畟音即，谐声也。又进力治稼也。《诗》云畟畟良耜是矣。种稷者必畟畟进力也。南人承北音，呼稷为穄，谓其米可供祭也。《礼记》：祭宗庙稷曰明粢。《尔雅》云：粢，稷也。罗愿云：稷、穄、粢皆一物，语音之轻重耳。赤者名䄍，白者名芑，黑者名秬。注见黍下。

正误 时珍曰：稷黍之苗虽颇似粟，而结子不同。粟穗丛聚攒簇，稷黍之粒疏散成枝。孙氏谓稷为粟，误矣。芦穄即蜀黍也，其茎苗高大如芦。而今之祭祀者，不知稷即黍之不粘者，往往以芦穄为稷，故吴氏亦袭其误也。今并正之。

稷米

气味 **甘，寒，无毒。**

诜曰：多食，发三十六种冷病气。不与瓠子同食，发冷病，但饮黍穰汁即瘥。又不可与附子同服。

主治 **益气，补不足。**（《别录》）

治热，压丹石毒发热，解苦瓠毒。（《日华》）

作饭食，安中利胃宜脾。（《心镜》）

凉血解暑。（时珍。《生生编》）

根

主治 **心气痛，产难。**（时珍）

黍（《别录》中品）

【释名】**赤黍曰虋、曰糜。白黍曰芑。黑黍曰秬。一稃二米曰秠。**（并《尔雅》）

【正误】颂曰：粘者为秫，可以酿酒，北人谓为黄米，亦曰黄糯；不粘者为黍，可食。如稻之有粳、糯也。

时珍曰：此误以黍为稷，以秫为黍也。盖稷之粘者为黍，粟之粘者为秫，粳之粘者为糯。《别录》本文著黍、秫、糯、稻之性味功用甚明，而注者不谙，往往谬误如此。今俗不知分别，通呼秫与黍为黄米矣。

黍米（此通指诸黍米也）

【气味】**甘，温，无毒。久食令人多热烦。**（《别录》）

【主治】**益气，补中。**（《别录》）

烧灰和油，涂杖疮，止痛，不作瘢。（孟诜）

嚼浓汁，涂小儿鹅口疮，有效。（时珍）

丹黍米（《别录》中品）

即赤黍也。《尔雅》谓之虋。

瑞曰：浙人呼为红莲米。江南多白黍，间有红者，呼为赤虾米。

气味 **甘，微寒，无毒。**

思邈曰：微温。

大明曰：温，有小毒。不可合蜜及葵同食。

宗奭曰：动风性热，多食难消。余同黍米。

主治 **咳逆上气，霍乱，止泄利，除热，止烦渴。**（《别录》）

下气，止咳嗽，退热。（大明）

治鳖瘕，以新熟者淘泔汁，生服一升，不过三二度愈。（孟诜）

穰茎并根

气味 **辛，热，有小毒。**

主治 **煮汁饮之，解苦瓠毒。浴身，去浮肿。和小豆煮汁服，下小便。**（孟诜）

烧灰酒服方寸匕，治妊娠尿血。丹黍根茎：煮汁服，利小便，止上喘。（时珍）

蜀黍（《食物》）

释名 蜀秫（俗名）、芦穄（《食物》）、芦粟（并俗）、木稷（《广雅》）、荻粱（同上）、高粱。

米

气味 甘，涩，温，无毒。

主治 温中，涩肠胃，止霍乱。粘者与黍米功同。（时珍）

根

主治 煮汁服，利小便，止喘满。烧灰酒服，治产难有效。（时珍）

玉蜀黍（《纲目》）

释名 玉高粱。

集解 时珍曰：玉蜀黍种出西土，种者亦罕。其苗叶俱似蜀黍而肥矮，亦似薏苡。苗高三四尺。六七月开花成穗如秕麦状。苗心别出一苞，如棕鱼形，苞上出白须垂垂。久则苞拆子出，颗颗攒簇。子亦大如棕子，黄白色。可炸炒食之。炒拆白花，如炒拆糯谷之状。

玉米

【气味】甘，平，无毒。

【主治】调中开胃。（时珍）

根叶

【气味】原缺

【主治】小便淋沥沙石，痛不可忍，煎汤频饮。（时珍）

粱（《别录》中品）

【释名】时珍曰：粱者，良也，谷之良者也。或云种出自粱州，或云粱米性凉，故得粱名，皆各执已见也。粱即粟也。考之《周礼》，九谷、六谷之名，有粱无粟可知矣。自汉以后，始以大而毛长者为粱，细

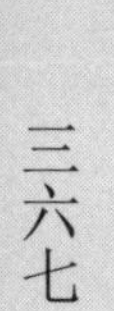

而毛短者为粟。今则通呼为粟，而粱之名反隐矣。今世俗称粟中之大穗长芒，粗粒而有红毛、白毛、黄毛之品者，即粱也。黄、白、青、赤，亦随色命名耳。郭义恭《广志》有解粱、贝粱、辽东赤粱之名，乃因地命名也。

黄粱米（《别录》中品）

气味

甘，平，无毒。

主治

益气，和中，止泄。（《别录》）

去客风顽痹。（《日华》）

止霍乱下痢，利小便，除烦热。（时珍）

白粱米（《别录》中品）

气味

甘，微寒，无毒。

主治

除热，益气。（《别录》）

除胸膈中客热，移五脏气，缓筋骨。凡患胃虚并呕吐食及水者，以米汁二合，生姜汁一合，和服之，佳。（孟诜）

炊饭食之，和中，止烦渴。（时珍）

青粱米（《别录》中品）

气味 甘，微寒，无毒。

主治 胃痹，热中消渴，止泄痢，利小便，益气补中，轻身长年。煮粥食之。（《别录》）健脾，治泄精。（大明）

粟（《别录》中品）

释名 籼粟。

时珍曰：粟，古文作㮚，象穗在禾上之形。而《春秋说》题辞云：西乃金所立，米为阳之精，故西字合米为粟。此凿说也。许慎云：粟之为言续也。续于谷也。古者以粟为黍、稷、粱、秫之总称，而今之粟，在古但呼为粱。后人乃专以粱之细者名粟，故唐孟诜《本草》言人不识粟，而近世皆不识粟也。大抵粘者为秫，不粘者为粟。故呼此为籼粟，以别秫而配籼。北人谓之小米也。

粟米（即小米）

气味 咸，微寒，无毒。

主治 养肾气，去脾胃中热，益气。陈者：苦，寒。治胃热消渴，利小便。《别录》

止痢，压丹石热。（孟诜）

水煮服，治热腹痛及鼻衄。为粉，和水滤汁，解诸毒，治霍乱及转筋入腹，又治卒得鬼打。（藏器）

解小麦毒，发热。（士良）

治反胃热痢。煮粥食，益丹田，补虚损，开肠胃。（时珍。《生生编》）

粟泔汁

主治 霍乱卒热，心烦渴，饮数升立瘥。臭泔：止消渴，尤良。（苏恭）

酸泔及淀：洗皮肤瘙疥，杀虫。饮之，主五痔。和臭樗皮煎服，治小儿疳痢。（藏器）

粟糖

主治 痔漏脱肛，和诸药薰之。（时珍）

粟奴

主治 利小肠，除烦懑。（时珍）

秫（《别录》中品）

释名 众（《尔雅》）、糯秫（《唐本》）、糯粟（《唐本》）、黄糯。

时珍曰：秫字篆文，像其禾体柔弱之形，俗呼糯粟是矣。北人呼为黄糯，亦曰黄米。酿酒劣于糯也。

秫米（即黄米）

气味 甘，微寒，无毒。

时珍曰：按《养生集》云：味酸性热，粘滞，易成黄积病，小儿不宜多食。

主治 寒热，利大肠，疗漆疮。（《别录》）

治筋骨挛急，杀疮疥毒热。生捣，和鸡子白，敷毒肿，良。（孟诜）

主犬咬，冻疮，嚼敷之。（《日华》）

治肺疰，及阳盛阴虚，夜不得眠，及食鹅鸭成症，妊娠下黄汁。（时珍）

根

主治 **煮汤，洗风**（孟诜）。

菰 米（《纲目》）

释名 **茭米**（《文选》）、**雕蓬**（《尔雅》）、**雕苽**（《说文》。《唐韵》作蔣胡）、**雕胡**。

时珍曰：菰本作苽，茭草也。其中生菌如瓜形，可食，故谓之苽。其米须霜雕时采之，故谓之凋苽。或讹为雕胡。

气味 **甘，冷，无毒。**

主治 **止渴。**（藏器）

解烦热，调肠胃。（时珍）

薏苡（《本经》上品）

释名 **解蠡**（《本经》）、**芑实**（《别录》）、**赣米**（《别录》，陶氏作簳珠，雷氏作糠米）、**回回米**（《救荒本草》）、**薏珠子**（《图经》）。

时珍曰：薏苡名义未详。其叶似蠡实叶而解散，又似芑黍之苗，故有解蠡、芑实之名。赣米乃其坚硬者，有赣强之意。苗名屋菼。《救荒本草》云：回回米又呼西番蜀秫。俗名草珠儿。

薏苡仁

气味 甘，微寒，无毒。

主治 筋急拘挛，不可屈伸，久风湿痹，下气。久服，轻身益气。（《本经》）

除筋骨中邪气不仁，利肠胃，消水肿，令人能食。（《别录》）

炊饭作面食，主不饥，温气。煮饮，止消渴，杀蛔虫。（藏器）

治肺痿肺气，积脓血，咳嗽涕唾，上气。煎服，破毒肿。（甄权）

去干湿脚气，大验。（孟诜）

健脾益胃，补肺清热，去风胜湿。炊饭食，治冷气。煎饮，利小便热淋。（时珍）

附方

薏苡仁饭：治冷气。用薏苡仁舂熟，炊为饭食。气味欲如麦饭乃佳。或煮粥亦好。（《广济方》）

薏苡仁粥：治久风湿痹，补正气，利肠胃，消水肿，除胸中邪气，治筋脉拘挛。薏苡仁为末，同粳米煮粥，日日食之，良。（《食医心镜》）

风湿身疼：日晡剧者，张仲景麻黄杏仁薏苡仁汤主之。麻黄三两，杏仁二十枚，甘草、薏苡仁各一两，以水四升，煮取二升，分再服。（《金匮要略》）

水肿喘急：用郁李仁三两（研）。以水滤汁，煮薏苡仁饭，日二食之。（《独行方》）

沙石热淋：痛不可忍。用玉秫，即薏苡仁也，子、叶、根皆可用，水煎热饮。夏月冷饮。以通为度。（《杨氏经验方》）

消渴饮水：薏苡仁煮粥饮，并煮粥食之。

肺痿咳唾：脓血。薏苡仁十两（杵破），水三升，煎一升，酒少许，服之。（《梅师》）

牙齿䘌痛：薏苡仁、桔梗生研末。点服。不拘大人、小儿。（《永类方》）

根

气味

甘，微寒，无毒。

主治

下三虫。（《本经》）

煮汁糜食甚香，去蛔虫，大效。（弘景）

煮服，堕胎。（藏器）

治卒心腹烦满及胸胁痛者，剉煮浓汁，服三升乃定。（苏颂。出《肘后方》）

捣汁和酒服，治黄疸有效。（时珍）

附方

黄疸如金：薏苡根煎汤频服。

蛔虫心痛：薏苡根一斤（切），水七升，煮三升服之，虫死尽出也。（《梅师》）

经水不通：薏苡根一两，水煎服之。不过数服，效。（《海上方》）

牙齿风痛：薏苡根四两，水煮含漱，冷即易之。（《延年秘录》）

叶

主治

作饮气香，益中空膈。（苏颂）

暑月煎饮，暖胃益气血。初生小儿浴之，无病。（时珍。出《琐碎录》）

罂子粟（宋《开宝》）

释名

米囊子（《开宝》）、御米（同上）、象谷。

时珍曰：其实状如罂子，其米如粟，乃象乎谷，而可以供御，故有诸名。

米

气味

甘，平，无毒。

颂曰：性寒。多食利二便，动膀胱气。

主治

丹石发动，不下饮食，和竹沥煮作粥食，极美。（《开宝》）

寇曰：服石人研此水煮，加蜜作汤饮，甚宜。行风气，逐邪热，治反胃胸中痰滞（颂）。

治泻痢，润燥（时珍）。

附方

反胃吐食：罂粟粥：用白罂粟米三合，人参末三大钱，生山芋五寸（细切，研）。三物以水一升二合，煮取六合，入生姜汁及盐花少许，和匀分服。不计早晚，亦不妨别服汤丸。（《图经》）

泄痢赤白：罂粟子（炒）、罂粟壳（炙）等分为末，炼蜜丸梧子大。每服三十丸，米饮下。有人经验。（《百一选方》）

壳

气味

酸、涩，微寒，无毒。

时珍曰：得醋、乌梅、橘皮良。

主治

止泻痢，固脱肛，治遗精久咳，敛肺涩肠，止心腹筋骨诸痛。（时珍）

附方

热痢便血：粟壳（醋炙）一两，陈皮半两，为末。每服三钱，乌梅汤下。（《普济方》）

久痢不止：罂粟壳（醋炙）为末，蜜丸弹子大。每服一丸，水一盏，姜三片，煎八分，温服。又方：粟壳十两（去膜），分作三分，一分醋炒，一分蜜炒，一分生用。并为末，蜜丸芡子大。每服三十丸，米汤下。《集要》百中散：用粟壳（蜜炙）、厚朴（姜制），各四两，为细末。每服一钱，米饮下。忌生冷。

小儿下痢：神仙救苦散：治小儿赤白痢下，日夜百行不止。用罂粟壳半两（醋炒为末，再以铜器炒过），槟榔半两（炒赤，研末），各收。每用等分，赤痢蜜汤服，白痢沙糖汤下。忌口味。（《全幼心鉴》）

水泄不止：罂粟壳一枚（去蒂膜），乌梅肉、大枣肉各十枚，水一盏，煎七分，温服。（《经验》）

久嗽不止：谷气素壮人用之即效。粟壳去筋，蜜炙为末。每服五分，蜜汤下。（危氏方）

久咳虚嗽：贾同知百劳散：治咳嗽多年，自汗。用罂粟壳二两半（去蒂膜，醋炒取一两），乌梅半两，焙为末。每服二钱，卧时白汤下。（《宣明方》）

嫩苗

气味 甘，平，无毒。

主治 作蔬食，除热润燥，开胃厚肠。（时珍）

大豆（《本经》中品）

释名 **尗**（俗作菽。时珍曰：豆、尗皆荚谷之总称也。篆文尗，象荚生附茎下垂之形。豆象子在荚中之形。《广雅》云：大豆，菽也。小豆，荅也）。**角曰荚，叶曰藿，茎曰萁。**

黑大豆

气味 **甘，平，无毒。久服，令人身重。**

藏器曰：大豆生平，炒食极热，煮食甚寒，作豉极冷，造酱及生黄卷则平。牛食之温，马食之冷。一体之中，用之数变。

之才曰：恶五参、龙胆，得前胡、乌喙、杏仁、牡蛎、诸胆汁良。

诜曰：大豆黄屑忌猪肉。小儿以炒豆、猪肉同食，必壅气致死，十有八九。十岁已上不畏也。

第六卷　谷部

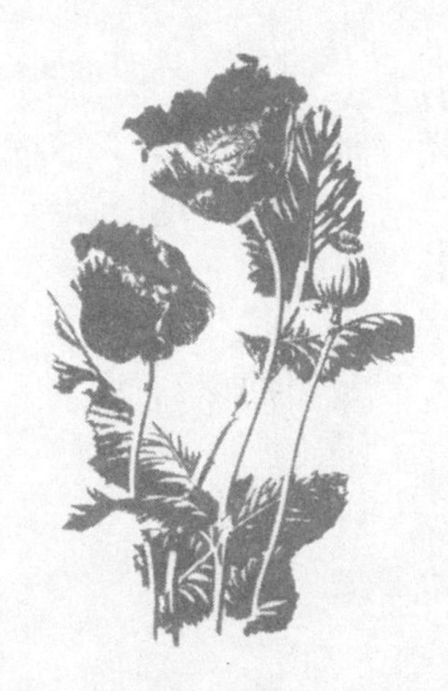

罂粟

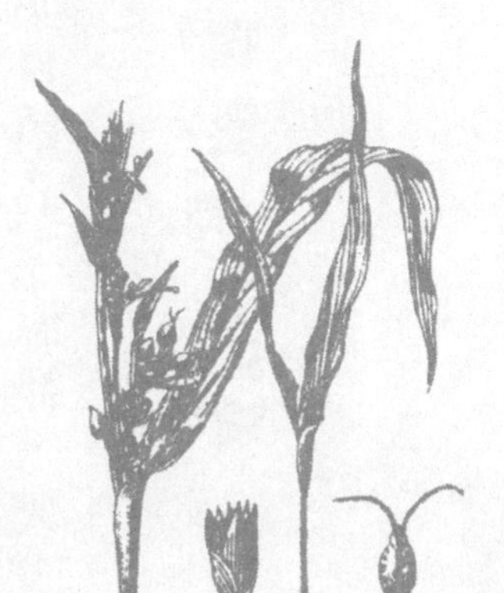

薏苡

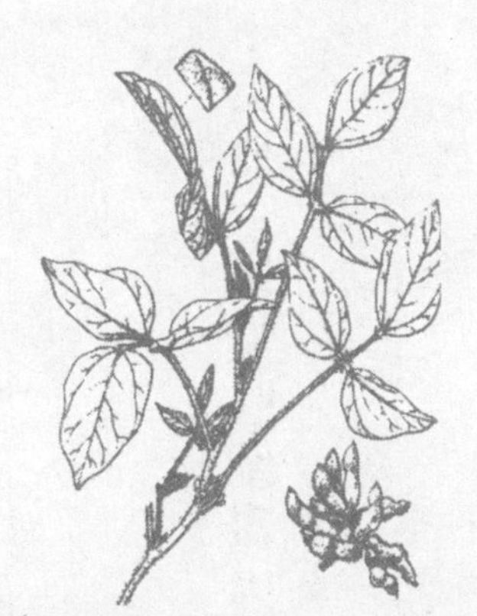

大豆

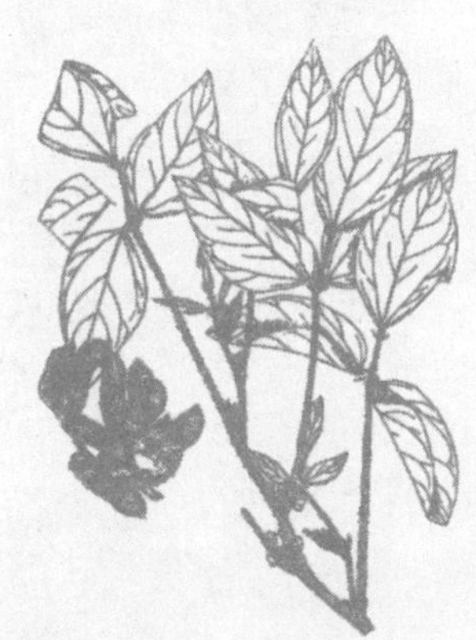

大豆

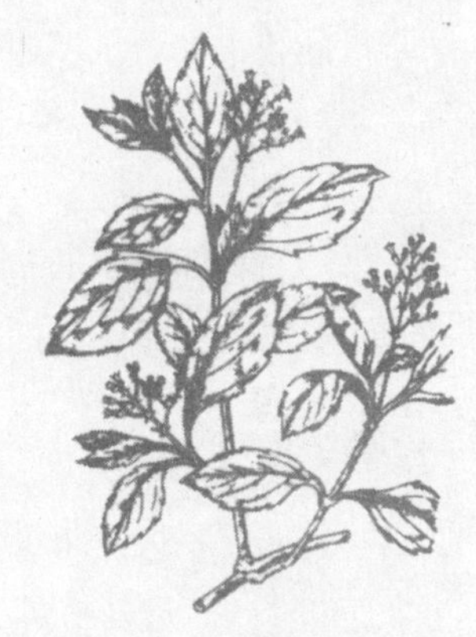

腐婢

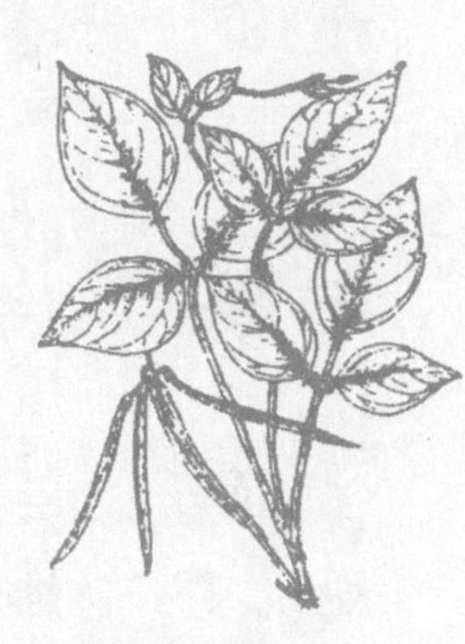

赤小豆

时珍曰：服蓖麻子者，忌炒豆，犯之胀满致死。服厚朴者亦忌之，动气也。

主治

生研，涂痈肿。煮汁饮，杀鬼毒，止痛。（《本经》）

逐水胀，除胃中热痹，伤中淋露，下瘀血，散五脏结积内寒，杀乌头毒。炒为屑，主胃中热，除痹去肿，止腹胀消谷。（《别录》）

煮食，治温毒水肿。（《蜀本》）

调中下气，通关脉，制金石药毒，治牛马温毒。（《日华》）

煮汁，解礜石、砒石、甘遂、天雄、附子、射罔、巴豆、芫青、斑蝥、百药之毒及蛊毒。入药，治下痢脐痛。冲酒，治风痉及阴毒腹痛。牛胆贮之，止消渴。（时珍）

炒黑，热投酒中饮之，治风痹瘫缓口噤，产后头风。食罢生吞半两，去心胸烦热，热风恍惚，明目镇心，温补。久服，好颜色，变白不老。煮食性寒，下热气肿，压丹石烦热，汁消肿。（藏器）

主中风脚弱，产后诸疾。同甘草煮汤饮，去一切热毒气，治风毒脚气。煮食，治心痛筋挛膝痛胀满。同桑柴灰汁煮食，下水鼓腹胀。和饭捣，涂一切毒肿。疗男女阴肿，以绵裹纳之。（孟诜）

治肾病，利水下气，制诸风热，活血，解诸毒。（时珍）

附方

服食大豆：令人长肌肤，益颜色，填骨髓，加气力，补虚能食，不过两剂。大豆五升，如作酱法，取黄捣末，以猪肪炼膏和丸梧子大。每服五十丸至百丸，温酒下。神验秘方也。肥人不可服之。（《延年秘录》）

头风头痛：即上方，密封七日，温服。（《千金》）

破伤中风：口噤。《千金方》：用大豆一升，熬去腥气，勿使太熟，杵末，蒸令气遍，取下甑，以酒一升淋之。温服一升，取汗。敷膏疮上，即愈。《经验方》：用黑豆四十枚，朱砂二十文，同研末。以酒半盏，调一字服之。

颈项强硬：不得顾视。大豆一升，蒸变色，囊裹枕之。（《千金》）

暴得风疾：四肢挛缩不能行。取大豆三升，淘净湿蒸，以醋二升，倾入瓶中，铺于地上，设席豆上，令病人卧之。仍重盖五六层衣，豆冷渐渐却衣。仍令一人于被内引挽挛急处。更蒸豆再作，并饮荆沥汤。如此三日三夜即休。（崔氏《纂要》）

风入脏中：治新久肿，风入脏中。以大豆一斗，水五斗，煮取一斗二升，去滓。入美酒斗半，煎取九升。旦服三升取汗，神验。（《千金翼》）

热毒攻眼：赤痛脸浮。用黑豆一升，分作十袋，沸汤中蒸过，更互熨之，三遍则愈。（《普济方》）

卒然中恶：大豆二七枚，鸡子黄一个，酒半升，和匀顿服。（《千金》）

身面浮肿：《千金》：用乌豆一升，水五升，煮汁三升，入酒五升，更煮三升，分温三服。不瘥再合。王璆《百一选方》：用乌豆煮至皮干，为末。每服二钱，米饮下。建炎初，吴内翰女孙忽发肿凸，吴检《外台》得此方，服之立效。

肾虚消渴：难治者。黑大豆（炒）、天花粉等分，为末，面糊丸梧子大。每黑豆汤下七十丸，日二。名救活丸。（《普济方》）

昼夜不眠：以新布火炙熨目，并蒸大豆，更番囊盛枕之，冷即易，终夜常枕之，即愈。（《肘后方》）

解巴豆毒：下利不止。大豆，煮汁一升，饮之。（《肘后方》）

染发令乌：醋煮黑大豆，去豆煎稠，染之。（《千金》）

大豆皮

主治

生用，疗痘疮目翳。嚼烂，敷小儿尿灰疮。（时珍）

豆叶

主治

捣敷蛇咬，频易即瘥。（时珍。出《广利方》）

附方

止渴急方：大豆苗（嫩者）三五十茎，涂酥炙黄为末。每服二钱，人参汤下。（《圣济总录》）

小便血淋：大豆叶一把，水四升，煮二升，顿服。（《千金方》）

花

主治 主目盲，翳膜。（时珍）

黄大豆（《食鉴》）

气味 甘，温，无毒。

时珍曰：生温，炒热微毒。多食，壅气生痰动嗽，令人身重，发面黄疮疥。

主治 宽中下气，利大肠，消水胀肿毒。（宁原）

研末，熟水和，涂痘后痈。（时珍）

豆油

气味 辛、甘，热，微毒。

主治 涂疮疥，解发脯。（时珍）

秸

主治　烧灰，入点痣、去恶肉药。（时珍）

赤小豆（《本经》）中品

释名　赤豆（恭）、红豆（俗）、荅（《广雅》），叶名藿。

时珍曰：案：《诗》云：黍稷稻粱，禾麻菽麦。此即八谷也。董仲舒注云：菽是大豆，有两种。小豆名荅，有三四种。王祯云：今之赤豆、白豆、绿豆、䓝豆，皆小豆也。此则入药用赤小者也。

气味　甘、酸，平，无毒。

主治　下水肿，排痈肿脓血。（《本经》）

疗寒热热中消渴，止泄痢，利小便，下腹胀满，吐逆卒澼。（《别录》）

消热毒，散恶血，除烦满，通气，健脾胃，令人美食。捣末同鸡子白，涂一切热毒痈肿。煮汁，洗小儿黄烂疮，不过三度。（权）

缩气行风，坚筋骨，抽肌肉。久食瘦人。（士良）

散气，去关节烦热，令人心孔开。暴痢后，气满不能食者，煮食一顿即愈。和鲤鱼煮食，甚治脚气。（诜）

解小麦热毒。煮汁，解酒病。解油衣粘缀。（《日华》）

辟瘟疫，治产难，下胞衣，通乳汁。和鲤鱼、蠡鱼、鲫鱼、黄雌鸡煮食，并能利水消肿。（时珍）

叶

主治 去烦热，止小便数。（《别录》）

煮食，明目。（《日华》）

芽

主治 妊娠数月，经水时来，名曰漏胎；或因房室，名曰伤胎。用此为末，温酒服方寸匕，日三，得效乃止。（时珍。出《普济》）

腐婢（《本经》下品）

气味 辛，平，无毒。

主治 痎疟，寒热邪气，泄痢，阴不起。止消渴。病酒头痛。（《本经》。《心镜》云：上证，用花同豉汁五味，煮羹食之）

消酒毒，明目，下水气，治小儿丹毒热肿，散气满不能食，煮一顿食之。（《药性》）

治热中积热，痔瘘下血。（时珍。《宣明》葛花丸中用之）

绿豆（宋《开宝》）

释名 时珍曰：绿以色名也。旧本作菉者，非矣。

气味 甘，寒，无毒。

藏器曰：用之宜连皮，去皮则令人小壅气，盖皮寒而肉平也。反榧子壳，害人。合鲤鱼鲊食，久则令人肝黄成渴病。

主治 煮食，消肿下气，压热解毒。生研绞汁服，治丹毒烦热风疹，药石发动，热气奔豚。（《开宝》）

治寒热热中，止泄痢卒澼，利小便胀满。（思邈）

厚肠胃。作枕，明目，治头风头痛。除吐逆。（《日华》）

补益元气，和调五脏，安精神，行十二经脉，去浮风，润皮肤，宜常食之。煮汁，止消渴。（孟诜）

解一切药草、牛马、金石诸毒。（宁原）

治痘毒，利肿胀。（时珍）

附方

扁鹊三豆饮：治天行痘疮。预服此饮，疏解热毒，纵出亦少。用绿豆、赤小豆、黑大豆各一升，甘草节二两，以水八升，煮极熟。任意食豆饮汁，七日乃止。一方：加黄大豆、白大豆，名五豆饮。

痘后痈毒：初起，以三豆膏治之，神效。绿豆、赤小豆、黑大豆等分，为末。醋调时时扫涂，即消。（《医学正传》）

防痘入眼：用绿豆七粒，令儿自投井中，频视七遍，乃还。小儿丹肿：绿豆五钱，大黄二钱。为末。用生薄荷汁入蜜调涂。（《全幼心鉴》）

赤痢不止：以大麻子，水研滤汁，煮绿豆食之，极效。粥食亦可。（《必效方》）

老人淋痛：青豆二升，橘皮二两，煮豆粥，下麻子汁一升。空心渐食之，并饮其汁，甚验。（《养老书》）

消渴饮水：绿豆煮汁，并作粥食。（《普济方》）

心气疼痛：绿豆廿一粒，胡椒十四粒。同研，白汤调服即止。

多食易饥：绿豆、黄麦、糯米各一升，炒熟磨粉。每以白汤服一杯，三五日见效。

十种水气：用绿豆二合半，大附子一只（去皮脐，切作两片）。水三碗，煮熟，空心卧时食豆。次日将附子两片作四片，再以绿豆二合半，如前煮食。第三日别以绿豆、附子如前煮食。第四日如第二日法煮食。水从小便下，肿自消。未消再服。忌生冷、毒物、盐、酒六十日，无不效者。（《朱氏集验方》）

绿豆粉

气味

甘，凉、平，无毒。

主治

解诸热，益气，解酒食诸毒，治发背痈疽疮肿，及汤火伤灼。（吴瑞）

痘疮湿烂不结痂疕者，干扑之良。（宁原）

新水调服，治霍乱转筋，解诸药毒死，心头尚温者。（时珍）

解菰菌、砒毒。（汪颖）

豆皮

气味

甘，寒，无毒。

主治 解热毒，退目翳。（时珍）

豆荚

主治 赤痢经年不愈，蒸熟，随意食之良。（时珍。出《普济》）

豆花

主治 解酒毒。（时珍）

豆芽

气味 甘，平，无毒。

主治 解酒毒热毒，利三焦。（时珍）

豆叶

主治 霍乱吐下，绞汁和醋少许，温服。（《开宝》）

豌豆（《拾遗》）

释名 胡豆（《拾遗》）、戎菽（《尔雅》）、回鹘豆（《辽志》。《饮膳正要》作回回豆。回回，即回鹘也）、毕豆（《唐史》。崔寔月令》作豆）、青小豆（《千金》）、青斑豆（《别录》）、麻累。

气味 甘，平，无毒。

主治 消渴，淡煮食之，良。（藏器）

治寒热热中，除吐逆，止泄痢澼下，利小便、腹胀满。（思邈）

调营卫，益中平气。煮食，下乳汁。可作酱用。（瑞）

煮饮，杀鬼毒心病，解乳石毒发。研末，涂痈肿痘疮。作澡豆，去鼾黵，令人面光泽。（时珍）

蚕豆（《食物》）

释名 胡豆。

气味 甘、微辛，平，无毒。

主治 快胃，和脏腑。（汪颖）

苗

气味 苦、微甘，温。

主治 酒醉不省，油盐炒熟，煮汤灌之，效。（颖）

藊豆（《别录》中品）

释名 沿篱豆（俗）、蛾眉豆。

白扁豆

气味 甘，微温，无毒。

主治 和中，下气。（《别录》）补五脏，主呕逆。久服头不白。（孟诜）

疗霍乱吐利不止，研末和醋服之。（同上）

行风气，治女子带下，解酒毒、河豚鱼毒。（苏颂）

解一切草木毒，生嚼及煮汁饮，取效。（甄权）

止泄痢，消暑，暖脾胃，除湿热，止消渴。（时珍）

花

主治

女子赤白带下，干末，米饮服之。（苏颂）

焙研服，治崩带。作馄饨食，治泄痢。擂水饮，解中一切药毒垂死。功同扁豆。（时珍）

叶

主治

霍乱吐下不止。（《别录》）

吐利后转筋，生捣一把，入少酢绞汁服，立瘥。醋炙研服，治瘕疾。（孟诜）

杵敷蛇咬。（大明）

藤

主治

霍乱，同芦萚、人参、仓米等分，煎服。（时珍）

大豆豉（《别录》中品）

释名　时珍曰：按刘熙《释名》云：豉，嗜也。调和五味，可甘嗜也。许慎《说文》谓豉为配盐幽菽者，乃咸豉也。

淡豉

气味　苦，寒，无毒。

主治　伤寒头痛寒热，瘴气恶毒，烦躁满闷，虚劳喘吸，两脚疼冷。杀六畜胎子诸毒。（《别录》）

治时疾热病发汗。熬末，能止盗汗，除烦躁。生捣为丸服，治寒热风，胸中生疮。煮服，治血痢腹痛。研涂阴茎生疮。（《药性》）

治疟疾骨蒸，中毒药蛊气，犬咬。（大明）

下气调中，治伤寒温毒发癍呕逆。（时珍。《千金》治温毒黑膏用之。）

蒲州豉

气味　咸，寒，无毒。

第六卷　谷部

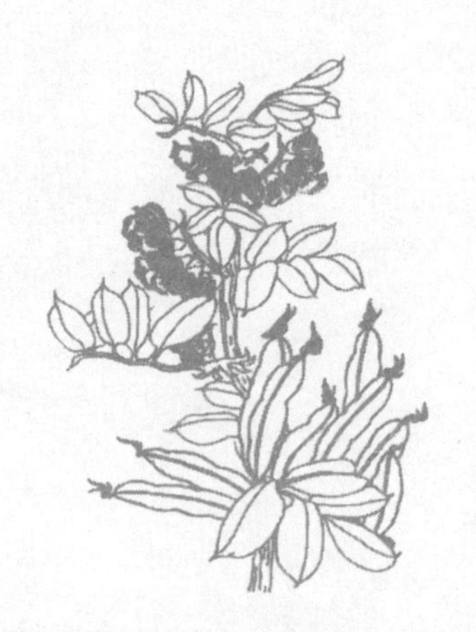

蚕豆花

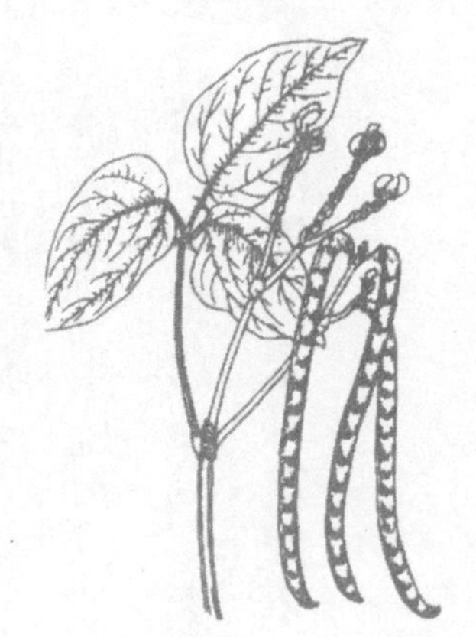

绿豆

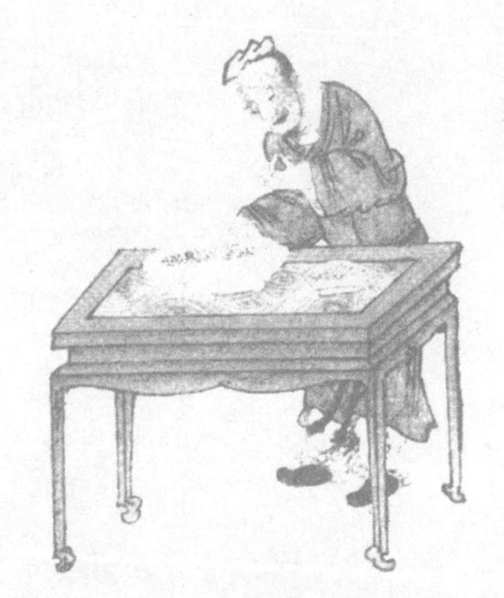

大豆豉

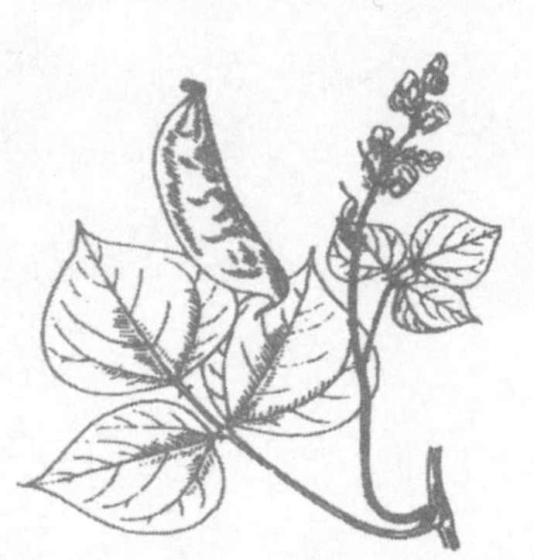

扁豆

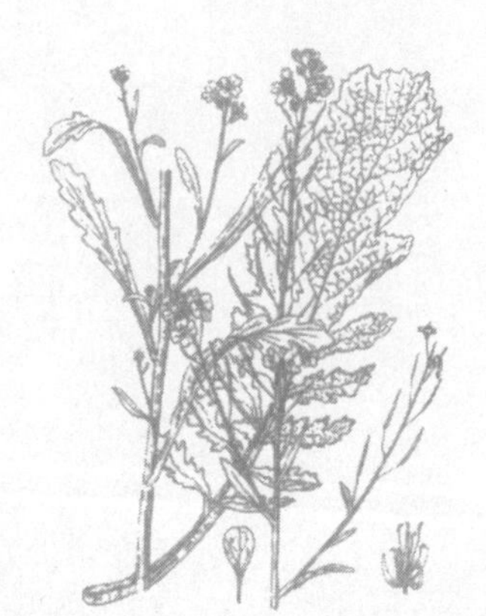

芥菜

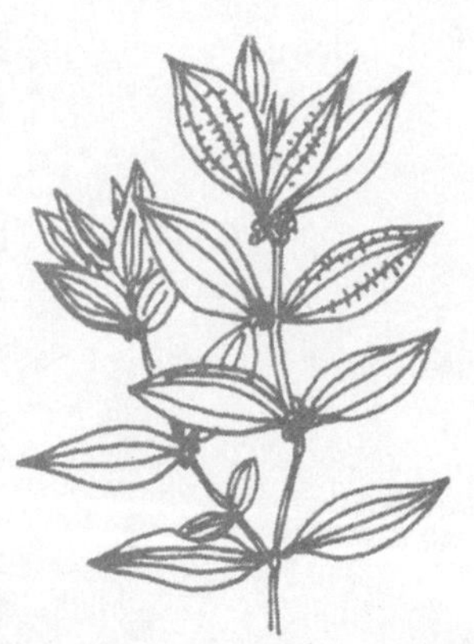

糯米藤

主治 解烦热热毒，寒热虚劳，调中发汗，通关节，杀腥气，伤寒鼻塞。陕州豉汁：亦除烦热。（藏器）

豆腐（《日用》）

气味 甘、咸，寒，有小毒。

主治 宽中益气，和脾胃，消胀满，下大肠浊气。（宁原）

清热散血。（时珍）

粥（《拾遗》）

小麦粥

主治 止消渴烦热。（时珍）

寒食粥（用杏仁和诸花作之）

主治　咳嗽，下热气，调中（藏器）

糯米、秫米、黍米粥

气味　甘，温，无毒。

主治　益气，治脾胃虚寒，泄痢吐逆，小儿痘疮白色。（时珍）

粳米、籼米、粟米、粱米粥

气味　甘，温、平，无毒。

主治　利小便，止烦渴，养脾胃。（时珍）

发明　时珍曰：诸谷作粥，详见本条。古方有用药物、粳、粟、粱米作粥，治病甚多。今略取其可常食者，集于下方，以备参考云。

赤小豆粥（利小便，消水肿脚气，辟邪疠。）**绿豆粥**（解热毒，止烦渴。）**御米粥**（治反胃，利大肠。）**薏苡仁粥**（除湿热，利肠胃。）**莲子粉粥**（健脾胃，止泄痢。）**芡实粉粥**（固精气，明耳目。）**菱实粉粥**（益肠胃，解内热。）**栗子粥**（补肾气，益腰脚。）**薯蓣粥**（补肾精，固肠胃。）**芋粥**（宽肠胃，令人不饥。）**百合粉粥**（润肺调中。）**萝卜粥**（消食利膈。）**胡萝卜粥**（宽中下气。）**马齿苋粥**（治痹消肿。）**油菜粥**（调中下气。）**莙荙菜粥**（健胃益脾。）**菠薐菜粥**（和中润燥。）**荠菜粥**（明目利肝。）**芹菜粥**（去伏热，利大小肠。）**芥菜粥**（豁痰辟恶。）**葵菜粥**（润燥宽肠。）**韭菜粥**（温中暖下。）**葱豉粥**（发汗解肌。）**茯苓粉粥**（清上实下。）**松子仁粥**（润心肺，调大肠。）**酸枣仁粥**（治烦热，益胆气。）**枸杞子粥**（补精血，益肾气。）**薤白粥**（治老人冷利。）**生姜粥**（温中辟恶。）**花椒粥**（辟瘴御寒。）**茴香粥**（和胃治疝。）**胡椒粥**、**茱萸粥**、**辣米粥**（并治心腹疼痛。）**麻子粥**、**胡麻粥**、**郁李仁粥**（并润肠治痹。）**苏子粥**（下气利膈。）**竹叶汤粥**（止渴清心。）**猪肾粥**、**羊肾粥**、**鹿肾粥**（并补肾虚诸疾。）**羊肝粥**、**鸡肝粥**（并补肝虚，明目。）**羊汁粥**、**鸡汁粥**（并治劳损。）**鸭汁粥**、**鲤鱼汁粥**（并消水肿。）**牛乳粥**（补虚羸。）**酥蜜粥**（养心肺。）**鹿角胶入粥**（食助元阳，治诸虚。）**炒面入粥**（食止白痢。）**烧盐入粥**（食止血痢。）

醋

（《别录》下品）

释名

酢、醯、苦酒。

米醋

气味　酸、苦，温，无毒。

主治　消痈肿，散水气，杀邪毒。（《别录》）

理诸药，消毒。（扁鹊）

治产后血运，除症块坚积，消食，杀恶毒，破结气、心中酸水痰饮。（藏器）

下气除烦，治妇人心痛血气，并产后及伤损金疮出血昏运，杀一切鱼、肉、菜毒。（《日华》）

醋磨青木香，止卒心痛、血气痛。浸黄柏含之，治口疮。调大黄末，涂肿毒。煎生大黄服，治痃癖甚良。（孟诜）

散瘀血，治黄疸、黄汗。（好古曰：张仲景治黄汗，有黄芪芍药桂枝苦酒汤；治黄疸，有麻黄醇酒汤，用苦酒清酒。方见《金匮要略》）

酒（《别录》中品）

释名　时珍曰：《饮膳》标题云：酒之清者曰酿，浊者曰盎；厚曰醇，薄曰醨；重酿曰酎，一宿曰醴；美曰醑，未榨曰醅；红曰醍，绿曰醽，白曰醝。

米酒

气味 苦、甘、辛，大热，有毒。

主治 行药势，杀百邪恶毒气。（《别录》）

通血脉，厚肠胃，润皮肤，散湿气，消忧发怒，宣言畅意。（藏器）

养脾气，扶肝，除风下气。（孟诜）

解马肉、桐油毒，丹石发动诸病，热饮之甚良。（时珍）

糟底酒（三年腊糟下取之）开胃下食，暖水脏，温肠胃，消宿食，御风寒，杀一切蔬菜毒。（《日华》）

止呕哕，摩风瘙、腰膝疼痛。（孙思邈）

老酒（腊月酿造者，可经数十年不坏）和血养气，暖胃辟寒，发痰动火。（时珍）

春酒（清明酿造者亦可经久）常服令人肥白。（孟诜）

蠼螋尿疮，饮之至醉，须臾虫出如米也。（李绛《兵部手集》）

社坛余胙酒。（《拾遗》）

治小儿语迟，纳口中佳。又以喷屋四角，辟蚊子。（藏器）

饮之治聋。

时珍曰：按《海录碎事》云：俗传社酒治聋，故李涛有『社翁今日没心情，为寄治聋酒一瓶』之句。

糟笋节中酒

气味 咸，平，无毒。

主治 饮之，主哕气呕逆，或加小儿乳及牛乳同服。又摩疬疡风。（藏器）

东阳酒

气味 甘、辛，无毒。

主治 用制诸药良。

附诸药酒方

愈疟酒

治诸疟疾，频频温饮之。四月八日，水一石，曲一斤为末，俱酘水中。待酢煎之，一石取七斗。待冷，入曲四斤。一宿，上生白沫起。炊秫一石，冷酘三日，酒成。（贾思勰《齐民要术》）

屠苏酒

陈延之《小品方》云：此华佗方也。元旦饮之，辟疫疠一切不正之气。造法：用赤木桂心七钱五分，防风一两，菝葜五钱，蜀椒、桔梗、大黄五钱七分，乌头二钱五分，赤小豆十四枚，以三角绛囊盛之，除夜悬井底，元旦取出置酒中，煎数沸。举家东向，从少至长，次第饮之。药滓还投井中，岁饮此水，一世无病。

时珍曰：苏魁，鬼名。此药屠割鬼爽，故名。或云：草庵名也。

逡巡酒

补虚益气，去一切风痹湿气。久服益寿耐老，好颜色。造法：三月三日收桃花三两三钱，五月五日收马蔺花五两五钱，六月六日收脂麻花六两六钱，九月九日收黄甘菊花九两九钱，阴干。十二月八日取腊水三斗。待春分，取桃仁四十九枚好者（去皮尖），白面十斤正，同前花和作曲，纸包四十九日。用时白水一瓶，曲一丸，面一块，封良久成矣。如淡，再加一丸。

五加皮酒

去一切风湿痿痹，壮筋骨，填精髓。用五加皮洗刮去骨煎汁，和曲、米酿成，饮之。或切碎袋盛，浸酒煮饮。或加当归、牛膝、地榆诸药。

白杨皮酒

治风毒脚气，腹中痰癖如石。以白杨皮切片，浸酒起饮。

女贞皮酒

治风虚，补腰膝。女贞皮切片，浸酒煮饮之。

仙灵脾酒

治偏风不遂，强筋坚骨。仙灵脾一斤，袋盛，浸无灰酒二斗，密封三日，饮之。（《圣惠方》）。

薏苡仁酒

去风湿，强筋骨，健脾胃。用绝好薏苡仁粉，同曲、米酿酒，或袋盛煮酒饮。

天门冬酒

润五脏，和血脉。久服除五劳七伤，癫痫恶疾。常令酒气相接，勿令大醉，忌生冷。十日当出风疹毒气，三十日乃已，五十日不知风吹也。冬月用天门冬去心煮汁，同曲、米酿成。初熟微酸，久乃味佳。（《千金》）。

百灵藤酒

治诸风。百灵藤十斤，水一石，煎汁三斗，入糯米三斗，神曲九两，如常酿成。三五日，更炊一斗糯饭候冷投之，即熟。澄清日饮，以汗出为效。（《圣惠方》）。

白石英酒

治风湿周痹，肢节中痛，及肾虚耳聋。用白石英、磁石（煅醋淬七次）各五两，绢袋盛，浸酒一升中，五、六日，温饮。酒少更添之。（《圣济总录》）。

地黄酒

补虚弱，壮筋骨，通血脉，治腹痛，变白发。用生肥地黄绞汁，同曲、米封密器中。春夏三七日，秋冬五七日启之，中有绿汁，真精英也，宜先饮之，乃滤汁藏贮。加牛膝汁效更速，亦有加群药者。

牛膝酒

壮筋骨，治痿痹，补虚损，除久疟。用牛膝煎汁，和曲、米酿酒。或切碎，袋盛浸酒，煮饮。

当归酒

和血脉，坚筋骨，止诸痛，调经水。当归煎汁，或酿或浸，并如上法。

菖蒲酒

治三十六风，一十二痹，通血脉，治骨痿，久服耳目聪明。石菖蒲煎汁，或酿或浸，并如上法。

枸杞酒

补虚弱，益精气，去冷风，壮阳道，止目泪，健腰脚。用甘州枸杞子煮烂捣汁，和曲、米酿酒。或以子同生地黄袋盛，浸酒煮饮。

人参酒

补中益气，通治诸虚。用人参末，同曲、米酿酒。或袋盛浸酒，煮饮。

薯蓣酒

治诸风眩运，益精髓，壮脾胃。用薯蓣粉，同曲、米酿酒。或同山茱萸、五味子、人参诸药，浸酒煮饮。

第六卷　谷部

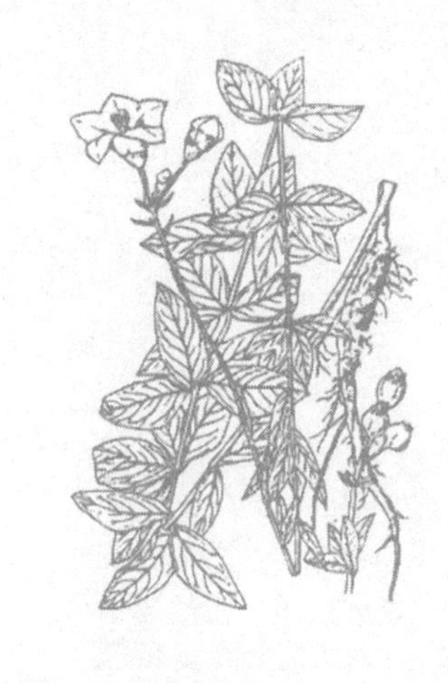

桔梗原植物

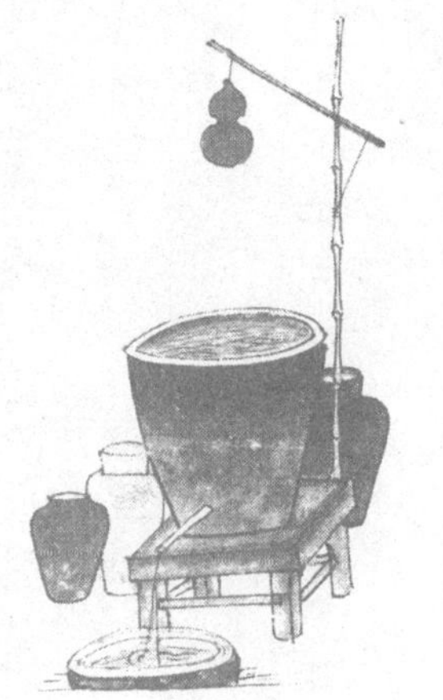

醋

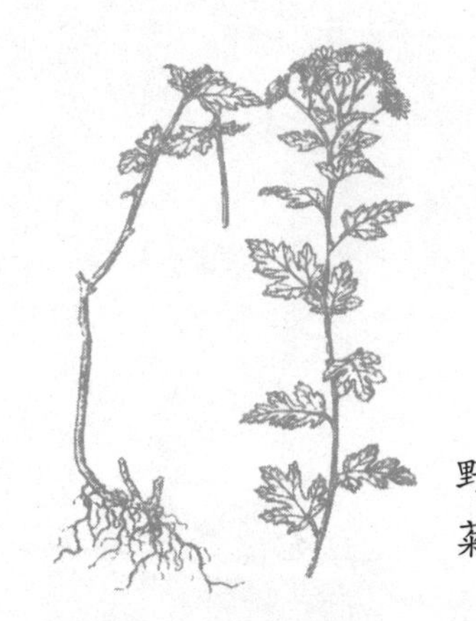

野菊

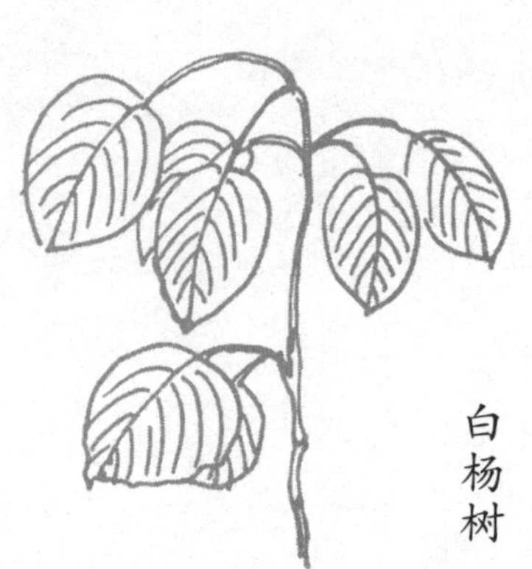

白杨树

松叶

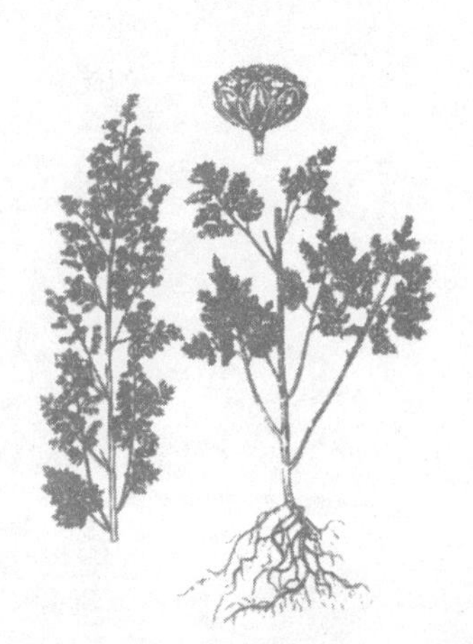

黄花蒿

茯苓酒

治头风虚眩，暖腰膝，主五劳七伤。用茯苓粉同曲、米酿酒，饮之。

菊花酒

治头风，明耳目，去痿痹，消百病。用甘菊花煎汁，同曲、米酿酒。或加地黄、当归、枸杞诸药亦佳。

黄精酒

壮筋骨，益精髓，变白发，治百病。用黄精、苍术各四斤，枸杞根、柏叶各五斤，天门冬三斤，煮汁一石，同曲十斤，糯米一石，如常酿酒饮。

桑椹酒

补五脏，明耳目。治水肿，不下则满，下之则虚，入腹则十无一活。用桑椹捣汁煎过，同曲、米如常酿酒饮。

术　酒

治一切风湿筋骨诸病，驻颜色，耐寒暑。用术三十斤，去皮捣，以东流水三石，渍三十日，取汁，露一夜，浸曲、米酿成饮。

蜜　酒

孙真人曰：治风疹风癣。用沙蜜一斤，糯饭一升，面曲五两，熟水五升，同入瓶内，封七日成酒。寻常以蜜入酒代之，亦良。

蓼酒

久服聪明耳目，脾胃健壮。以蓼煎汁，和曲、米酿酒饮。

姜酒

诜曰：治偏风，中恶疰忤，心腹冷痛。以姜浸酒，暖服一碗即止。一法：用姜汁和曲，造酒如常，服之佳。

葱豉酒

诜曰：解烦热，补虚劳，治伤寒头痛寒热，及冷痢肠痛，解肌发汗。并以葱根、豆豉浸酒煮饮。

茴香酒

治卒肾气痛，偏坠牵引，及心腹痛。茴香浸酒煮饮之。舶茴尤妙。

缩砂酒

消食和中，下气，止心腹痛。砂仁炒研，袋盛浸酒，煮饮。

莎根酒

治心中客热，膀胱胁下气郁，常忧不乐。以莎根一斤切，熬香，袋盛浸酒。日夜服之，常令酒气相续。

茵陈酒

治风疾，筋骨挛急。用茵陈蒿（炙黄）一斤，秫米一石，曲三斤，如常酿酒饮。

青蒿酒

治虚劳久疟。青蒿捣汁，煎过，如常酿酒饮。

百部酒

治一切久近咳嗽。百部根切炒，袋盛浸酒，频频饮之。

海藻酒

治瘿气。海藻一斤，洗净浸酒，日夜细饮。

黄药酒

治诸瘿气。万州黄药切片，袋盛浸酒，煮饮。

仙茆酒

治精气虚寒，阳痿膝弱，腰痛痹缓，诸虚之病。用仙茆九蒸九晒，浸酒饮。

通草酒

续五脏气，通十二经脉，利三焦。通草子煎汁，同曲、米酿酒饮。

南藤酒

治风虚，逐冷气，除痹痛，强腰脚。石南藤煎汁，同曲、米酿酒饮。

松液酒

治一切风痹脚气。于大松下掘坑，置瓮承取其津液，一斤酿糯米五斗，取酒饮之。

松节酒

治冷风虚弱，筋骨挛痛，脚气缓痹。松节煮汁，同曲、米酿酒饮。松叶煎汁亦可。

柏叶酒

治风痹历节作痛。东向侧柏叶煮汁，同曲、米酿酒饮。

椒柏酒

元旦饮之，辟一切疫疠不正之气。除夕以椒三七粒，东向侧柏叶七枝，浸酒一瓶饮。

竹叶酒

治诸风热病，清心畅意。淡竹叶煎汁，如常酿酒饮。

槐枝酒

治大麻痿痹。槐枝煮汁，如常酿酒饮。

枳茹酒

治中风身直，口僻眼急。用枳壳刮茹，浸酒饮之。

牛蒡酒

治诸风毒，利腰脚。用牛蒡根切片，浸酒饮之。

巨胜酒

治风虚痹弱，腰膝疼痛。用巨胜子二升（炒香），薏苡仁二升，生地黄半斤，袋盛浸酒饮。

麻仁酒

治骨髓风毒痛，不能动者。取大麻子中仁炒香，袋盛浸酒饮之。

桃皮酒

治水肿，利小便。桃皮煎汁，同秫米酿酒饮。

红曲酒

治腹中及产后瘀血。红曲浸酒煮饮。

神曲酒

治闪肭腰痛。神曲烧赤，淬酒饮之。

柘根酒

治耳聋。方具柘根下。

磁石酒

治肾虚耳聋。用磁石、木通、菖蒲等分，袋盛酒浸日饮。

蚕沙酒

治风缓顽痹，诸节不随，腹内宿痛。用原蚕沙炒黄，袋盛浸酒饮。

花蛇酒

治诸风，顽痹瘫缓，挛急疼痛，恶疮疥癞。用白花蛇肉一条，袋盛，同曲置于缸底，糯饭盖之，三七日，取酒饮。又有群药煮酒方甚多。

乌蛇酒

治疗、酿法同上。

蚺蛇酒

治诸风痛痹，杀虫辟瘴，治癞风疥癣恶疮。用蚺蛇肉一斤，羌活一两，袋盛，同曲置于缸底，糯饭盖之，酿成酒饮。亦可浸酒。详见本条。

颖曰：广西蛇酒：坛上安蛇数寸，其曲则采山中草药，不能无毒也。

蝮蛇酒

治恶疮诸瘘，恶风顽痹癫疾。取活蝮蛇一条，同醇酒一斗，封埋马溺处，周年取出，蛇已消化。每服数杯，当身体习习而愈也。

紫　酒

治卒风，口偏不语，及角弓反张，烦乱欲死，及鼓胀不消。以鸡屎白一升炒焦，投酒中待紫色，去滓频饮。

豆淋酒

破血去风，治男子中风口㖞，阴毒腹痛，及小便尿血，妇人产后一切中风诸病。用黑豆炒焦，以酒淋之，温饮。

霹雳酒

治疝气偏坠，妇人崩中下血，胎产不下。以铁器烧赤，浸酒饮之。

龟肉酒

治十年咳嗽。酿法详见龟条。

虎骨酒

治臂胫疼痛，历节风，肾虚，膀胱寒痛。虎胫骨一具，炙黄捶碎，同曲、米如常酿酒饮。亦可浸酒。详见虎条。

麋骨酒

治阴虚肾弱，久服令人肥白。麋骨煮汁，同曲、米如常酿酒饮之。

鹿头酒

治虚劳不足，消渴，夜梦鬼物，补益精气。鹿头煮烂捣泥，连汁和曲、米酿酒饮。少入葱、椒。

鹿茸酒

治阳虚痿弱，小便频数，劳损诸虚。用鹿茸、山药浸酒服。详见鹿茸下。

戊戌酒

诜曰：大补元阳。颖曰：其性大热，阴虚人及无冷病人不宜饮之。用黄狗肉一只煮糜，连汁和曲、米酿酒饮之。

羊羔酒

大补元气，健脾胃，益腰肾。宣和化成殿真方：用米一石（如常浸蒸），嫩肥羊肉七斤，曲十四两，杏仁一斤（同煮烂，连汁拌末），入木香一两同酿，勿犯水，十日熟，极甘滑。一法：羊肉五斤蒸烂，酒浸一宿，入消梨七个，同捣取汁，和曲、米酿酒饮之。

腽肭脐酒

助阳气，益精髓，破症结冷气，大补益人。腽肭脐酒浸擂烂，同曲、米如常酿酒饮。

糟（《纲目》）

释名

粕（《纲目》）。

酒糟

气味

甘、辛，无毒。

主治

温中消食，除冷气，杀腥，去草、菜毒，润皮肤，调脏腑。（藏器）

罯扑损瘀血，浸水洗冻疮，捣敷蛇咬、蜂叮毒。（《日华》）

大麦醋糟

气味

酸，微寒，无毒。

主治

气滞风壅，手臂脚膝痛，炒热布裹熨之，三两换当愈。（孟诜）

干饧糖

气味 甘，温，无毒。

主治 反胃吐食，暖脾胃，化饮食，益气缓中。（时珍）

米秕（《食物》）

释名 米皮糠。

气味 甘，平，无毒。

主治 通肠开胃，下气，磨积块。作糗食不饥，充滑肤体，可以颐养。（汪颖）

第七卷 菜部

韭（《别录》中品）

释名

草钟乳（《拾遗》）、**起阳草**（侯氏《药谱》）。

颂曰：案许慎《说文》：韭字，象叶出地上形。一种而久生，故谓之韭。一岁三四割，其根不伤，至冬壅培之，先春复生，信乎久生者也。

时珍曰：韭之茎名韭白，根名韭黄，花名韭菁。《礼记》谓韭为丰本，言其美在根也。薤之美在白，韭之美在黄，黄乃未出土者。

气味

辛、微酸，温，涩，无毒。

时珍曰：生：辛、涩；熟：甘、酸。大明曰：热。

宗奭曰：春食则香，夏食则臭，多食则能昏神暗目，酒后尤忌。

诜曰：热病后十日食之，即发困。五月多食，乏气力。冬月多食，动宿饮，吐水。不可与蜜及牛肉同食。

主治

归心，安五脏，除胃中热，利病人，可久食。（《别录》。时珍曰：案《千金方》作可久食，不利病人。）

叶：煮鲫鱼酢食，断卒下痢。根：入生发膏用。（弘景）

根、叶：煮食，温中下气，补虚益阳，调和脏腑，令人能食，止泄血脓，腹中冷痛。生捣汁服，主胸痹骨痛不可触者，又解药毒，疗狂狗咬人数发者，亦涂诸蛇虺、蝎虿、恶虫毒。（藏器）

煮食，充肺气，除心腹痼冷痃癖。捣汁服，治肥白人中风失音。（《日华》）

煮食，归肾壮阳，止泄精，暖腰膝。（宁原）

炸熟，以盐、醋空心吃十顿，治胸膈噎气。捣汁服，治胸痹刺痛如锥，即吐出胸中恶血甚验。又灌初生小儿，吐去恶水、恶血，永无诸病。（诜）

主吐血唾血，衄血尿血，妇人经脉逆行，打扑伤损及膈噎病。捣汁澄清，和童尿饮之，能消散胃脘瘀血，甚效。（震亨）

饮生汁，主上气喘息欲绝，解肉脯毒。煮汁饮，止消渴盗汗。熏产妇血运，洗肠痔脱肛。（时珍）

韭子

气味

辛、甘，温，无毒。

时珍曰：阳也。伏石钟乳、乳香。

主治

梦中泄精，溺白。（《别录》）

暖腰膝，治鬼交，甚效。（《日华》）

补肝及命门，治小便频数、遗尿，女人白淫、白带。（时珍）

葱（《别录》中品）

释名

芤（《纲目》）、**菜伯**（同）、**和事草**（同）、**鹿胎**。

时珍曰：葱从囱。外直中空，有囱通之象也。芤者，草中有孔也，故字从孔，芤脉象之。葱初生曰葱针，叶曰葱青，衣曰葱袍，茎曰葱白，叶中涕曰葱苒。诸物皆宜，故云菜伯、和事。

葱茎白

气味

辛，平。叶：温。根须：平。并无毒。

主治

作汤，治伤寒寒热，中风面目浮肿，能出汗。（《本经》）

伤寒骨肉碎痛，喉痹不通，安胎，归目益目睛，除肝中邪气，安中利五脏，杀百药毒。根：治伤寒头痛。（《别录》）

主天行时疾，头痛热狂，霍乱转筋，及奔豚气、脚气，心腹痛，目眩，止心迷闷。（大明）

通关节，止衄血，利大小便。（孟诜）

治阳明下痢、下血。（李杲）

达表和里，止血。（宁原）

除风湿，身痛麻痹，虫积心痛，止大人阳脱，阴毒腹痛，小儿盘肠内钓，妇人妊娠溺血，通乳汁，散乳痈，利耳鸣，涂猘犬伤，制蚯蚓毒。（时珍）

杀一切鱼、肉毒。（士良）

叶

主治 煨研，敷金疮水入皲肿。盐研，敷蛇、虫伤及中射工、溪毒。《日华》

主水病足肿。（苏颂）

利五脏，益目精，发黄疸。（思邈）

汁

气味 辛，温，滑，无毒。

主治 溺血，饮之。解藜芦及桂毒。《别录》

散瘀血，止衄止痛，治头痛耳聋，消痔漏，解众药毒。（时珍）

能消桂为水，化五石，仙方所用。（弘景）

须

主治 通气。（孟诜）

疗饱食房劳，血渗入大肠，便血肠澼成痔，晒干，研末，每服二钱，温酒下。（时珍）

花

主治 心脾痛如锥刀刺，腹胀。用一升，同吴茱萸一升，水一大升八合，煎七合，去滓，分三服，立效。（颂，出崔元亮方）

实

气味 辛，大温，无毒。

主治 明目，补中气不足。（《本经》）

温中益精。（《日华》）

宜肺，归头。（思邈）

蒜（《别录》下品）

释名 小蒜（《别录》）、茆蒜、荤菜。

蒜（小蒜根也）

气味 辛，温，有小毒。

主治 归脾肾，主霍乱，腹中不安，消谷，理胃温中，除邪痹毒气。（《别录》）

主溪毒。（弘景）

下气，治蛊毒，敷蛇、虫、沙虱疮。（《日华》。恭曰：此蒜与胡葱相得。主恶蛓毒、山溪中沙虱、水毒，大效。山人、俚獠时用之）

涂疔肿甚良。（孟诜）

叶

主治 心烦痛，解诸毒，小儿丹疹。（思邈）

葫（《别录》下品）

释名

大蒜（弘景）、**荤菜**。

弘景曰：今人谓葫为大蒜，蒜为小蒜，以其气类相似也。

时珍曰：按孙愐《唐韵》云：张骞使西域，始得大蒜、胡荽。则小蒜乃中土旧有，而大蒜出胡地，故有胡名。二蒜皆属五荤，故通可称荤。详见蒜下。

气味

辛，温，有毒。久食损人目。

时珍曰：久食伤肝损眼。故嵇康《养生论》云：荤辛害目，此为甚耳。今北人嗜蒜宿炕，故盲瞽最多。陈氏乃云多食明目，与《别录》相左，何耶？

主治

归五脏，散痈肿䘌疮，除风邪，杀毒气。（《别录》）

下气，消谷，化肉。（苏恭）

去水恶瘴气，除风湿，破冷气，烂痃癖，伏邪恶，宣通温补，疗疮癣，杀鬼去痛。（藏器）

健脾胃，治肾气，止霍乱转筋腹痛，除邪祟，解温疫，去蛊毒，疗劳疟冷风，敷风损冷痛，恶疮、蛇虫、溪毒、沙虱，并捣贴之。熟醋浸，经年者良。（《日华》）

温水捣烂服，治中暑不醒。捣贴足心，止鼻衄不止。和豆豉丸服，治暴下血，通水道。

（宗奭）

捣汁饮，治吐血心痛。煮汁饮，治角弓反张。同鲫鱼丸，治膈气。同蛤粉丸，治水肿。同黄丹丸，治痢疟、孕痢。同乳香丸，治腹痛。捣膏敷脐，能达下焦，消水，利大小便。贴足心，能引热下行，治泄泻暴痢及干湿霍乱，止衄血。纳肛中，能通幽门，治关格不通。（时珍）

芸 苔（《唐本草》）

释名 寒菜（胡居士方）、胡菜（同上）、苔菜（《埤雅》）、苔芥（《沛志》）、油菜（《纲目》）。

茎 叶

气味 辛，温，无毒。

主治 风游丹肿，乳痈。（《唐本草》）

破症瘕结血。（《开宝》）

治产后血风及瘀血。（《日华》）

煮食，治腰脚痹。捣叶，敷女人吹奶。（藏器）

治瘭疽、豌豆疮，散血消肿。伏蓬砂。（时珍）

第七卷　菜部

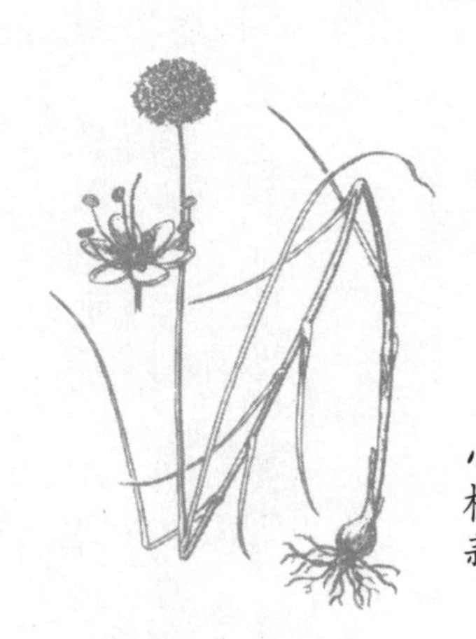
小根蒜

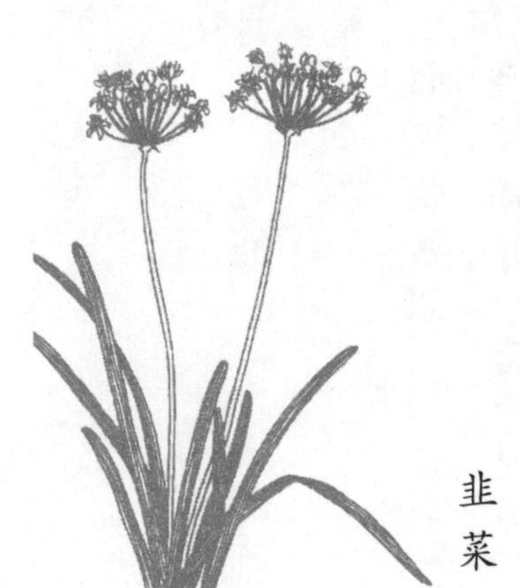
韭菜

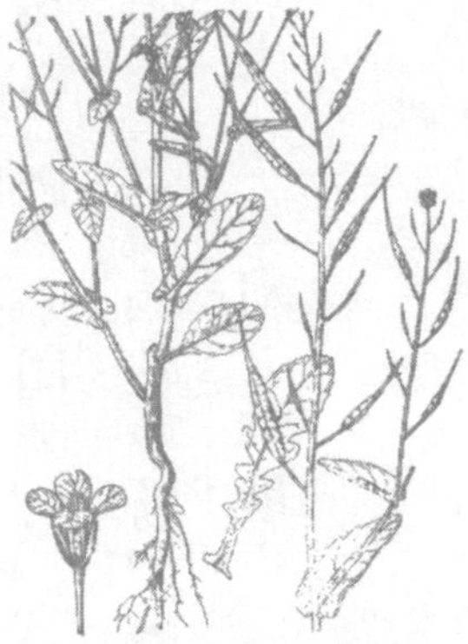

油菜

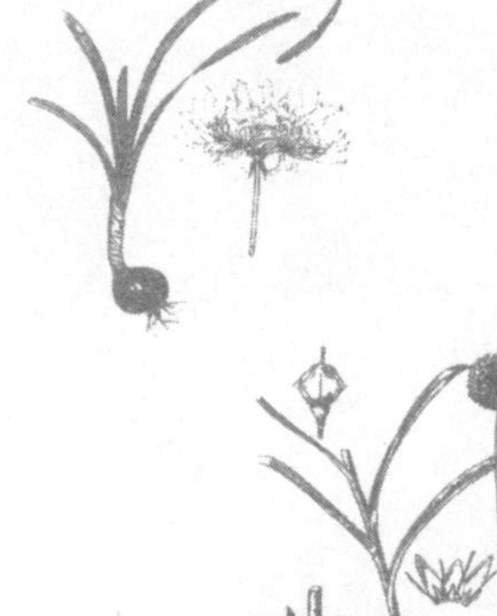
大蒜

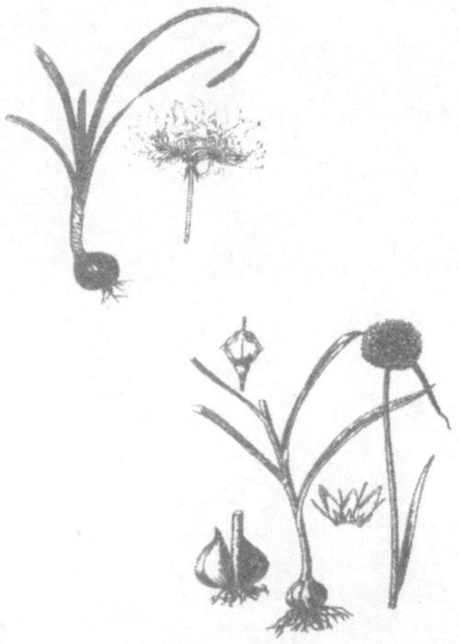

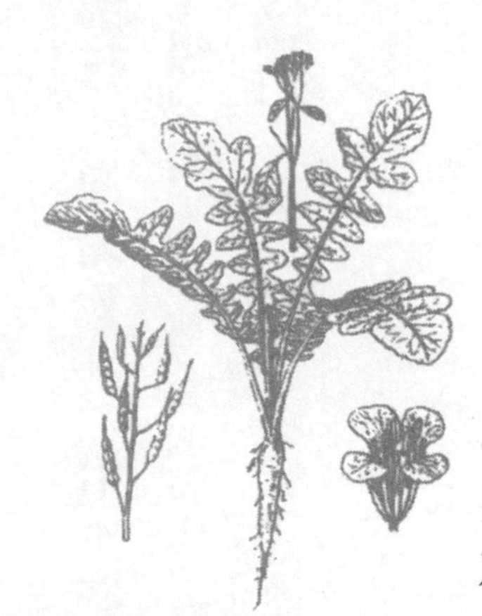
莱菔

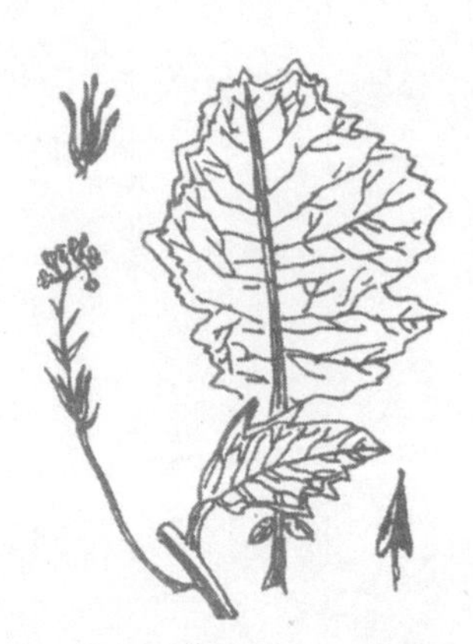
芥菜

子

气味 辛，温，无毒。

主治 梦中泄精，与鬼交。（思邈）

取油敷头，令发长黑。（藏器）

行滞血，破冷气，消肿散结，治产难、产后心腹诸疾，赤丹热肿，金疮血痔。（时珍）

菘（《别录》上品）

释名 白菜。

茎 叶

气味 甘，温，无毒。

主治 通利肠胃，除胸中烦，解酒渴。（《别录》）

消食下气，治瘴气，止热气嗽。冬汁尤佳。（萧炳）

子

气味 **甘，平，无毒。**

主治 **作油，涂头长发，涂刀剑不锈。**（弘景）

芥（《别录》上品）

释名 时珍曰：按王安石《字说》云：芥者，界也。发汗散气，界我者也。王祯《农书》云：其气味辛烈，菜中之介然者，食之有刚介之象，故字从介。

茎叶

气味 **辛，温，无毒。**

主治 **归鼻，除肾经邪气，利九窍，明耳目，安中。久食温中。**（《别录》）

止咳嗽上气，除冷气。（《日华》）

主咳逆下气，去头面风。（孟诜）

通肺豁痰，利膈开胃。（时珍）

子

气味 辛，热，无毒。

主治 归鼻，去一切邪恶疰气，喉痹。（弘景）

疰气发无常处，及射工毒，丸服之，或捣末醋和涂之，随手有验。（苏恭）

治风毒肿及麻痹，醋研敷之。扑损瘀血，腰痛肾冷，和生姜研涂贴之。又治心痛，酒调服之。（《日华》）

研末作酱食，香美，通利五脏。（孟诜）

研末水调，涂顶囟，止衄血。（吴瑞）

温中散寒，豁痰利窍，治胃寒吐食，肺寒咳嗽，风冷气痛，口噤唇紧，消散痈肿瘀血。（时珍）

莱菔（《唐本草》）

释名 芦萉（郭璞云：萉与菔同。）萝卜、雹突（《尔雅注》）、紫花菘（同上）、温菘（同上）、土酥。

气味 根辛、甘，叶辛、苦，温，无毒。

主治 散服及炮煮服食，大下气，消谷和中，去痰癖，肥健人；生捣汁服，止消渴，试大有验。《唐本》

利关节，理颜色，练五脏恶气，制面毒，行风气，去邪热气。（萧炳）

利五脏，轻身，令人白净肌细。（孟诜）

消痰止咳，治肺痿吐血，温中补不足。同羊肉、银鱼煮食，治劳瘦咳嗽。《日华》

同猪肉食，益人。生捣服，治禁口痢。（汪颖）

捣汁服，治吐血衄血。（吴瑞）

宽胸膈，利大小便。生食，止渴宽中；煮食，化痰消导。（宁原）

杀鱼腥气，治豆腐积。（汪机）

主吞酸，化积滞，解酒毒，散瘀血，甚效。末服，治五淋。丸服，治白浊。煎汤，洗脚气。饮汁，治下痢及失音，并烟熏欲死。生捣，涂打扑、汤火伤。（时珍）

子

气味 辛、甘，平，无毒。

主治 研汁服，吐风痰。同醋研，消肿毒。（《日华》）

下气定喘治痰，消食除胀，利大小便，止气痛，下痢后重，发疮疹。（时珍）

花

主治 用糟下酒藏，食之甚美，明目。（士良）

生姜（《别录》中品）

气味 辛，微温，无毒。

时珍曰：食姜久，积热患目，珍屡试有准。凡病痔人多食兼酒，立发甚速。痈疮人多食，则生恶肉。此皆昔人所未言者也。《相感志》云：糟姜瓶内入蝉蜕，虽老姜无筋，亦物性有所伏耶？

主治 久服去臭气，通神明。（《本经》）

归五脏，除风邪寒热，伤寒头痛鼻塞，咳逆上气，止呕吐，去痰下气。（《别录》）

去水气满，疗咳嗽时疾。和半夏，主心下急痛。又汁和杏仁作煎，下一切结气实，心胸拥隔冷热气，神效。捣汁和蜜服，治中热呕逆不能下食。（甄权）

散烦闷，开胃气。汁作煎服，下一切结实，冲胸膈恶气，神验。（孟诜）

破血调中，去冷气。汁，解药毒。（藏器）

除壮热，治痰喘胀满，冷痢腹痛，转筋心满，去胸中臭气、狐臭，杀腹内长虫。（张鼎）

益脾胃，散风寒。（元素）

解菌蕈诸物毒。（吴瑞）

生用发散，熟用和中。解食野禽中毒成喉痹。浸汁，点赤眼。捣汁和黄明胶熬，贴风湿痛甚妙。（时珍）

干生姜

主治

治嗽温中，治胀满，霍乱不止，腹痛，冷痢，血闭。病人虚而冷，宜加之。（甄权）

姜屑，和酒服，治偏风。（孟诜）

肺经气分之药，能益肺。（好古）

附方

胃虚风热：不能食。用姜汁半杯，生地黄汁少许，蜜一匙，水二合，和服之。（《食疗本草》）

姜皮

气味

辛，凉，无毒。

【主治】**消浮肿腹胀痞满，和脾胃，去翳。**（时珍）

叶

【气味】**辛，温，无毒。**

【主治】**食鲙成症，捣汁饮，即消。**（张机）

【附方】**打伤瘀血：**姜叶一升，当归三两，为末。温酒服方寸匕，日三。（《范汪东阳方》）

胡 荽（宋《嘉祐》）

【释名】**香荽**（《拾遗》）、**胡菜**（《外台》）、**蒝荽**。

根 叶

【气味】**辛，温，微毒。**

时珍曰：凡服一切补药及药中有白术、牡丹者，不可食此。伏石钟乳。

主治 消谷，治五脏，补不足，利大小肠，通小腹气，拔四肢热，止头痛，疗沙疹、豌豆疮不出，作酒喷之，立出。通心窍。（《嘉祐》）

补筋脉，令人能食。治肠风，用热饼裹食，甚良。（孟诜）

合诸菜食，气香，令人口爽，辟飞尸、鬼疰、蛊毒。（吴瑞）

辟鱼、肉毒。（宁原）

子

气味 辛、酸，平，无毒。炒用。

主治 消谷能食。（思邈）

蛊毒五痔，及食肉中毒，吐下血，煮汁冷服。又以油煎，涂小儿秃疮。（藏器）

发痘疹，杀鱼腥。（时珍）

胡萝卜（《纲目》）

释名 时珍曰：元时始自胡地来，气味微似萝卜，故名。

根

气味 甘、辛，微温，无毒。

主治 下气补中，利胸膈肠胃，安五脏，令人健食，有益无损。（时珍）

子

主治 久痢。（时珍）

水蘄（《本经》下品）

释名 芹菜（《别录》）、水英（《本经》）、楚葵。

茎

气味 甘，平，无毒。

主治 女子赤沃，止血养精，保血脉，益气，令人肥健嗜食。（《本经》）

第七卷 菜部

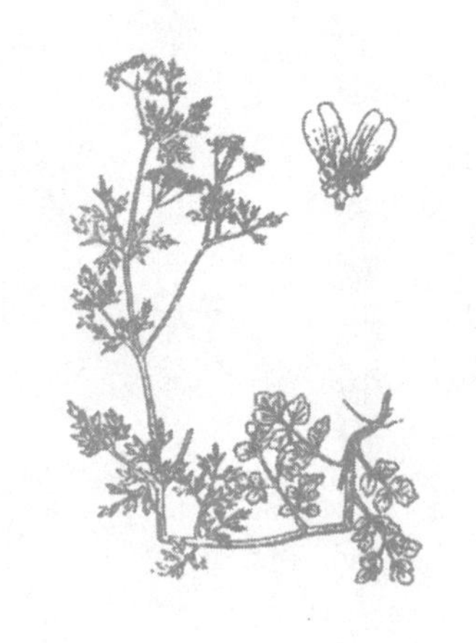
芫荽

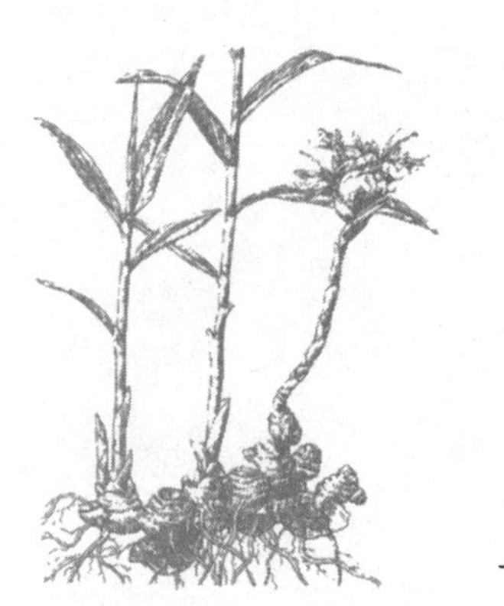
姜

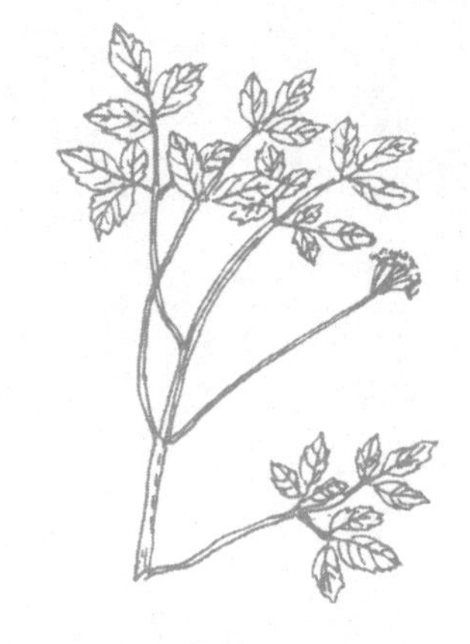
水芹菜

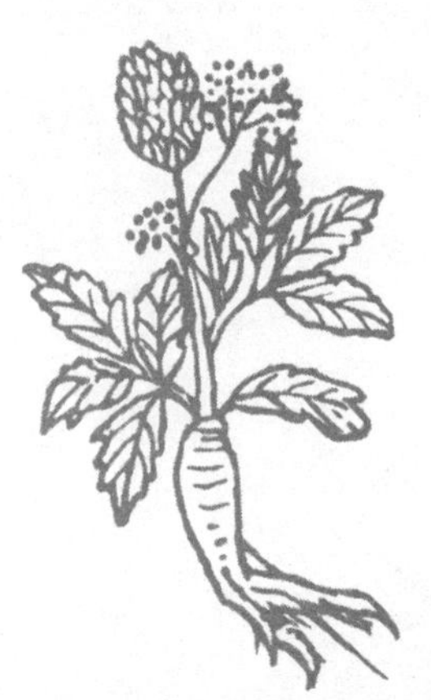
胡萝卜

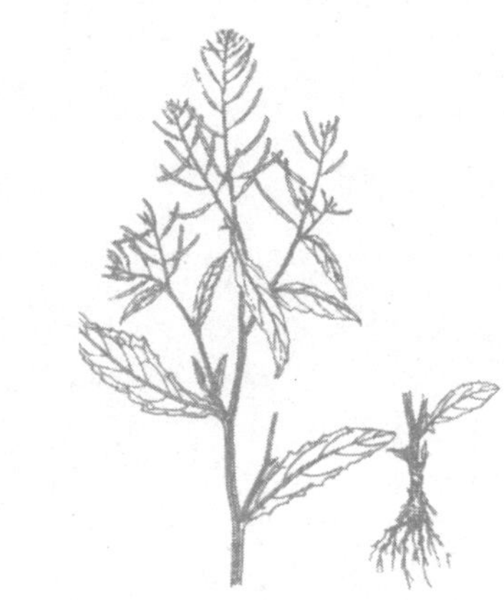
蔊菜

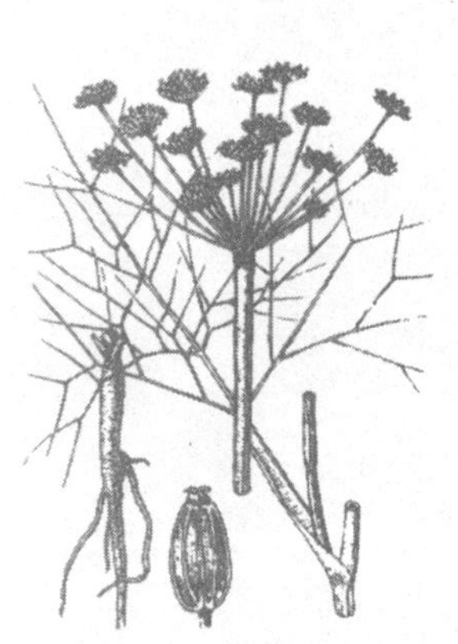
茴香

去伏热，杀石药毒，捣汁服。（孟诜）

饮汁，去小儿暴热，大人酒后热，鼻塞身热，去头中风热，利口齿，利大小肠。（藏器）

治烦渴，崩中带下，五种黄病。（大明）

花

气味 苦，寒，无毒。

主治 脉溢。（苏恭）

莳香（《唐本草》）

释名 茴香，八角珠。

子

气味 辛，平，无毒。

主治 诸瘘、霍乱及蛇伤。（《唐本》）

膀胱胃间冷气及育肠气，调中，止痛、呕吐。（马志）

治干湿脚气，肾劳㿗疝阴疼，开胃下食。（大明）

补命门不足。（李杲）

暖丹田。（吴绶）

茎 叶

气味 与子同。

主治 煮食，治卒恶心，腹中不安。（甄权）

治小肠气，卒肾气冲胁，如刀刺痛，喘息不得。生捣汁一合，投热酒一合，和服。（孟诜）

蔊 菜（《纲目》）

释名 䓞菜、辣米菜。

时珍曰：蔊味辛辣，如火焊人，故名。亦作䓞。陈藏器《本草》有䓞菜，云辛菜也，南人食之。不著形状。今考《唐韵》、《玉篇》并无䓞字，只有蔊字，云辛菜也。则䓞乃蔊字之讹尔。

气味 辛，温，无毒。

李鹏飞曰：蔊菜细切，以生蜜洗伴或略汋食之，爽口消食。多食，发痼疾，生热。

主治 去冷气，腹内久寒，饮食不消，令人能食。（藏器）

利胸膈，豁冷痰，心腹痛。（时珍）

菠薐（宋《嘉祐》）

释名 菠菜（《纲目》）、波斯草（《纲目》）、赤根菜。

菜及根

气味 甘，冷，滑，无毒。

士良曰：微毒。多食令人脚弱，发腰痛，动冷气。先患腹冷者，必破腹。不与䱇鱼同食，发霍乱。

取汁炼霜，制砒、汞，伏雌黄、硫黄。

主治 利五脏，通肠胃热，解酒毒。服丹石人食之佳。（孟诜）

通血脉，开胸膈，下气调中，止渴润燥。根尤良。（时珍）

蕹菜（宋《嘉祐》）

释名 时珍曰：蕹与壅同。此菜惟以壅成，故谓之壅。

气味 **甘，平，无毒。**

主治 **解胡蔓草毒（即野葛毒），煮食之。亦生捣服。**（藏器）**捣汁和酒服，治产难。**（时珍。出唐瑶方）

荠（《别录》上品）

释名 **护生草。**

气味 **甘，温，无毒。**

主治

利肝和中。（《别录》）

利五脏。根：治目痛。（大明）

明目益胃。（时珍）

根、叶：烧灰，治赤白痢极效。（甄权）

荖实

气味

甘，平，无毒。

主治

明目，目痛。（《别录》）

青盲不见物，补五脏不足。（甄权）

治腹胀。（吴普）

去风毒邪气，治壅去翳，解热毒。久服，视物鲜明。（士良）

花

主治

布席下，辟虫。又辟蚊、蛾。（士良）

阴干研末，枣汤日服二钱，治久痢。（大明）

第七卷　菜部

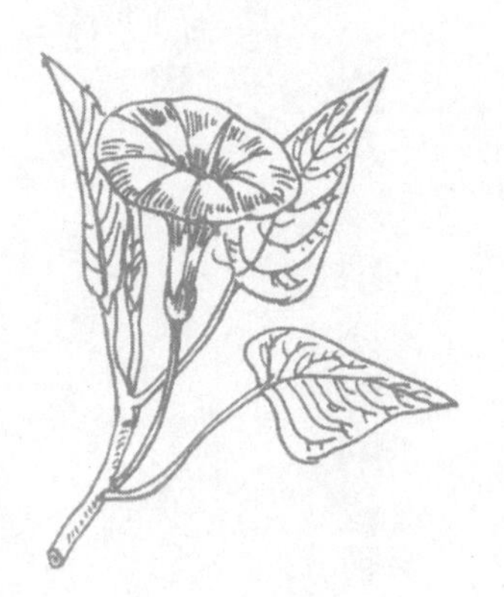

蕹菜

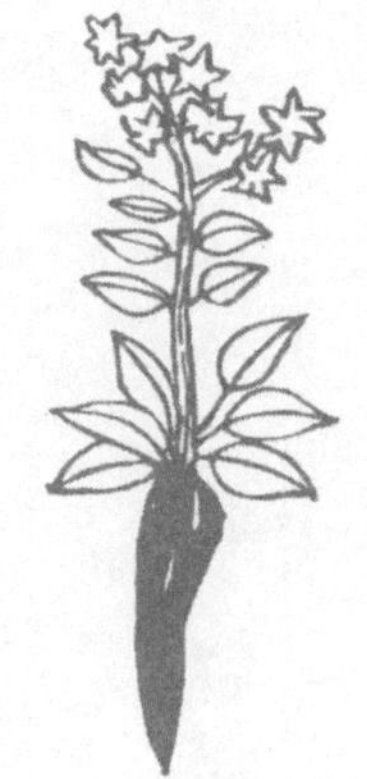

菠薐

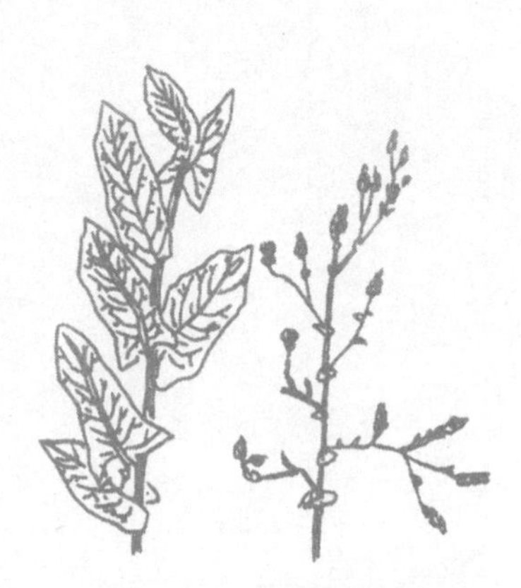

莴苣

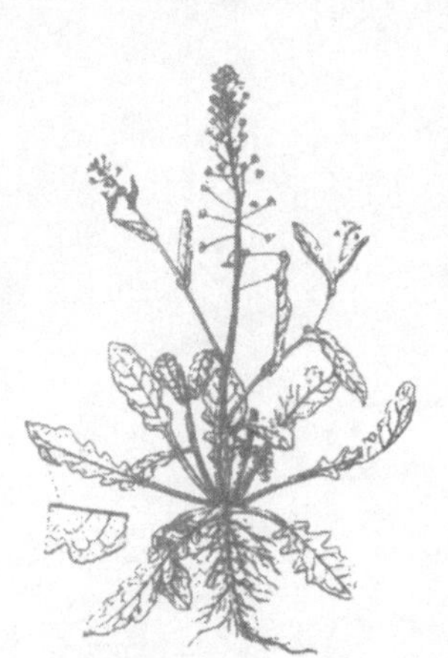

荠菜

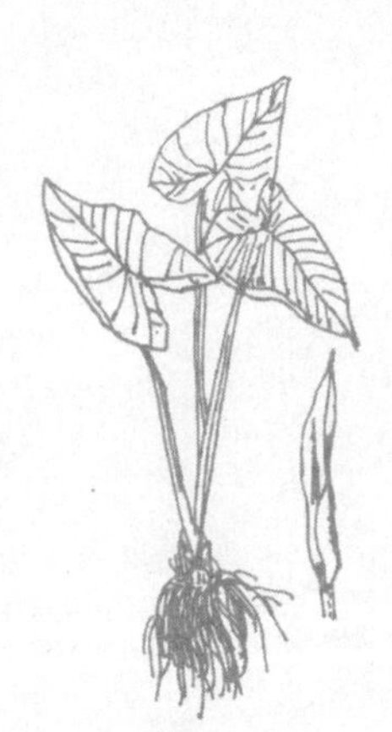

芋头

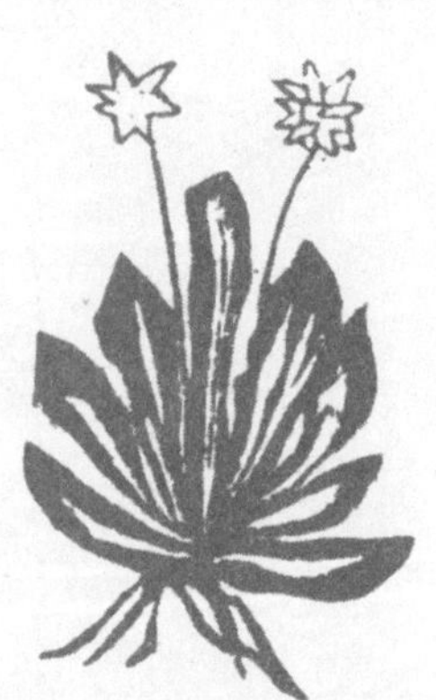

黄瓜菜

莴苣（《食疗》）

释名 莴菜、千金菜。

菜

气味 苦，冷，微毒。

主治 利五脏，通经脉，开胸膈，功同白苣。（藏器）

利气，坚筋骨，去口气，白齿牙，明眼目。（宁原）

通乳汁，利小便，杀虫、蛇毒。（时珍）

子（入药炒用）

主治 下乳汁，通小便，治阴肿、痔漏下血、伤损作痛。（时珍）

附方 乳汁不行：莴苣子三十枚，研细酒服。

小便不通：莴苣子捣饼，贴脐中，即通。（海上仙方）

蒲公英（《唐本草》）

释名 **耩耨草、金簪草**（《纲目》）、**黄花地丁**。

苗

气味 **甘，平，无毒。**

主治 **妇人乳痈肿，水煮汁饮及封之，立消。**（恭）

解食毒，散滞气，化热毒，消恶肿、结核、疔肿。（震亨）

掺牙，乌须发，壮筋骨。（时珍）

白汁：涂恶刺、狐尿刺疮，即愈。（颂）

黄瓜菜（《食物》）

释名 **黄花菜。**

时珍曰：其花黄，其气如瓜，故名。

气味 甘、微苦，微寒，无毒。

主治 通结气，利肠胃。（汪颖）

蕨（《拾遗》）

释名 蘩。

萁及根

气味 甘，寒，滑，无毒。

诜曰：久食，令人目暗、鼻塞、发落。又冷气人食之，多腹胀。小儿食之，脚弱不能行。

主治 去暴热，利水道，令人睡。（藏器）

补五脏不足，气壅经络筋骨间，毒气。（孟诜）

根烧灰油调，傅蛇、蛸伤。（时珍。蛸，虫名）

芋（《别录》中品）

释名

土芝（《别录》）、**蹲鸱**。

芋子

气味

辛，平，滑，有小毒。

弘景曰：生则有毒，味莶不可食。性滑下石，服饵家所忌。

宗奭曰：多食难克化，滞气困脾。

主治

宽肠胃，充肌肤，滑中。（《别录》）

冷啖，疗烦热，止渴。（苏恭）

令人肥白，开胃通肠闭。产妇食之，破血；饮汁，止血渴。（藏器）

破宿血，去死肌。和鱼煮食，甚下气，调中补虚。（大明）

附方

腹中癖气：生芋子一斤压破，酒五斤渍二七日。空腹每饮一升，神良。（韦宙《独行方》）

身上浮风：芋煮汁浴之。慎风半日。（孟诜《食疗》）

疮冒风邪：肿痛。用白芋烧灰敷之。干即易。（《千金方》）

头上软疖：用大芋捣敷之，即干。（《简便方》）

叶、茎

气味 辛，冷，滑，无毒。

主治 除烦止泻，疗妊妇心烦迷闷，胎动不安。又盐研，敷蛇虫咬，并痈肿毒痛，及罯毒箭。（大明）

梗：擦蜂螫尤良。（宗奭）

汁：涂蜘蛛伤。（时珍）

薯蓣（《本经》上品）

释名 薯芌、土薯、山薯（《图经》）、山芋（《吴普》）、山药（《衍义》）、玉延。

根

气味 甘，温、平，无毒。

主治 伤中，补虚羸，除寒热邪气，补中，益气力，长肌肉，强阴。久服，耳目聪明，轻身不饥延年。（《本经》）

主头面游风，头风眼眩，下气，止腰痛，治虚劳羸瘦，充五脏，除烦热。（《别录》）

补五劳七伤，去冷风，镇心神，安魂魄，补心气不足，开达心孔，多记事。（甄权）

强筋骨，主泄精健忘。（大明）

益肾气，健脾胃，止泄痢，化痰涎，润皮毛。（时珍）

生捣贴肿硬毒，能消散。（震亨）

百合（《本经》中品）

释名 䪥、强瞿（《别录》）、蒜脑薯。

根

气味 甘，平，无毒。

主治 邪气腹胀心痛，利大小便，补中益气。（《本经》）

除浮肿胪胀，痞满寒热，通身疼痛，及乳难喉痹，止涕泪。（《别录》）

百邪鬼魅，涕泣不止，除心下急满痛，治脚气热咳。（甄权）

安心定胆益志，养五脏，治颠邪狂叫惊悸，产后血狂运，杀蛊毒气，胁痈乳痈发背诸疮肿。（大明）

心急黄，宜蜜蒸食之。（孟诜）

治百合病。（宗奭）

温肺止嗽。（元素）

花

【主治】小儿天泡湿疮，曝干研末，菜子油涂，良。（时珍）

子

【主治】酒炒微赤，研末汤服，治肠风下血。（思邈）

竹笋（《蜀本草》）

【释名】竹萌（《尔雅》）、竹芽（《笋谱》）、竹胎（《说文》）、竹子（《神异经》）。

诸竹笋

气味 甘，微寒，无毒。

主治 消渴，利水道，益气，可久食。（《别录》）

利膈下气，化热消痰爽胃。（宁原）

苦竹笋

气味 苦、甘，寒。

主治 不睡，去面目并舌上热黄，消渴，明目，解酒毒，除热气，健人。（藏器）

理心烦闷，益气力，利水道，下气化痰，理风热脚气，并蒸煮食之。（《心镜》）

治出汗中风失音。（汪颖）

干者烧研入盐，擦牙疳。（时珍）

䈽竹笋

主治 消渴风热，益气力，消腹胀，蒸、煮、炒食皆宜。（宁原）

淡竹笋

气味 甘，寒。

主治 消痰，除热狂壮热，头痛头风，并妊妇头旋，颠仆惊悸，温疫迷闷，小儿惊痫天吊。（汪颖）

冬笋、筀笋

气味 甘，寒。

主治 小儿痘疹不出，煮粥食之，解毒，有发生之义。（汪颖）

桃竹笋（《拾遗》）

藏器曰：南人谓之黄笋。灰汁煮之可食，不尔戟人喉。其竹丛生，丑类非一。

时珍曰：桃枝竹出川、广中。皮滑而广，犀纹瘦骨，四寸有节，可以为席。

气味 苦，有小毒。

主治 **六畜疮中蛆，捣碎纳之，蛆尽出。**（藏器）

刺竹笋

时珍曰：生交广中。丛生，大者围二尺，枝节皆有刺。夷人种以为城，伐竹为弓。根大如车辐。一名芭竹。

气味 **甘、苦，有小毒。食之落人发。**（《竹谱》）

茄（宋《开宝》）

释名 **落苏**（《拾遗》）、**昆仑瓜**（《御览》）、**草鳖甲**。

茄子

气味 **甘，寒，无毒。**

志曰：凡久冷人不可多食，损人动气，发疮及痼疾。

李鹏飞曰：秋后食，多损目。

时珍曰：按《生生编》云：茄性寒利，多食必腹痛下利，女人能伤子宫也。

第七卷　菜部

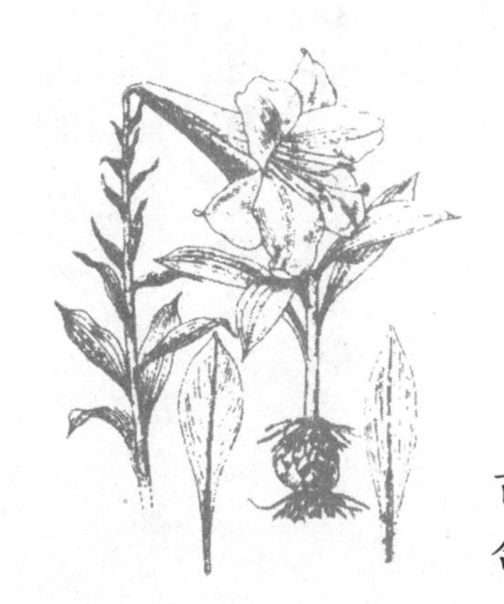
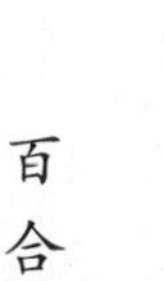

百合

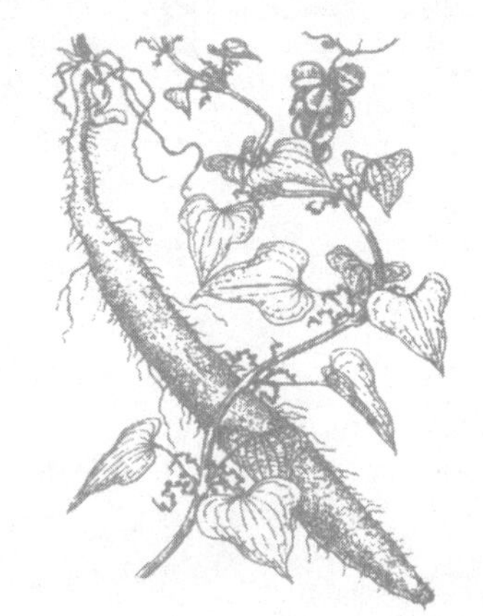

山药

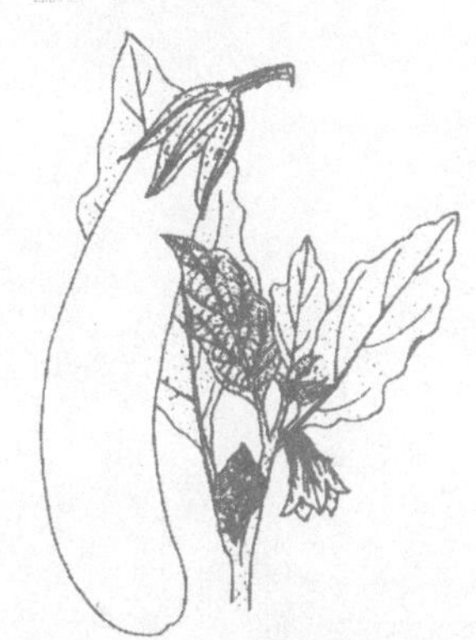

茄子

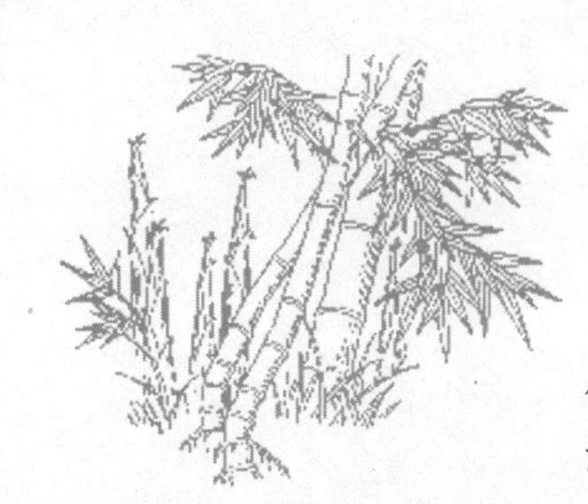

竹笋

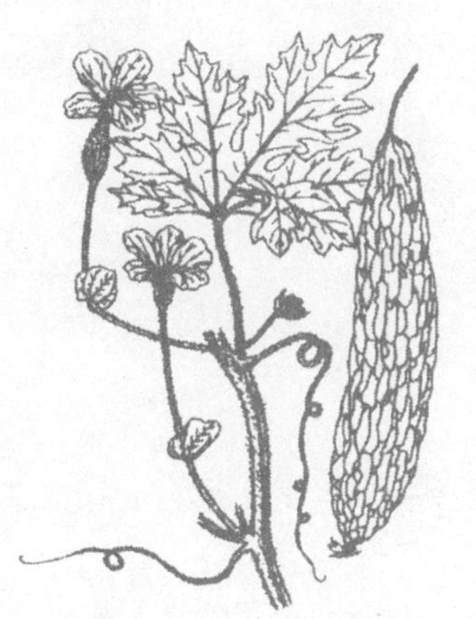

苦瓜

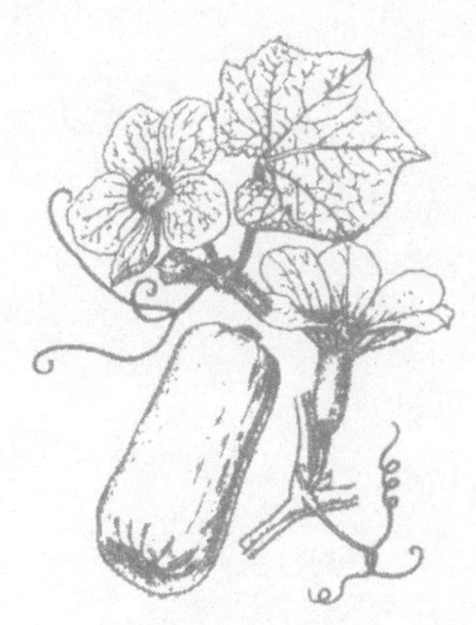

冬瓜

主治 寒热，五脏劳。（孟诜）

治温疾传尸劳气。醋摩，敷肿毒。（大明）

老裂者烧灰，治乳裂。（震亨）

散血止痛，消肿宽肠。（时珍）

蒂

主治 烧灰，米饮服二钱，治肠风下血不止及血痔。（吴瑞）

烧灰，治口齿疮。生切，擦癜风。（时珍）

花

主治 金疮牙痛。（时珍）

根及枯茎叶

主治 冻疮皴裂，煮汤渍之，良。（《开宝》）

散血消肿，治血淋下血，血痢阴挺，齿䘌口蕈。（时珍）

冬瓜（《本经》上品）

释名 白瓜（《本经》）、水芝（同上）、地芝（《广雅》）。

白冬瓜

气味 甘，微寒，无毒。

主治 小腹水胀，利小便，止渴。（《别录》）

捣汁服，止消渴烦闷，解毒。（弘景）

益气耐老，除心胸满，去头面热。（孟诜）

消热毒痈肿。切片摩痱子，甚良。（大明）

利大小肠，压丹石毒。（苏颂）

瓜练（瓤也）

气味 甘，平，无毒。

主治 绞汁服，止烦躁热渴，利小肠，治五淋，压丹石毒。（甄权）

洗面澡身，去皯䵟，令人悦泽白皙。（时珍）

白瓜子

《别录》曰：冬瓜仁也。八月采之。

气味

甘，平，无毒。

主治

令人悦泽好颜色，益气不饥。久服，轻身耐老。（《本经》）

除烦满不乐。可作面脂。（《别录》）

去皮肤风及黑皯，润肌肤。（大明）

治肠痈。（时珍）

瓜皮

主治

可作丸服，亦入面脂。（苏颂）

主驴马汗入疮肿痛，阴干为末涂之。又主折伤损痛。（时珍）

叶

主治

治肿毒，杀蜂，疗蜂叮。（大明）

主消渴，疟疾寒热。又焙研，敷多年恶疮。（时珍）

藤

主治 烧灰，可出绣黥。煎汤，洗黑鼾并疮疥。（大明）

捣汁服，解木耳毒。煎水，洗脱肛。烧灰，可淬铜、铁，伏砒石。（时珍）

苦瓜（《救荒》）

释名 锦荔枝（《救荒》）、癞葡萄。

瓜

气味 苦，寒，无毒。

主治 除邪热，解劳乏，清心明目。（时珍《生生编》）

子

气味 苦、甘，无毒。

主治 益气壮阳。（时珍）

紫菜（《食疗》）

释名 紫荧。

气味 甘，寒，无毒。

藏器曰：多食令人腹痛发气，吐白沫。饮热醋少许，即消。

主治 热气烦塞咽喉，煮汁饮之。（孟诜）

病瘿瘤脚气者，宜食之。（时珍）

石花菜（《食鉴》）

释名 琼枝。

气味

甘、咸，大寒，滑，无毒。

主治

去上焦浮热，发下部虚寒。（宁原）

芝（《本经》上品）

释名

苬。

时珍曰：芝本作之，篆文象草生地上之形。后人借之字为语辞，遂加草以别之也。《尔雅》云：苬，芝也。注云：一岁三华瑞草。或曰生于刚处曰菌，生于柔处曰芝。昔四皓采芝，群仙服食，则芝亦菌属可食者，故移入菜部。

集解

时珍曰：《瑞应图》云：芝草常以六月生，春青夏紫，秋白冬黑。葛洪《抱朴子》云：芝有石芝、木芝、草芝、肉芝、菌芝，凡数百种也。

青芝一名龙芝（《本经》）

气味

酸，平，无毒。

主治 明目，补肝气，安精魂，仁恕。久食，轻身不老，延年神仙。（《本经》）不忘强志。（《唐本》）

赤芝一名丹芝（《本经》）

气味 苦，平，无毒。

主治 胸中结，益心气，补中，增智慧，不忘。久食，轻身不老，延年神仙。（《本经》）

黄芝一名金芝（《本经》）

气味 甘，平，无毒。

主治 心腹五邪，益脾气，安神，忠信和乐。久食，轻身不老，延年神仙。（《本经》）

白芝一名玉芝（《本经》）、素芝

气味 辛，平，无毒。

主治　咳逆上气，益肺气，通利口鼻，强志意，勇悍，安魄。久食，轻身不老，延年神仙。（《本经》）

黑芝一名玄芝（《本经》）

气味　咸，平，无毒。

主治　癃，利水道，益肾气，通九窍，聪察。久服，轻身不老，延年神仙。（《本经》）

紫芝一名木芝（《本经》）

气味　甘，温，无毒。

主治　耳聋，利关节，保神，益精气，坚筋骨，好颜色。久服，轻身不老延年。（《本经》）疗虚劳，治痔。（时珍）

木耳（《本经》中品）

释名 木檽。木菌。木坳。树鸡（韩文）、木蛾。

集解 时珍曰：木耳各木皆生，其良毒亦必随木性，不可不审。然今货者，亦多杂木，惟桑、柳、楮、榆之耳为多云。

气味 甘，平，有小毒。

主治 益气不饥，轻身强志。（《本经》）

断谷治痔。（时珍）

桑耳

释名 桑檽（《唐本》）、桑蛾（《宋本》）、桑鸡（《纲目》）、桑黄（《药性》）、桑臣（《药性》）、桑上寄生。

气味 甘，平，有毒。

主治 黑者，主女人漏下赤白汁，血病症瘕积聚，阴痛，阴阳寒热，无子。（《本经》）疗月水不调。其黄熟陈白者，止久泄，益气不饥。其金色者，治癖饮积聚，腹痛金疮。（《别录》）

治女子崩中带下，月闭血凝，产后血凝，男子痃癖。（甄权）

止血衄，肠风泻血，妇人心腹痛。（大明）

利五脏，宣肠胃气，排毒气。压丹石人发热，和葱、豉作羹食。（孟诜）

槐耳

释名 槐檽（《唐本》）、槐菌（《唐本》）、槐鸡（《蜀本》）、赤鸡（《纲目》）、槐蛾。

气味 苦、辛，平，无毒。

主治 五脱肛，下血心痛，妇人阴中疮痛（苏恭）。

治风破血，益力（甄权）。

香蕈（《日用》）

释名 时珍曰：蕈从覃。覃，延也。蕈味隽永，有覃延之意。

气味 甘，平，无毒。

主治 益气不饥，治风破血。（吴瑞）

松蕈：治溲浊不禁，食之有效。（《菌谱》）

第八卷 果部

李（《别录》下品）

释名

嘉庆子。

实

气味

苦、酸，微温，无毒。

时珍曰：李味甘酸，其苦涩者不可食。不沉水者有毒，不可食。

大明曰：多食令人胪胀，发虚热。

诜曰：临水食之，令发痰疟。不可合雀肉食。合蜜食，损五脏。

宗奭曰：不可合浆水食，发霍乱，涩气而然。服术人忌之。

主治

暴食，去痼热，调中。（《别录》）

去骨节间劳热。（孟诜）

肝病宜食之。（思邈）

核仁

气味 苦，平，无毒。

主治 僵仆踒折，瘀血骨痛。（《别录》）

令人好颜色。（吴普）

治女子少腹肿满。利小肠，下水气，除浮肿。（甄权）

治面皯黑子。（苏颂）

根白皮

主治 消渴，止心烦逆奔豚气。（《别录》）

治疮。（吴普）

煎水含漱，治齿痛。（弘景）

煎汁饮，主赤白痢。（大明）

炙黄煎汤，日再饮之，治女人卒赤白下，有验。（孟诜）

治小儿暴热，解丹毒。（时珍）

苦李根皮：味咸，治脚下气，主热毒烦躁。煮汁服，止消渴。（甄权）

花

气味 苦，香，无毒。

主治 令人面泽，去粉滓皯黯（时珍）。

叶

气味 甘、酸，平，无毒。

主治 小儿壮热，痁疾惊痫，煎汤浴之，良。（大明）

树胶

气味 苦，寒，无毒。

主治 目翳，定痛消肿。（时珍）

杏（《别录》下品）

释名 甜梅。

实

气味 酸，热，有小毒。生食多，伤筋骨。（《别录》）

主治 曝脯食，止渴，去冷热毒。心之果，心病宜食之。（思邈）

核仁

气味 甘（苦），温（冷利），有小毒。两仁者杀人，可以毒狗。

震亨曰：杏仁性热，因寒者可用。

思邈曰：杏仁作汤如白沫不解者，食之令气壅身热。汤经宿者动冷气。

时珍曰：凡杏、桃诸花皆五出。若六出必双仁，为其反常，故有毒也。

徐之才曰：得火良。恶黄芩、黄芪、葛根，畏蘘草。

主治 咳逆上气雷鸣，喉痹，下气，产乳金疮，寒心奔豚。（《本经》）

惊痫，心下烦热，风气往来，时行头痛，解肌，消心下急满痛，杀狗毒。（《别录》）

解锡毒。（之才）

治腹痹不通，发汗，主温病脚气，咳嗽上气喘促。入天门冬煎，润心肺。和酪作汤，润声气。（甄权）

除肺热，治上焦风燥，利胸膈气逆，润大肠气秘。（元素）

杀虫，治诸疮疥，消肿，去头面诸风气皶疱。（时珍）

附方

万病丸：治男妇五劳七伤，一切诸疾。杏仁一斗二升，童子小便煮七次，以蜜四两拌匀，再以童便五升于碗内重蒸，取出日晒夜露数日。任意嚼食，即愈。

补肺丸，治咳嗽：用杏仁二大升（山中者不用，去双仁者），以童子小便二斗浸之，春夏七日，秋冬二七日，连皮尖于砂盆中研滤取汁，煮令鱼眼沸，候软如面糊即成。以粗布摊曝之，可丸即丸服之。食前后总须服三、五十丸，茶、酒任下。忌白水粥。（刘禹锡《传信方》）

久患肺气：喘急至效。甚者不过二剂，永瘥。杏仁去皮尖二两，童子小便浸，一日一换，夏月三、四换，满半月取出，焙干研细。每服一枣大，薄荷一叶，蜜一鸡头大，水一钟，煎七分，食后温服。忌腥物。（《胜金方》）

咳逆上气：不拘大人小儿。以杏仁三升去皮尖，炒黄研膏，入蜜一升，杵熟。每食前含之，咽汁。（《千金》）

上气喘急：杏仁、桃仁各半两，去皮尖炒研，用水调生面和，丸梧子大。每服十丸，姜、蜜汤下，微利为度。（《圣济总录》）

喘促浮肿：小便淋沥。用杏仁一两，去皮尖熬研，和米煮粥，空心吃二合妙。（《心镜》）

头面风肿：杏仁捣膏，鸡子黄和杵，涂帛上，厚裹之。干则又涂，不过七八次愈也。（《千金方》）

风虚头痛：欲破者。杏仁去皮尖，晒干研末，水九升研滤汁，煎如麻腐状，取和羹粥食。七日后大汗出，诸风渐减。此法神妙，可深秘之。慎风、冷、猪、鸡、鱼、蒜、醋。（《千金方》）

喉痹痰嗽：杏仁（去皮熬黄）三分，和桂末一分，研泥，裹含之，咽汁。（陈藏器《本草》）

肺病咯血：杏仁四十个，以黄蜡炒黄，研入青黛一钱，作饼。用柿饼一个，破开包药，湿纸裹煨熟食之，取效。（丹溪方）

小儿咽肿：杏仁炒黑，研烂含咽。（《普济方》）

诸疮肿痛：杏仁去皮，研滤取膏，入轻粉、麻油调搽神效。不拘大人、小儿。（鲍氏）

小儿头疮：杏仁烧研敷之。（《事林广记》）

花

气味 **苦，温，无毒。**

主治 **补不足，女子伤中，寒热痹厥逆。**（《别录》）

叶

主治 人卒肿满，身面洪大，煮浓汁热渍，亦少少服之。（《肘后》）

枝

主治 堕伤，取一握，水一升煮减半，入酒三合和匀，分再服，大效。（苏颂）

根

主治 食杏仁多，致迷乱将死，切碎煎汤服，即解。（时珍）

梅（《本经》中品）

实

气味 酸，平，无毒。

乌梅

气味 酸，温、平，涩，无毒。

主治　下气，除热烦满，安心，止肢体痛，偏枯不仁，死肌，去青黑痣，蚀恶肉。（《本经》）

去痹，利筋脉，止下痢，好唾口干。（《别录》）

水渍汁饮，治伤寒烦热。（弘景）

止渴调中，去痰治疟瘴，止吐逆霍乱，除冷热痢。（藏器）

治虚劳骨蒸，消酒毒，令人得睡。和建茶、干姜为丸服，止休息痢，大验。（大明）

敛肺涩肠，止久嗽泻痢，反胃噎膈，蛔厥吐利，消肿涌痰，杀虫，解鱼毒、马汗毒、硫黄毒。（时珍）

白梅

释名　盐梅、霜梅。

气味　酸、咸，平，无毒。

主治　和药点痣，蚀恶肉。（弘景）

刺在肉中者，嚼敷之即出。（孟诜）

治刀箭伤，止血，研烂敷之。（大明）

乳痈肿毒，杵烂贴之，佳。（汪颖）

除痰。（苏颂）

治中风惊痫，喉痹痰厥僵仆，牙关紧闭者，取梅肉揩擦牙龈，涎出即开。又治泻痢烦渴，霍乱吐下，下血血崩，功同乌梅。（时珍）

核仁

气味

酸，平，无毒。

主治

明目，益气，不饥。（吴普）

除烦热。（甄权）

治代指忽然肿痛，捣烂，和醋浸之。（时珍。《肘后方》）

花

气味

微酸，涩，无毒。

叶

气味

酸，平，无毒。

第八卷　果部

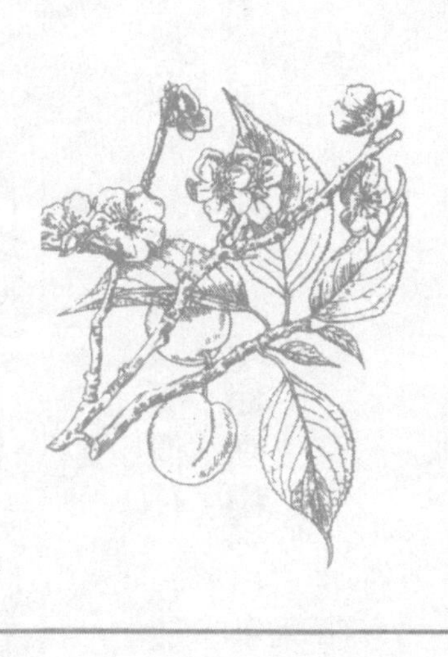

杏

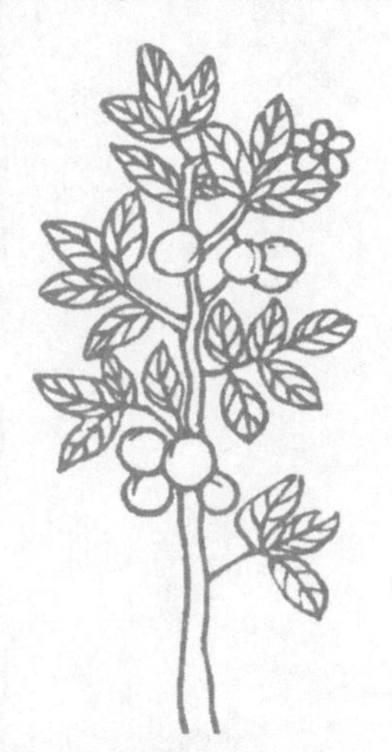

李

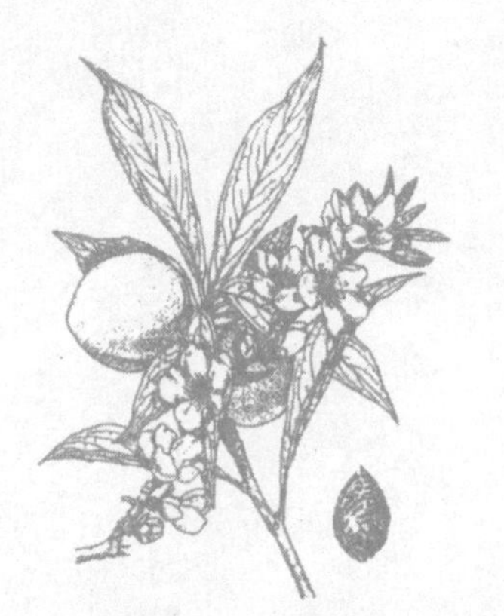

桃

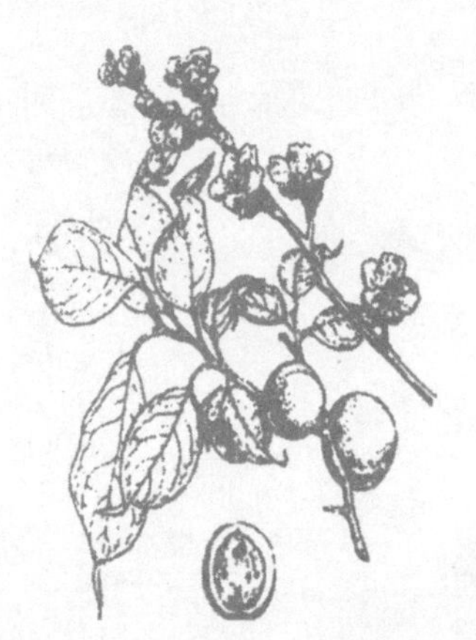

梅

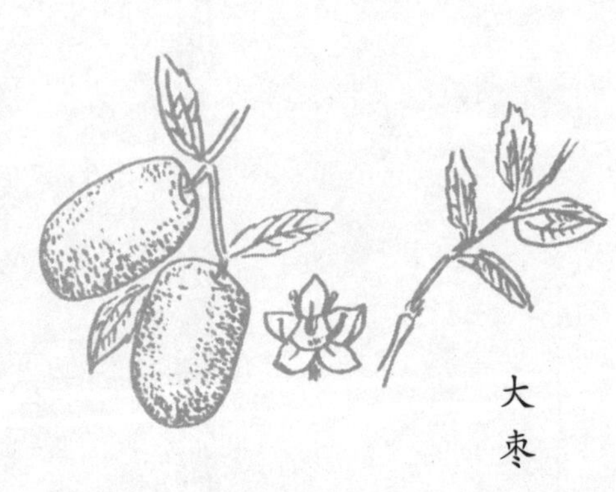

大枣

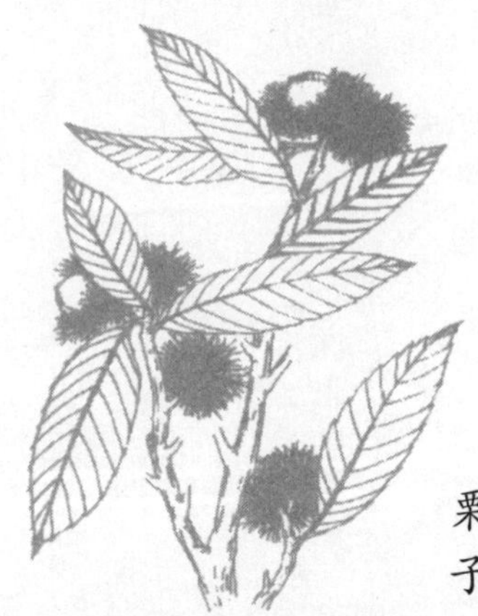

栗子

主治 休息痢及霍乱，煮浓汁饮之。（大明）

藏器曰：嵩阳子言：清水揉梅叶，洗蕉葛衣，经夏不脆。有验。

时珍曰：夏衣生霉点，梅叶煎汤洗之即去，甚妙。

根

主治 风痹。（《别录》。出土者杀人）

初生小儿，取根同桃、李根煮汤浴之，无疮热之患。（崔氏《纂要》）

煎汤饮，治霍乱，止休息痢。（大明）

桃（《本经》下品）

实

气味 辛、酸、甘，热，微毒。多食令人有热。

主治 作脯食，益颜色。（大明）

肺之果，肺病宜食之。（思邈）

冬桃，食之解劳热。（时珍。出《尔雅注》）

核仁

【气味】**苦、甘，平，无毒。**

【主治】**瘀血血闭，症瘕邪气，杀小虫。**（《本经》）

止咳逆上气，消心下坚硬，除卒暴击血，通月水，止心腹痛。（《别录》）

治血结、血秘、血燥，通润大便，破畜血。（元素）

杀三虫。又每夜嚼一枚和蜜涂手、面良。（孟诜）

主血滞风痹骨蒸，肝疟寒热，鬼注疼痛，产后血病。（时珍）

【附方】**延年去风：**令人光润。用桃仁五合去皮，用粳米饭浆同研，绞汁令尽，温温洗面极妙。（《千金翼》）

偏风不遂：及癖疾。用桃仁二千七百枚，去皮、尖、双仁，以好酒一斗三升，浸二十一日，取出晒干杵细，作丸如梧子大。每服二十丸，以原酒吞之。（《外台秘要》）

疟疾寒热：桃仁一百枚去皮尖，乳钵内研成膏，不得犯生水，入黄丹三钱，丸梧子大。每服三丸，

当发日面北温酒吞下。五月五日午时合之，忌鸡、犬、妇人。（见唐慎微《本草》）

骨蒸作热：桃仁一百二十枚，留尖去皮及双仁，杵为丸，平旦井花水顿服之。令尽量饮酒至醉，仍须任意吃水。隔日一剂。百日不得食肉。（《外台秘要》）

桃毛

毛桃实上毛也。刮取用之。

气味

辛，平，微毒。

主治

破血闭，下血瘕，寒热积聚，无子，带下诸疾。（《别录》）

疗崩中，破癖气。（大明）

治恶鬼邪气。（孟诜）

花

气味

苦，平，无毒。

主治

杀疰恶鬼，令人好颜色。（《本经》）

悦泽人面，除水气，破石淋，利大小便，下三虫。（《别录》）

消肿满，下恶气。（苏恭）

治心腹痛及秃疮。（孟诜）

利宿水痰饮积滞，治风狂。研末，敷头上肥疮，手足㿉疮。（时珍）

叶

颂曰：采嫩者名桃心，入药尤胜。

气味 苦，平，无毒。

主治 除尸虫，出疮中小虫。（《别录》）

治恶气，小儿寒热客忤。（大明）

疗伤寒、时气、风痹无汗，治头风，通大小便，止霍乱腹痛。（时珍）

茎及白皮

气味 苦，平，无毒。

主治 除邪鬼中恶腹痛，去胃中热。（《别录》）

治疰忤心腹痛，解蛊毒，辟疫疠，疗黄疸身目如金，杀诸疮虫。（时珍）

桃胶

气味 苦，平，无毒。

主治 炼服，保中不饥，忍风寒。（《别录》）

下石淋，破血，治中恶疰忤。（苏恭）

主恶鬼邪气。（孟诜）

和血益气，治下痢，止痛。（时珍）

栗（《别录》上品）

释名 时珍曰：栗，《说文》作㮚，从卤，像花实下垂之状也。梵书名笃迦。

实

气味 咸，温，无毒。

宗奭曰：小儿不可多食。生则难化，熟则滞气，膈食生虫，往往致病。

主治

益气，厚肠胃，补肾气，令人耐饥。（《别录》）

生食，治腰脚不遂。（思邈）

疗筋骨断碎，肿痛瘀血，生嚼涂之，有效。（苏恭）

栗 楔

时珍曰：一球三颗，其中扁者栗楔也。

主治

筋骨风痛。（士良）

活血尤效。（颂曰：今衡山合活血丹用之）

每日生食七枚，破冷痃癖。又生嚼，罯恶刺，出箭头，敷瘰疬肿毒痛。（大明）

枣（《本经》上品）

生 枣

气味

甘、辛，热，无毒。多食令人寒热。凡羸瘦者不可食。

思邈曰：多食令人热渴膨胀，动脏腑，损脾元，助湿热。

大枣

【释名】干枣（《别录》）、美枣（《别录》）、良枣。

瑞曰：此即晒干大枣也。味最良美，故宜入药。今人亦有用胶枣之肥大者。

【气味】甘，平，无毒。

大明曰：有齿病、疳病、虫䘌人不宜啖枣，小儿尤不宜食。又忌与葱同食，令人五脏不和；与鱼同食，令人腰腹痛。

时珍曰：今人蒸枣多用糖、蜜拌过，久食最损脾、助湿热也。啖枣多，令人齿黄生䘌。

【主治】心腹邪气，安中，养脾气，平胃气，通九窍，助十二经，补少气、少津液、身中不足，大惊四肢重，和百药。久服轻身延年。（《本经》。宗奭曰：煮取肉，和脾胃药甚佳）

补中益气，坚志强力，除烦闷，疗心下悬，除肠澼。久服不饥神仙。（《别录》）

润心肺，止嗽，补五脏，治虚损，除肠胃癖气。和光粉烧，治疳痢。（大明）

小儿患秋痢，与蛀枣食之良。（孟诜）

杀乌头、附子、天雄毒。（之才）

和阴阳，调营卫，生津液。（李杲）

附方

调和胃气：以干枣去核，缓火逼燥为末。量多少入少生姜末，白汤点服。调和胃气甚良。(《衍义》)

反胃吐食：大枣一枚去核，用斑蝥一枚去头翅，入在内，煨熟去蝥，空心食之，白汤下良。

小肠气痛：大枣一枚去核，用斑蝥一枚去头、足、翅，入枣内，纸包煨熟，去蝥食枣，以桂心、荜澄茄汤下。(《直指》)

伤寒热病：后。口干咽痛，喜唾。大枣二十枚，乌梅十枚，捣入蜜丸。含如杏核大，咽汁甚效。(《千金方》)

妊娠腹痛：大红枣十四枚，烧焦为末，以小便服之。(《梅师》)

大便燥塞：大枣一枚去核，入轻粉半钱缚定，煨熟食之，仍以枣汤送下。(《直指》)

耳聋鼻塞：不闻音声、香臭者：取大枣十五枚（去皮核），蓖麻子三百枚（去皮），和捣。绵裹塞耳、鼻，日一度。三十余日，闻声及香臭也。先治耳，后治鼻，不可并塞。(孟诜《食疗》)

痔疮疼痛：大肥枣一枚剥去皮，取水银掌中，以唾研令极熟，敷枣瓤上，纳入下部良。(《外台》)

卒急心疼：《海上方》诀云：一个乌梅二个枣，七枚杏仁一处捣。男酒女醋送下之，不害心疼直到老。

食椒闭气：京枣食之即解也。(《百一选方》)

三岁陈枣核中仁

气味

燔之，苦，平，无毒。

主治

腹痛邪气。(《别录》)

恶气卒疰忤。(孟诜)

核烧研，掺胫疮良。(时珍)

叶

气味

甘，温，微毒。

主治

覆麻黄，能令出汗。(《本经》)

和葛粉，揩热痱疮，良。(《别录》)

治小儿壮热，煎汤浴之。(大明)

木心

气味

甘，涩，温，有小毒。

主治 中蛊腹痛，面目青黄，淋露骨立。剉取一斛，水淹三寸，煮至二斗澄清，煎五升。旦服五合，取吐即愈。又煎红水服之，能通经脉。（时珍，出《小品方》）

根

主治 小儿赤丹从脚趺起，煎汤频浴之。（时珍，出《千金》）

皮

主治 同老桑树皮，并取北向者，等分，烧研。每用一合，井水煎，澄取清，洗目。一月三洗，昏者复明。忌荤、酒、房事。（时珍）

本草纲目

线装典藏

册四

明·李时珍 著

黄山书社

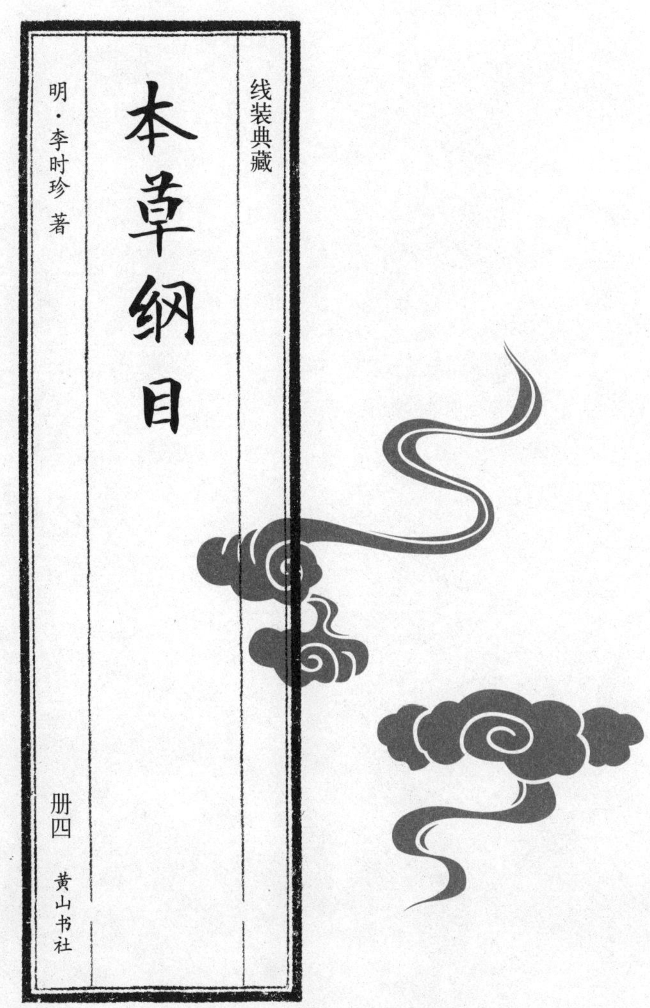

线装典藏

本草纲目

明·李时珍 著

册四

黄山书社

梨（《别录》下品）

释名　快果、果宗、玉乳、蜜父。

实

气味　甘、微酸，寒，无毒。多食令人寒中萎困。金疮、乳妇、血虚者，尤不可食。

主治　热嗽，止渴。切片贴烫火伤，止痛不烂。（苏恭）

治客热，中风不语，治伤寒热发，解丹石热气、惊邪，利大小便。（《开宝》）

除贼风，止心烦气喘热狂。作浆，吐风痰。（大明）

猝喑风不语者，生捣汁频服。胸中痞塞热结者，宜多食之。（孟诜）

花

主治　去面黑粉滓。（时珍。方见李花下）

叶

主治　霍乱吐利不止，煮汁服。作煎，治风。（苏恭）

治小儿寒疝。（苏颂）

捣汁服，解中菌毒。（吴瑞）

附方

小儿寒疝：腹痛，大汗出。用梨叶，浓煎七合，分作数服，饮之大良。此徐玉经验方也。（《图经本草》）

中水毒病：初起，头痛恶寒，拘急心烦。用梨叶一把捣烂，以酒一盏搅饮。（《箧中方》）

蠼螋尿疮：出黄水。用梨叶汁涂之，干即易。（《箧中方》）

木皮

主治

解伤寒时气（时珍）。

木瓜（《别录》中品）

释名

楙。

实

气味

酸，温，无毒。

思邈曰：酸、咸，温，涩。

诜曰：不可多食，损齿及骨。

主治

湿痹邪气，霍乱大吐下，转筋不止。（《别录》）

治脚气冲心，取嫩者一颗，去子，煎服，佳。强筋骨，下冷气，止呕逆，心膈痰唾，消食，止水利后渴不止，作饮服之。（《藏器》）

止吐泻奔豚，及水肿冷热痢，心腹痛。（大明）

调营卫，助谷气。（雷敩）

去湿和胃，滋脾益肺，治腹胀善噫，心下烦痞。（好古）

附方

项强筋急：不可转侧，肝、肾二脏受风也。用宣州木瓜二个（取盖去瓤），没药二两，乳香二钱半。二味入木瓜内缚定，饭上蒸三、四次，烂研成膏。每用三钱，入生地黄汁半盏，无灰酒二盏，暖化温服。许叔微云：有人患此，自午后发，黄昏时定。予谓此必先从足起。足少阴之筋自足至项。筋者肝之合。今日中至黄昏，阳中之阴，肺也。自离至兑，阴旺阳弱之时。故《灵宝毕法》云：离至乾，肾气绝而肝气弱。肝、肾二脏受邪，故发于此时。予授此及都梁丸，服之而愈。（《本事方》）

脚气肿急：用木瓜切片，囊盛踏之。广德顾安中，患脚气筋急腿肿。因附舟，以足阁一袋上，渐觉不痛。乃问舟子：袋中何物？曰：宣州木瓜也。及归，制木瓜袋用之，顿愈。（《名医录》）

脚筋挛痛：用木瓜数枚，以酒、水各半，煮烂捣膏，乘热贴于痛处，以帛裹之。冷即换，日三五度。（《食疗本草》）

脐下绞痛：木瓜三片，桑叶七片，大枣三枚。水三升，煮半升，顿服即愈。（《食疗》）

小儿洞痢：木瓜捣汁，服之。（《千金方》）

木瓜核

主治

霍乱烦躁气急，每嚼七粒，温水咽之。（时珍，出圣惠）

枝、叶、皮、根

气味

并酸，涩，温，无毒。

主治

煮汁饮，并止霍乱吐下转筋，疗脚气。（别录）

枝作杖，利筋脉。根、叶煮汤淋足胫，可以已蹶。木材作桶濯足，甚益人。（苏颂）

枝、叶者煮汁饮，治热痢。（时珍。出千金）

花

主治

面黑粉滓。（方见李花）

第八卷　果部

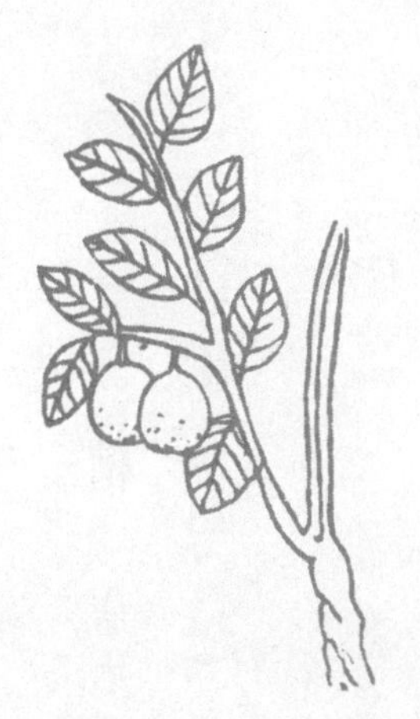
梨

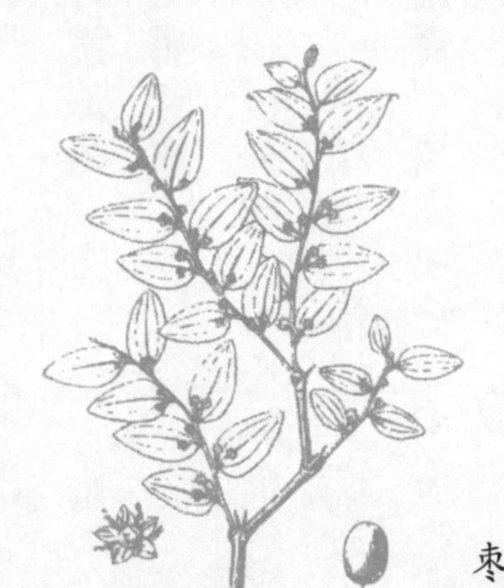
枣

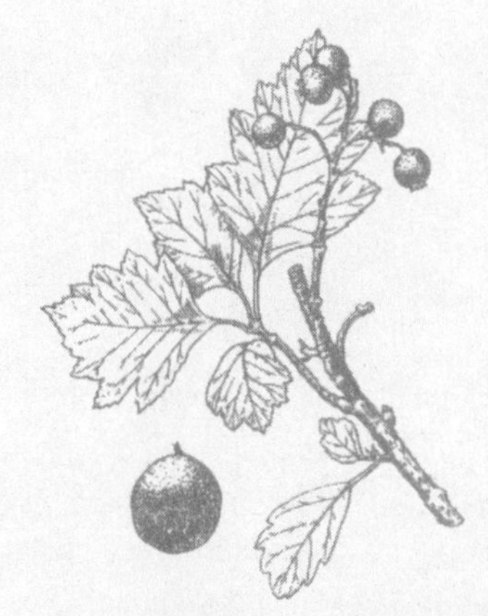
山里红

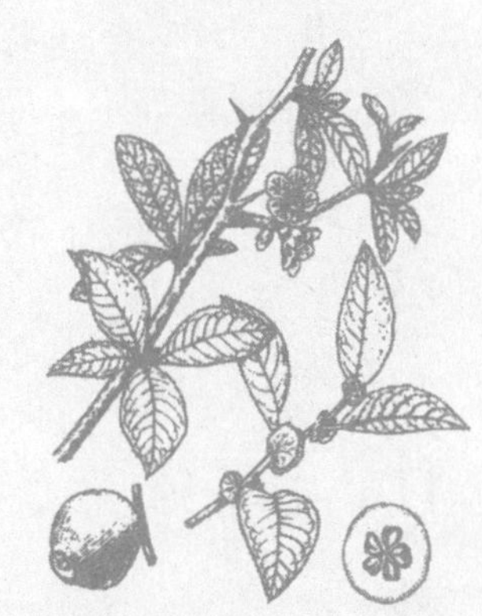
皱皮木瓜

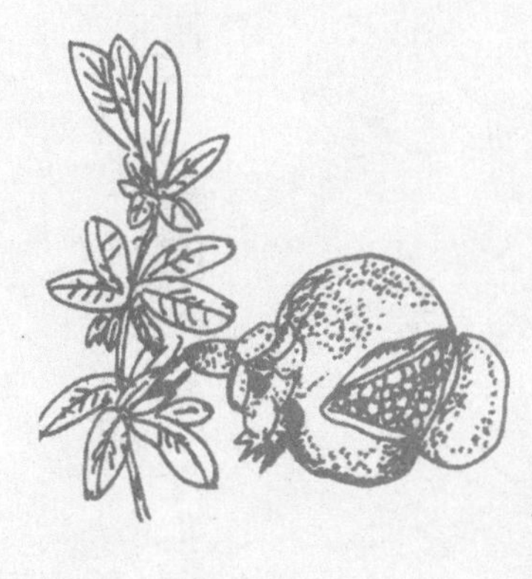
酸榴皮

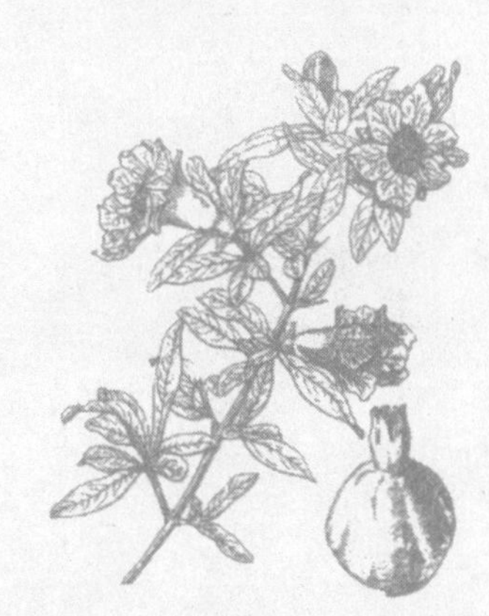
石榴

山楂（《唐本草》）

释名 **赤爪子**（《唐本》）、**鼠楂**（《唐本》）、**猴楂**（危氏）、**茅楂**（《日用》）、**朹子**、**檕梅**（并《尔雅》）、**羊梂**（《唐本》）、**棠梂子**（《图经》）、**山里果**（《食鉴》）。

实

气味 **酸，冷，无毒。**

时珍曰：酸、甘，微温。生食多，令人嘈烦易饥，损齿，齿龋人尤不宜也。

主治 **煮汁服，止水痢。沐头洗身，治疮痒。**（《唐本》）

煮汁洗漆疮，多瘥。（弘景）

治腰痛有效。（苏颂）

消食积，补脾，治小肠疝气，发小儿疮疹。（吴瑞）

健胃，行结气。治妇人产后儿枕痛，恶露不尽，煎汁入沙糖服之，立效。（震亨）

化饮食，消肉积症瘕，痰饮痞满吞酸，滞血痛胀。（时珍）

化血块气块，活血。（宁原）

【附方】

偏坠疝气：山棠梂肉、茴香（炒）各一两，为末，糊丸梧桐子大。每服一百丸，空心白汤下。（《卫生易简方》）

老人腰痛：及腿痛。用棠梂子、鹿茸（炙）等分，为末，蜜丸梧桐子大。每服百丸，日二服。

肠风下血：用寒药、热药及脾弱药俱不效者。独用山里果（俗名酸枣，又名鼻涕团）干者，为末，艾汤调下，应手即愈。（《百一选方》）

核

【主治】**吞之，化食磨积，治㿗疝。**（时珍）

【附方】

难产：山楂核七七粒，百草霜为衣，酒吞下。（《海上方》）

阴肾㿗肿：方见橄榄。

赤爪木

【气味】**苦，寒，无毒。**

【主治】**水痢，头风身痒。**（《唐本》）

根

主治 消积，治反胃。（时珍）

茎、叶

主治 煮汁，洗漆疮。（时珍。出《肘后》）

柿（《别录》中品）

烘柿

时珍曰：烘柿，非谓火烘也。即青绿之柿，收置器中，自然红熟如烘成，涩味尽去，其甘如蜜。欧阳修《归田录》言：襄、邓人以榠楂或榅桲或橘叶于中则熟，亦不必。

气味 甘，寒，涩，无毒。

主治 通耳鼻气，治肠澼不足。解酒毒，压胃间热，止口干。（《别录》）续经脉气。（诜）

白柿、柿霜

气味 甘，平，涩，无毒。

主治 补虚劳不足，消腹中宿血，涩中厚肠，健脾胃气。（诜）

开胃涩肠，消痰止渴，治吐血，润心肺，疗肺痿心热咳嗽，润声喉，杀虫。（大明）

温补。多食，去面皯。（藏器）

治反胃咯血，血淋肠澼，痔漏下血。（时珍）

霜：清上焦心肺热，生津止渴，化痰宁嗽，治咽喉口舌疮痛。（时珍）

安石榴（《别录》下品）

甘石榴

气味 甘、酸，温，涩，无毒。多食损人肺。（《别录》）

主治 咽喉燥渴。（《别录》）

能理乳石毒。（段成式）

制三尸虫。（时珍）

酸石榴

气味

酸，温，涩，无毒。

主治

赤白痢腹痛，连子捣汁，顿服一枚。（孟诜）

止泻痢崩中带下。（时珍）

附方

肠滑久痢：黑神散：用酸石榴一个。煅烟尽，出火毒一夜，研末。仍以酸榴一块，煎汤服，神效无比。（《普济方》）

痢血五色：或脓或水，冷热不调。酸石榴五枚（连子）。捣汁二升，每服五合，神妙。（《圣济》）

小便不禁：酸石榴烧存性（无则用枝烧灰代之）。每服二钱，用柏白皮（切，焙）四钱，煎汤一盏，入榴灰，再煎至八分，空心温服，晚再服。（《圣惠》）

捻须令黑：酸石榴结成时，就东南枝上拣大者一个，顶上开一孔，内水银半两于中，原皮封之，麻扎定，牛屎封护，待经霜摘下，倾出壳内水，以鱼鳔笼指蘸水捻须，久久自黑也。（《普济》）

酸榴皮

【气味】

同实。

【主治】

止下痢漏精。（《别录》）

治筋骨风，腰脚不遂，行步挛急疼痛，涩肠。取汁点目，止泪下。（权）

煎服，下蛔虫。（《藏器》）

止泻痢，下血脱肛，崩中带下。（时珍）

【附方】

赤白痢下腹痛，食不消化者：《食疗本草》：用醋榴皮，炙黄为末，枣肉或粟米饭和丸梧桐子大。每空腹米饮服三十丸，日三服，以知为度。如寒滑，加附子、赤石脂各一倍。《肘后方》：用皮烧存性，为末。每米饮服方寸匕，日三服，效乃止。

粪前有血：令人面黄。用酢石榴皮（炙），研末。每服二钱，用茄子枝煎汤服。（孙真人方）

肠滑久痢，神妙无比方也：用石榴一个劈破，炭火簇烧存性，出火毒，为末。每服一钱，别以酸石榴一瓣，水一盏，煎汤调服。（《经验方》）

久痢久泻：陈石榴皮酢者，焙研细末。每服二钱，米饮下。患二三年或二三月，百方不效者，服之便止，不可轻忽之也。（《普济方》）

小儿风痫：大生石榴一枚，割去顶，剜空，入全蝎五枚，黄泥固济，煅存性，为末。每服半钱，乳汁调下。或防风汤下，亦可。（《圣济录》）

疔肿恶毒：以针刺四畔，用榴皮着疮上，以面围四畔，灸之，以痛为度。仍纳榴末敷上急裹，经宿连根自出也。（《肘后百一方》）

脚肚生疮：初起如粟，搔之渐开，黄水浸淫，痒痛溃烂，遂致绕胫而成痼疾。用酸榴皮煎汤，冷定，日日扫之，取愈乃止。（《医学正宗》）

酸榴东行根

气味　**同皮。**

主治　**蛔虫、寸白。**（《别录》）

青者，入染须用。（权）

治口齿病。（颂）

止涩泻痢、带下，功与皮同。（时珍）

榴花

主治　**阴干为末，和铁丹服，一年变白发如漆。**（藏器。铁丹，飞铁为丹也，亦铁粉之属）

千叶者，治心热吐血。又研末吹鼻，止衄血，立效。亦敷金疮出血。（苏颂）

橘（《本经》上品）

橘实

【气味】

甘、酸，温，无毒。

弘景曰：食之多痰，恐非益也。

原曰：多食粘膈生痰，滞肺气。

瑞曰：同螃蟹食，令人患软痈。

【主治】

甘者润肺，酸者聚痰。（藏器）

止消渴，开胃，除胸中膈气。（大明）

黄橘皮

【释名】

红皮（《汤液》）、**陈皮**（《食疗》）。

弘景曰：橘皮疗气大胜。以东橘为好，西江者不如。须陈久者为良。

好古曰：橘皮以色红日久者为佳，故曰红皮、陈皮。去白者曰橘红也。

气味 苦、辛，温，无毒。

主治 **胸中瘕热逆气，利水谷。久服去臭，下气通神。**（《本经》）

下气，止呕咳，治气冲胸中，吐逆霍乱，疗脾不能消谷，止泄，除膀胱留热停水，五淋，利小便，去寸白虫。（《别录》）

清痰涎，治上气咳嗽，开胃，主气痢，破症瘕痃癖。（甄权）

疗呕哕反胃嘈杂，时吐清水，痰痞痎疟，大肠秘塞，妇人乳痈。入食料，解鱼腥毒。（时珍）

附方

润下丸：治湿痰，因火泛上，停滞胸膈，咳唾稠粘。陈橘皮半斤（入砂锅内，下盐五钱，化水淹过，煮干），粉甘草二两（去皮，蜜炙）。各取净末，蒸饼和丸梧桐子大。每服百丸，白汤下。（丹溪方）

宽中丸：治脾气不和，冷气客于中，壅遏不通，是为胀满。用橘皮四两，白术二两。为末，酒糊丸梧桐子大。每食前木香汤下三十丸，日三服。（是斋《指迷方》）

橘皮汤：治男女伤寒并一切杂病呕哕，手足逆冷者。用橘皮四两，生姜一两。水二升，煎一升，徐徐呷之即止。（仲景方）

嘈杂吐水：真橘皮去白为末，五更安五分于掌心舐之，即睡，三日必效。皮不真则不验。（《怪证奇方》）

反胃吐食：真橘皮，以日照西壁土炒香，为末。每服二钱，生姜三片，枣肉一枚，水二钟，煎一钟，温服。（《直指方》）

猝然食噎：橘皮一两。汤浸去瓤，焙为末。以水一大盏，煎半盏，热服。（《食医心镜》）

诸气呃噫：橘皮二两。去瓤，水一升，煎五合，顿服。或加枳壳尤良。（孙尚药方）

痰膈气胀：陈皮三钱。水煎热服。（杨氏《简便方》）

猝然失声：橘皮半两，水煎，徐呷。（《肘后方》）

经年气嗽：橘皮、神曲、生姜（焙干）等分。为末，蒸饼和丸梧桐子大。每服三、五十丸，食后、夜卧各一服。有人患此服之，兼旧患膀胱气皆愈也。（寇氏《衍义》）

化食消痰，胸中热气：用橘皮半两。微熬，为末。水煎代茶，细呷。（《心镜》）

下焦冷气：干陈橘皮一斤。为末，蜜丸梧桐子大。每食前温酒下三十丸。（《食疗本草》）

脚气冲心：或心下结硬，腹中虚冷。陈皮一斤，和杏仁五两（去皮尖）熬，少加蜜，捣和丸如梧桐子大。每日食前，米饮下三十丸。（《食疗》）

老人气闷：方同上。（《济生》）

大肠秘塞：陈皮连白，酒煮，焙，研末。每温酒服二钱，一方米饮下。（《普济》）

途中心痛：橘皮去白，煎汤饮之，甚良。（谈野翁方）

风痰麻木：凡手及十指麻木，大风麻木，皆是湿痰死血。用橘红一斤，逆流水五碗，煮烂去渣，再煮至一碗，顿服取吐，乃吐痰圣药也。不吐，加瓜蒂末。（《摘玄方》）

脾寒诸疟：不拘老少孕妇，只两服便止。真橘皮（去白，切），生姜自然汁浸过一指，银器内重汤煮，焙干，研末。每服三钱，用隔年青州枣十个，水一盏，煎半盏，发前服，以枣下之。（《适用方》）

小儿疳瘦：久服消食和气，长肌肉。用陈橘皮一两，黄连（以米泔水浸一日）一两半。研末，入麝三分，用猪胆盛药，以浆水煮熟取出，用粟米饭和丸绿豆大。每服一二十丸，米饮下。（钱氏《小儿方》）

产后尿闷：不通者。陈皮一两，去白为末。每空心温酒服二钱，一服即通。此张不愚方也。（《妇人良方》）

产后吹奶：陈皮一两，甘草一钱。水煎服，即散。

妇人乳痈：未成者即散，已成者即溃，痛不可忍者即不疼，神验不可云喻也。用真陈橘皮，汤浸去白晒，面炒微黄，为末。每服二钱，麝香调酒下。初发者一服见效。名橘香散。（张氏方）

嵌甲作痛：不能行履者。浓煎陈皮，汤浸良久，甲肉自离，轻手剪去，以虎骨末敷之即安。（《医林集要》）

青橘皮

气味 **苦、辛，温，无毒。**

主治 **气滞，下食，破积结及膈气。**（颂）

破坚癖，散滞气，去下焦诸湿，治左胁肝经积气。（元素）

治胸膈气逆，胁痛，小腹疝痛，消乳肿，疏肝胆，泻肺气。（时珍）

橘瓤上筋膜

主治 口渴、吐酒。炒熟，煎汤饮，甚效。（大明）

橘核

气味 苦，平，无毒。

主治 肾疰腰痛，膀胱气痛，肾冷。炒研，每温酒服一钱，或酒煎服之。（大明）

治酒齄风、鼻赤。炒研，每服一钱，胡桃肉一个，擂酒服，以知为度。（宗奭）

小肠疝气及阴核肿痛，炒研五钱，老酒煎服，或酒糊丸服，甚效。（时珍）

叶

气味 苦，平，无毒。

主治 导胸膈逆气，入厥阴，行肝气，消肿散毒，乳痈胁痛，用之行经。（震亨）

柑（宋《开宝》）

释名 木奴。

气味 甘，大寒，无毒。

主治 利肠胃中热毒，解丹石，止暴渴，利小便。（《开宝》）

皮

气味 辛、甘，寒，无毒。

主治 下气调中。（藏器）

解酒毒及酒渴，去白，焙研末，点汤入盐饮之。（大明）

治产后肌浮，为末酒服。（藏器）

伤寒饮食劳复者，浓煎汁服。（时珍）

山柑皮：治咽喉痛，效。（《开宝》）

第八卷　果部

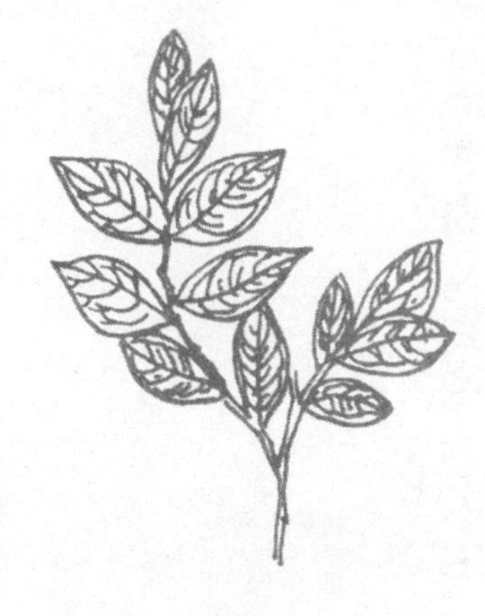

柑叶

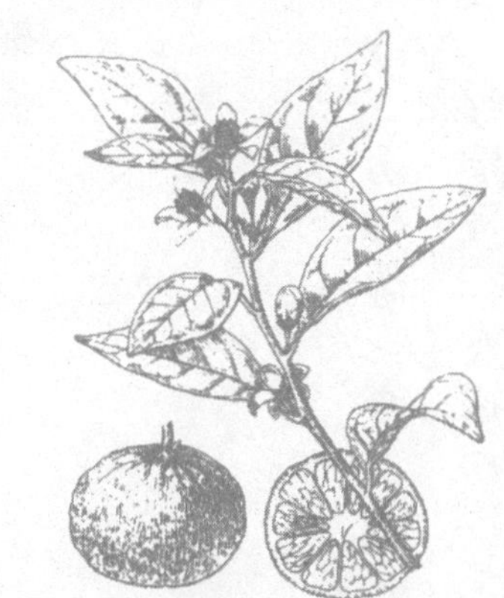

橘

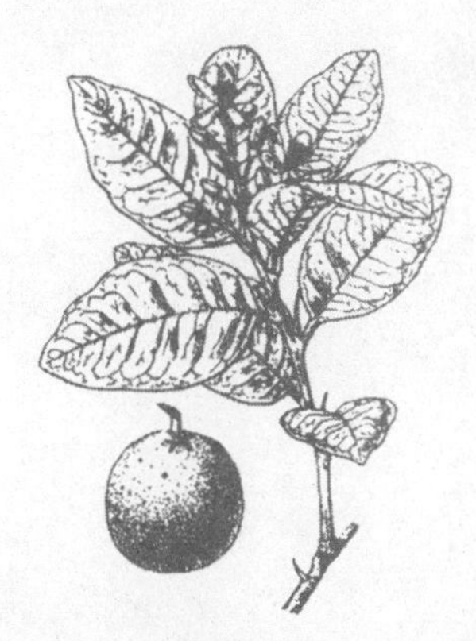

枸橼

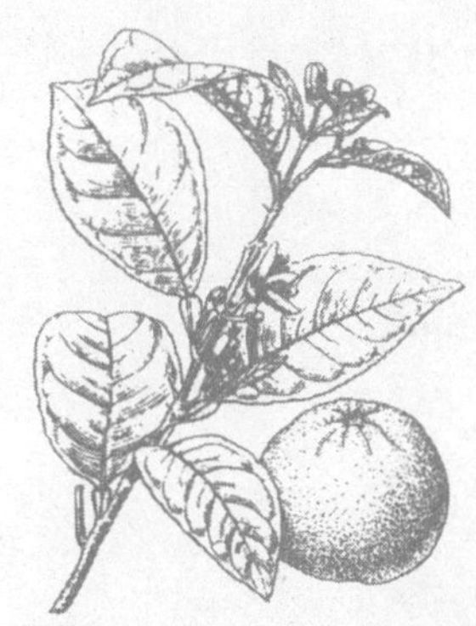

甜橙

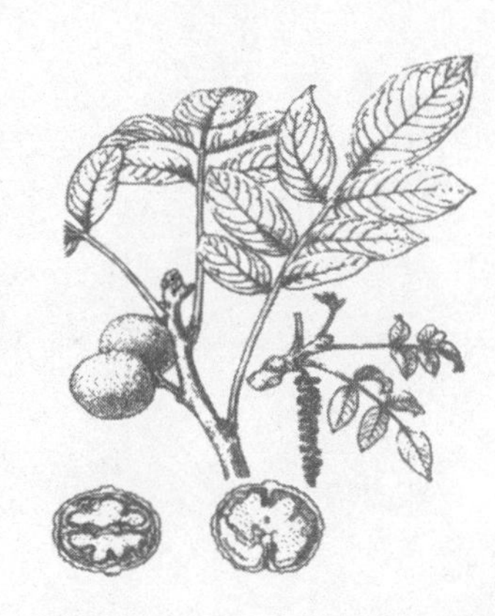

胡桃

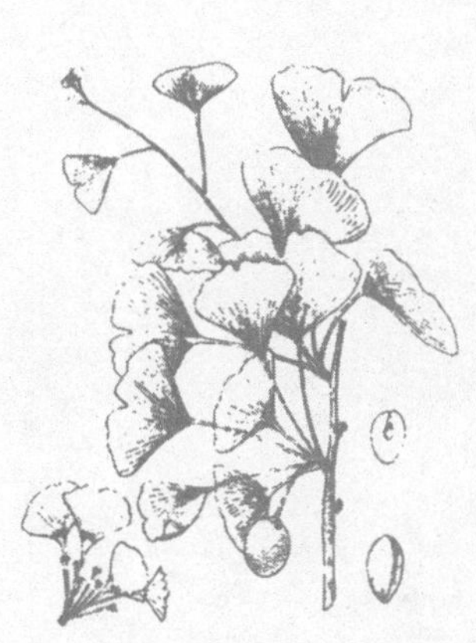

银杏

核

主治 作涂面药。（《苏颂》）

叶

主治 聤耳流水或脓血。取嫩头七个，入水数滴，杵取汁滴之，即愈。（蔺氏）

橙（宋《开宝》）

释名 金球、鹄壳。

气味 酸，寒，无毒。

主治 洗去酸汁，切和盐、蜜，煎成贮食，止恶心，能去胃中浮风恶气。（《开宝》）

行风气，疗瘿气，发瘰疬，杀鱼、蟹毒。（士良）

皮

气味 苦、辛，温，无毒。

主治 作酱、醋香美，散肠胃恶气，消食下气，去胃中浮风气。（《开宝》）

和盐贮食，止恶心，解酒病。（孟诜）

糖作橙丁，甘美，消痰下气，利膈宽中，解酒。（时珍）

核

主治 面皯粉刺，湿研，夜夜涂之。（时珍）

枸橼（宋《图经》）

释名 香橼（俗作圆）、佛手柑。

皮瓤

气味 辛、酸，无毒。

主治 下气，除心头痰水。（藏器）

煮酒饮，治痰气咳嗽。煎汤，治心下气痛。（时珍）

根、叶

主治 同皮（《橘谱》）。

樱桃（《别录》上品）

气味 甘，热，涩，无毒。

主治 调中，益脾气，令人好颜色，美志。（《别录》）

止泄精、水谷痢。（孟诜）

银杏（《日用》）

释名 白果（《日用》）、鸭脚子。

核仁

气味

甘、苦，平，涩，无毒。

时珍曰：熟食，小苦微甘，性温有小毒。多食令人胪胀。

瑞曰：多食壅气动风。小儿食多昏霍，发惊引疳。同鳗鲡鱼食，患软风。

主治

生食，引疳解酒，熟食益人。（李鹏飞）

熟食，温肺益气，定喘嗽，缩小便，止白浊。生食，降痰，消毒杀虫。嚼浆，涂鼻面手足，去皻疱䵟黯皴皱，及疥癣疳䘌阴虱。（时珍）

附方

寒嗽痰喘：白果七个。煨熟，以熟艾作七丸，每果入艾一丸，纸包再煨香，去艾吃。（《秘韫》方）

哮喘痰嗽：鸭掌散：用银杏五个，麻黄二钱半，甘草（炙）二钱。水一钟半，煎八分，卧时服。又金陵一铺治哮喘，白果定喘汤，服之无不效者，其人以此起家。其方：用白果二十一个（炒黄），麻黄三钱，苏子二钱，款冬花、法制半夏、桑白皮（蜜炙）各二钱，杏仁（去皮尖）、黄芩（微炒）各一钱半，甘草一钱。水三钟，煎二钟，随时分作二服。不用姜。（并《摄生方》）

咳嗽失声：白果仁四两，白茯苓、桑白皮二两，乌豆半升（炒），蜜半斤。煮熟晒干为末，以乳汁半碗拌湿，九蒸九晒，丸如绿豆大。每服三五十丸，白汤下，神效。（余居士方）

小便频数：白果十四枚，七生七煨，食之，取效，止。

小便白浊：生白果仁十枚，擂水饮，日一服，取效，止。

赤白带下，下元虚惫：白果、莲肉、江米各五钱，胡椒一钱半。为末。用乌骨鸡一只，去肠盛药，瓦器煮烂，空心食之。（《集简方》）

肠风下血：银杏煨熟，出火气，食之，米饮下。

肠风脏毒：银杏四十九枚，去壳生研，入百药煎末和丸弹子大。每服二三丸，空心细嚼，米饮送下。（戴原礼《证治要诀》）

牙齿虫䘌：生银杏，每食后嚼一二个，良。（《永类钤方》）

手足皴裂：生白果嚼烂，夜夜涂之。

鼻面酒齄：银杏、酒浮糟，同嚼烂，夜涂旦洗。（《医林集要》）

胡桃（宋《开宝》）

释名

羌桃（《名物志》）、**核桃**。

核仁

气味

甘，平、温，无毒。

颂曰：性热，不可多食。

主治 食之令人肥健、润肌、黑须发。多食利小便、去五痔。捣和胡粉，拔白须发，内孔中，则生黑毛。烧存性，和松脂研，敷瘰疬疮。（《开宝》）

食之令人能食，通润血脉，骨肉细腻。（诜，方见下）

治损伤、石淋。同破故纸蜜丸服，补下焦。（颂）

补气养血，润燥化痰，益命门，利三焦，温肺润肠，治虚寒喘嗽，腰脚重痛，心腹疝痛，血痢肠风，散肿毒，发痘疮，制铜毒。（时珍）

油胡桃

气味 辛，热，有毒。

主治 杀虫攻毒，治痈肿、疠风、疥癣、杨梅、白秃诸疮，润须发。（时珍）

附方 消肾溢精：胡桃丸：治消肾病，因房欲无节及服丹石，或失志伤肾，遂致水弱火强，口舌干，精自溢出，或小便赤黄，大便燥实，或小便大利而不甚渴。用胡桃肉、白茯苓各四两，附子一枚（去皮，切片）。姜汁、蛤粉同焙为末，蜜丸梧桐子大。每服三十丸，米饮下。（《普济方》）

小便频数： 胡桃煨熟，卧时嚼之，温酒下。

石淋痛楚： 便中有石子者。胡桃肉一升，细米煮浆粥一升，相和顿服，即瘥。（崔元亮《海上方》）

风寒无汗： 发热头痛。核桃肉、葱白、细茶、生姜等分。捣烂，水一钟，煎七分，热服。覆衣取汗。（谈野翁方）

老人喘嗽： 气促，睡卧不得，服此立定。胡桃肉（去皮）、杏仁（去皮尖）、生姜各一两。研膏，入炼蜜少许，和丸弹子大。每卧时嚼一丸，姜汤下。（《普济方》）

产后气喘： 胡桃肉、人参各二钱。水一盏，煎七分，顿服。

久嗽不止： 核桃仁五十个（煮熟，去皮），人参五两，杏仁三百五十个（麸炒，汤浸，去皮）。研匀，入炼蜜，丸梧桐子大。每空心细嚼一丸，人参汤下。临卧再服。（萧大尹方）

食物醋心： 胡桃烂嚼，以生姜汤下，立止。（《传信适用方》）

食酸齿齼： 细嚼胡桃即解。（《日华子本草》）

揩齿乌须： 胡桃仁（烧过）、贝母各等分。为散，日用之。（《圣惠》）

眼目暗昏： 四月内取风落小胡桃，每日午时食饱，以无根水吞下，偃卧，觉鼻孔中有泥腥气为度。（《卫生易简方》）

赤痢不止： 胡桃仁、枳壳各七个，皂角（不蛀者）一挺。新瓦上烧存性，研为细末，分作八服。每临卧时一服，二更一服，五更一服，荆芥茶下。（《总录》）

小肠气痛： 胡桃一枚，烧炭研末，热酒服之。（《奇效良方》）

便毒初起：子和《儒门事亲》：用胡桃七个。烧研酒服，不过三服，见效。杨氏《经验》：用胡桃三枚，夹铜钱一个，食之即愈。

鱼口毒疮：端午日午时，取树上青胡桃，筐内阴干，临时全烧为末，黄酒服。少行一二次，有脓自大便出，无脓即消，二三服，平。（杨氏《经验》）

一切痈肿：背痈、附骨疽，未成脓者。胡桃十个（煨熟去壳），槐花一两。研末，杵匀，热酒调服。（《古今录验》）

疔疮恶肿：胡桃一个。平破，取仁嚼烂，安壳内，合在疮上，频换，甚效。（《普济》）

胡桃青皮

气味 **苦，涩，无毒。**

主治 **染髭及帛，皆黑。**

树皮

主治 **止水痢。春月斫皮汁，沐头至黑。煎水，可染褐。**（《开宝》）

壳

主治 烧存性，入下血、崩中药。（时珍）

荔枝（宋《开宝》）

释名 离枝（《纲目》）、丹荔。

实

气味 甘，平，无毒。

主治 止渴，益人颜色。（《开宝》）

食之止烦渴，头重心躁，背膊劳闷。（李珣）

通神，益智，健气。（孟诜）

治瘰疬瘤赘，赤肿疔肿，发小儿痘疮。（时珍）

核

气味 甘，温，涩，无毒。

主治 心痛、小肠气痛，以一枚煨存性，研末，新酒调服。（宗奭）

治癞疝气痛，妇人血气刺痛。（时珍）

壳

主治 痘疮出不爽快，煎汤饮之。又解荔枝热，浸水饮。（时珍）

花及皮根

主治 喉痹肿痛，用水煮汁，细细含咽，取瘥止（苏颂。出崔元亮《海上方》）。

龙眼（《本经》中品）

释名 龙目（《吴普》）、圆眼（俗名）、益智（《本经》）、亚荔枝（《开宝》）、荔枝奴、骊珠、燕卵、蜜脾、鲛泪、川弹子（《南方草木状》）。

实

气味 甘，平，无毒。

恭曰：甘、酸，温。

李鹏飞曰：生者沸汤瀹过食，不动脾。

主治 五脏邪气，安志厌食。除蛊毒，去三虫。久服强魂聪明，轻身不老，通神明。（《本经》）

开胃益脾，补虚长智。（时珍）

附方 归脾汤：治思虑过度，劳伤心脾，健忘怔忡，虚烦不眠，自汗惊悸。用龙眼肉、酸枣仁（炒）、黄芪（炙）、白术（焙）、茯神各一两，木香、人参各半两，炙甘草二钱半，㕮咀。每服五钱，姜三片，枣一枚，水二钟，煎一钟，温服。（《济生方》）

核

主治 胡臭。六枚，同胡椒二、七枚研，遇汗出即擦之。（时珍）

椰子（宋《开宝》）

释名

越王头（《纲目》）、**胥余**。

树头酒

《一统志》云：缅甸在滇南，有树类棕，高五六丈，结实如椰子。土人以罐盛曲，悬于实下，划其实，汁流于罐中以成酒，名树头酒。或不用曲，惟取汁熬为白糖。其树即贝树也，缅人取其叶写书。

严树酒

《一统志》云：琼州有严树，捣其皮叶，浸以清水，和以粳酿，或入石榴花叶，数日成酒，能醉人。又《梁书》云：顿逊国有酒树，似安石榴，取花汁贮杯中，数日成酒。盖此类也。又有文章草，可以成酒。

椰子瓤

气味

甘，平，无毒。

主治

益气。（《开宝》）

治风。（汪颖）

食之不饥，令人面泽。（时珍。出《异物志》）

椰子浆

气味 甘，温，无毒。

主治 止消渴。涂头，益发令黑。（《开宝》）

治吐血水肿，去风热。（李珣）

椰子皮

气味 苦，平，无毒。

主治 止血，疗鼻衄，吐逆霍乱，煮汁饮之。（《开宝》）

治猝心痛，烧存性，研，以新汲水服一钱，极验。（时珍。出龚氏方）

壳

主治 杨梅疮筋骨痛。烧存性，临时炒热，以滚酒泡服二三钱，暖覆取汗，其痛即止，神验。（时珍）

第八卷　果部

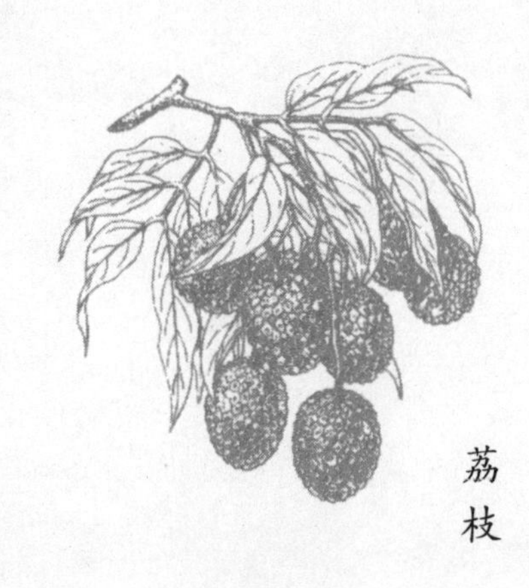

荔枝

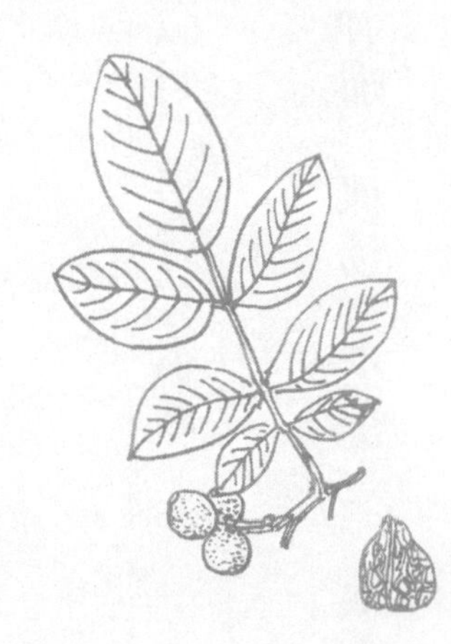

胡桃仁

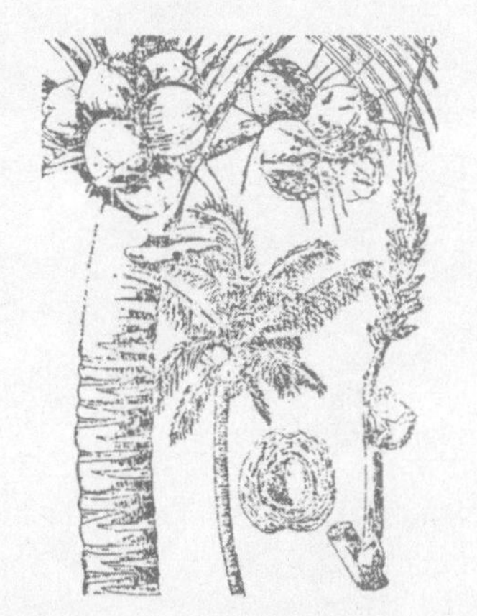

椰子

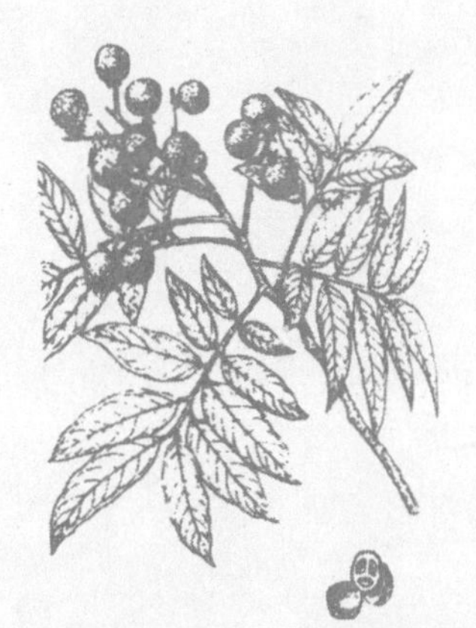

龙眼

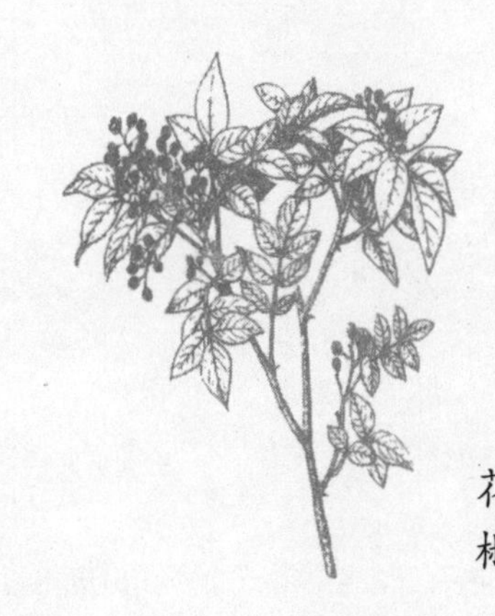

花椒

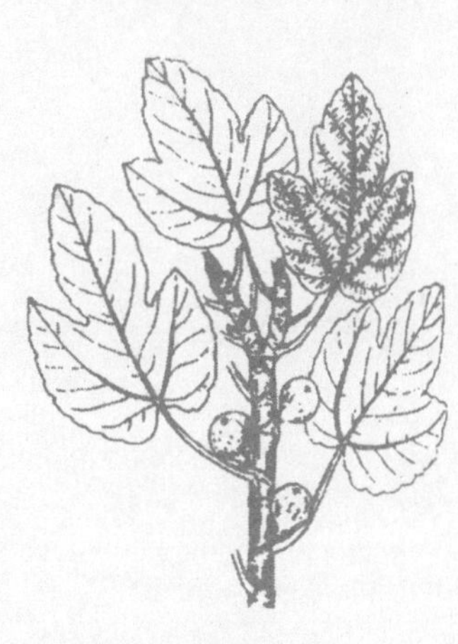

无花果

无花果（《食物》）

释名 映日果（《便民图纂》）、优昙钵）（《广州志》）、阿驵）。

实

气味 甘，平，无毒。

主治 开胃，止泄痢。（汪颖）

治五痔，咽喉痛。（时珍）

叶

气味 甘、微辛，平，有小毒。

主治 五痔肿痛，煎汤频熏洗之，取效。（震亨）

秦椒（《本经》中品）

释名

大椒（《尔雅》）、椴（毁）、花椒。

椒红

气味

辛，温，有毒。

主治

除风邪气，温中，去寒痹，坚齿发，明目。久服，轻身好颜色，耐老增年通神。（《本经》）

疗喉痹吐逆疝瘕，去老血，产后余疾腹痛，出汗，利五脏。（《别录》）

上气咳嗽，久风湿痹。（孟诜）

治恶风遍身，四肢𤸷痹，口齿浮肿摇动，女人月闭不通，产后恶血痢，多年痢，疗腹中冷痛，生毛发，灭瘢。（甄权）

能下肿湿气。（震亨）

胡椒（《唐本草》）

释名

昧履支。

实

气味 **辛，大温，无毒。**

时珍曰：辛热纯阳，走气助火，昏目发疮。

珣曰：多食损肺，令人吐血。

主治 **下气温中去痰，除脏腑中风冷。**（《唐本》）

去胃口虚冷气，宿食不消，霍乱气逆，心腹猝痛，冷气上冲。（李珣）

调五脏，壮肾气，治冷痢，杀一切鱼、肉、鳖、蕈毒。（大明）

去胃寒吐水，大肠寒滑。（宗奭）

暖肠胃，除寒湿，反胃虚胀，冷积阴毒，牙齿浮热作痛。（时珍）

附方

心腹冷痛：胡椒三七枚，清酒吞之。或云一岁一粒。（孟诜《食疗》）

心下大痛：《寿域方》：用椒四十九粒，乳香一钱，研匀。男用生姜、女用当归酒下。又方：用椒五分，没药三钱，研细。分二服，温酒下。又方：胡椒、绿豆各四十九粒研烂，酒下神效。

反胃吐食：戴原礼方：用胡椒醋浸，晒干，如此七次，为末，酒糊丸梧桐子大。每服三四十丸，醋汤下。《圣惠方》：用胡椒七钱半，煨姜一两，水煎，分二服。《是斋百一方》：用胡椒、半夏（汤泡）等分，为末，姜汁糊丸梧桐子大。每姜汤下三十丸。

小儿虚胀：塌气丸：用胡椒一两，蝎尾半两。为末，面糊丸粟米大。每服五七丸，陈米饮下。一加莱菔子半两。（钱乙方）

发散寒邪：胡椒、丁香各七粒。碾碎，以葱白捣膏，和涂两手心，合掌握定，夹于大腿内侧，温覆取汗则愈。（《伤寒蕴要》）

伤寒咳逆：日夜不止，寒气攻胃也。胡椒三十粒（打碎），麝香半钱，酒一钟，煎半钟，热服。（《圣惠方》）

风虫牙痛：《卫生易简方》：用胡椒、荜茇等分，为末，蜡丸麻子大。每用一丸，塞蛀孔中。《韩氏医通》：治风、虫、客寒，三般牙痛，呻吟不止。用胡椒九粒，绿豆十一粒，布裹捶碎，以丝绵包作一粒，患处咬定，涎出吐去，立愈。《普济方》：用胡椒一钱半，以羊脂拌打四十丸，擦之追涎。

茗（《唐本草》）

【释名】**苦𣗪**（《唐本》）、**槚**（《尔雅》）、**蔎**、**荈**。

颂曰：郭璞云：早采为茶，晚采为茗，一名荈，蜀人谓之苦茶。陆羽云：其名有五：一茶，二槚，三蔎，四茗，五荈。

时珍曰：杨慎《丹铅录》云：茶，即古茶字。《诗》云『谁谓茶苦，其甘如荠』是也。颜师古云：

汉时荼陵，始转途音为宅加切，或言六经无茶字，未深考耳。

叶

气味 **苦、甘，微寒，无毒。**

藏器曰：苦寒，久食，令人瘦，去人脂，使人不睡。饮之宜热，冷则聚痰。

胡洽曰：与榧同食，令人身重。

李鹏飞曰：大渴及酒后饮茶，水入肾经，令人腰、脚、膀胱冷痛，兼患水肿、挛痹诸疾。大抵饮茶宜热、宜少，不饮尤佳，空腹最忌之。

时珍曰：服威灵仙、土茯苓者，忌饮茶。

主治 **瘘疮，利小便，去痰热，止渴，令人少睡，有力悦志。**（《神农食经》）

下气消食。作饮，加茱萸、葱、姜良。（苏恭）

破热气，除瘴气，利大小肠。（藏器）

清头目，治中风昏愦，多睡不醒。（好古）

治伤暑。合醋，**治泄痢，**甚效。（陈承）

炒煎饮，治热毒赤白痢。同芎䓖、葱白煎饮，止头痛。（吴瑞）

浓煎，吐风热痰涎。（时珍）

第八卷　果部

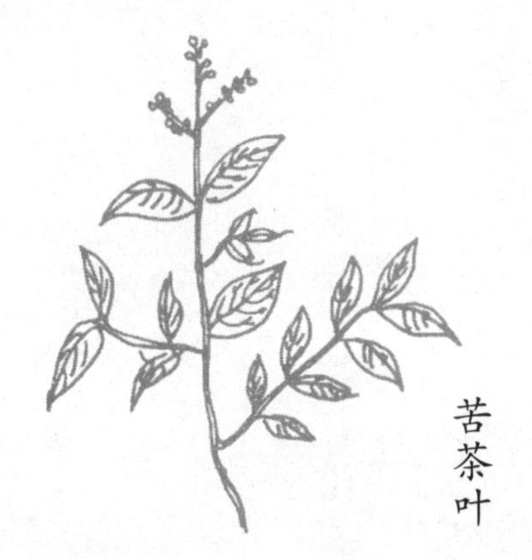

苦茶叶

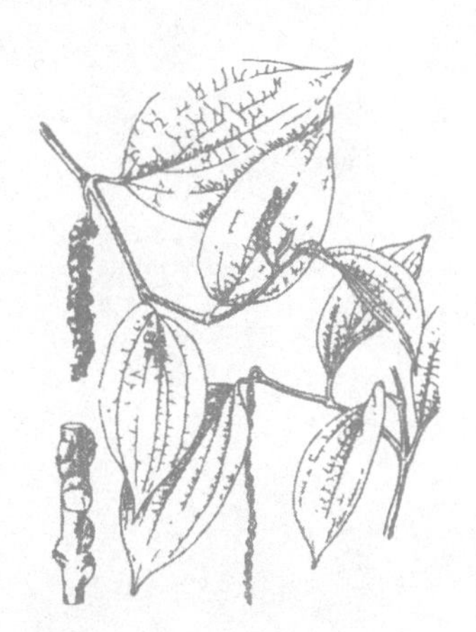

胡椒

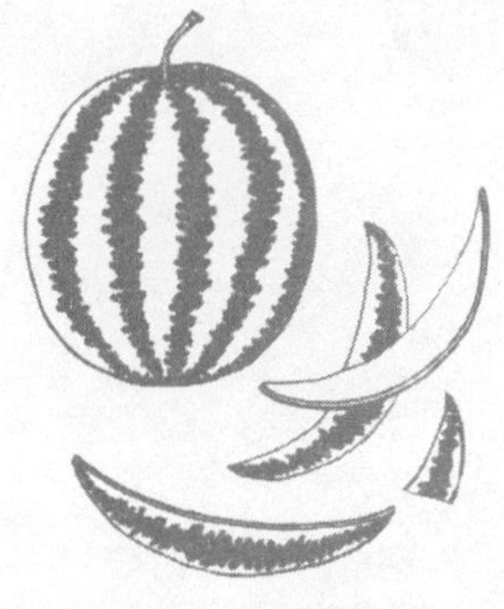

西瓜翠衣

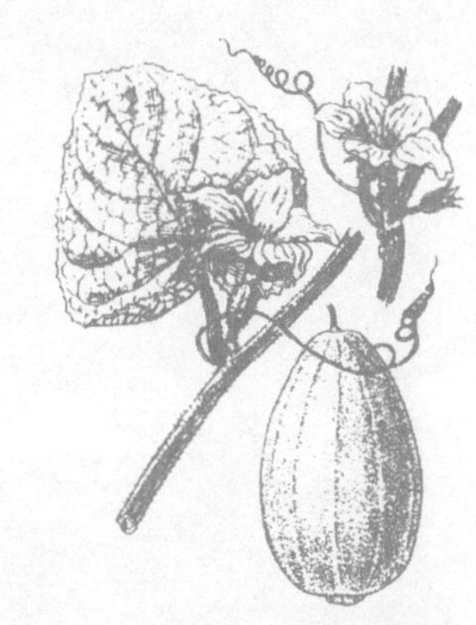

甜瓜

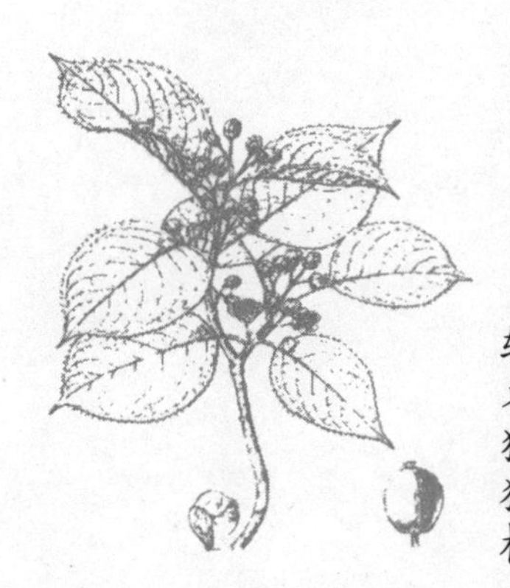

软枣猕猴桃

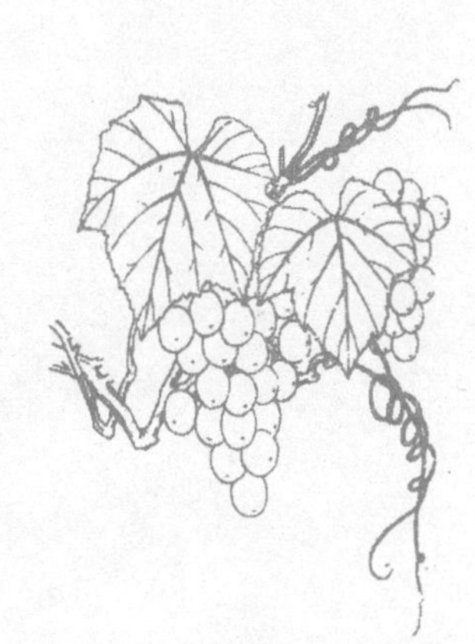

葡萄

茶子

气味 苦，寒，有毒。

主治 喘急咳嗽，去痰垢。捣仁洗衣，除油腻。（时珍）

甜瓜（宋《嘉祐》）

释名 甘瓜（《唐本》）、果瓜。

瓜瓤

气味 甘，寒，滑，有小毒。

主治 止渴，除烦热，利小便，通三焦间壅塞气，治口鼻疮。（《嘉祐》）暑月食之，永不中暑。（宗奭）

瓜子仁

气味 甘，寒，无毒。

主治 腹内结聚，破溃脓血，最为肠胃脾内壅要药。（《别录》）

止月经太过，研末去油，水调服。（藏器。《炮炙论序》曰：血泛经过，饮调瓜子）

炒食，补中宜人。（孟诜）

清肺润肠，和中止渴。（时珍）

瓜蒂（《本经》上品）

释名 瓜丁（《千金》）、苦丁香（象形）。

气味 苦，寒，有毒。

主治 大水，身面四肢浮肿，下水杀蛊毒，咳逆上气，及食诸果，病在胸腹中，皆吐下之。（《本经》）

去鼻中息肉，疗黄疸。（《别录》）

治脑塞热齆，眼昏吐痰。（《大明》）

吐风热痰涎，治风眩头痛，癫痫喉痹，头目有湿气。（时珍）

得麝香、细辛，治鼻不闻香臭。（好古）

西瓜（《日用》）

释名 寒瓜（见下）。

瓜瓤

气味 甘、淡，寒，无毒。

主治 消烦止渴，解暑热。（吴瑞）

疗喉痹。（汪颖）

宽中下气，利小水，治血痢，解酒毒。（宁原）

含汁，治口疮。（震亨）

皮

气味 甘，凉，无毒。

主治 口、舌、唇内生疮，烧研噙之。（震亨）

附方 闲挫腰痛：西瓜青皮，阴干为末，盐酒调服三钱。（《摄生众妙方》）

瓜子仁

气味 甘，寒，无毒。

主治 与甜瓜仁同。（时珍）

葡萄（《本经》上品）

释名 蒲桃（古字）、草龙珠。

实

气味 甘，平，涩，无毒。

主治 筋骨湿痹，益气倍力强志，令人肥健，耐饥忍风寒。久食，轻身不老延年。可作酒。（《本经》）

逐水，利小便。（《别录》）

除肠间水，调中治淋。（甄权）

时气痘疮不出，食之，或研酒饮，甚效。（苏颂）

根及藤、叶

气味 同实。

主治 煮浓汁细饮，止呕哕及霍乱后恶心，孕妇子上冲心，饮之即下，胎安。（孟诜）

治腰脚肢腿痛，煎汤淋洗之良。又饮其汁，利小便，通小肠，消肿满。（时珍）

附方 水肿：葡萄嫩心十四个，蝼蛄七个（去头尾），同研，露七日，曝干为末。每服半钱，淡酒调下。暑月尤佳。（洁古《保命集》）

猕猴桃（宋《开宝》）

释名 猕猴梨（《开宝》）、藤梨（同上）、阳桃（《日用》）、木子。

实

气味 酸、甘，寒，无毒。

藏器曰：咸、酸，无毒。多食冷脾胃，动泄澼。

宗奭曰：有实热者宜食之。太过，则令人脏寒作泄。

主治 止暴渴，解烦热，压丹石，下石淋。（《开宝》。诜曰：并宜取瓤和蜜作煎食）调中下气，主骨节风，瘫缓不随，长年白发，野鸡内痔病。（藏器）

藤中汁

气味 甘，滑，寒，无毒。

主治 热壅反胃，和生姜汁服之。又下石淋。（藏器）

枝、叶

主治 杀虫。煮汁饲狗，疗瘑疥。（《开宝》）

甘蔗（《别录》中品）

释名 竿蔗（《草木状》）、䗪。

蔗

气味 甘，平，涩，无毒。

主治 下气和中，助脾气，利大肠。（《别录》）

利大小肠，消痰止渴，除心胸烦热，解酒毒。（《大明》）

止呕哕反胃，宽胸膈。（时珍）

滓

主治 烧存性，研末，乌柏油调，涂小儿头疮白秃，频涂取瘥。烧烟勿令入人目，能使暗明。

（时珍）

莲藕（《本经》上品）

【释名】**其根藕**（《尔雅》），**其实莲**（同上），**其茎叶荷**。

韩保升曰：藕生水中，其叶名荷。按《尔雅》云：荷，芙蕖。其茎茄，其叶蕸，其本蔤，其华菡萏，其实莲，其根藕，其中菂，菂中薏。邢昺注云：芙蕖，总名也，别名芙蓉，江东人呼为荷。菡萏，莲花也。菂，莲实也。薏，菂中青心也。郭璞注云：蔤，乃茎下白蒻在泥中者。莲，乃房也；菂，乃子也；薏，乃中心苦薏也。江东人呼荷花为芙蓉，北人以藕为荷，亦以莲为荷，蜀人以藕为茄，此皆习俗传误也。陆机《诗疏》云：其茎为荷。其花未发为菡萏，已发为芙蕖。其实莲，莲之皮青里白。其子菂，菂之壳青肉白。菂内青心二三分，为苦薏也。

莲实

【释名】**藕实**（《本经》）、菂（《尔雅》）、薂（同上）、**石莲子**（《别录》）、**水芝**（《本经》）、**泽芝**（《古今注》）。

【气味】**甘，平，涩，无毒。**

《别录》曰：寒。

大明曰：莲子、石莲，性俱温。

时珍曰：嫩药性平，石莲性温。得茯苓、山药、白术、枸杞子良。

诜曰：生食过多，微动冷气胀人。蒸食甚良。大便燥涩者，不可食。

主治

补中养神，益气力，除百疾。久服，轻身耐老，不饥延年。（《本经》）

主五脏不足，伤中气绝，益十二经脉血气。（孟诜）

止渴去热，安心止痢，治腰痛及泄精。多食令人欢喜。（大明）

交心肾，厚肠胃，固精气，强筋骨，补虚损，利耳目，除寒湿，止脾泄久痢，赤白浊，女人带下崩中诸血病。（时珍）

捣碎和米作粥饭食，轻身益气，令人强健。（苏颂。出《诗疏》）

安靖上下君相火邪。（《嘉谟》）

附方

服食不饥：诜曰：石莲肉蒸熟去心，为末，炼蜜丸梧桐子大。日服三十丸。此仙家方也。

清心宁神：宗奭曰：用莲蓬中干石莲子肉，于砂盆中擦去赤皮，留心，同为末，入龙脑，点汤服之。

补中强志：益耳目聪明。用莲实半两去皮心，研末，水煮熟，以粳米三合作粥，入末搅匀食。（《圣惠方》）

补虚益损：水芝丹：用莲实半升。酒浸二宿，以牙猪肚一个洗净，入莲在内，缝定煮熟，取出晒干为末，酒煮米糊丸梧桐子大。每服五十丸，食前温酒送下。（《医学发明》）

小便频数：下焦真气虚弱者。用上方，醋糊丸，服。

白浊遗精：石莲肉、龙骨、益智仁等分。为末。每服二钱，空心米饮下。《普济》：用莲肉、白茯苓等分，为末。白汤调服。

藕

气味 甘，平，无毒。

主治 热渴，散留血，生肌。久服令人心欢。（《别录》）

止怒止泄，消食解酒毒，及病后干渴。（藏器）

捣汁服，止闷除烦开胃，治霍乱，破产后血闷，捣膏，罯金疮并伤折，止暴痛。蒸煮食之，大能开胃。（大明）

生食，治霍乱后虚渴。蒸食，甚补五脏，实下焦。同蜜食，令人腹脏肥，不生诸虫，亦可休粮。（孟诜）

汁：解射罔毒、蟹毒。（徐之才）

捣浸澄粉服食，轻身益年。（臞仙）

莲薏（即莲子中青心也）

释名　**苦薏**。

气味　**苦，寒，无毒**。

藏器曰：食莲子不去心，令人作吐。

主治　**血渴，产后渴，生研末，米饮服二钱，立愈**。（士良）

止霍乱。（大明）

清心去热。（时珍。出《统旨》）

附方　**劳心吐血**：莲子心七个，糯米二十一粒，为末，酒服。此临安张上舍方也。（《是斋百一方》）

小便遗精：莲子心一撮。为末，入辰砂一分。每服一钱，白汤下，日二。（《医林集要》）

莲花

释名　**芙蓉**（《古今注》）、**芙蕖**（同上）、**水华**。

【气味】苦、甘，温，无毒。

【主治】镇心益色。驻颜轻身。（大明）

莲房

【释名】莲蓬壳（陈久者良）。

【气味】苦，涩，温，无毒。

【主治】破血。（孟诜）

治血胀腹痛，及产后胎衣不下，酒煮服之。水煮服之，解野菌毒。（藏器）

止血崩、下血、溺血。（时珍）

荷叶

【释名】嫩者荷钱（象形）。贴水者藕荷（生藕者）。出水者芰荷（生花者）。蒂名荷鼻。

气味 **苦，平，无毒。**

主治 **止渴，落胞破血，治产后口干，心肺躁烦。**（大明）

治血胀腹痛，产后胎衣不下，酒煮服之。荷鼻：安胎，去恶血，留好血，止血痢，杀菌蕈毒，并煮水服。（藏器）

生发元气，裨助脾胃，涩精滑，散瘀血，消水肿痈肿，发痘疮，治吐血咯血衄血，下血溺血血淋，崩中产后恶血，损伤败血。（时珍）

芰实（《别录》上品）

释名 **菱**（《别录》）、**水栗**（风俗通）、**沙角。**

气味 **甘，平，无毒。**

诜曰：生食，性冷利。多食，伤人脏腑，损阳气，痿茎，生蛲虫。水族中此物最不治病。若过食腹胀者，可暖姜酒服之即消，亦可含吴茱萸咽津。

时珍曰：《仇池笔记》言：菱花开背日，芡花开向日，故菱寒而芡暖。《别录》言芰实性平，岂生者性冷，而干者则性平欤？

主治 安中补五脏，不饥轻身。（《别录》）

蒸曝，和蜜饵之，断谷长生。（弘景）

解丹石毒。（苏颂）

鲜者，解伤寒积热，止消渴，解酒毒、射罔毒。（时珍）

捣烂澄粉食，补中延年。（臞仙）

芰花

气味 涩。

主治 入染须发方。（时珍）

乌菱壳

主治 入染须发方，亦止泄痢。（时珍）

第九卷　木部

柏（《本经》上品）

释名

椈、侧柏。

柏　实

气味

甘，平，无毒。

主治

惊悸益气，除风湿，安五脏。久服，令人润泽美色，耳目聪明，不饥不老，轻身延年。（《本经》）

疗恍惚，虚损吸吸，历节腰中重痛，益血止汗。（《别录》）

治头风，腰肾中冷，膀胱冷脓宿水，兴阳道，益寿，去百邪鬼魅，小儿惊痫。（甄权）

润肝。（好古）

养心气，润肾燥，安魂定魄，益智宁神。烧沥，泽头发，治疥癣。（时珍）

附方

服柏实法：八月连房取实曝收，去壳研末。每服二钱，温酒下，一日三服。渴即饮水，令人悦泽。一方：加松子仁等分，以松脂和丸。一方：加菊花等分，蜜丸服。《奇效方》：用柏子仁二斤（为末，酒浸为膏），枣肉三斤，白蜜、白术末、地黄末各一斤，捣匀，丸弹子大。每嚼一丸，一日三服。百日，百病愈；久服，延年壮神。

老人虚秘：柏子仁、松子仁、大麻仁等分。同研，溶蜜蜡丸梧桐子大。以少黄丹汤，食前调服二三十丸，日二服。（寇宗奭）

肠风下血：柏子十四个。捶碎，囊贮浸好酒三盏，煎八分服，立止。（《普济方》）

小儿啼，惊痫腹满，大便青白色：用柏子仁末，温水调服一钱。（《圣惠方》）

黄水湿疮：真柏油二两，香油二两。熬稠搽之，如神。（陆氏《积德堂方》）

柏叶

气味

苦，微温，无毒。

主治

吐血、衄血，痢血、崩中、赤白，轻身益气，令人耐寒暑，去湿痹，止饥。（《别录》）

治冷风历节疼痛，止尿血。（甄权）

炙，罯冻疮。烧取汁涂头，黑润鬓发。（大明）

敷汤火伤，止痛灭瘢。服之，疗蛊痢。作汤常服，杀五脏虫，益人。（苏颂）

附方

吐血不止：张仲景柏叶汤：用青柏叶一把，干姜二片，阿胶一挺（炙），三味，以水二升，煮一升，去滓，别绞马通汁一升，合煎取一升，绵滤，一服尽之。《圣惠方》：用柏叶，米饮服二钱。或蜜丸、或水煎服，并良。

忧恚呕血：烦满少气，胸中疼痛。柏叶为散，米饮调服二方寸匕。（《圣惠方》）

衄血不止：柏叶、榴花研末，吹之。（《普济方》）

小便尿血：柏叶、黄连焙研，酒服三钱。（《济急方》）

大肠下血：随四时方向，采侧柏叶，烧研。每米饮服二钱。王涣之舒州病此，陈宜父大夫传方，二服愈。（《百一选方》）

头发不生：侧柏叶阴干，作末。和麻油涂之。（孙真人《食忌》）

头发黄赤：生柏叶末一升，猪膏一斤。和丸弹子大。每以布裹一丸，纳泔汁中化开，沐之。一月，色黑而润矣。（《圣惠方》）

枝节

主治 **煮汁酿酒，去风痹、历节风。烧取湝油，疗病疥及虫癞良。**（苏恭）

脂

主治 **身面疣目，同松脂研匀涂之，数夕自失。**（《圣惠》）

根白皮

气味 苦，平，无毒。

主治 火灼烂疮，长毛发。（《别录》）

松（《别录》上品）

松脂

别名 松膏（《本经》）、松肪（同）、松胶（《纲目》）、松香（同）、沥青。

气味 苦、甘，温，无毒。

主治 痈疽恶疮，头疡白秃，疥瘙风气，安五脏，除热。久服，轻身不老延年。（《本经》）

除胃中伏热，咽干消渴，风痹死肌。炼之令白。其赤者，主恶痹。（《别录》）

煎膏，生肌止痛，排脓抽风。贴诸疮脓血瘘烂。塞牙孔，杀虫。（甄权）

除邪下气，润心肺，治耳聋。古方多用辟谷。（大明）

强筋骨，利耳目，治崩带。（时珍）

松节

气味

苦，温，无毒。

主治

百节久风，风虚脚痹疼痛。（《别录》）

酿酒，主脚弱，骨节风。（弘景）

炒焦，治筋骨间病，能燥血中之湿。（震亨）

治风蛀牙痛，煎水含漱，或烧灰日揩，有效。（时珍）

松叶

气味

苦，温，无毒。

主治

风湿疮，生毛发，安五脏，守中，不饥延年。（《别录》）

细切，以水及面饮服之，或捣屑丸服，可断谷及治恶疾。（弘景）

炙，署冻疮风湿疮，佳。（大明）

去风痛脚痹，杀米虫。（时珍）

松花

别名 松黄。

气味 甘，温，无毒。

主治 润心肺，益气，除风止血。亦可酿酒。（时珍）

根白皮

气味 苦，温，无毒。

主治 辟谷不饥。（《别录》）补五劳，益气。（大明）

木皮

别名 赤龙皮。

【主治】痈疽疮口不合，生肌止血，治白秃、杖疮、汤火疮。（时珍）

桂（《别录》上品）、牡桂（《本经》上品）

【释名】梫。

时珍曰：桂即牡桂之厚而辛烈者，牡桂即桂之薄而味淡者。

【集解】时珍曰：桂有数种，以今参访：牡桂，叶长如枇杷叶，坚硬有毛及锯齿，其花白色，其皮多脂。菌桂，叶如柿叶，而尖狭光净，有三纵纹而无锯齿，其花有黄有白，其皮薄而卷。今商人所货，皆此二桂。但以卷者为菌桂，半卷及板者为牡桂，即自明白。

桂（《别录》）

时珍曰：此即肉桂也。厚而辛烈，去粗皮用。其去内外皮者，即为桂心。

【气味】甘、辛，大热，有小毒。

【主治】利肝肺气，心腹寒热冷疾，霍乱转筋，头痛腰痛出汗，止烦止唾，咳嗽鼻齆，堕胎，温中，

坚筋骨，通血脉，理疏不足，宣导百药，无所畏。久服，神仙不老。（《别录》）

补下焦不足，治沉寒痼冷之病，渗泄止渴，去营卫中风寒，表虚自汗。春夏为禁药，秋冬下部腹痛，非此不能止。（元素）

补命门不足，益火消阴。（好古）

治寒痹风喑，阴盛失血，泻痢惊痫。（时珍）

桂心（《药性论》）

气味 苦、辛，无毒。详前桂下。

主治 九种心痛，腹内冷气痛不可忍，咳逆结气壅痹，脚痹不仁，止下痢，杀三虫，治鼻中息肉，破血，通利月闭，胞衣不下。（甄权）

治一切风气，补五劳七伤，通九窍，利关节，益精明目，暖腰膝，治风痹骨节挛缩，续筋骨，生肌肉，消瘀血，破痃癖、症瘕，杀草木毒。（大明）

治风僻失音喉痹，阳虚失血，内托痈疽、痘疮，能引血化汗、化脓，解蛇蝮毒。（时珍）

牡桂（《本经》）

时珍曰：此即木桂也。薄而味淡，去粗皮用。其最薄者为桂枝，枝之嫩小者为柳桂。

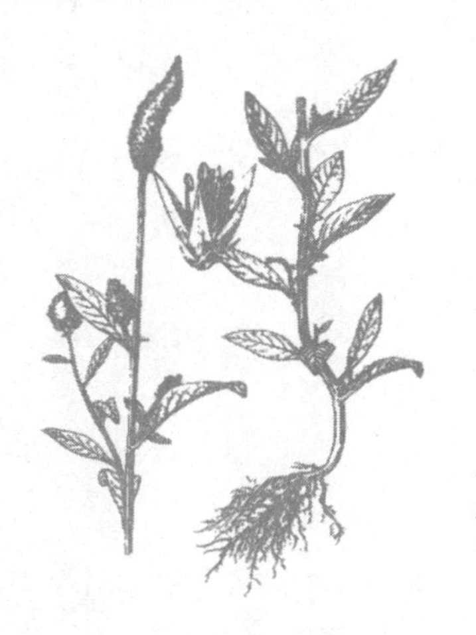
柏树叶

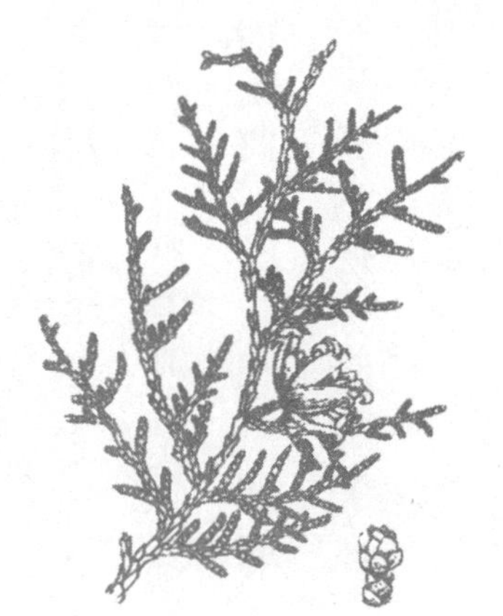
侧柏

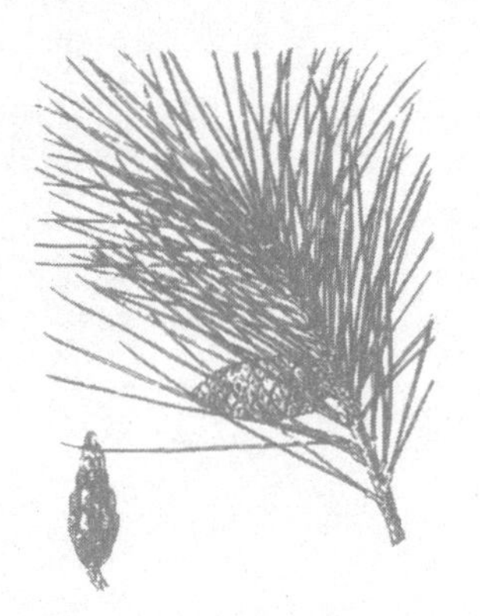
马尾松

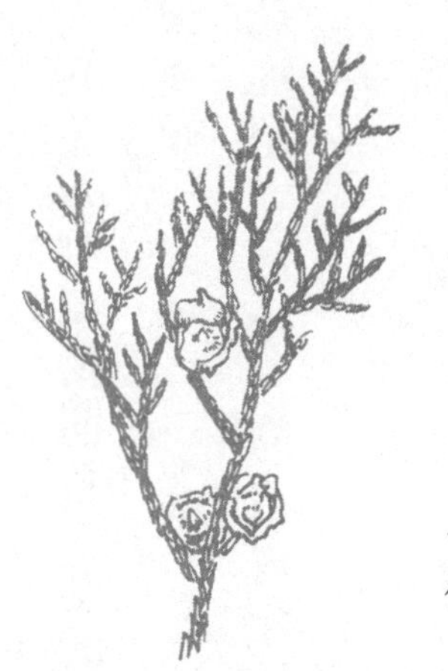
马钱

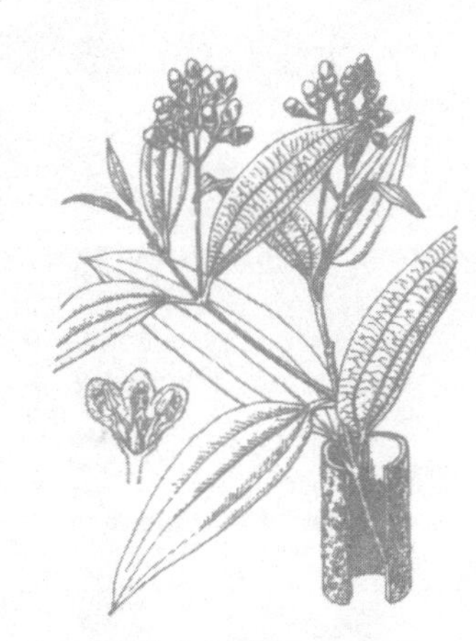
肉桂

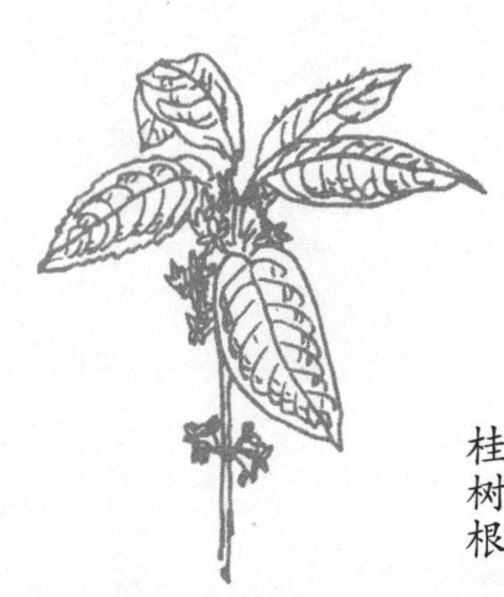
桂树根

气味

辛，温，无毒。

主治

上气咳逆结气，喉痹吐吸，利关节，补中益气。久服通神，轻身不老。（《本经》）

心痛胁痛胁风，温筋通脉，止烦出汗。（《别录》）。

去冷风疼痛。（甄权）

去伤风头痛，开腠理，解表发汗，去皮肤风湿。（元素）

泄奔豚，散下焦畜血，利肺气。（成无己）

横行手臂，治痛风。（震亨）

附方

暑月解毒：桂苓丸：用肉桂（去粗皮，不见火）、茯苓（去皮）等分，为细末，炼蜜丸龙眼大。每新汲水化服一丸。（《和剂方》）

九种心痛：《圣惠方》：用桂心二钱半。为末。酒一盏半，煎半盏饮，立效。《外台秘要》：桂末，酒服方寸匕，须臾六七次。

心腹胀痛：气短欲绝。桂二两。水一升二合，煮八合，顿服之。（《肘后方》）

丁香（宋《开宝》）

释名

丁子香（《嘉祐》）、**鸡舌香**。

藏器曰：鸡舌香与丁香同种，花实丛生，其中心最大者为鸡舌，乃是母丁香也。

鸡舌香（《别录》）

气味

辛，微温，无毒。

主治

风水毒肿，霍乱心痛，去恶气。（《别录》）

吹鼻，杀脑疳。入诸香中，令人身香。（甄权）

同姜汁，涂拔去白须孔中，即生异常黑者。（藏器）

丁香（《开宝》）

气味

辛，温，无毒。

主治

温脾胃，止霍乱拥胀，风毒诸肿，齿疳䘌。能发诸香。（《开宝》）

风疳䘌骨槽劳臭，杀虫辟恶去邪，治奶头花，止五色毒痢、疗五痔。（李珣）

治口气、冷气、冷劳反胃、鬼疰、蛊毒，杀酒毒，消痃癖，疗肾气、奔豚气、阴痛、腹痛，壮阳，暖腰膝。（大明）

疗呕逆，甚验。（保升）

去胃寒，理元气。气血盛者勿服。（元素）

治虚哕，小儿吐泻，痘疮胃虚，灰白不发。（时珍）

丁皮

时珍曰：即树皮也。似桂皮而厚。

气味 同香。

主治 齿痛。（李珣）

心腹冷气诸病。方家用代丁香。（时珍）

枝

主治 一切冷气，心腹胀满，恶心，泄泻虚滑，水谷不消。（用枝杖七斤，肉豆蔻（面煨）八斤，白面（炒）六斤，甘草（炒）十一斤，炒盐中三斤，为末。日日点服。出《御药院方》）

根

气味 辛，热，有毒。

主治 风热毒肿。不入心腹之用。（《开宝》）

檀香（《别录》下品）

释名 旃檀（《纲目》）、真檀。

白旃檀

气味 辛，温，无毒。

主治 消风热肿毒。（弘景）

治中恶鬼气，杀虫。（藏器）

煎服，止心腹痛，霍乱肾气痛。水磨，涂外肾并腰肾痛处。（大明）

散冷气，引胃气上升，进饮食。（元素）

噎膈吐食。又面生黑子，每夜以浆水洗拭令赤，磨汁涂之，甚良。（时珍）

紫檀

气味 咸，微寒，无毒。

主治 摩涂恶毒风毒。（《别录》）

刮末敷金疮，止血止痛。疗淋。（弘景）

醋磨，敷一切猝肿。（千金）

樟脑（《纲目》）

释名 韶脑。

气味 辛，热，无毒。

主治 通关窍，利滞气，治中恶邪气，霍乱心腹痛，寒湿脚气，疥癣风瘙，龋齿，杀虫辟蠹。着鞋中，去脚气。（时珍）

芦　荟（宋《开宝》）

释名　奴会（《开宝》）、讷会（《拾遗》）、象胆。

气味　苦，寒，无毒。

主治　热风烦闷，胸膈间热气，明目镇心，小儿癫痫惊风，疗五疳，杀三虫及痔病疮瘘，解巴豆毒。（《开宝》）

主小儿诸疳热。（李珣）

单用，杀疳蛔。吹鼻，杀脑疳，除鼻痒。（甄权）

研末，敷䘌齿甚妙。治湿癣出黄汁。（苏颂）

巴　豆（《本经》下品）

释名　巴菽（《本经》）、刚子（《炮炙》）、老阳子。

气味　辛，温，有毒。

主治　伤寒温疟寒热，破症瘕结聚坚积留饮痰癖，大腹水胀，荡练五脏六腑，开通闭塞，利水谷道，去恶肉，除鬼毒蛊疰邪物，杀虫鱼。（《本经》）

疗女子月闭烂胎，金疮脓血，不利丈夫阴。杀斑蝥蛇虺毒。可炼饵之，益血脉，令人色好，变化与鬼神通。（《别录》）

治十种水肿，痿痹，落胎。（《药性》）

通宣一切病，泄壅滞，除风补劳，健脾开胃，消痰破血，排脓消肿毒，杀腹脏虫，治恶疮息肉，及疥癞疔肿。（《日华》）

导气消积，去脏腑停寒，治生冷硬物所伤。（元素）

治泻痢惊痫，心腹痛疝气，风㖞，耳聋，喉痹牙痛，通利关窍。（时珍）

油

主治　中风痰厥气厥，中恶喉痹，一切急病，咽喉不通，牙关紧闭。以研烂巴豆绵纸包，压取油作捻点灯，吹灭熏鼻中，或用热烟刺入喉内，即时出涎或恶血便苏。又舌上无故出血，以熏舌之上下，自止。（时珍）

壳

主治 消积滞，治泻痢。（时珍）

树根

主治 痈疽发背，脑疽鬓疽大患。掘取洗捣，敷患处，留头，妙不可言。收根阴干，临时水捣亦可。（时珍。出杨诚《经验方》）

女贞（《本经》上品）

释名 贞木（《山海经》）、冬青（《纲目》）、蜡树。

实

气味 苦，平，无毒。

主治 补中，安五脏，养精神，除百病。久服，肥健轻身不老。（《本经》）强阴，健腰膝，变白发，明目。（时珍）

第九卷　木部

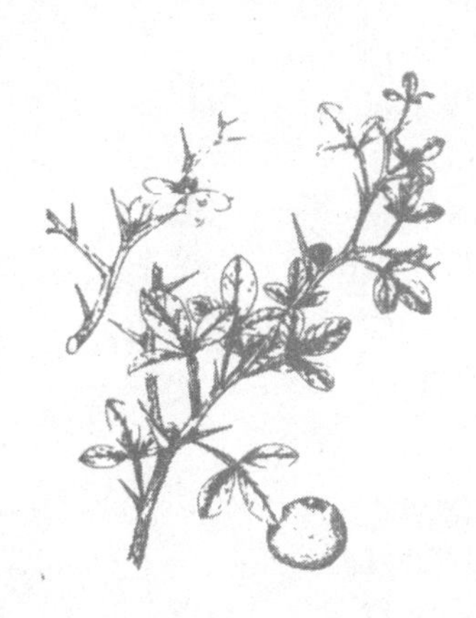

枸橘

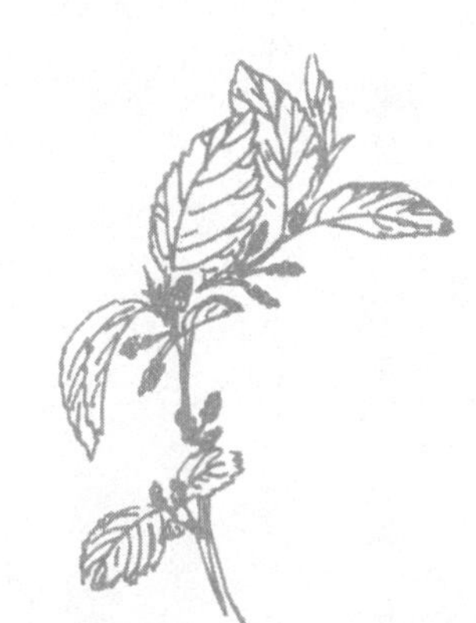

桑叶

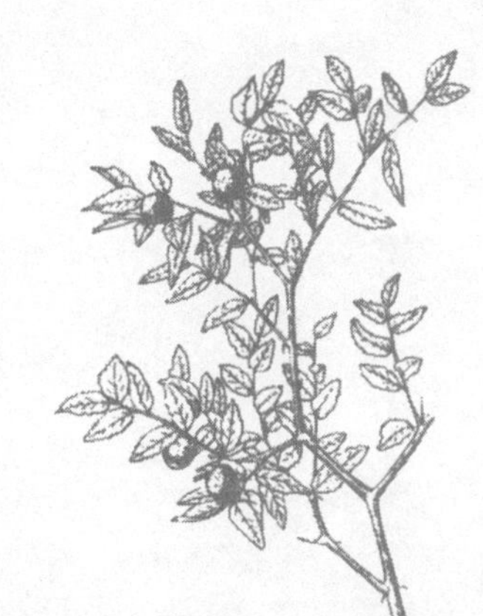

酸枣

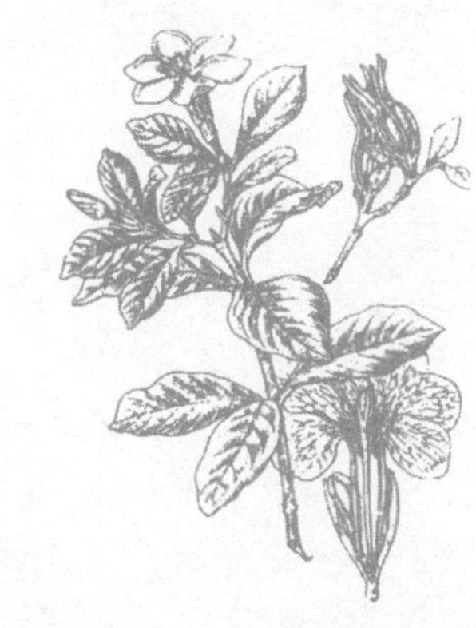

栀子

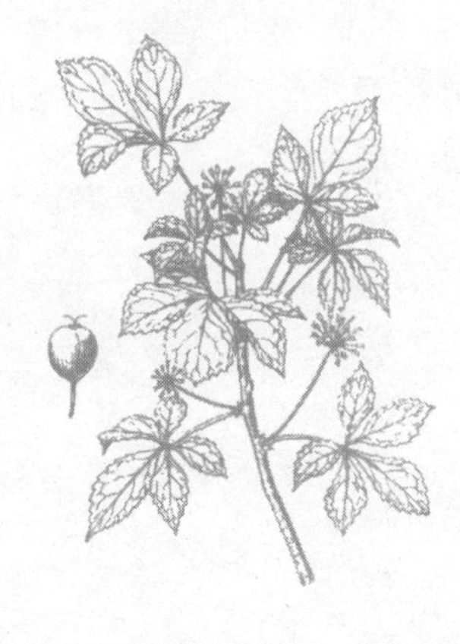

细柱五加

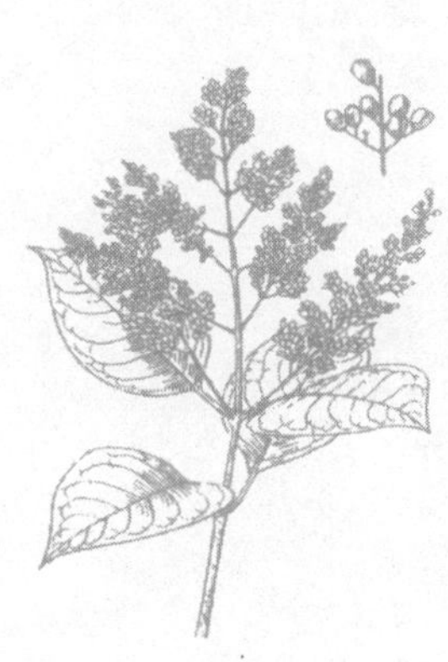

女贞

叶

气味 微苦，平，无毒。

主治 除风散血，消肿定痛，治头目昏痛。诸恶疮肿，脂疮溃烂久者，以水煮乘热贴之，频频换易，米醋煮亦可。口舌生疮，舌肿胀出，捣汁含浸吐涎（时珍）。

附方 风热赤眼：《普济方》：用冬青叶五斗捣汁，浸新砖数片，五日掘坑，架砖于内盖之，日久生霜，刮下，入脑子少许，点之。《简便方》：用雅州黄连二两，冬青叶四两，水浸三日夜，熬成膏收，点眼。

一切眼疾：冬青叶研烂，入朴硝贴之。《海上方》也。（《普济方》）

五加

（《本经》上品）

释名 五佳（《纲目》）、五花（《炮炙论》）、文章草（《纲目》）、白刺（《纲目》）、追风使（《图经》）、木骨（《图经》）、金盐（《仙经》）、豺漆（《本经》）、豺节（《别录》）。

时珍曰：此药以五叶交加者良，故名五加，又名五花。杨慎《丹铅录》作五佳，云一枝五叶者佳故也。蜀人呼为白刺。谯周《巴蜀异物志》名文章草。有赞云：文章作酒，能成其味。以金买草，不言其贵。

是矣。本草豺漆、豺节之名，不知取何义也？

颂曰：蕲州人呼为木骨，吴中俗名追风使。

根皮（同茎）

气味 辛，温，无毒。

主治 心腹疝气腹痛，益气疗躄，小儿三岁不能行，疽疮阴蚀（《本经》）。

男子阴痿，囊下湿，小便余沥，女人阴痒及腰脊痛，两脚疼痹风弱，五缓虚羸，补中益精，坚筋骨，强志意。久服，轻身耐老。（《别录》）

破逐恶风血，四肢不遂，贼风伤人，软脚臂腰，主多年瘀血在皮肌，治痹湿内不足。（甄权）

明目下气，治中风骨节挛急，补五劳七伤。（大明）

酿酒饮，治风痹四肢挛急。（苏颂）

作末浸酒饮，治目僻眼䀹。（雷敩）

叶：作蔬食，去皮肤风湿。（大明）

附方

虚劳不足：五加皮、枸杞根白皮各一斗，水一石五斗，煮汁七斗，分取四斗，浸曲一斗，以三斗拌饭，如常酿酒法，待熟任饮。（《千金方》）

男妇脚气： 骨节皮肤肿湿疼痛，服此进饮食，健气力，不忘事，名五加皮丸。五加皮四两（酒浸），远志（去心）四两（酒浸，并春秋三日，夏二日，冬四日），晒干为末，以浸酒为糊丸梧桐子大。每服四五十丸，空心温酒下。药酒坏，别用酒为糊。（萨谦斋《瑞竹堂方》）

妇人血劳： 憔悴困倦，喘满虚烦，吸吸少气，发热多汗，口干舌涩，不思饮食，名血风劳。油煎散：用五加皮、牡丹皮、赤芍药、当归各一两，为末。每用一钱，水一盏，用青钱一文，蘸油入药，煎七分，温服。常服能肥妇人。（《太平惠民和剂局方》）

五劳七伤： 五月五日采五加茎，七月七日采叶，九月九日取根，治下筛。每酒服方寸匕，日三服。久服去风劳。（《千金》）

枸杞、地骨皮（《本经》上品）

释名

枸檵（《尔雅》。《本经》作枸忌）、**枸棘**（《衍义》）、**苦杞**（《诗疏》）、**甜菜**（《图经》）、**天精**（《抱朴》）、**地骨**（《本经》）、**地辅**（《本经》）、**地仙**（《日华》）、**却暑**（《别录》）、**羊乳**（《别录》）、**仙人杖**（《别录》）、**西王母杖**。

时珍曰：枸、杞二树名。此物棘如枸之刺，茎如杞之条，故兼名之。道书言：千载枸杞，其形如犬，故得枸名，未审然否？

颂曰：仙人杖有三种：一是枸杞；一是菜类，叶似苦苣；一是枯死竹竿之色黑者也。

气味

枸杞：苦，寒，无毒。

时珍曰：今考《本经》只云枸杞，不指是根、茎、叶、子。《别录》乃增根大寒、子微寒字，似以枸杞为苗。而甄氏《药性论》乃云枸杞甘、平，子、叶皆同，似以枸杞为根；寇氏《衍义》又以枸杞为梗皮，皆是臆说。按陶弘景言枸杞根、实为服食家用。西河女子服枸杞法，根、茎、叶、花、实俱采用。则《本经》所列气味主治，盖通根、苗、花、实而言，初无分别也。后世以枸杞子为滋补药，地骨皮为退热药，始歧而二之。窃谓枸杞苗叶味苦甘而气凉，根味甘淡气寒，子味甘气平。气味既殊，则功用当别。此后人发前人未到之处者也。

主治

枸杞：主五内邪气，热中消渴，周痹风湿。久服，坚筋骨，轻身不老，耐寒暑。（《本经》）

下胸胁气，客热头痛，补内伤大劳嘘吸，强阴，利大小肠。（《别录》）

补精气诸不足，易颜色，变白，明目安神，令人长寿。（甄权）

苗

气味

苦，寒。

主治

除烦益志，补五劳七伤，壮心气，去皮肤骨节间风，消热毒，散疮肿。（大明）

和羊肉作羹，益人，除风明目。作饮代茶，止渴，消热烦，益阳事，解面毒，与乳酪相恶。

汁注目中，去风障赤膜昏痛。（甄权）

去上焦心肺客热。（时珍）

地骨皮

气味

苦，寒。

主治

细剉，拌面煮熟，吞之，去肾家风，益精气。（甄权）

去骨热消渴。（孟诜）

解骨蒸肌热消渴，风湿痹，坚筋骨，凉血。（元素）

治在表无定之风邪，传尸有汗之骨蒸。（李杲）

泻肾火，降肺中伏火，去胞中火，退热，补正气。（好古）

治上膈吐血。煎汤嗽口，止齿血，治骨槽风。（吴瑞）

治金疮神验。（陈承）

去下焦肝肾虚热。（时珍）

枸杞子

气味

苦，寒。

主治

坚筋骨，耐老，除风，去虚劳，补精气。（孟诜）

主心病嗌干心痛，渴而引饮；肾病消中。（好古）

滋肾润肺。榨油点灯，明目。（时珍）

附方

枸杞酒：《外台秘要》云：补虚，去劳热，长肌肉，益颜色，肥健人，治肝虚冲感下泪。用生枸杞子五升，捣破，绢袋盛，浸好酒二斗中，密封勿泄气，二七日。服之任性，勿醉。《经验后方》：枸杞酒：变白，耐老轻身。用枸杞子二升（十月壬癸日，面东采之），以好酒二升，瓷瓶内浸三七日。乃添生地黄汁三升，搅匀密封。至立春前三十日，开瓶。每空心暖饮一盏，至立春后髭发却黑。勿食芜荑、葱、蒜。

四神丸：治肾经虚损，眼目昏花，或云翳遮睛。甘州枸杞子一斤（好酒润透，分作四分：四两用蜀椒一两炒，四两用小茴香一两炒，四两用芝麻一两炒，四两用川楝肉一两炒，拣出枸杞），加熟地黄、白术、白茯苓各一两，为末，炼蜜丸，日服。（《瑞竹堂方》）

肝虚下泪：枸杞子二升，绢袋盛，浸一斗酒中（密封）三七日，饮之。（《千金方》）

目赤生翳：枸杞子捣汁，日点三五次，神验。（《肘后方》）

面䵟皯疱：枸杞子十斤，生地黄三斤。为末。每服方寸匕，温酒下，日三服。久则童颜。（《圣惠方》）

注夏虚病：枸杞子、五味子，研细，滚水泡，封三日，代茶饮效。（《摄生方》）

地骨酒：壮筋骨，补精髓，延年耐老。枸杞根、生地黄、甘菊花各一斤，捣碎，以水一石，煮取汁五斗，炊糯米五斗，细曲拌匀，入瓮如常封酿。待熟澄清，日饮三盏。（《圣济总录》）

虚劳客热：枸杞根，为末。白汤调服。有痼疾人勿服。（《千金方》）

骨蒸烦热：及一切虚劳烦热，大病后烦热，并用地仙散。地骨皮二两，防风一两，甘草（炙）半两。每用五钱，生姜五片，水煎服。（《济生方》）

热劳如燎：地骨皮二两，柴胡一两，为末。每服二钱，麦门冬汤下。（《圣济总录》）

虚劳苦渴：骨节烦热，或寒。用枸杞根白皮（切）五升，麦门冬三升，小麦二升，水二斗，煮至麦熟，去滓。每服一升，口渴即饮。（《千金方》）

肾虚腰痛：枸杞根、杜仲、萆薢各一斤，好酒三斗渍之，罂中密封，锅中煮一日。饮之任意。（《千金方》）

吐血不止：枸杞根、子、皮为散，水煎。日日饮之。（《圣济总录》）

五劳七伤：庶事衰弱。枸杞叶半斤（切），粳米二合，豉汁和，煮作粥，日日食之良。（《经验后方》）

紫荆（宋《开宝》）

释名 **紫珠**（《拾遗》），**皮名肉红**（《纲目》）、**内消**。

时珍曰：其木似黄荆而色紫，故名。其皮色红而消肿，故疡科呼为肉红，又曰内消，与何首乌同名。

木并皮

气味 **苦，平，无毒**。

主治 **破宿血，下五淋，浓煮汁服**。（《开宝》）

通小肠。（大明）

解诸毒物，痈疽喉痹，飞尸蛊毒，肿下瘘，蛇、虺、虫、蚕、狂犬毒，并煮汁服。亦以汁洗疮肿，除血长肤。（藏器）

活血行气，消肿解毒，治妇人血气疼痛，经水凝涩。（时珍）

附方 **妇人血气**：紫荆皮为末，醋糊丸樱桃大。每酒化服一丸。（熊氏《补遗》）

鹤膝风挛：紫荆皮三钱，老酒煎服，日二次。（《直指方》）

伤眼青肿：紫荆皮，小便浸七日，晒研，用生地黄汁、姜汁调敷。不肿用葱汁。（《永类方》）

痔疮肿痛：紫荆皮五钱。新水食前煎服。（《直指方》）

产后诸淋：紫荆皮五钱。半酒半水煎，温服。（熊氏《补遗》）

茯苓（《本经》上品）

【释名】**伏灵**（《纲目》）、**伏菟**（《本经》）、**松腴**、**不死面**（《记事珠》），**抱根者名伏神**（《别录》）。

宗奭曰：多年樵斫之松根之气味，抑郁未绝，精英未沦。其精气盛者，发泄于外，结为茯苓，故不抱根，离其本体，有零之义也。

【气味】**甘，平，无毒。**

【主治】**胸胁逆气，忧恚惊邪恐悸，心下结痛，寒热烦满咳逆，口焦舌干，利小便。久服，安魂养神，不饥延年。**（《本经》）

止消渴好睡，大腹淋沥，膈中痰水，水肿淋结，开胸腑，调脏气，伐肾邪，长阴，益气力，保神守中。（《别录》）

开胃止呕逆，善安心神，主肺痿痰壅，心腹胀满，小儿惊痫，女人热淋。（甄权）

补五劳七伤，开心益志，止健忘，暖腰膝，安胎。（大明）

止渴，利小便，除湿益燥，和中益气，利腰脐间血。（元素）

逐水缓脾，生津导气，平火止泄，除虚热，开腠理。（李杲）

泻膀胱，益脾胃，治肾积奔豚。（好古）

赤茯苓

主治 破结气。（甄权）

泻心、小肠、膀胱湿热，利窍行水。（时珍）

茯苓皮

主治 水肿肤胀，开水道，开腠理。（时珍）

茯神

气味 甘，平，无毒。

主治 辟不祥，疗风眩风虚，五劳口干，止惊悸、多恚怒、善忘，开心益智，安魂魄，养精神。（《别录》）

补劳乏，主心下急痛坚满。人虚而小肠不利者，加而用之。（甄权）

神 木（即伏神心内木也。又名黄松节）

主治 **偏风，口面㖞斜，毒风，筋挛不语，心神惊掣，虚而健忘。**（甄权）

治脚气痹痛，诸筋牵缩。（时珍）

附方

服茯苓法：颂曰：《集仙方》多单饵茯苓。其法：取白茯苓五斤，去黑皮，捣筛，以熟绢囊盛，于二斗米下蒸之，米熟即止，曝干又蒸，如此三遍。乃取牛乳二斗和合，着铜器中，微火煮如膏，收之。每食，以竹刀割，随性饱食，辟谷不饥也。如欲食谷，先煮葵汁饮之。

又茯苓酥法：白茯苓三十斤（山之阳者甘美，山之阴者味苦），去皮薄切，曝干蒸之。以汤淋去苦味，淋之不止，其汁当甜。乃曝干筛末，用酒三石、蜜三升相和，置大瓮中，搅之百匝，密封勿泄气。冬五十日，夏二十五日，酥自浮出酒上。掠取，其味极甘美。作掌大块，空室中阴干，色赤如枣。饥时食一枚，酒送之，终日不食，名神仙度世之法。

又服食法：以茯苓合白菊花（或合桂心，或合术）为散、丸自任。皆可常服，补益殊胜。《儒门事亲》方：用茯苓四两，头白面二两，水调作饼，以黄蜡三两煎熟。饱食一顿，便绝食辟谷。至三日觉难受，以后气力渐生也。《经验后方》服法：用华山挺子茯苓，削如枣大方块，安新瓮内，好酒浸之，纸封三重，百日乃开，其色当如饧糖。可日食一块，至百日肌体润泽，一年可夜视物，久久肠化为筋，延年耐老，面若童颜。《嵩高记》：用茯苓、松脂各二斤，淳酒浸之，和以白蜜。

日三服之，久久通灵。又法：白茯苓去皮，酒浸十五日，漉出为散。每服三钱，水调下，日三服。孙真人《枕中记》云：茯苓久服，百日病除，二百日昼夜不眠，二年役使鬼神，四年后玉女来侍。葛洪《抱朴子》云：任子季服茯苓十八年，玉女从之，能隐能彰，不食谷，灸瘢灭，面体玉泽。又黄初起服茯苓五万日，能坐在立亡，日中无影。

第十卷 虫部

蜂蜜（《本经》上品）

【释名】**蜂糖**（俗名）、**生岩石者名石蜜**（《本经》）、**石饴**（同上）、**岩蜜**。

【正误】恭曰：上蜜出氐、羌中最胜。今关中白蜜，甘美耐久，全胜江南者。陶以未见，故以南土为胜耳。今以水牛乳煎沙糖作者，亦名石蜜。此蜜既蜂作，宜去石字。

【气味】**甘，平，无毒**。

《别录》曰：微温。

颖曰：诸蜜气味，当以花为主。冬、夏为上，秋次之，春则易变而酸。闽、广蜜极热，以南方少霜雪，诸花多热也。川蜜温，西蜜则凉矣。

刘完素曰：蜜成于蜂，蜂寒而蜜温，同质异性也。

时珍曰：蜂蜜生凉熟温，不冷不燥，得中和之气，故十二脏腑之病，罔不宜之。但多食亦生湿热虫䘌，小儿尤当戒之。王充《论衡》云：蜂虿禀太阳火气而生，故毒在尾。蜜为蜂液，食多则令人毒，不可不知。炼过则无毒矣。

思邈曰：七月勿食生蜜，令人暴下霍乱。青赤酸𠸄者，食之心烦。不可与生葱、莴苣同食，令人利下。

食蜜饱后，不可食鲊，令人暴亡。

主治 心腹邪气，诸惊痫痓，安五脏诸不足，益气补中，止痛解毒，除众病，和百药。久服，强志轻身，不饥不老，延年神仙。（《本经》）

养脾气，除心烦，饮食不下，止肠澼，肌中疼痛，口疮，明耳目。（《别录》）

牙齿疳䘌，唇口疮，目肤赤障，杀虫。（藏器）

治卒心痛及赤白痢，水作蜜浆，顿服一碗止；或以姜汁同蜜各一合，水和顿服。常服，面如花红。（甄权）

治心腹血刺痛，及赤白痢，同生地黄汁各一匙服，即下。（孟诜）

同薤白捣，涂汤火伤，即时痛止。（宗奭。《肘后》：用白蜜涂上，竹膜贴之，日三）

和营卫，润脏腑，通三焦，调脾胃。（时珍）

蜜蜡（《本经》上品）

释名 弘景曰：生于蜜中，故谓蜜蜡。

时珍曰：蜡，犹鬣也。蜂造蜜蜡而皆成鬣也。

气味　甘，微温，无毒。

主治　蜜蜡：主下痢脓血，补中，续绝伤金疮，益气，不饥，耐老。（《本经》。权曰：和松脂、杏仁、枣肉、茯苓等分合成，食后服五十丸，便不饥。颂曰：古人荒岁多食蜡以度饥，但合大枣咀嚼，即易烂也）

白蜡：疗久泄澼后重见白脓，补绝伤，利小儿。久服轻身不饥。（《别录》）

孕妇胎动，下血不绝，欲死。以鸡子大，煎三五沸，投美酒半升服，立瘥。又主白发，镊去，消蜡点孔中，即生黑者。（甄权）

五倍子（《开宝》）

释名　文蛤（《开宝》）、百虫仓（《拾遗》），法酿过名百药煎。

时珍曰：五倍当作五，见《山海经》。其形似海中文蛤，故亦同名。百虫仓，会意也。百药煎，隐名也。

气味　酸，平，无毒。

主治 齿宣疳䘌，肺脏风毒流溢皮肤，作风湿癣疮，瘙痒脓水，五痔下血不止，小儿面鼻疳疮。（《开宝》）

肠虚泄痢，为末，熟汤服之。（藏器）

生津液，消酒毒，治中蛊毒、毒药。（《日华》）

口疮掺之，便可饮食。（宗奭）

敛肺降火，化痰饮，止咳嗽、消渴、盗汗、呕吐、失血、久痢、黄病、心腹痛、小儿夜啼，乌须发，治眼赤湿烂，消肿毒、喉痹，敛溃疮、金疮，收脱肛、子肠坠下。（时珍）

附方

虚劳遗浊：玉锁丹：治肾经虚损，心气不足，思虑太过，真阳不固，漩有余沥，小便白浊如膏，梦中频遗，骨节拘痛，面黧肌瘦，盗汗虚烦，食减乏力。此方性温不热，极有神效。用五倍子一斤，白茯苓四两，龙骨二两，为末，水糊丸梧子大。每服七十丸，食前用盐汤送下，日三服。（《和剂方》）

寐中盗汗：五倍子末、荞麦面等分，水和作饼，煨熟。夜卧待饥时，干吃二三个，勿饮茶水，甚妙。（《集灵》）

心疼腹痛：五倍子生研末。每服一钱，铁杓内炒，起烟黑色者为度。以好酒一钟，倾入杓内，服之立止。（邵真人《经验方》）

消渴饮水：五倍子为末，水服方寸匕，日三服。（危氏《得效》）

小儿呕吐：不定。用五倍子二个（一生一熟），甘草一握（湿纸裹，煨过），同研为末。每服半钱，米泔调下，立瘥。（《经验后方》）

脾泄久痢：五倍子（炒）半斤，仓米（炒）一升，白丁香、细辛、木香各三钱，花椒五钱。为末。每服一钱，蜜汤下，日二服。忌生冷、鱼肉。（《集灵方》）

牙龈肿痛：五倍子一两，瓦焙研末。每以半钱敷痛处，片时吐去涎。内服去风热药。（杨子建《护命方》）

染乌须发：《圣济总录》：用针砂八两（米醋浸五日，炒略红色，研末）。五倍子、百药煎、没石子各二两，诃黎勒皮三两，研末各包。先以皂荚水洗髭须，用米醋打荞麦面糊，和针砂末敷上，荷叶包，过一夜，次日取去。以荞麦糊四味敷之，一日洗去即黑。《杏林摘要》：用五倍子一斤研末，铜锅炒之，勿令成块。如有烟起，即提下搅之。从容上火慢炒，直待色黑为度。以湿青布包扎，足踏成饼，收贮听用。每用时，以皂角水洗净须发。用五倍子一两，红铜末（酒炒）一钱六分，生白矾六分，诃子肉四分，没石子四分，硇砂一分，为末。乌梅、酸榴皮煎汤。调匀碗盛，重汤煮四、五十沸，待如饴状。以眉掠刷于须发上，一时洗去，再上包住。次日洗去，以核桃油润之。半月一染，甚妙。

中河豚毒：五倍子、白矾末等分，以水调下。（出《事林广记》）

百药煎

【气味】**酸、咸、微甘，无毒。**

主治 **清肺化痰定嗽，解热生津止渴，收湿消酒，乌须发，止下血，久痢脱肛，牙齿宣䘌，面鼻疳蚀，口舌糜烂，风湿诸疮**。（时珍）

附方 **敛肺劫嗽**：百药煎、诃黎勒、荆芥穗等分为末，姜汁入蜜和，丸芡子大。时时噙之。（《丹溪心法》）

定嗽化痰：百药煎、片黄芩、橘红、甘草各等分，共为细末，蒸饼丸绿豆大。时时干咽数丸，佳。（《濒湖医案》）

清气化痰：百药煎、细茶各一两，荆芥穗五钱，海螵蛸一钱，蜜丸芡子大。每服噙一丸，妙。（《笔峰杂兴》）

染乌须发：川百药煎一两，针砂（醋炒）、荞麦面各半两。先洗须发，以荷叶熬醋调刷，荷叶包一夜，洗去即黑，妙。（《普济方》）

大肠便血：百药煎、荆芥穗（烧存性）等分为末，糊丸梧子大。每服五十丸，米饮下。（《圣惠方》）

消暑止渴：百药煎、腊茶等分为末，乌梅肉捣和，丸芡子大。每含一丸。名水瓢丸。（《事林广记》）

五倍子内虫

主治 **赤眼烂弦，同炉甘石末乳细，点之**。（时珍）

第十卷　虫部

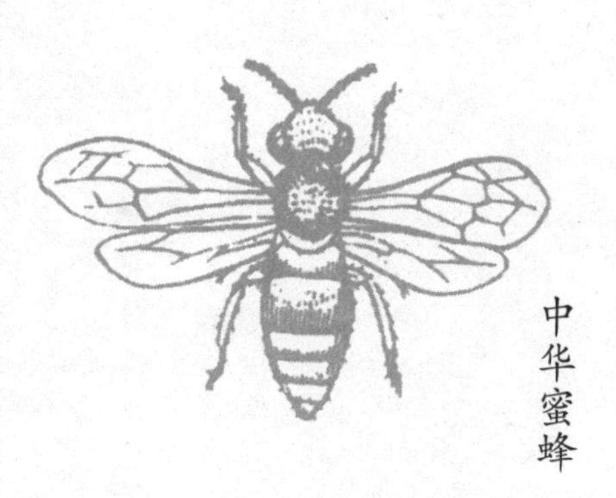
中华蜜蜂

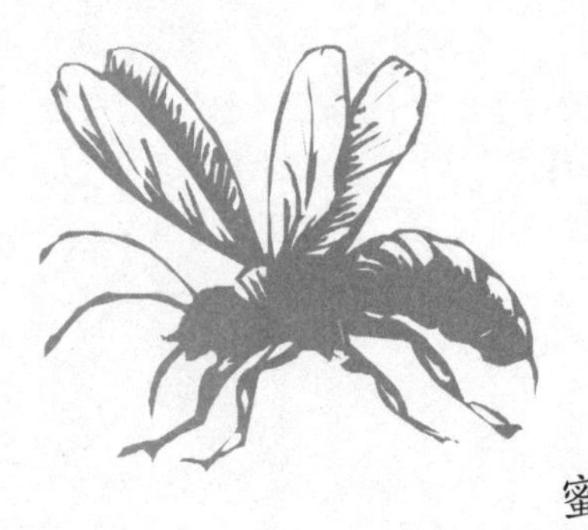
蜜蜂

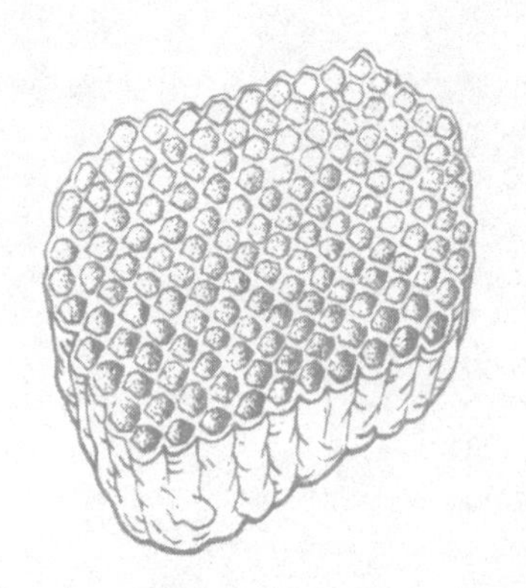
露蜂房

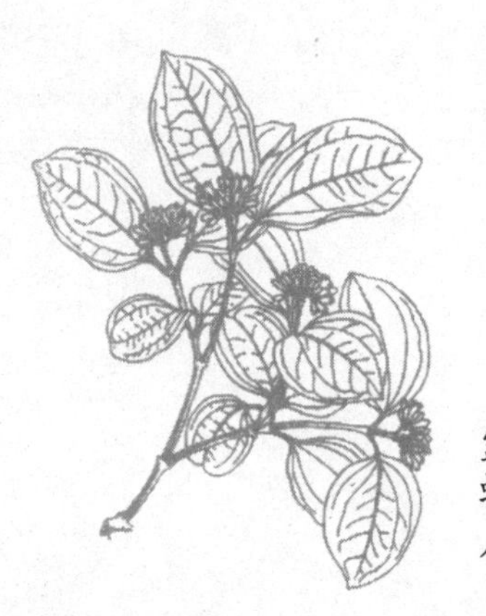
露蜂房

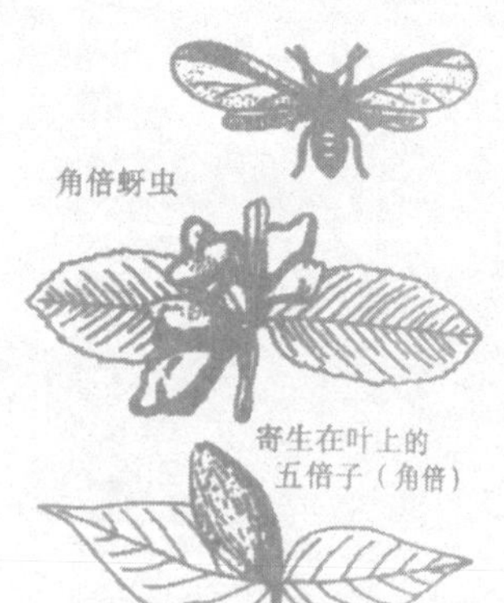

五倍子

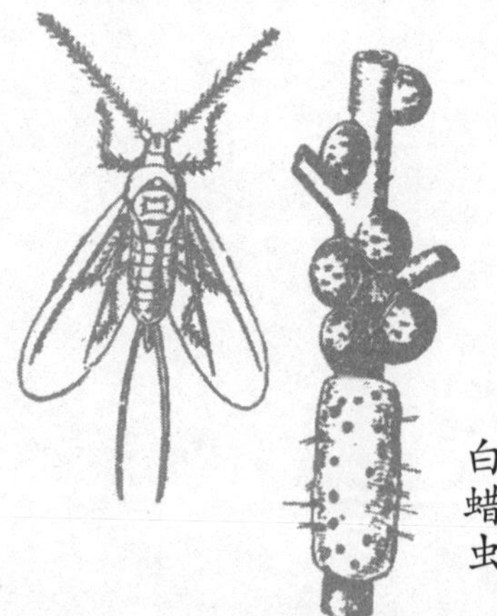
白蜡虫

蚕（《本经》中品）

释名

自死者名白僵蚕。

时珍曰：蚕病风死，其色自白，故曰白僵（死而不朽曰僵）。再养者曰原蚕。蚕之屎曰砂，皮曰蜕，瓮曰茧，蛹曰螅，蛾曰罗，卵曰蚢（音允），蚕初出曰蚁，蚕纸曰连也。

白僵蚕

气味

咸，辛，平，无毒。

主治

小儿惊痫夜啼，去三虫，灭黑䵟，令人面色好，男子阴痒病。（《本经》）

女子崩中赤白，产后余痛，灭诸疮瘢痕。为末，封疔肿，拔根极效。（《别录》）

治口噤发汗。同中白鱼、鹰屎白等分，治疮灭痕。（《药性》）

以七枚为末，酒服，治中风失音，并一切风疾。小儿客忤，男子阴痒痛，女子带下。（《日华》）

焙研姜汁调灌，治中风、急喉痹欲绝，下喉立愈。（苏颂）

散风痰结核瘰疬，头风，风虫齿痛，皮肤风疮，丹毒作痒，痰疟症结，妇人乳汁不通，崩中下血，小儿疳蚀鳞体，一切金疮，疔肿风痔。（时珍）

附方

一切风痰：白僵蚕七个（直者），细研，姜汁一茶脚，温水调灌之。《胜金方》

小儿惊风：白僵蚕、蝎梢等分，天雄尖、附子尖共一钱。微炮为末。每服一字，或半钱，以姜汤调灌之，甚效。（寇氏《衍义》）

风痰喘嗽：夜不能卧。白僵蚕（炒研）、好茶末各一两，为末。每用五钱，卧时泡沸汤服。《瑞竹堂方》

牙齿疼痛：白僵蚕（直者）、生姜同炒赤黄色，去姜为末。以皂角水调擦之，即止。《普济》

风虫牙痛：白直僵蚕（炒）、蚕蜕纸（烧）等分。为末。擦之。良久，以盐汤漱口。《直指方》

蚕蛹

思邈曰：猘犬啮者，终身禁食，发则难免。

主治

炒食，治风及劳瘦。研傅瘑疮恶疮。（大明）

为末饮服，治小儿疳瘦，长肌退热，除蛔虫。煎汁饮，止消渴。（时珍）

附方

消渴烦乱：蚕蛹二两，以无灰酒一中盏，水一大盏，同煮取一中盏，澄清，去蚕蛹，温服。《圣惠方》

蚕蜕

释名 马明退（《嘉祐》）、佛退。

气味 甘，平，无毒。

主治 血风病，益妇人。（《嘉祐》）

妇人血风。（宗奭）

治目中翳障及疳疮。（时珍）

蝎（《开宝》）

释名 蛜蝌（《蜀本》）主簿虫（《开宝》）、杜柏（《广雅》）、虿尾虫。

气味 甘，辛，平，有毒。

主治 诸风瘾疹，及中风半身不遂，口眼㖞斜，语涩，手足抽掣。（《开宝》）

小儿惊痫风搐，大人痎疟，耳聋疝气，诸风疮，女人带下阴脱。（时珍）

附方

小儿脐风：宣风散：治初生断脐后伤风湿，唇青口撮，出白沫，不乳。用全蝎二十一个，无灰酒涂炙为末，入麝香少许。每用金、银煎汤，调半字服之。（《全幼心鉴》）

小儿风痫：取蝎五枚，以一大石榴割头剜空，纳蝎于中，以头盖之。纸筋和黄泥封裹，微火炙干，渐加火煅赤。候冷去泥，取中焦黑者细研。乳汁调半钱，灌之便定。儿稍大，以防风汤调服。（《箧中方》）

慢脾惊风：小儿久病后，或吐泻后生惊，转成慢脾。用蝎梢一两为末，以石榴一枚剜空，用无灰酒调末，填入盖定。坐文武火上，时时搅动，熬膏，取出放冷。每服一字，金、银、薄荷汤调下。《本事方》：治吐利后虚困昏睡，欲生风痫，慢脾风症。全蝎、白术、麻黄（去节）等分为末。二岁以下一字，三岁以上半钱。薄荷汤下。

小儿惊风：用蝎一个（头尾全者），以薄荷四叶裹定，火上炙焦，同研为末。分四服，白汤下。（《经验方》）

大人风涎：即上方，作一服。风淫湿痹：手足不举，筋节挛疼。先与通关，次以全蝎七个瓦炒，入麝香一字研匀，酒三盏，空心调服。如觉已透则止，未透再服。如病未尽除，自后专以婆蒿根洗净，酒煎，日二服。（《直指方》）

破伤中风：《普济方》：用干蝎、麝香各一分，为末。敷患处，令风速愈。《圣惠》：用干蝎（酒炒）、天麻各半两为末，以蟾酥二钱，汤化为糊和捣，丸绿豆大。每服一丸至二丸，豆淋酒下（甚

第十卷 虫部

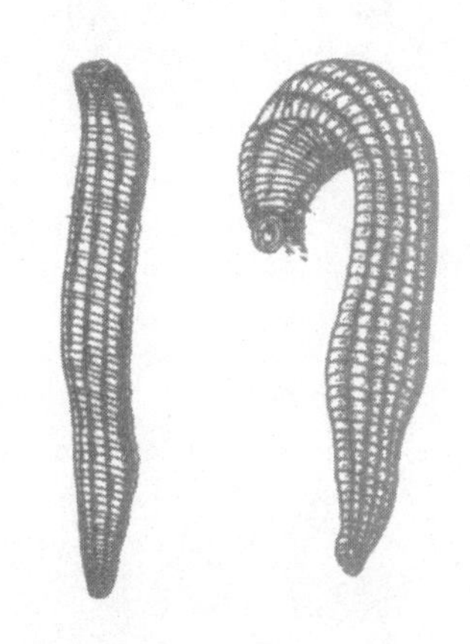
水蛭

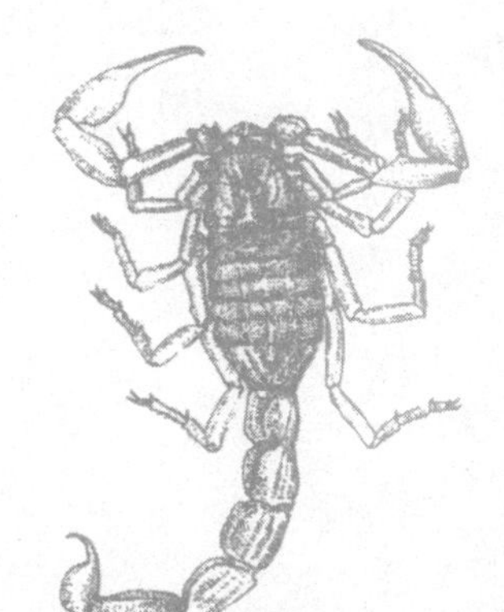
蝎

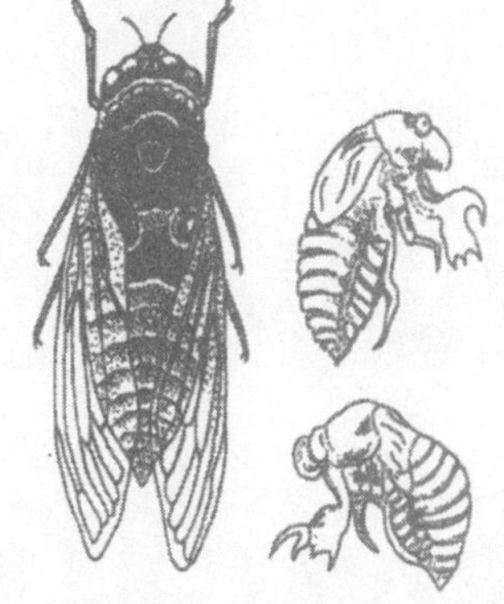
蚱蝉

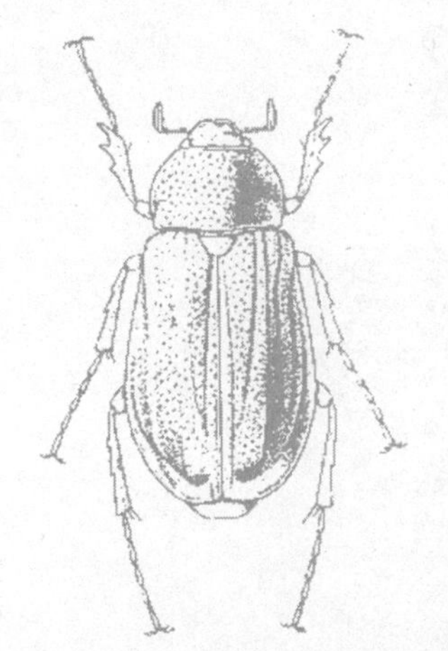
蛴螬

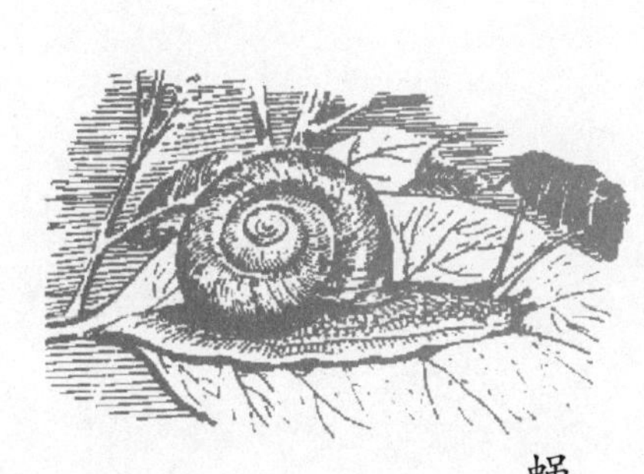
蜗牛

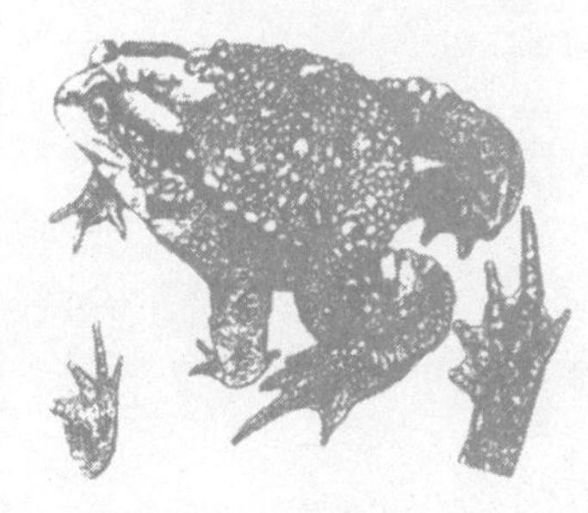
蟾蜍

者加至三丸），取汗。

小肠疝气：用紧小全蝎焙为末。每发时服一钱，入麝香半字，温酒调服。少顷再进，神效。

肾虚耳聋：十年者，二服可愈。小蝎四十九个，生姜（如蝎大）四十九片。同炒，姜干为度。研末，温酒服之。至一二更时，更进一服，至醉不妨。次日耳中如笙簧声，即效。（《杜壬方》）

风牙疼痛：全蝎三个，蜂房二钱，炒研，擦之。（《直指方》）

诸痔发痒：用全蝎不以多少，烧烟熏之，即效，秘法也。（《袖珍方》）

蟾蜍（《别录》下品）

【释名】**鼀䵶、䵶鼁、蚵蚾、苦蠪、蚵蚾、癞蛤蟆。**

【气味】**辛，凉，微毒。**

【主治】**阴蚀，疽疠恶疮，猘犬伤疮，能合玉石。**（《别录》）

烧灰傅疮，立验。又治温病发斑困笃者。去肠，生捣食一二枚，无不瘥者。（弘景。藏器曰：捣烂绞汁饮，或烧末服）

杀疳虫，治鼠漏恶疮。烧灰，傅一切有虫恶痒滋䘌疮。（《药性》）

治疳气，小儿面黄癖气，破症结。烧灰油调，敷恶疮。（《日华》）

主小儿劳瘦疳疾，最良。（苏颂）

治一切五疳八痢，肿毒，破伤风病，脱肛。（时珍）

附方

腹中冷癖：水谷痫结，心下停痰，两胁痞满，按之鸣转，逆害饮食。大蟾蜍一枚，去皮、肠，支解之。芒硝强人一升，中人七合，弱人五合，水七升，煮四升，顿服，得下为度。（《肘后方》）

小儿疳积：治小儿疳积腹大，黄瘦骨立，头生疮结如麦穗。用立秋后大蛤蟆去首、足、肠，以清油涂之，阴阳瓦炙熟食之，积秽自下。连服五六枚，一月之后，形容改变，妙不可言。

五疳八痢：面黄肌瘦，好食泥土，不思乳食。用大干蟾蜍一枚（烧存性），皂角（去皮、弦）一钱（烧存性），蛤粉（水飞）三钱，麝香一钱，为末，糊丸粟米大。每空心米饮下三四十丸，日二服。名五疳保童丸。（《全婴方》）

小儿口疮：五月五日蛤蟆炙研末，敷之即瘥。（《秘录》）

一切湿疮：蟾蜍烧灰，猪脂和敷。（《千金方》）

破伤风病：用蟾二两半，切剁如泥。入花椒一两，同酒炒熟，再入酒二盏半，温热服之。少顷通身汗出，神效。

折伤接骨：大蛤蟆生研如泥，劈竹裹缚其骨，自痊。（《奚囊备急方》）

大肠痔疾：蟾蜍一个，以砖砌四方，安于内，泥住，火煅存性为末。以猪广肠一截，扎定两头，煮熟切碎，蘸蟾末食之。如此三四次，其痔自落。

蟾酥

采治

宗奭曰：眉间白汁，谓之蟾酥。以油单纸裹眉裂之，酥出纸上，阴干用。

时珍曰：取蟾酥不一：或以手捏眉棱，取白汁于油纸上及桑叶上，插背阴处，一宿即自干白，安置竹筒内盛之，真者轻浮，入口味甜也。或以蒜及胡椒等辣物纳口中，则蟾身白汁出，以竹篦刮下，面和成块，干之。其汁不可入人目，令人赤、肿、盲。或以紫草汁洗点，即消。

气味

甘、辛，温，有毒。

主治

小儿疳疾、脑疳。（甄权曰：端午日取眉脂，以朱砂、麝香为丸，如麻子大，治小孩子疳瘦，空心服一丸。如脑疳，以奶汁调，滴鼻中，甚妙）

酥同牛酥，或吴茱萸苗汁调，摩腰眼、阴囊，治腰肾冷，并助阳气。又疗虫牙。（《日华》）

治齿缝出血及牙疼，以纸纴少许按之，立止。（宗奭）

发背、疔疮，一切恶肿。（时珍）

附方

拔取疔黄：蟾蜍，以面丸梧子大。每用一丸安舌下，即黄出也。（《青囊杂纂》）

拔取疔毒：蟾酥，以白面、黄丹搜作剂，每丸麦粒大。以指爬动疮上插入。重者挑破纳之。仍以水澄膏贴之。（危氏方）

疔疮恶肿：蟾酥一钱，巴豆四个捣烂，饭丸锭子如绿豆大。每服一丸，姜汤下。良久，以萹蓄根、黄荆子研酒半碗服，取行四五次，以粥补之。（《乾坤秘韫》）

蜈蚣（《本经》下品）

释名

蒺藜（《尔雅》）、**蝍蛆**（《尔雅》）、**天龙**。

气味

辛，温，有毒。

时珍曰：畏蛞蝓、蜘蛛、鸡屎、桑皮、白盐。

主治

鬼疰蛊毒，啖诸蛇、虫、鱼毒，杀鬼物老精温疟，去三虫。（《本经》）

疗心腹寒热积聚，堕胎，去恶血。（《别录》）

治症癖。（《日华》）

小儿惊痫风搐，脐风口噤，丹毒秃疮瘰疬，便毒痔漏，蛇瘕、蛇瘴、蛇伤。（时珍）

附方

小儿撮口：但看舌上及上下腭有疮如粟米大是也。指甲刮破，以蜈蚣研汁，敷两头肉，即愈。如无生者，干者亦可。（《子母秘录》）

小儿急惊：万金散：蜈蚣一条（全者，去足，炙为末），丹砂、轻粉等分研匀，阴阳乳汁和，丸绿豆大。每岁一丸，乳汁下。（《圣惠》）

天吊惊风：目久不下，眼见白睛，及角弓反张，声不出者，双金散主之。用大蜈蚣一条去头足，酥炙，用竹刀批开，记定左右。又以麝香一钱，亦分左右各记明，研末包定。每用左边者吹左鼻，右边者吹右鼻，各少许，不可过多。若眼未下，再吹些须，眼下乃止。（《直指》）

便毒初起：黄脚蜈蚣一条，瓦焙存性，为末。酒调服，取汗即散。（《济生秘览》）

痔疮疼痛：《直指》：用赤足蜈蚣，焙为末，入片脑少许，唾调敷之。孙氏《集效》：用蜈蚣三四条，香油煮一二沸，浸之。再入五倍子末二三钱，瓶收密封。如遇痛不可忍，点上油，即时痛止，大效。

第十一卷 鳞部

鲮鲤（《别录》下品）

释名 龙鲤（郭璞）、穿山甲（《图经》）、石鲮鱼。

甲

气味 咸，微寒，有毒。

主治 五邪，惊啼悲伤，烧灰，酒服方寸匕。疗蚁瘘。（《别录》）

小儿惊邪，妇人鬼魅悲泣，及疥癣痔漏。（大明）

疗疮癞，及诸疰疾。（弘景）

烧灰傅恶疮。又治山岚瘴疟。（甄权）

除痰疟寒热，风痹强直疼痛，通经脉，下乳汁，消痈肿，排脓血，通窍杀虫。（时珍）

附方 中风瘫痪，手足不举：用穿山甲（左瘫用右甲，右痪用左甲，炮熟）、大川乌头（炮熟）、红海蛤（如棋子大者）各二两，为末。每用半两，捣葱白汁和成厚饼，径寸半，随左右贴脚心，缚定。密室安坐，以贴药脚浸热汤盆中，待身麻汗出，急去药。宜谨避风，自然手足可举。半月再行一次，除根。忌口，

远色，调养。亦治诸风疾。（《卫生宝鉴》）

热疟不寒： 穿山甲一两，干枣十个，同烧存性，为末。每服二钱，发日，五更井花水服。（《杨氏家藏》）

肠痔气痔： 出脓血。用穿山甲（烧存性）一两，肉豆蔻三枚，为末。每米饮服二钱。甚者加猬皮灰一两，中病即止。（《衍义》）

乳汁不通： 涌泉散。用穿山甲炮研末，酒服方寸匕，日二服。外以油梳梳乳，即通。（《单骧方》）

乳癌乳痈： 方同上。

耳内疼痛： 穿山甲二个，夹土狗二个，同炒焦黄，为末。每吹一字入耳内。亦治耳聋。（《普济方》）

肉

气味 **甘，涩，温，有毒。**

时珍曰：按张杲《医说》云：鲮鲤肉最动风。风疾人才食数脔，其疾一发，四肢顿废。时珍窃谓此物性窜而行血，风人多血虚故也。然其气味俱恶，亦不中用。

石龙子（《本经》中品）

释名 **山龙子**（《别录》）、**泉龙**（《繁露注》）、**石蜴**、**蜥蜴**（《别录》）、**猪婆蛇**（《纲目》）、**守宫**。

【气味】**咸，寒，有小毒。**

之才曰：恶硫黄、芫荑、斑蝥。

【主治】**五癃邪结气，利小便水道，破石淋下血。**（《本经》）

消水饮阴癀，滑窍破血。娠妇忌用。（时珍）

【附方】**小儿阴癀：**用蜥蜴一枚烧灰，酒服。（《外台秘要》）

诸瘘不愈：用蜥蜴（炙）三枚，地胆（炒）三十枚，斑蝥（炒）四十枚，为末，蜜丸小豆大。每服二丸，白汤下。治诸法不效者。（《刘涓子鬼遗方》）

蛤蚧（宋《开宝》）

【释名】**蛤蟹**（《日华》）、**仙蟾**。

志曰：一雌一雄，常自呼其名。

时珍曰：蛤蚧，因声而名，仙蟾，因形而名；岭南人呼蛙为蛤，又因其首如蛙、蟾也。雷敩以雄为蛤，以雌为蚧，亦通。

气味 咸，平，有小毒。

主治 久咳嗽，肺劳传尸，杀鬼物邪气，下淋沥，通水道。（《开宝》）

下石淋，通月经，治肺气，疗咳血。（《日华》）

肺痿咯血，咳嗽上气，治折伤。（《海药》）

补肺气，益精血，定喘止嗽，疗肺痈消渴，助阳道。（时珍）

附方 **久嗽肺痈**：宗奭曰：久嗽不愈，肺积虚热成痈，咳出脓血，晓夕不止，喉中气塞，胸膈噎痛。用蛤蚧、阿胶、鹿角胶、生犀角、羚羊角各二钱半，用河水三升，银石器内文火熬至半升，滤汁。时时仰卧细呷。日一服。张刑部子皋病此，田枢密况授方，服之遂愈。

喘嗽面浮：并四肢浮者。蛤蚧（一雌一雄，头尾全者，法酒和蜜涂之，炙熟），紫团人参（似人形者）半两为末，化蜡四两，和作六饼。每煮糯米薄粥一盏，投入一饼搅化，细细热呷之。（《普济》）

鲩鱼（《拾遗》）

释名 鰀鱼、草鱼。

【主治】暖胃和中（时珍）。

鲫鱼（《别录》下品）

【释名】鲋鱼。

【主治】合五味煮食，主虚羸。（藏器）

温中下气。（大明）

止下痢肠痔。（保升。夏月热痢有益，冬月不宜）

合莼作羹，主胃弱不下食，调中益五脏。合茭首作羹，主丹石发热（孟诜）。

生捣，涂恶核肿毒不散及瘑疮。同小豆捣，涂丹毒。烧灰，和酱汁，涂诸疮十年不瘥者。

以猪脂煎灰服，治肠痈。（苏恭）

合小豆煮汁服，消水肿，炙油，涂妇人阴疳诸疮，杀虫止痛。酿白矾烧研饮服，治肠风血痢。酿硫黄煅研，酿五倍子煅研，酒服，并治下血。酿茗叶煨服，治消渴。酿胡蒜煨研饮服，治膈气。酿绿矾煅研饮服，治反胃。酿盐花烧研，掺齿疼。酿当归烧研，揩牙乌髭止血。酿砒烧研，治急疳疮。酿白盐煨研，搽骨疽。酿附子炙焦，同油涂头疮白秃。（时珍）

鲈鱼（宋《嘉祐》）

释名 四鳃鱼。

气味 甘，平，有小毒。

主治 补五脏，益筋骨，和肠胃，治水气。多食宜人，作鲊尤良。曝干甚香美。（嘉祐）

益肝肾。（宗奭）

安胎补中。作鲙尤佳。（孟诜）

鳅鱼（《纲目》）

释名 泥鳅（俗名）、鳛鱼（《尔雅》）。

主治 暖中益气，醒酒，解消渴。（时珍）

同米粉煮羹食，调中收痔。（吴球）

鮧鱼（《别录》上品）

【释名】鳀鱼、鰋鱼、鲇鱼。

【主治】百病。（《别录》）

作臛，补人。（弘景）

疗水肿，利小便。（苏恭）

治口眼㖞斜，活鲇切尾尖，朝吻贴之即正。又五痔下血肛痛，同葱煮食之。（时珍）

乌贼鱼（《本经》中品）

【释名】乌鲗（《素问》）、墨鱼（《纲目》）、缆鱼（《日华》），干者名鲞（《日华》），骨名海螵蛸。

瑞曰：盐干者名明鲞，淡干者名脯鲞。

肉

【气味】酸，平，无毒。

主治　益气强志。（《别录》）

益人，通月经。（大明）

骨（一名海螵蛸）

气味　咸，微温，无毒。

主治　女子赤白漏下，经汁血闭，阴蚀肿痛，寒热症瘕，无子。（《本经》）

惊气入腹，腹痛环脐，丈夫阴中寒肿，令人有子，又止疮多脓汁不燥。（《别录》）

疗血崩，杀虫。（《日华》）

炙研饮服，治妇人血瘕，大人小儿下痢，杀小虫。（藏器。又曰：投骨于井，水虫皆死）

治眼中热泪，及一切浮翳，研末和蜜点之。久服益精。（孟诜。恭曰：亦治牛马障翳）

主女子血枯病，伤肝唾血下血，治疟消瘿。研末，敷小儿疳疮，痘疮臭烂，丈夫阴疮，汤火伤，跌伤出血。烧存性，酒服，治妇人小户嫁痛。同鸡子黄，涂小儿重舌鹅口。同蒲黄末，敷舌肿，血出如泉。同槐花末吹鼻，止衄血。同银朱吹鼻，治喉痹。同白矾末吹鼻，治蝎螫疼痛。同麝香吹耳，治聤耳有脓及耳聋。（时珍）

腹中墨

主治 血刺心痛，醋磨服之。（藏器。炒、研，醋服亦可）

虾（《别录》下品）

释名 时珍曰：鰕，音霞（俗作虾），入汤则红色如霞也。

气味 甘，温，有小毒。

主治 五野鸡病，小儿赤白游肿，捣碎敷之。（孟诜）作羹，试鳖症，托痘疮，下乳汁。法制，壮阳道；煮汁，吐风痰；捣膏，敷虫疽。（时珍）

鱼鲙（《拾遗》）

释名 鱼生。

气味 甘，温，无毒。

主治 温补，去冷气湿痹，除膀胱水，腹内伏梁气块，冷痃结癖疝气，喉中气结，心下酸水，开胃口，利大小肠，补腰脚，起阳道。（藏器）

宜脚气风气人，治上气喘咳。（思邈）

鲫鲙：主久痢肠澼痔疾，大人小儿丹毒风眩。（孟诜）

第十二卷　介部

水龟（《本经》上品）

【释名】玄衣督邮。

龟甲

【释名】神屋（《本经》）、败龟版（《日华》）、败将（《日华》）、漏天机（《图经》）。

【气味】甘，平，有毒。

之才曰：恶沙参、蜚蠊，畏狗胆、瘦银。

【主治】甲：治漏下赤白，破症瘕痎疟。五痔阴蚀，湿痹、四肢重弱，小儿囟不合。久服，轻身不饥。（《本经》）

惊恚气，心腹痛，不可久立，骨中寒热，伤寒劳复，或饥体寒热欲死，以作汤，良。久服，益气资智，使人能食。烧灰，治小儿头疮难燥，女子阴疮。（《别录》）

溺：主久嗽，断疟。（弘景）

壳：炙末酒服，主风脚弱。（萧炳）

版：治血麻痹。（《日华》）

烧灰，治脱肛。（甄权）

下甲：补阴，主阴血不足，去瘀血，止血痢，续筋骨，治劳倦，四肢无力。（震亨）

治腰脚酸痛，补心肾，益大肠，止久痢久泄，主难产，消痈肿。烧灰，傅臁疮。（时珍）

肉

气味 甘、酸，温，无毒。

思邈曰：六甲日、十二月俱不可食，损人神气。不可合猪肉、菰米、瓜、苋食，害人。

主治 酿酒，治大风缓急，四肢拘挛。或久瘫缓不收，皆瘥。（苏颂）

煮食，除湿痹风痹，身肿踒折。（孟诜）

治筋骨疼痛及一二十年寒嗽，止泻血、血痢。（时珍）

血

气味 咸，寒，无毒。

主治 涂脱肛。（甄权）

治打扑伤损，和酒饮之，仍捣生龟肉涂之。（时珍）

胆汁

【气味】苦，寒，无毒。

【主治】痘后目肿，经月不开，取点之，良。（时珍）

蟹（《本经》中品）

【释名】螃蟹（《蟹谱》）、郭索（扬雄《方言》）、横行介士（《蟹谱》）、无肠公子（《抱朴子》），雄曰蜋螘，雌曰博带（《广雅》）。

【气味】咸，寒，有小毒。

时珍曰：不可同柿及荆芥食，发霍乱动风，木香汁可解。详柿下。

【主治】胸中邪气，热结痛，㖞僻面肿。能败漆。烧之致鼠。（《本经》）弘景曰：仙方用之，化漆为水，服之长生。以黑犬血灌之，三日烧之，诸鼠毕至。颂曰：其黄能化漆为水，故涂漆疮用之。其螯烧烟，

可集鼠于庭也）

解结散血，愈漆疮，养筋益气。《别录》

散诸热，治胃气，理经脉，消食。以醋食之，利肢节，去五脏中烦闷气，益人。（孟诜）

产后肚痛血不下者，以酒食之。筋骨折伤者，生捣炒罯之。《日华》

能续断绝筋骨。去壳同黄捣烂，微炒，纳入疮中，筋即连也。（藏器）

小儿解颅不合，以螯同白芨末捣涂，以合为度。（宗奭）

杀莨菪毒，解鳝鱼毒、漆毒，治疟及黄疸。捣膏涂疥疮、癣疮。捣汁，滴耳聋。（时珍）

蟹爪

主治

破胞堕胎。《别录》

破宿血，止产后血闭，酒及醋汤煎服良。《日华》

能安胎。（鼎。颂曰：《胡洽方》，治孕妇僵仆，胎上抢心，有蟹爪汤。）

堕生胎，下死胎，辟邪魅。（时珍）

壳

主治

烧存性，蜜调，涂冻疮及蜂虿伤。酒服，治妇人儿枕痛及血崩腹痛，消积。（时珍）

蚌（宋《嘉祐》）

释名 时珍曰：蚌与蛤同类而异形。长者通曰蚌，圆者通曰蛤。故蚌从丰，蛤从合，皆象形也。后世混称蛤蚌者，非也。

肉

气味 **甘、咸，冷，无毒。**

宗奭曰：性微冷。多食，发风动冷气。

震亨曰：马刀、蚌、蛤、蛳、蚬，大同小异。寇氏止言冷，而不言湿。湿生热，热久则气上升而生痰生风，何冷之有？

主治 **止渴除热，解酒毒，去眼赤。**（孟诜）

明目除湿，主妇人劳损下血。（藏器）

除烦，解热毒，血崩带下，痔瘘，压丹石药毒。以黄连末纳入取汁，点赤眼、眼暗。（《日华》）

蚌粉

气味 **咸，寒，无毒。**

《日华》曰：能制石亭脂。

《镜源》曰：能制硫黄。

主治 诸疳，止痢并呕逆。醋调，涂痈肿。（《日华》）

烂壳粉：治反胃，心胸痰饮，用米饮服。（藏器）

解热燥湿，化痰消积，止白浊带下痢疾，除湿肿水嗽，明目，搽阴疮湿疮痱痒。（时珍）

蚬（宋《嘉祐》）

释名 扁螺。

肉

气味 甘、咸，冷，无毒。

主治 治时气，开胃，压丹石药毒及疔疮，下湿气，通乳，糟煮食良。生浸取汁，洗疔疮。（苏恭）

去暴热，明目，利小便。下热气脚气湿毒，解酒毒目黄。浸汁服，治消渴。（《日华》）

生蚬浸水，洗痘痈，无瘢痕。（时珍）

真珠（宋《开宝》）

释名 **珍珠**（《开宝》）、**蚌珠**（《南方志》）、**蠙珠**（《禹贡》）。

气味 **咸、甘，寒，无毒。**

主治 **镇心。点目，去肤翳（障膜。涂面，令人润泽好颜色。涂手足，去皮肤逆胪。绵裹塞耳，主聋。**（《开宝》）

磨翳坠痰。（甄权）

除面皯，止泄。合知母，疗烦热消渴。合左缠根，治小儿麸豆疮入眼。（李珣）

除小儿惊热。（宗奭）

安魂魄，止遗精白浊，解痘疔毒，主难产，下死胎胞衣。（时珍）

石决明（《别录》上品）

释名 **九孔螺**（《日华》），**壳名千里光。**

时珍曰：决明、千里光，以功名也。九孔螺，以形名也。

壳

气味 咸，平，无毒。

保升曰：寒。

宗奭曰：肉与壳功同。

主治 目障翳痛，青盲。久服，益精轻身。（《别录》）

明目磨障。（《日华》）

肝肺风热，青盲内障，骨蒸劳极。（李珣）

水飞，点外障翳。（寇宗奭）

通五淋。（时珍）

附方 羞明怕日：用千里光、黄菊花、甘草各一钱，水煎。冷服。（《明目集验方》）

痘后目翳：用石决明（火煅，研）、谷精草各等分，共为细末。以猪肝蘸食。（《鸿飞集》）

小便五淋：用石决明去粗皮，研为末，飞过。熟水服二钱，每日二服。如淋中有软硬物，即加朽木末五分。（《胜金方》）

肝虚目翳：凡气虚、血虚、肝虚，眼白俱赤，夜如鸡啄，生浮翳者。用海蚌壳（烧过成灰）、木贼（焙）

各等分为末。每服三钱，用姜、枣同水煎，和渣通口服。每日服二次。（《经验方》）

青盲雀目：用石决明一两（烧过存性），外用苍术三两（去皮）。为末。每服三钱，以猪肝批开，入药末在内扎定，砂罐煮熟，以气熏目。待冷，食肝饮汁。（《龙木论》）

第十三卷 禽部

鹅（《别录》上品）

释名 家雁（《纲目》）、舒雁。

肉

主治 利五脏。（《别录》）

解五脏热，服丹石人宜之。（孟诜）

煮汁，止消渴。（藏器）

血

主治 中射工毒者，饮之，并涂其身。（陶弘景）

解药毒。（时珍曰：祈祷家多用之）

掌上黄皮

主治 烧研，搽脚趾缝湿烂。焙研，油调，涂冻疮良（时珍。出谈野翁诸方）

鹜（《别录》上品）

释名 鸭（《说文》）、舒凫（《尔雅》）、家凫（《纲目》）、鸨鸥。

肉

主治 补虚除客热，利脏腑，利水道，疗小儿惊痫。（《别录》）

解丹毒，止热痢。（《日华》）

头生疮肿。和葱、豉煮汁饮之，去卒然烦热。（孟诜。并用白鸭）

卵

气味 甘、咸，微寒，无毒。

主治 心腹胸膈热。（《日华》）

鸡（《本经》上品）

释名 烛夜。

诸鸡肉

气味

食忌

诜曰：鸡有五色者，玄鸡白首者，六指者，四距者，鸡死足不伸者，并不可食，害人。

时珍曰：《延寿书》云：阉鸡能啼者有毒。四月勿食抱鸡肉，令人作痈成漏，男女虚乏。

弘景曰：小儿五岁以下食鸡生蛔虫。鸡肉不可合葫蒜、芥、李食，不可合犬肝、犬肾食，并令人泄痢。同兔食成痢，同鱼汁食成心瘕，同鲤鱼食成痈疖，同獭肉食成遁尸，同生葱食成虫痔，同糯米食生蛔虫。

乌骨鸡

气味

甘，平，无毒。

主治

补虚劳羸弱，治消渴，中恶鬼击心腹痛，益产妇，治女人崩中带下，一切虚损诸病，大人小儿下痢噤口，并煮食饮汁，亦可捣和丸药。（时珍）

附方

赤白带下：白果、莲肉、江米各五钱，胡椒一钱，为末。乌骨鸡一只，如常治净，装末入腹煮熟，空心食之。

遗精白浊：下元虚惫者。用前方食之良。

脾虚滑泄：乌骨母鸡一只治净，用豆蔻一两，草果二枚，烧存性，掺入鸡腹内，扎定煮熟，空心食之。

鸡子（即鸡卵也）

黄雌者为上，乌雌者次之。

气味

甘，平，无毒。

思邈曰：微寒。畏醇醋。

鼎曰：不宜多食，令人腹中有声，动风气。和葱、蒜食之，气短；同韭子食，成风痛；共鳖肉食，损人；共獭肉食，成遁尸注，药不能治；同兔肉食，成泄痢。

归厚曰：妊妇以鸡子、鲤鱼同食，令儿生疮；同糯米食，令儿生虫。

时珍曰：小儿患痘疹，忌食鸡子，及闻煎食之气，令生翳膜。

主治

除热火灼烂疮、痫痉。可作虎魄神物。（《本经》）。弘景曰：用欲毈子（黄白混杂者）煮作之，极相似，惟不拾芥尔。又煮白，合银口含，须臾色如金也）

镇心，安五脏，止惊安胎，治妊娠天行热疾狂走，男子阴囊湿痒，及开喉声失音。醋煮食之，治赤白久痢，及产后虚痢。光粉同炒干，止疳痢，及妇人阴疮。和豆淋酒服，治贼风麻痹。醋浸令坏，傅疵䵟。作酒，止产后血晕，暖水脏，缩小便，止耳鸣。和蜡炒，治耳鸣、聋，

及痏痫。（《日华》）

益气。以浊水煮一枚，连水服之，主产后痫。和蜡煎，止小儿痢。（藏器）

大人及小儿发热，以白蜜一合，和三颗搅服，立瘥。（孟诜。《太平御览》云：正旦吞乌鸡子一枚，可以练形。《岣嵝神书》云：八月晦日夜半，面北吞乌鸡子一枚，有事可隐形）

卵白

主治 目热赤痛，除心下伏热，止烦满咳逆，小儿下泄，妇人产难，胞衣不出，并生吞之。醋浸一宿，疗黄疸，破大烦热。（《别录》）

产后血闭不下，取白一枚，入醋一半搅服。（藏器）

和赤小豆末，涂一切热毒、丹肿、腮痛神效。冬月以新生者酒渍之，密封七日取出，每夜涂面，去皯䵟䵳疱，令人悦色。（时珍）

卵黄

主治 醋煮，治产后虚及痢，小儿发热。煎食，除烦热。炼过，治呕逆。和常山末为丸，竹叶汤服，治久疟。（《药性》）

炒取油，和粉，敷头疮。（《日华》）

猝干呕者，生吞数枚，良。小便不通者，亦生吞之，数次效。补阴血，解热毒，治下痢，

甚验。（时珍）

卵壳中白皮

主治 久咳气结，得麻黄、紫菀服，立效。（《别录》）

鹑（《嘉祐》）

释名 时珍曰：鹑性淳，窜伏浅草，无常居而有常匹，随地而安，庄子所谓『圣人鹑居』是矣。其行遇小草即旋避之，亦可谓淳矣。其子曰鴳。

肉

气味 甘，平，无毒。

禹锡曰：四月以前未堪食。不可合猪肝食，令人生黑子；合菌子食，令人发痔。

主治 补五脏，益中续气，实筋骨，耐寒暑，消结热。和小豆、生姜煮食，止泄痢。酥煎食，令人下焦肥。（《嘉祐》）

小儿患疳，及下痢五色，旦旦食之，有效。（寇宗奭）

鸽（宋《嘉祐》）

释名 鹁鸽（《食疗》）、飞奴。

白鸽肉

气味 咸，平，无毒。

主治 解诸药毒，及人、马久患疥，食之立愈。（《嘉祐》）

调精益气，治恶疮疥癣，风瘙白癜，疬疡风，炒熟酒服。虽益人，食多恐减药力。（孟诜）

屎名左盘龙

时珍曰：野鸽者尤良。其屎皆左盘，故《宣明方》谓之左盘龙也。

气味 辛，温，微毒。

主治 人、马疥疮，炒研敷之。驴、马，和草饲之。（《嘉祐》）

消肿及腹中痞块。（汪颖）

消瘰疬诸疮，疗破伤风及阴毒垂死者，杀虫。（时珍）

附方

带下排脓：宗奭曰：野鸽粪一两（炒微焦），白术、麝香各一分，赤芍药、青木香各半两，玄胡索（炒赤）一两，柴胡三分，为末。温无灰酒空心调服一钱。候脓尽即止，后服补子脏药。

破伤中风：病传入里。用左蟠龙（即野鸽粪）、江鳔、白僵蚕各（炒）半钱，雄黄一钱，为末，蒸饼丸梧桐子大。每服十五丸，温酒下，取效。（《保命集》）

阴症腹痛：面青甚者。鸽子粪一大炒研末，极热酒一钟，和匀澄清，顿服，即愈。（刘氏）

伏翼（《本经》中品）

释名

蝙蝠、天鼠（《本经》）、**仙鼠**（《唐本》）、**飞鼠**（《宋本》）、**夜燕**。

气味

咸，平，无毒。

主治

目瞑痒痛，明目，夜视有精光。久服令人喜乐媚好无忧。（《本经》。《日华》曰：久服解愁）

疗五淋，利水道。（《别录》）

主女人生子余疾，带下病，无子。（苏恭）

治久咳上气，久疟瘰疬，金疮内漏，小儿鬾惊风。（时珍。藏器曰：五月五日，取倒悬者晒干，

和桂心、薰陆香烧烟，辟蚊子。夜明砂、鳖甲为末，烧烟，亦辟蚊）

附方

仙乳丸：治上焦热，昼常好暝。用伏翼（五两重）一枚（连肠胃炙燥），云实（微炒）五两，威灵仙三两，牵牛（炒）、苋实各二两，丹砂、雌黄、铅丹各一两，腻粉半两，为末，蜜丸绿豆大。每服七丸，食后木通汤下，以知为度。（《普济》）

久咳上气：十年、二十年，诸药不效。用蝙蝠除翅、足，烧焦研末。米饮服之。（《百一方》）

鹰（《别录》中品）

释名

角鹰（《纲目》）、**鷞鸠**。

肉

主治

食之治野狐邪魅。藏器。

第十四卷 兽部

豕（《本经》下品）

【释名】

猪（《本经》）、**豚**（同上）、**豭**、**彘**、**豮**。

时珍曰：牡曰豭，曰牙；牝曰彘，曰豝，曰豵。牡去势曰豮。

豭猪头肉（以下并用豭猪者良，豮猪亦可）。

【气味】

有毒。

【主治】

寒热五癃鬼毒。（《千金》）

同五味煮食，补虚乏气力，去惊痫五痔，下丹石，亦发风气。（《食疗》）

脑

【气味】

甘，寒，有毒。

【主治】

风眩脑鸣，冻疮。（《别录》）

主痈肿，涂纸上贴之，干则易。治手足皲裂出血，以酒化洗，并涂之。（时珍）

血

主治

生血：疗贲豚暴气，及海外瘴气。（《日华》）

中风绝伤，头风眩晕，及淋沥。（苏恭）

猝下血不止，清酒和炒食之。（思邈）

清油炒食，治嘈杂有虫。（时珍）

压丹石，解诸毒。（吴瑞）

肝（入药用子肝）

主治

小儿惊痫。（苏恭）

切作生，以姜、醋食，主脚气，当微泄。若先利，即勿服。（藏器）

治冷劳脏虚，冷泄久滑赤白，乳妇赤白带下，以一叶薄批，揾着诃子末炙之，再揾再炙，尽末半两，空腹细嚼，陈米饮送下。（苏颂）

补肝明目，疗肝虚浮肿。（时珍）

肾（俗名腰子）

主治

理肾气，通膀胱。（《别录》）

补膀胱水脏，暖腰膝，治耳聋。（《日华》）

补虚壮气，消积滞。（苏颂）

除冷利。（孙思邈）

止消渴，治产劳虚汗，下痢崩中。（时珍）

肚

主治

补中益气止渴，断暴痢虚弱。（《别录》）

补虚损，杀劳虫。酿黄糯米蒸捣为丸，治劳气，并小儿疳蛔黄瘦病。（《日华》）

主骨蒸热劳，血脉不行，补羸助气，四季宜食。（苏颂）

消积聚症瘕，治恶疮。（《吴普》）

肠

主治

虚渴，小便数，补下焦虚竭。（孟诜）

止小便。（《日华》）

去大小肠风热，宜食之。（苏颂）

润肠治燥，调血痢脏毒。（时珍）

洞肠：治人洞肠挺出，血多。（孙思邈。洞肠，广肠也）

胆

主治 伤寒热渴。（《别录》）

骨热劳极，消渴，小儿五疳，杀虫。（苏颂）

敷小儿头疮。治大便不通，以苇筒纳入下部三寸灌之，立下。（藏器）

通小便，敷恶疮，杀疳䘌，治目赤目翳，明目，清心脏，凉肝脾。入汤沐发，去腻光泽。（时珍）

肤

主治 少阴下痢，咽痛。（时珍）

骨

主治 中马肝、漏脯、果、菜诸毒，烧灰，水服方寸匕，日三服。颊骨：烧灰，治痘陷；煎汁服，解丹药毒。（时珍）

蹄（以下并用母猪者。）

主治 煮汁服，下乳汁，解百药毒，洗伤挞诸败疮。（《别录》）

滑肌肤，去寒热（苏颂）。

煮羹，通乳脉，托痈疽，压丹石。煮清汁，洗痈疽，渍热毒，消毒气，去恶肉，有效。（时珍。《外科精要》洗痈疽有猪蹄汤数方，用猪蹄煮汁去油，煎众药蘸洗也）

狗（《本经》中品）

释名 **犬**（《说文》）、**地羊**。

许氏《说文》云：多毛曰龙，长喙曰猃，短喙曰猲，去势曰猗，高四尺曰獒，狂犬曰猘。

肉（黄犬为上，黑犬、白犬次之）

主治 **安五脏，补绝伤，轻身益气**。（《别录》）

宜肾。（思邈）

补胃气，壮阳道，暖腰膝，益气力。（《日华》）

补五劳七伤，益阳事，补血脉，厚肠胃，实下焦，填精髓，和五味煮，空心食之。凡食犬若去血，则力少不益人。（孟诜）

血（白狗者良。）

主治 白狗血：治癫疾发作。乌狗血：治产难横生，血上抢心，和酒服之。（《别录》）

补安五脏。（《日华》）

热饮，治虚劳吐血，又解射罔毒。点眼，治痘疮入目。又治伤寒热病发狂见鬼及鬼击病，辟诸邪魅。（时珍）

肾

气味 平，微毒。

主治 妇人产后肾劳如疟者。妇人体热用猪肾，体冷用犬肾。（藏器）

肝

主治 肝同心捣，涂狂犬咬。又治脚气攻心，作生，以姜、醋进之，取泄。先泄者勿用。（藏器）

胆（青犬、白犬者良）

主治 明目。（《本经》）鼎曰：上伏日采胆，酒服之）

敷痂疡恶疮。（《别录》）

疗鼻齆，鼻中息肉。（甄权）

主鼻衄聤耳，止消渴，杀虫除积，能破血。凡血气痛及伤损者，热酒服半个，瘀血尽下。（时珍）

治刀箭疮。（《日华》）

去肠中脓水。又和通草、桂为丸服，令人隐形。（孟诜）

羊（《本经》中品）

释名

羖（亦作𦍩）、**羝**、**羯**。

时珍曰：牡羊曰羖，曰羝；牝羊曰䍧，曰牂。去势曰羯。羊子曰羔。《内则》谓之柔毛，又曰少牢。

羊肉

主治

缓中，字乳余疾，及头脑大风汗出，虚劳寒冷，补中益气，安心止惊。（《别录》）

止痛，利产妇。（思邈）

治风眩瘦病，丈夫五劳七伤，小儿惊痫。（孟诜）

开胃健力。（《日华》）

头蹄（白羊者良）

气味 甘，平，无毒。

主治 风眩瘦疾，小儿惊痫。（苏恭）

脑热头眩。（《日华》）

安心止惊，缓中止汗补胃，治丈夫五劳骨热。热病后宜食之，冷病人勿多食。（孟诜。《心镜》云：以上诸证，并宜白羊头，或蒸或煮，或作脍食。）

疗肾虚精竭。

胆（青羖羊者良）

主治 青盲，明目。（《别录》）

点赤障、白翳、风泪眼，解蛊毒。（甄权）

疗疳湿时行热熛疮，和醋服之，良。（苏恭）

治诸疮，能生人身血脉。（思邈）

同蜜蒸九次，点赤风眼，有效。（朱震亨）

羖羊角（青色者良）

气味 **咸，温，无毒。**《别录》曰：苦，微寒。取之无时。勿使中湿，湿即有毒。

主治 **青盲，明目，止惊悸寒泄。久服，安心益气轻身。杀疥虫。入山烧之，辟恶鬼虎狼。**（《本经》）**疗百节中结气，风头痛，及蛊毒吐血，妇人产后余痛。**（《别录》）**烧之，辟蛇。灰治漏下，退热，主山障溪毒。**（《日华》）

胫骨（亦作骺，又名䯒骨，胡人名颇儿必。入药煅存性用。）

主治 **虚冷劳。**（孟诜）**脾弱，肾虚不能摄精，白浊，除湿热，健腰脚，固牙齿，去鼾䵟，治误吞铜钱。**（时珍）

牛（《本经》中品）

释名 牛之牡者曰牯，曰特，曰犅，曰犒；牝者曰牸，曰牸。去势曰犍，又曰犗。子曰犊。

黄牛肉

主治 安中益气，养脾胃。（《别录》）

补益腰脚，止消渴及唾涎。（孙思邈）

水牛肉

主治 消渴，止啘泄，安中益气，养脾胃。（《别录》）

补虚壮健，强筋骨，消水肿，除湿气。（藏器）

乳

气味 甘，微寒，无毒。

恭曰：犊牛乳性平，生饮令人利，热饮令人口干，微似温也。水牛乳作酪，浓厚胜犊牛，造石蜜须之。

藏器曰：黑牛乳胜黄牛。凡服乳，必煮一二沸，停冷啜之，热食即壅。不欲顿服，欲得渐消。与酸物相反，令人腹中结症。患冷气人忌之。合生鱼食，作瘕。

主治 补虚羸，止渴。（《别录》）

养心肺，解热毒，润皮肤。（《日华》）

冷补，下热气。和酥煎沸食，去冷气痃癖。（藏器）

患热风人宜食之。（孟诜）

老人煮食有益。入姜、葱，止小儿吐乳，补劳。（思邈）

治反胃热哕，补益劳损，润大肠，治气痢，除疸黄，老人煮粥甚宜。（时珍）

附方

风热毒气：煎过牛乳一升，生牛乳一升，和匀。空腹服之，日三服。（《千金方》）

小儿热哕：牛乳二合，姜汁一合，银器文火煎五六沸。一岁儿饮半合，量儿大小，加减与服之。（《圣惠方》）

下虚消渴，心脾中热，下焦虚冷，小便多：渐羸瘦者。牛羊乳，渴即饮之，每饮三、四合。（《广利方》）

病后虚弱：取七岁以下、五岁以上黄牛乳一升，水四升，煎取一升，稍稍饮，至十日止。（《外台方》）

补益劳损：《千金翼》：崔尚书方：钟乳粉三两，袋盛，以牛乳一升，煎减三分之一，去袋饮乳，日三。又方：白石英末三斤，与十岁以上生犊牸牛食，每日与一两，和黑豆，七日取牛乳，或热服一升，或作粥食。其粪以种菜食。百无所忌，能润脏腑，泽肌肉，令人壮健。

脚气痹弱：牛乳五升，硫黄三两（末之）。煎取三升，每服三合。羊乳亦可。或以牛乳五合，煎调硫黄末一两服，取汗尤良。（《肘后》）

重舌出涎：特牛乳饮之。（《圣惠》）

胆（腊月黄牛、青牛者良）

主治

可丸药。（《本经》）

除心腹热渴，止下痢及口焦燥，益目精。（《别录》）

腊月酿槐子服，明目，治疳湿弥佳。（苏恭）

酿黑豆，百日后取出，每夜吞二七枚，镇肝明目。（《药性》）

酿南星末，阴干，治惊风有奇功。（苏颂）

除黄杀虫，治痈肿。（时珍）

牛角䚡

释名

角胎。

时珍曰：此即角尖中坚骨也。牛之有䚡，如鱼之有鳃，故名。胎者，言在角内也。

藏器曰：水牛、黄犊牛者可用，余皆不及。久在粪土烂白者，亦佳。

主治

下闭血瘀血疼痛，女人带下血。燔之，酒服。（《本经》）

烧灰，主赤白痢。（藏器）

黄牛者烧之，主妇人血崩，大便下血，冷痢。（宗奭）

黄牛者烧之，止妇人血崩，赤白带下，冷痢泻血，水泄。（《药性》）

治水肿。（时珍。《千金》徐王煮散用之）

角

主治 水牛者燔之，治时气寒热头痛。（《别录》）

煎汁，治热毒风及壮热。（《日华》）

牸牛者治喉痹肿塞欲死，烧灰，酒服一钱。小儿饮乳不快似喉痹者，取灰涂乳上，咽下即瘥。（苏颂。出崔元亮方）

治淋破血。（时珍）

阴茎（黄牛、乌牛、水牛并良）

主治 妇人漏下赤白，无子（苏恭）。

马（《本经》中品）

释名 许慎云：牡马曰骘，曰儿；牝马曰騇，曰骒，曰草。去势曰騸。

肉（以纯白牡马者为良）

气味 **辛、苦，冷，有毒。**

主治 **伤中，除热下气，长筋骨，强腰脊，壮健，强志轻身，不饥。作脯，治寒热痿痹。**（《别录》）

煮汁，洗头疮白秃。（时珍。出《圣惠》）

乳

主治 **止渴。**（《别录》）

治热。作酪，性温，饮之消肉。（苏恭）

白马阴茎

主治 **伤中，脉绝阴不起，强志益气，长肌肉肥健，生子。**（《本经》）

小儿惊痫。（《别录》）

益丈夫阴气。（诜曰：阴干，同肉苁蓉等分为末，蜜丸梧桐子大。每空心酒下四十丸，日再。百日见效。甄权曰：主男子阴痿，房中术偏用之）

驴（《唐本草》）

释名 时珍曰：驴，胪也。胪，腹前也。马力在膊，驴力在胪也。

肉（以下通用乌驴者良）

主治 解心烦，止风狂。酿酒，治一切风。（《日华》）

主风狂，忧愁不乐，能安心气。同五味煮食，或以汁作粥食。（孟诜）

补血益气，治远年劳损，煮汁空心饮。疗痔引虫。（时珍）

野驴肉功同。（《正要》）

阴茎

主治 强阴壮筋。（时珍）

皮

主治 煎胶食之，治一切风毒，骨节痛，呻吟不止。和酒服更良其生皮，覆疟疾人，良。（孟诜）

煎胶食，主鼻洪吐血，肠风血痢，崩中带下。（《日华》）。详见阿胶

驼（宋《开宝》）

释名 橐驼（《汉书》）、骆驼。

驼脂

即驼峰。脂在峰内，谓之峰子油。入药以野驼者为良。

宗奭曰：家驼峰、蹄最精，人多煮熟糟食。

主治 **顽痹风瘙，恶疮毒肿死肌，筋皮挛缩，踠损筋骨。火炙摩之，取热气透肉。亦和米粉作煎饼食之，疗痔。**（《开宝》）

治一切风疾，皮肤痹急，及恶疮肿毒漏烂，并和药敷之。（大明）

主虚劳风，有冷积者，以烧酒调服之。（《正要》）

阿胶（《本经》上品）

释名 **傅致胶**（《本经》）。

集解 时珍曰：凡造诸胶，自十月至二三月间，用𤛓牛、水牛、驴皮者为上，猪、马、骡、驼皮者次之。

当以黄透如琥珀色，或光黑如瑿漆者为真。真者不作皮臭，夏月亦不湿软。

气味

甘，平，无毒。

主治

心腹内崩，劳极洒洒。如疟状，腰腹痛，四肢酸痛，女子下血，安胎。久服，轻身益气。（《本经》）

丈夫小腹痛，虚劳羸瘦，阴气不足，脚酸不能久立，养肝气。（《别录》）

坚筋骨，益气止痢。（《药性》。颂曰：止泄痢，得黄连、蜡尤佳）

疗吐血衄血，血淋尿血，肠风下痢。女人血痛血枯，经水不调，无子，崩中带下，胎前产后诸疾。男女一切风病，骨节疼痛，水气浮肿，虚劳咳嗽喘急，肺痿唾脓血，及痈疽肿毒。和血滋阴，除风润燥，化痰清肺，利小便，调大肠，圣药也。（时珍）

附方

瘫缓偏风：治瘫缓风及诸风，手脚不遂，腰脚无力者。驴皮胶微炙熟。先煮葱豉粥一升，别贮。又以水一升，煮香豉二合，去滓入胶，更煮七沸，胶烊如饧，顿服之。及暖，吃葱豉粥。如此三四剂即止。若冷吃粥，令人呕逆。（《广济方》）

肺风喘促：涎潮眼窜。用透明阿胶切炒，以紫苏、乌梅肉（焙研）等分，水煎服之。（《直指》）

老人虚秘：阿胶（炒）二钱，葱白三根。水煎化，入蜜二匙，温服。

肺损呕血：并开胃。用阿胶（炒）三钱，木香一钱，糯米一合半，为末。每服一钱，百沸汤点服，日一。（《普济》）

月水不调：阿胶一钱，蛤粉炒成珠，研末，热酒服即安。一方入辰砂末半钱。

妊娠尿血：阿胶炒黄为末，食前粥饮下二钱。（《圣惠》）

妊娠胎动：《删繁》：用阿胶（炙研）二两，香豉一升，葱一升，水三升，煮二物取一升，入胶化服。《产宝》胶艾汤：用阿胶（炒）二两，熟艾叶二两，葱白一升。水四升，煮一升半，分温两服。

产后虚闷：阿胶（炒）、枳壳（炒）各一两，滑石二钱半。为末，蜜丸梧桐子大。每服五十丸，温水下。未通，再服。（《和剂局方》）

久嗽经年：阿胶（炒）、人参各二两，为末。每用三钱，豉汤一盏，葱白少许，煎服，日三次。（《圣济总录》）

狗宝（《纲目》）

【气味】**甘、咸，平，有小毒。**

【主治】**噎食及痈疽疮疡。**（时珍）

附方

噎食病：数月不愈者。用狗宝为末。每服一分，以威灵仙二两，盐二钱，捣如泥，将水一钟搅匀，去滓调服，日二。不过三日愈，后服补剂。（《杏林摘要》）

狗宝丸：治痈疽发背诸毒，初觉壮热烦渴者。用癞狗宝一两，腊月黑狗胆、腊月鲤鱼胆各一枚，蟾酥二钱，蜈蚣（炙）七条，硇砂、乳香、没药、轻粉、雄黄、乌金石各一钱，粉霜三钱，麝香一分，同为末。用首生男儿乳一合，黄蜡三钱，熬膏和，丸绿豆大。每服一丸或三丸，以白丁香七枚，（研）调新汲水送下。暖卧，汗出为度。不过三服立效，后食白粥补之。（《济生方》）

赤疔疮：狗宝丸。用狗宝八分，蟾酥二钱，龙脑二钱，麝香一钱，为末，好酒和，丸麻子大。每服三丸，以生葱三寸同嚼细，用热葱酒送下，暖卧，汗出为度。后服流气追毒药，贴拔毒膏，取愈。（《通玄论》）

反胃膈气：丁丹崖祖传狗宝丸：用硫黄、水银各一钱，同炒成金色，入狗宝三钱，为末。以鸡卵一枚，去白留黄，和药搅匀，纸封泥固，煻火煨半日，取出研细。每服五分，烧酒调服，不过三服见效。（《杨氏颐真堂方》）

犀（《本经》中品）

释名

兕。

犀角（番名低密）

气味

苦、酸、咸，寒，无毒。

之才曰：松脂为之使。恶雷丸、雚菌。

时珍曰：升麻为之使。恶乌头、乌喙。

敩曰：忌盐，及妊妇勿服，能消胎气。

主治

百毒蛊疰，邪鬼瘴气，杀钩吻、鸩羽、蛇毒，除邪，不迷惑魇寐。久服轻身。（《本经》）

伤寒温疫，头痛寒热，诸毒气。令人骏健。（《别录》）

辟中恶毒气，镇心神，解大热，散风毒，治发背痈疽疮肿，化脓作水，疗时疾，热如火，烦闷，毒入心中，狂言妄语。（《药性》）

治心烦，止惊，镇肝明目，安五脏，补虚劳，退热消痰，解山瘴溪毒。（《日华》）

主风毒攻心，毷氉热闷，拥毒赤痢，小儿麸豆，风热惊痫。（《海药》）

烧灰水服，治猝中恶心痛，饮食中毒，药毒热毒，筋骨中风，心风烦闷，中风失音，皆瘥。以水磨服，治小儿惊热。山犀、水犀，功用相同。（孟诜）

磨汁，治吐血、衄血、下血，及伤寒畜血，发狂谵语，发黄发斑，痘疮稠密，内热黑陷，或不结痂，泻肝凉心，清胃解毒。（时珍）

熊（《本经》上品）

掌

主治 **食之可御风寒，益气力。**（《日华》）

胆

时珍曰：按钱乙云：熊胆佳者通明。每以米粒点水中，运转如飞者良。余胆亦转，但缓尔。周密《齐东野语》云：熊胆善辟尘。试之以净水一器，尘幕其上，投胆米许，则凝尘豁然而开也。

气味 **苦，寒，无毒。**

主治 **时气热盛，变为黄疸，暑月久痢，疳䘌心痛疰忤。**（苏恭）**治诸疳、耳鼻疮、恶疮，杀虫。**（《日华》）**小儿惊痫瘛疭，以竹沥化两豆许服之，去心中涎，甚良。**（孟诜）**退热清心，平肝明目去翳，杀蛔、蛲虫。**（时珍）

鹿（《本经》中品）

【释名】斑龙。

鹿茸

【气味】甘，温，无毒。

【主治】漏下恶血，寒热惊痫，益气强志，生齿不老。（《本经》）

疗虚劳，洒洒如疟，羸瘦，四肢酸疼，腰脊痛，小便数利，泄精溺血，破瘀血在腹，散石淋痈肿，骨中热疽，养骨安胎下气，杀鬼精物，久服耐老。不可近丈夫阴，令痿（《别录》）。

补男子腰肾虚冷，脚膝无力，夜梦鬼交，精溢自出，女人崩中漏血，赤白带下，炙末，空心酒服方寸匕。（甄权）

壮筋骨。（《日华》）

生精补髓，养血益阳，强筋健骨，治一切虚损，耳聋目暗，眩晕虚痢。（时珍）

【附方】斑龙丸：治诸虚。用鹿茸（酥炙，或酒炙亦可）、鹿角胶（炒成珠）、鹿角霜、阳起石（煅红，酒淬）、肉苁蓉（酒浸）、酸枣仁、柏子仁、黄芪（蜜炙）各一两，当归、黑附子（炮）、地黄（九蒸九焙）各八钱，

辰朱砂半钱，各为末，酒糊丸梧桐子大。每空心温酒下五十丸。（《澹寮》）

鹿茸酒：治阳事虚痿，小便频数，面色无光。用嫩鹿茸一两（去毛切片），山药（末）一两，绢袋裹，置酒瓶中，七日开瓶，日饮三盏。将茸焙作丸服。（《普济方》）

肾虚腰痛：不能反侧。鹿茸（炙）、菟丝子各一两，舶茴香半两，为末，以羊肾二对，法酒煮烂，捣泥和，丸梧桐子大，阴干。每服三五十丸，温酒下，日三服。（《本事方》）

精血耗涸：面色黧黑，耳聋，目昏口渴，腰痛，脚弱白浊，上燥下寒，不受峻补者。鹿茸（酒蒸）、当归（酒浸）各一两。焙为末，乌梅肉煮膏捣，丸梧桐子大。每米饮服五十丸。（《济生方》）

腰膝疼痛：伤败者。鹿茸涂酥炙紫为末，每温酒服一钱。（《续十全方》）

小便频数：鹿茸一对，酥炙为末。每服二钱，温酒下，日三服。（《郑氏家传方》）

虚痢危困：因血气衰弱者。鹿茸（酥炙）一两为末，入麝香五分，以灯心煮枣肉和，丸梧桐子大。每空心米饮下三五十丸。（《济生方》）

饮酒成泄：骨立不能食，但饮酒即泄。用嫩鹿茸（酥炙）、肉豆蔻（煨）一两，生麝香五分。为末，陈白米饭丸梧桐子大。每米饮下五十丸。名香茸丸。（《普济方》）

室女白带：因冲任虚寒者。鹿茸（酒蒸焙）二两，金毛狗脊、白蔹各一两。为末，用艾煎醋，打糯米糊，丸梧桐子大。每温酒下五十丸，日二。（《济生》）

角

颂曰：七月采角。以鹿年久者，其角更好。煮以为胶，入药弥佳。

敩曰：鹿角要黄色紧重尖好者。此鹿食灵草，所以异众鹿也。

气味

咸，温，无毒。杜仲为之使。

主治

恶疮痈肿，逐邪恶气，留血在阴中。（《本经》）

除少腹血急痛，腰脊痛，折伤恶血，益气。（《别录》）

猫鬼中恶，心腹疰痛。（苏恭）

水磨汁服，治脱精尿血，夜梦鬼交。醋磨汁，涂疮疡痈肿热毒。火炙热，熨小儿重舌、鹅口疮。蜜炙研末酒服，轻身强骨髓，补阳道绝伤。又治妇人梦与鬼交者，清酒服一撮，即出鬼精。（《日华》）

烧灰，治女子胞中余血不尽欲死，以酒服方寸匕，日三夜一，甚妙。（孟诜）

附方

服鹿角法：鹿角屑十两，生附子三两（去皮脐），为末。每服二钱，空心温酒下。令人少睡，益气力，通神明。（彭祖方）

肾消尿数：鹿角一具，炙捣筛。温酒每服方寸匕，日二。（《外台》）

骨虚劳极：面肿垢黑，脊痛不能久立。血气衰惫，发落齿枯，甚则喜唾。用鹿角二两，牛膝（酒浸焙）一两半，为末，炼蜜丸梧桐子大。每服五十丸，空心盐酒下。（《济生》）

肾虚腰痛：如锥刺不能动摇。鹿角屑三两，炒黄研末。空心温酒服方寸匕，日三。《肘后方》

猝腰脊痛：不能转侧。鹿角五寸烧赤，投二升酒中，浸一宿饮。《梅师》

妇人腰痛：鹿角屑熬黄研，酒服方寸匕，日五六服。（杨氏《产乳》）

妊娠腰痛：鹿角截五寸长，烧赤，投一升酒中。又烧又浸，如此数次，细研。空心酒服方寸匕。《产宝》

产后腹痛：血不尽者。鹿角烧研，豉汁服方寸匕，日二。《子母秘录》

妊娠下血：不止。鹿角屑、当归各半两，水三盏，煎减半，顿服。不过二服。《普济方》

胎死腹中：鹿角屑三寸匕，煮葱豉汤和服，立出。《百一方》

堕胎血瘀：不下，狂闷寒热。用鹿角屑一两为末，豉汤服一钱，日三。须臾血下。《圣惠方》

胞衣不下：鹿角屑三分为末，姜汤调下。《产乳》

产后血晕：鹿角一段，烧存性，出火毒，为末。酒调，灌下即醒。（杨拱《医方摘要》）

妇人白浊：滑数虚冷者。鹿角屑炒黄为末，酒服二钱。《妇人良方》

筋骨疼痛：鹿角烧存性，为末。酒服一钱，日二。

食后喜呕：鹿角（烧末）二两，人参一两，为末。姜汤服方寸匕，日三。《肘后方》

小儿哕疾：鹿角粉、大豆末等分，相和乳调，涂乳上饮之。《古今录验》

小儿疟疾：鹿角生研为末，先发时以乳调一字服。《千金》

小儿滞下：赤白者。用鹿角灰、发灰等分，水服三钱，日二。《千金方》

小儿重舌：鹿角末涂舌下，日三。（姚和众方）

小儿流涎：脾热也。鹿角屑末，米饮服一字。（《普济方》）

面上皯疱：鹿角尖磨浓汁，厚涂之，神效。面上风疮：鹿角尖磨酒涂之。（《圣惠》）

咽喉骨鲠：鹿角为末，含之咽津。（《斗门方》）

蹉跌损伤：血瘀骨痛。鹿角末，酒服方寸匕，日三。（《千金方》）

白胶

一名鹿角胶（《本经》）、**粉名鹿角霜**。

气味

甘，平，无毒。

主治

伤中劳绝，腰痛羸瘦，补中益气。妇人血闭无子，止痛安胎。久服，轻身延年。（《本经》）

疗吐血下血，崩中不止，四肢酸疼，多汗淋露，折跌伤损。（《别录》）

男子肾脏气，气弱劳损，吐血。妇人服之，令有子，安胎去冷，治漏下赤白。（《药性》）

炙捣酒服，补虚劳，长肌益髓，令人肥健，悦颜色；又治劳嗽，尿精尿血，疮疡肿毒。（时珍）

附方

异类有情丸：《韩氏医通》云：此方自制者。凡丈夫中年觉衰，便可服饵。盖鹿乃纯阳，龟、虎属阴，血气有情，各从其类，非金石草木比也。其方用鹿角霜（治法见上）、龟板（酒浸七日，酥炙研）各三两六钱，鹿茸（熏干，酒洗净，酥涂炙，研）、虎胫骨（长流水浸七日，蜜涂酥炙）各二两四钱，水火炼蜜，入豮猪脊髓九条捣，丸梧桐子大。每空心盐汤下五、七、九十丸。如厚味善饮者，加猪胆汁一二合，以寓降火之义。

盗汗遗精：鹿角霜二两，生龙骨（炒）、牡蛎（煅）各一两，为末，酒糊丸梧桐子大。每盐汤下四十丸。（《普济》）

虚劳尿精：白胶二两炙为末，酒二升和，温服。（《外台》）

虚损尿血：白胶三两炙，水二升，煮一升四合，分再服。（《外台》）

小便不禁：上热下寒者。鹿角霜为末，酒糊和，丸梧桐子大。每服三四十丸，空心温酒下。（《普济》）

小便频数：鹿角霜、白茯苓等分为末，酒糊丸梧桐子大。每服三十丸，盐汤下。（梁氏《总要》）

男子阳虚：甚有补益。方同上。

血

主治 **阴痿，补虚，止腰痛、鼻衄，折伤，狂犬伤。**（苏恭）

和酒服，治肺痿吐血，及崩中带下。（《日华》）

诸气痛欲危者，饮之立愈。（汪颖）

大补虚损，益精血，解痘毒、药毒。（时珍）

麝

（《本经》上品）

释名

射父（《尔雅》）、**香獐**。

时珍曰：麝之香气远射，故谓之麝。或云麝父之香来射，故名，亦通。其形似獐，故俗呼香獐。《梵书》谓麝香曰莫诃婆伽。

麝脐香

气味

辛，温，无毒。

甄权曰：苦、辛。忌大蒜。

李鹏飞曰：麝香不可近鼻，有白虫入脑，患癞。久带其香透关，令人成异疾。

主治

辟恶气，杀鬼精物，去三虫蛊毒，温疟痫痓。久服，除邪，不梦寤魇寐。（《本经》）

疗诸凶邪鬼气，中恶，心腹暴痛，胀急痞满，风毒，去面䵟、目中肤翳，妇人产难堕胎。通神仙。（《别录》）

佩服及置枕间，辟恶梦，及尸疰鬼气。又疗蛇毒。（弘景。《抱朴子》云：入山辟蛇，以麝香

丸着足爪中有效。因麝啖蛇，故以厌之也）

治蛇、蚕咬，沙虱溪瘴毒，辟蛊气，杀脏腑虫，治疟疾，吐风痰，疗一切虚损恶病。纳子宫，暖水脏，止冷带下。（《日华》）

熟水研服一粒，治小儿惊痫客忤，镇心安神，止小便利。又能蚀一切痈疮脓水。（《药性》）

又云：入十香丸服，令人百毛九窍皆香）

除百病，治一切恶气及惊怖恍惚。（孟诜）

疗鼻窒，不闻香臭。（好古）

通诸窍，开经络，透肌骨，解酒毒，消瓜果食积，治中风、中气、中恶，痰厥，积聚症瘕。（时珍）

附方

中风不省：麝香二钱研末，入清油二两和匀，灌之，其人自苏也。（《济生方》）

中恶客忤：项强欲死。麝香少许，乳汁调，涂儿口中取效。醋调亦可。（《广利方》）

小儿惊啼：发歇不定。真麝香一字，清水调服，日三。（《广利》）

诸果成积：伤脾作胀，气急。用麝香一钱，生桂末一两。饭和，丸绿豆大。大人十五丸，小儿七丸，白汤下。盖『果得麝则落、木得桂即枯』故也。（《济生》）

消渴饮水：因饮酒或食果实过度，虽能食而口渴饮水，数尿。以麝香当门子，酒相和作十余丸，枳椇子煎汤送下。盖麝香败酒坏果，枳椇亦败酒也。（《济生》）

偏正头痛：久不除者。晴明时，将发分开，用麝香五分，皂角末一钱，薄纸裹置患处。以布包炒盐于上熨之，冷则易。如此数次，永不再发。（《简便单方》）

痔疮肿毒：麝香（当门子）、印城盐等分涂之。不过三次。（《外台》）

虫牙作痛：香油抹箸头，蘸麝香末。绵裹炙热咬之。换二三次，其虫即死，断根甚妙。（《医方摘要》）

兔（《别录》中品）

释名

明视。

肉

主治

补中益气。（《别录》）

热气湿痹，止渴健脾。生食，压丹石毒。（《日华》）

腊月作酱食，去小儿豌豆疮。（《药性》）

凉血，解热毒，利大肠。（时珍）

第十五卷 人部

乳 汁（《别录》）

释名 **奶汁**（《纲目》）、**仙人酒**。

气味 **甘、咸，平，无毒。**

主治 **补五脏，令人肥白悦泽。疗目赤痛多泪，解独肝牛肉毒，合浓豉汁服之，神效。**（《别录》）

和雀屎，去目赤胬肉。（苏恭）

益气，治瘦悴，悦皮肤，润毛发，点眼止泪。（大明）

附方 **虚损劳瘵：**德生丹：用无病妇人乳三酒杯，将瓷碟晒极热，置乳于中，次入麝香末少许，木香末二分，调匀服；后饮浓茶一酒盏，即阳败。次日服接命丹（接命丹：用乳三酒杯，如前晒碟盛人乳，并人胞末一具调服），服毕面、膝俱赤，如醉思睡，只以白粥少少养之。（《集简方》）

眼热赤肿：人乳半合，古铜钱十文，铜器中磨令变色，稀稠成煎，瓶收，日点数次。或以乳浸黄连，蒸热洗之。（《圣惠方》）

初生不尿：人乳四合，葱白一寸，煎滚，分作四服，即利。（《外台》）

初生吐乳：人乳二合，籧篨篾少许，盐二粟大，同煎沸，入牛黄粟许，与服。（《外台》）

口津唾（《纲目》）

【释名】

灵液（《纲目》）、**神水**（《纲目》）、**金浆**（《纲目》）、**醴泉**。

时珍曰：人舌下有四窍，两窍通心气，两窍通肾液。心气流入舌下为神水，肾液流入舌下为灵液。道家谓之金浆玉醴。溢为醴泉，聚为华池，散为津液，降为甘露，所以灌溉脏腑，润泽肢体。故修养家咽津纳气，谓之清水灌灵根。人能终日不唾，则精气常留，颜色不槁；若久唾，则损精气，成肺病，皮肤枯涸。故曰远唾不如近唾，近唾不如不唾。人有病，则心肾不交，肾水不上，故津液干而真气耗也。秦越人《难经》云：肾主五液。入肝为泪，入肺为涕，入脾为涎，入心为汗，自入为唾也。

【气味】

甘、咸，平，无毒。

【主治】

疮肿、疥癣、皶疱，五更未语者，频涂擦之。又明目退翳，消肿解毒，辟邪，粉水银。（时珍）

人胞（《拾遗》）

释名 **胞衣**（《梅师》）、**胎衣**（《纲目》）、**紫河车**（《纲目》）、**混沌衣**（《纲目》）、**混元母**（《蒙筌》）、**佛袈裟**（《纲目》）、**仙人衣**。

时珍曰：人胞，包人如衣，故曰胞衣。方家讳之，别立诸名焉。《丹书》云：天地之先，阴阳之祖，乾坤之橐龠，铅汞之匡廓，胚胎将兆，九九数足，我则乘而载之，故谓之河车。其色有红、有绿、有紫，以紫者为良。

气味 **甘，咸，温，无毒。**

主治 **血气羸瘦，妇人劳损，面䵟皮黑，腹内诸病渐瘦者，治净，以五味和之，如䭔饵法与食之，勿令妇知。**（藏器。饵，饼也）

治男女一切虚损劳极，癫痫失志恍惚，安心养血，益气补精。（吴球）

附方 **河车丸：**治妇人瘵疾劳嗽，虚损骨蒸等证。用紫河车（初生男子者）一具（以长流水中洗净，熟煮擘细，焙干研），山药二两，人参一两，白茯苓半两，为末，酒糊丸梧桐子大，麝香养七日。每服三五十丸，温服，盐汤下。（《永类钤方》）

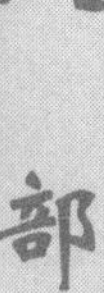

大造丸：吴球云：紫河车即胞衣也。儿孕胎中，脐系于胞，胞系母脊，受母之荫，父精母血，相合生成，真元所钟，故曰河车。虽禀后天之形，实得先天之气，超然非他金石草木之类可比。愚每用此得效，用之女人尤妙。盖本其所自出，各从其类也。若无子及多生女，月水不调，小产难产人服之，必主有子。危疾将绝者，一二服，可更活一二日。其补阴之功极重，百发百中。久服耳聪目明，须发乌黑，延年益寿，有夺造化之功，故名大造丸。用紫河车一具（男用女胎，女用男胎，初生者，米泔洗净，新瓦焙干研末，或以淡酒蒸熟，捣晒研末，气力尤全，且无火毒），败龟板（年久者，童便浸三日，酥炙黄）二两（或以童便浸过，石上磨净，蒸熟晒研，尤妙），黄柏（去皮，盐酒浸，炒）一两半，杜仲（去皮，酥炙）一两半，牛膝（去苗，酒浸，晒）一两二钱，肥生地黄二两半（入砂仁六钱，白茯苓二两，绢袋盛，入瓦罐，酒煮七次，去茯苓、砂仁不用，杵地黄为膏，听用），天门冬（去心）、麦门冬（去心）、人参（去芦）各一两二钱，夏月加五味子七钱，各不犯铁器，为末，同地黄膏入酒，米糊丸如小豆大。每服八九十丸，空心盐汤下，冬月酒下。女人去龟板，加当归二两，以乳煮糊为丸。男子遗精，女子带下，并加牡蛎粉一两。世医用阳药滋补，非徒无益，为害不小。盖邪火只能动欲，不能生物。龟板、黄柏，补阳补阴，为河车之佐；加以杜仲补肾强腰，牛膝益精壮骨；四味通为足少阴经药，古方加陈皮，名补肾丸也。生地黄凉血滋阴，得茯苓、砂仁同黄柏则走少阴，白飞霞以此四味为天一生水丸也。天、麦门冬能保肺气，不令火炎，使肺气下行生水；然其性有降无升，得人参则鼓动元气，有升有降，故同地黄为固本丸也。又麦门冬、人参、五味子三味，名生脉散，皆为肺经药。此方配合之意，大抵以金水二脏为生化之原，加河车以成大造之功故也。一人病弱，阳事大痿，服此二料，体貌顿异，连生四子。一妇年六十已衰惫，服此寿至九十犹强健。一人病后不能作声，服此气壮声出。一人病痿，足不任地者半年，服此后能远行。（《诸证辨疑》）

图书在版编目（CIP）数据

本草纲目 /（明）李时珍著. -- 合肥 ：黄山书社，2014.4
（线装典藏）
ISBN 978-7-5461-4391-0

Ⅰ. ①本… Ⅱ. ①李… Ⅲ. ①《本草纲目》-注释 Ⅳ. ①R281.3

中国版本图书馆CIP数据核字（2014）第054607号

本草纲目

总　策　划　任耕耘　李　克
选题策划　赵国华　汤吟菲　白剑峰
项目策划　智品天下图书（北京）有限公司
项目统筹　汤吟菲　朱莉莉
责任编辑　周振华　熊裕娟
装帧设计　未　氓
责任印制　戚　帅
出版发行　黄山书社（http://www.hsssbook.taobao.com）
社　　址　合肥市蜀山区翡翠路一一一八号出版传媒广场七楼
印　　刷　安徽联众印刷有限公司
开　　本　二一〇×二八五毫米　十六开
印　　张　四十二
版　　次　二〇一四年六月第一版　二〇一四年六月第一次印刷
书　　号　ISBN 978-7-5461-4391-0
定　　价　三百八十元（全四册）